질 건강 매뉴얼

THE VAGINA BIBLE
Copyright © 2019 by Jennifer Gunter
All rights reserved.

No part of this book may be used or reproduced in any manner whatsoever without written permission except in the case of brief quotations embodied in critical articles or reviews.

Korean Translation Copyright © 2022 by Geulhangari
Korean edition is published by arrangement with Kensington Publishing through Imprima Korea Agency.

이 책의 한국어판 저작권은 Imprima Korea Agency를 통한 Kensington Publishing과의 독점계약으로 글항아리에 있습니다. 저작권법에 의해 한국 내에서 보호를 받는 저작물이므로 무단전재와 무단복제를 금합니다.

THE VAGINA BIBLE

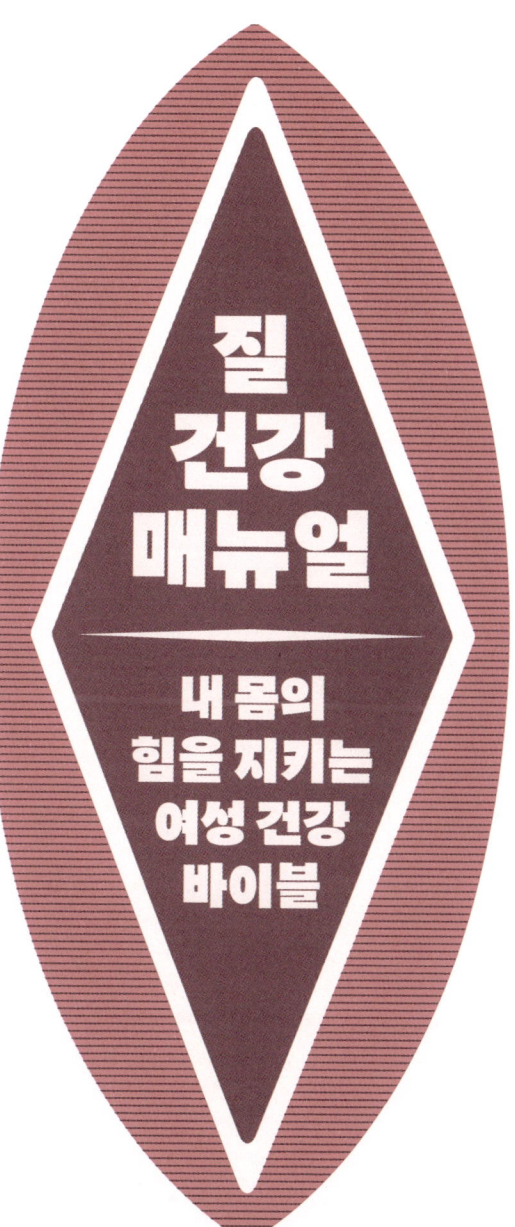

질 건강 매뉴얼

내 몸의
힘을 지키는
여성 건강
바이블

THE VULVA AND
THE VAGINA

Separating the Myth
from the Medicine

제니퍼 건터
Jennifer Gunter, MD

윤정원 기획·감수
조은아 옮김

글항아리사이언스

(주로 어떤 놈들이 이런 말을 하는데)
너무 젖었다, 너무 메말랐다,
너무 역겹다, 너무 헐렁하다, 너무 조인다,
피투성이다 혹은 냄새가 고약하다.
이런 말을 들어본 모든 여성에게,
이 책은 당신을 위한 것이다.

일러두기

· 이 책에 쓰인 의학용어 및 재생산 관련 용어는 국립국어원 표준국어대사전과 대한의사협회 의학용어집을 참조하되 감수자의 의견을 바탕으로 대중적으로나 의학계에서나 널리 쓰이는 용어를 우선 채택했다. 전前 용어나 한자어, 대체어, 약어 등은 첨자나 〔 〕로 병기했다. 약물 및 의약품명은 식품의약품안전처 의약품안전나라의 의약품등제품정보, 그 밖의 제품은 해당 기업의 상품명을 따랐다.

· 본문 중 ( )는 지은이, 〔 〕는 옮긴이의 부연이다. 각주는 모두 감수자의 것이다.

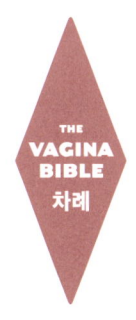

기획의 말 010
들어가며 013

1부 시작하기

1장 외음 019

2장 질 032

3장 성전환 시 질과 외음 043

4장 여성의 쾌감과 성교육 052

5장 임신과 출산 067

2부 기본 관리

6장 의학적 관리 085

7장 음식과 질 건강 096

8장 속옷에 관해 꼭 알아야 할 것 105

9장 윤활제의 실체 111

10장 케겔운동 118

3부 피부와 위생 관리

11장 외음 세정 131

12장 질 세정 140

13장 음모 관리 148

14장 피부 관리 제품 163

4부 월경 제대로 알기

15장 독성쇼크증후군에 관한 진실 175

16장 탐폰과 생리대에 독소가 있을까? 186

17장 월경 위생 191

5부 폐경

18장 폐경 211

19장 폐경생식비뇨기증후군의 치료 223

6부 약물과 시술

20장 대마 239

21장 피임 248

22장 항생제와 프로바이오틱스 255

23장 미용시술 266

7부 성매개감염

24장 성매개감염 기본 상식 279

25장 성매개감염 예방 290

26장 인유두종바이러스 304

27장 헤르페스 317

28장 임질과 클라미디아 326

29장 트리코모나스증 333

30장 사면발니 341

8부 질환

- **31장** 곰팡이 감염 349
- **32장** 세균성 질염 362
- **33장** 외음부통 372
- **34장** 골반저근연축과 질경련 382
- **35장** 피부질환 392
- **36장** 요로감염과 방광통증후군 403
- **37장** 골반장기탈출증 412

9부 증상

- **38장** 의료인과 소통하기 421
- **39장** 섹스할 때 아파요 431
- **40장** 질염이 있어요 440
- **41장** 외음이 가려워요 448
- **42장** 외음이 아파요 453
- **43장** 냄새가 나요 458
- **44장** 섹스하면 피가 나요 465

10부 통합하기

- **45장** 의약(외)품 정리 475
- **46장** 올바른 정보 찾기 481
- **47장** 잘못된 정보 거르기 489

나가며 499
감사의 말 501
참고문헌 504
찾아보기 514

기획의 말

이 책을 쓴 제니퍼 건터는 캐나다인으로 미국에서 활동하는 여성 성매개감염·골반통 전문가다. 그는 활발한 대중 활동으로도 알려져 있는데, 그렇다고 해서 우리나라 쇼 닥터들을 떠올리면 오산이다. 건터는 의료계의 거짓과 싸우는 의사로 유명하다. 그는 세쌍둥이를 임신하고 초저체중 조산아를 출산하면서 그 경험을 담은 책을 썼고, 이를 계기로 2011년부터 독자·환자들과 소통하기 위한 블로그를 운영하기 시작했다. 아이들이 크면서 조산과 관련된 문제가 어느 정도 해결된 후에는 인터넷상에 떠도는 백신 루머, 여성의 몸과 건강, 섹슈얼리티를 둘러싼 갖가지 거짓 정보와 싸우기 시작했다. 건터가 대중적으로 일약 유명해진 건 귀네스 팰트로의 라이프스타일·웰니스 브랜드 구프Goop에서 홍보하는 좌훈에 대한 반박 글이 소셜미디어상에서 유명해지면서다. 그는 이후에도 옥알, 자궁 냄새를 담은 향수 같은 여성혐오적 여성용품, 동종요법이나 허브 등 근거 없는 유사과학을 공개 저격해왔고, 『뉴욕타임스』 필진으로도 활동했다. 이런 일련의 작업을 통해 모으고 거른 여성 건강 정보의 정수가 바로 이 책이다.

세계 의료인 커뮤니티에서 이 책의 출간 소식을 접했을 때 나는 지독한 질투심에 사로잡혔다. '내가 쓰고 싶었던 책인데!' 아마존에서 구입해 읽으면서는, 다시 겸손해졌다. '내가 쓸 수 없는 책이었구나!' 건터는 성매개감염을 세부 전문 분야로 삼아 의사 생활을 시작했다. 낫지 않고 재발하고 증상을 호소해도 무시당하던 여성들이 그를 찾기 시작하면서 통증의학과전문의 자격을 추가로 취득했고, 외음피부과학과 골반통까지 섭렵했으니 명실상부 질·외음 전문가다.

우리나라의 산부인과 세부 전문 과정은 크게 부인종양학(암과 양성 종양), 산과학(임신과 출산), 내분비학(난임과 폐경), 비뇨부인과학(골반장기탈출증과 요실금) 정도로 나뉘는데, 성매개감염이나 통증은 전문가도 드물고 교육과정에서도 소외되어온 분야다. 산부인과학 교과서에서도 몇 페이지 할애가 안 되고, 학회에서도 곁다리 취급을 당한다. 모두가 어느 정도 알고 있다고 생각해서, 아무도 제대로 모르는 사각지대인 것이다. 『질 건강 매뉴얼』을 읽으면서, 몇 번이나 '이 책은 오히려 산부인과의사들을 비롯한 의료인이 읽어야 하는데' 하는 생각이 들었다. (모든 의사가 다 그러는 것은 아니지만) '웨딩 검진' '노블 검진' 같은 혹할 만한 이름을 붙여 검사란 검사는 다 처방하고, 결과에 대해서는 제대로 설명도 해주지 못해 불필요한 건강염려증을 키우는 지금의 산부인과 의료 행태에 경종을 울릴 만한 책이어서다. 나도 치료 방향에 영향을 미치지 않는 검사는 처방을 내지 말라는 저자의 신념에 전적으로 동의한다. 여성들은 좀더 제대로 된 대우를 받을 자격이 있다.

감수자 주를 달면서 가장 많이 반복한 말은 "한국은 통계가 없다"(이 질환들에 관심이 없기 때문이다), "한국에는 없는 약이다"(제약회사들이 수익이 안 난다는 이유로 약을 들여오지 않고, 들여와도 소비가 부진해 곧 수입이 중단된다) 등이었다. 또한 의료제도에도 차이가 있는 만큼 미국의 의료 환경이 반영된 내용이 많았는데, 가능한 한 우리나라 의료 환경에 맞게 참고할 만한 내용을 추가하려고 노력했다. 환자 입장에서 이해하기 쉬운 설명, 환자의 통증과 증상에 관심을 기울이고 소통하려는 자세, 최신 의학 정보까지 담고 있는 이 책은 의료인을 포함한 모든 여성에게 강력 추천하고 싶은 책이다. 건강 정보를 인터넷으로 검색해보는 여성이라면, 꼭 이 책을 먼저 일독하고 시작하기를. 질 유산균에 거금을 들여본 적이 있다면, 유기농·식물성이라는 문구만 보고 성분도 확인하지 않고 제품을 구매한 적이 있다면, 병원에서 처방받은 항생제가 독한 것 같아 며칠만 먹다 중단해본 적이 있다면, 파트너에게 질과 성기에 대해 어떤 식으로든 코멘트를 들어본 적이 있다면, 꼭 이 책을 읽어보길 바란다.

윤정원·산부인과전문의

들어가며

내게는 버젠다vagenda가 있다. 질vagina과 외음vulva에 관한 정확한 정보를 제공하여 모든 여성에게 힘을 부여하겠다는.

의료계의 핵심 교리 중 하나는 사전 동의다. 의사들은 효능과 위험성에 대한 정보를 제공하고, 환자들은 이러한 정보를 충분히 숙지한 상태에서 자기 몸을 위한 결정을 내린다. 이때 정보가 정확하고 편파적이지 않아야만 제대로 된 결정을 내릴 수 있다. 정보의 시대를 빠르게 통과한 우리는 잘못된 정보의 시대에서 오도 가도 못하게 되었고, 이런 상황에서 제대로 된 정보를 찾기란 더 어렵기 마련이다.

뱀기름蛇油과 즉효약의 유혹은 오랫동안 우리 주변에 존재해왔고 기상천외한 의학적 거짓 주장들도 새로울 것이 없다. 그럼에도 불구하고 가짜 정보와 의학을 구분하기는 갈수록 더 어려워지고 있다.

질적으로 들쭉날쭉한 의학 콘텐츠를 끊임없이 게시하는 소셜미디어뿐 아니라, (새로운 게 존재하지 않을 때조차) 새로운 콘텐츠를 계속해서 양산해대는 헤드라인 위주의 뉴스 매체도 문제다. 여성의 몸과 관련해서는 점점 더 심한 강제력이 잘못된 방향으로 작용 중이다. 유사과학을 만들어내고 퍼뜨리는 사람들은 잘못된 정보에 투자하며, 가부장제 역시 마찬가지다.

생식기의 순결과 청결에 대한 집착은 처녀성이나 다산 능력 따위로 여성의 가치를 측정했던 시대로 거슬러 올라간다. 질과 자궁(포궁)은 재산이나 마찬가지였다. 공포심을 이용하면 우리 본능의 어딘가를 건

드릴 수 있다. 그러니 '순수' '천연' '청결' 따위의 단어가 시판되는 여성용품에 허다하게 사용되는 것도 놀라운 일은 아니다.

언론 종사자들이나 유명 인사들은 이런 공포심을 엉망이 된 질에 대한 기사를 쓰거나 그런 상태를 예방한다는 제품을 파는 데 활용하며, (봉합 재료가 발명되기 훨씬 이전에 출산을 위해 늘어나고 찢어지도록 진화한) 질은 어떤 이유에선지 약해빠져서는 재앙에 가까운 상태에 놓여 있는 것처럼 묘사된다.

왜 『질과 외음 건강 매뉴얼』이 아닌 『질 건강 매뉴얼』일까? 하부생식기(질과 외음)*를 통틀어서 질이라고 하기 때문이다. 의학적으로 질은 신체 내부에 있지만, 언어가 진화하며 단어는 새로운 의미를 갖는다. 예를 들어, catfish(본래 '메기'를 지칭하지만, 소셜미디어에서 가상의 캐릭터로 활동하는 사람이라는 뜻으로도 쓰인다)나 text('글'을 뜻했으나 문자메시지라는 뜻으로도 널리 사용된다) 도 내가 자랄 때는 전혀 상상해본 적 없는 의미를 추가로 갖게 되었다. (일반적으로 위장 하부의) '내장'을 뜻하는 gut은 고대 영어에서 유래했으나, 늘 그런 뜻으로 쓰이는 것도 아니다('배짱'이나 '직감' '요점' 등 다양한 의미가 있다). 이렇게 gut은 실제로는 무척 애매한 용어이지만 결국 의학계에 수용되었고 소화기, 간, 담도, 췌장 연구를 싣는 유력 저널의 제호가 되기도 했다.

나는 33년간 의료계에 종사했고 그중 24년을 산부인과전문의로 활동했다. 그 덕에 여성의 이야기를 들었으며, 그들이 묻고 싶어하는 것들뿐 아니라 묻고 싶지만 어떻게 물어야 할지 모르는 것들에 대해서도 잘 알게 됐다.

『질 건강 매뉴얼』에 내가 여성들에게 알려주고 싶은 질과 외음에 관

---

* 하부생식기에는 외음과 질, 자궁경부가 포함되고 자궁체부, 난관, 난소는 상부생식기에 속한다.

들어가며

한 모든 것을 담았다. 이 책은 진료실이나 온라인에서 정보를 접하고 '어떻게 내가 이걸 몰랐지?' 하며 의아해했던 모든 여성에게 주는 내 대답이다.

이 책을 처음부터 순서대로 읽을 수도 있고, 원하는 내용이 있는 부분을 찾아볼 수도 있다. 어떻게든 좋다! 의사가 진료실에서 했던 말을 다시 확인하느라, 질과 외음을 두고 터무니없는 소리를 해대는 제품에 대해 알아보느라, 아니면 해부학적 지식으로 친구나 파트너에게 도움을 주느라 몇 년을 읽고 또 읽어서 이 책이 너덜너덜해지기를 희망한다.

여성의 몸에 관해 잘못된 정보를 제공하는 일은 그 누구에게도 도움이 안 된다. 나는 그 일을 끝장내는 데 일조하려고 이 자리에 있다.

1부

시작하기

외음
질
성전환 시 질과 외음
여성의 쾌감과 성교육
임신과 출산

Getting Started

1장　　　　외음　　　　The Vulva

자기 몸에 대해 덜 배워서 이득을 본 여성은 지금껏 한 명도 없었다.

　외음은 성적 쾌감에 있어 가장 중요한 기관으로, 질입구의 조직을 보호하고 대소변에 의한 자극을 처리하도록 설계되어 있으며 출산을 하고도 아무 일 없었다는 듯 치유되는 궁극의 멀티태스커다. 그리고 이 모든 과정을 몇 번이고 반복할 수 있다.

　아 참, 멀티 오르가슴도 있다.

　외음에 비하면 음경과 음낭은 정말 아무것도 아니다.

　문제는? 외음이 자주 간과된다는 것이다. 우리가 외음을 일상적으로 무시하게 된 건 가부장제 사회가 외음의 역할을 등한시하고 여성의 성적 쾌감을 두려워한 결과다. 여성의 몸과 섹슈얼리티에 관한 대화에서 외음이 배제되면서 여성의 오르가슴을 책임지는 기관도 함께 지워졌다. 그리고 여성들이 의료인과 소통하기도 더 어려워졌다.

　하부생식기의 기초 해부학에서 가장 중요한 사실은 외음이 외부(옷이 피부에 닿는 부분)에 있고 질은 내부에 있다는 것이다. 외음과 질의 경계 부분은 질어귀〔질전정〕라고 부른다.

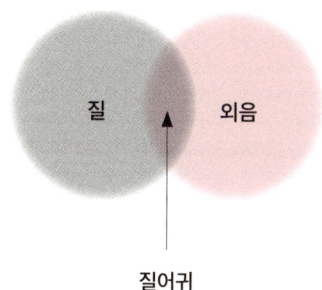

외음의 주요 구조는 다음과 같다.

- 불두덩〔치구〕
- 대음순(외음순)
- 소음순(내음순)
- 음핵귀두(육안으로 보이는 음핵의 일부)
- 음핵덮개
- 질어귀
- 요도구(방광으로 연결되는 관)
- 회음(질어귀와 항문 사이)

엄밀히 말해 항문은 생식기가 아닌 위장관의 일부이지만, 여기선 항문까지 외음 영역에 포함시킬 것이다. 많은 외음질환이 항문에 영향을 미치기도 하거니와, 여성들이 항문 문제로 도움을 받는 데 자주 어려움을 겪기 때문이다. 의사들은 보통 '여성'과 '밑'이라는 말만 듣고 환자를 산부인과의사에게 넘겨버린다. 또 애널섹스〔항문성교〕에 관한 정보에 관심이 있거나 질식분만〔자연분만〕의 후유증으로 변실금을 앓는 여성들도 있다.

음핵 방치의 역사

아주 오래전부터 남성이 혼외 여성을 만지는 것은 부적절하거나 무례한 일로 여겨졌기 때문에, (실존 인물이 아니라고 믿는 학자도 많지만) 히포크라테스가 말했듯 남성 의사들이 여성을 내진하거나 여성의 시신을 해부하는 일은 극히 드물었다. 여성 의사가 없었기에, 고대 의학 교

1장 외음

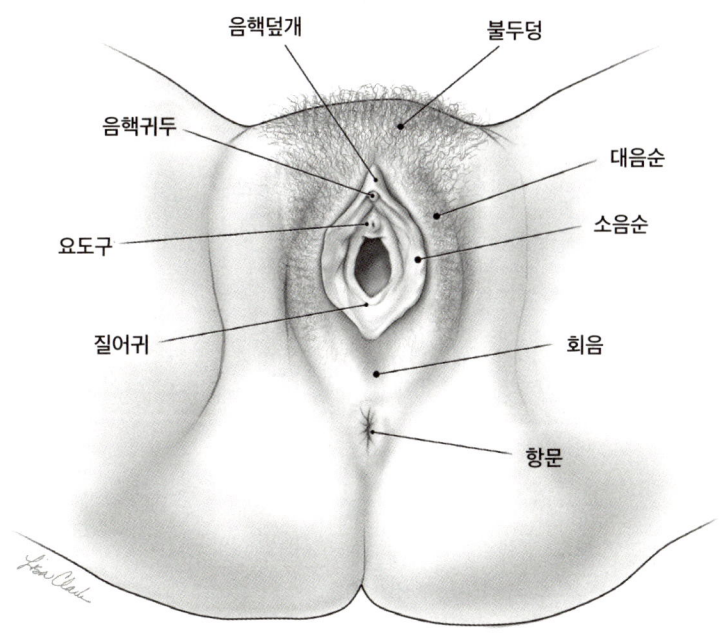

외음부. Lisa A. Clark, MA, CMI 그림.

본에 최초로 실려 의사들이 보고 배운 여체에 관한 정보는 여성과 조산사 들이 알려준 정보를 남자들이 이해되는 대로 해석한 내용이었다. 이로 인해 시작부터 남성 중심적 시각이 의학에 깊이 스며들었다.

당시 대부분의 의사는 뭇 남성과 마찬가지로 음핵의 역할에 대해 잘 알지도 못하면서 그것을 하찮게 여겼을 것이다. 이것은 음경이 누려온 해부학적 영광과 극명한 대조를 이룬다. 의학에서 모든 체표면의 전면과 후면은 복측(앞) 또는 배측(뒤)으로 불린다. 중립 자세(두 팔을 양옆에 늘어뜨리고 손바닥을 앞으로 향한 자세)로 곧게 선 사람의 얼굴, 가슴, 손바닥은 복측이고 등과 손등은 배측이다. 이러한 관습이 유독 음경에만 다르게 적용되는데, 이것은 지극히 당연한 결과였다. 고대 해부학자들에게 남성의 중립 자세란, 거대한 음경이 발기된 채로 하늘을 향해 솟구친 상태였기 때문이다. 남성들이 늘 발기 상태로 다니는 것도 아닌데, 음경이 휴지 상태—축 늘어진 상태—일 때 정면으로 보이는 부위를 '전면'이 아닌 후면, 즉 배측이라고 부르고 그 반대편을 복측이라 불렀다니 아이러니하지 않은가.

이것은 사소한 일이 아니며, 의학계를 비롯한 사회가 음핵(클리토리스)은 각주에조차 기록하지 않으면서 음경의 발기에는 얼마나 집착하는지를 압축적으로 보여주는 (희비극적인 의미로) 매우 놀라운 사례다. 음핵은 고대 의사들의 관심을 받기 시작하면서 음경의 여성 버전으로 여겨졌다. 그러나 음경보다 시시한. (미안하지만 멀티 오르가슴이 가능하며 오직 쾌감을 위해 존재하는 유일한 기관인 음핵은 결코 시시하지 않다. 음핵이야말로 성기의 표본이다.) 음핵 방치는 의학계에만 국한되지 않았다. 음낭과 음경이 뚜렷이 드러나는 고대 그리스의 조각상을 떠올려보라(섹슈얼리티보다는 지성을 추구하고 커다란 뇌와 크지 않은 음경을 이상적으로 여겼기 때문에 음경을 작게 만들긴 했지만). 반면 당시 외

1장 　　　　　　　　　　　　　　　　　　　　　　　　외음

음은 두 다리 사이에 감춰진 이상야릇한 둔덕일 뿐이었다.

　1000년경부터 페르시아와 아랍의 의사들이 음핵에 더 많은 관심을 보이기 시작했지만 여전히 남자 의사들이 여성의 나체, 더욱이 여성의 시신을 만지는 데는 제약이 따랐던 탓에 연구는 매우 더디게 진행되었다. 17세기 말에 이르러서야, 음핵을 포함한 여체의 해부학적 구조에 대한 묘사가 제법 정확해졌다. 이러한 진전을 이뤄낸 일부 해부학자들은 가브리엘 팔로피우스(콘돔을 발명하고 임상실험까지 수행했다!)의 팔로피우스관(난관), 카스파르 바르톨린의 바르톨린샘(큰질어귀샘)처럼 정교하게 기술한 구조에 자신의 이름을 기념으로 남겼다.

　1844년, 해부학자 게오르크 루트비히 코벨트는 현대 해부학 저서에 버금갈 만큼 음핵을 상세히 기술한 책을 출간했다. 그러나 빅토리아 시대의 믿음(여성의 섹슈얼리티는 근본적으로 위험하다는 믿음)이 확산되고 음핵이 '미성숙한' 오르가슴을 일으킨다는 프로이트의 그릇된 신념이 대중화되면서 그의 저서는 철저히 무시당했다(거의 모든 것이 그래왔듯이).

　오랫동안 진료실에서 여성의 섹슈얼리티를 논의하는 것은 금기였으며, 이러한 억압은 의학계 밖에서도 만연했다. 1938년, 로스앤젤레스의 교사였던 헬렌 헐릭은 증인으로 법정에 섰다가 법정모독죄로 체포되어 5일의 금고형을 선고받았다. 바지를 입고 증언대에 올랐다가 치마로 갈아입으라는 남성 판사의 요구를 거부했기 때문이다. 여성의 건강, 특히 성 건강이 늘 하찮고 무의미한 것으로 간주되었던 이유는 여성에 대한 시각이 그러했기 때문이다.

　1920~1930년대에 의사들은 질이 위험한 세균으로 가득 차 있다고 믿었다. 물론 이것이 황당무계한 발상이라는 사실은 의과대학 학위가 없어도 누구든 알 수 있다. 질이 재앙에 가까운 감염 상태에 지속적으

로 노출되어 있었다면 진화적으로 여성은 결코 살아남지 못했을 것이다. 하지만 더러운 질에 대한 속설은 여성 억압이라는 사회적 목표에 딱 들어맞았다.

몸에 대한 여성의 주체적 경험과 견해에 무관심한 남성 지배적 전문가 집단과 남성 지배적 사회, 여성의 섹슈얼리티에 대한 남근 중심적 시각, 프로이트의 이론에 의해 널리 퍼진 음핵이 중요하지 않다는 믿음 등 극복해야 할 장애물이 많다. 게다가 음핵은 체내에 있어서 음경에 비해 연구하기가 더 어렵다. 마침내 여성의 시신에서 음핵을 절개하는 해부학 연구가 허용되었지만, 이러한 연구의 한계에 주목해야 한다. 우선 해부학 연구에 쓰이는 시신의 수가 적다. 많아봤자 최대 일곱 구다. 시신이 비싼 데다 구하기도 어렵기 때문이다. 게다가 망인의 연령대가 대체로 높기 때문에 폐경(완경)기 이후에 음핵의 부피가 줄어든다는 사실도 감안해야 한다. 해부학 연구에 사용된 시신의 사망 연령이 전부 70~80대인 경우도 있었다. 보존 과정도 음핵을 변형시킨다. 자기공명영상MRI이 출현하기 전에는 음핵이 살아 있는 여성의 신체 어느 부위에 있고, 성적 자극을 받으면 어떤 식으로 충혈되는지를 정확히 알 수 없었다.

해부학적 지식은 먼 길을 걸어왔다. 의대와 레지던트 과정에서 들었던 해부학 수업 내용은 잘 기억나지 않지만, 전공 교과서는 아직도 가지고 있다. 1984년과 1988년에 출간된 두 권의 산부인과 교과서는 음핵의 해부학적 구조를 정확히 기술했다. 그러나 한 종합해부학 서적(1984)은 음경의 도해에 총 세 장(그중 두 장은 컬러)을 할애하면서 음핵은 끔찍한 암갈색 음영으로 칠해 페이지 상단 바깥쪽 구석에 조그만 삽화로 끼워 넣었다. 그리고 그것을 "음경의 축소판"이라고 불렀다.

그럴 리가.

음핵

음핵의 목적은 오직 하나, 성적 쾌감이다. 쾌감만을 위해 고안된 인체 구조는 음핵이 유일하다.

음핵의 구조를 뒤집힌 Y라고 생각해보자. 양쪽에 팔이 한 쌍씩 달려 있다. ㅅ의 위쪽 끄트머리는 눈에 보이는 유일한 부분이며 앞으로 접혀 있다. 음핵으로 알려진 이 구조는 포피(음핵덮개)에 일부 덮여 있다. ㅅ는 요도 위에 위치하며 두 쌍의 팔을 좌우로 늘어뜨리고 있다.

표피 아래는 다음과 같은 것들이 있다.

- **음핵몸통** ㅅ의 접힌 부분. 길이는 2~4센티미터. 두덩뼈(치골)에 인대로 연결되어 있다.
- **뿌리** 음핵몸통과 음핵다리를 연결한다. 음핵의 발기성 부위가 집중적으로 분포한다. 매우 얇은 피부밑(요도를 덮고 있는 피부 바로 아래)에 있기 때문에 감각에 대단히 중요한 역할을 한다.
- **음핵다리** ㅅ의 바깥쪽 팔(어떤 사람들은 위시본wishbone[가금류에서 목과 가슴 사이에 있는 V자형 뼈. 두 사람이 이 뼈의 양 끝을 잡고 잡아당겨 긴 쪽을 갖게 되는 사람이 소원을 빌면 이루어진다고 하여 이런 이름이 붙었다]처럼 생겼다고 설명한다). 길이는 5~9센티미터이고 좌우에 하나씩 있으며 보통 대음순 아래 있다.
- **질어귀망울(질전정구)** ㅅ의 안쪽 팔. 길이는 3~7센티미터이고 요도와 질 바깥쪽에 맞닿아 있다.

음핵이 요도 및 하부 질벽과 매우 가깝기 때문에 많은 전문가가 음핵-요도-질 복합체라는 용어가 더 적합하다고 생각한다.

음핵 전체는 성감과 관련된 발기성 조직이므로 충혈에 의해 더 단단해진다. 음핵귀두에는 신경이 집중적으로 분포돼 있으며 발기성 조직

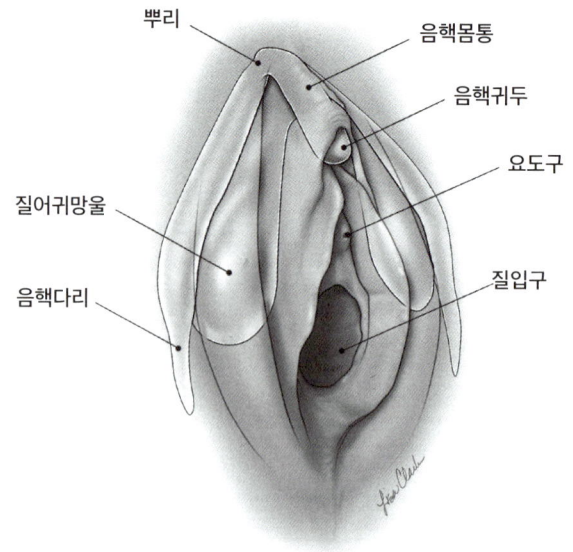

음핵의 구조. Lisa A. Clark, MA, CMI 그림.

은 극소수다. 음핵몸통과 음핵다리는 대부분 발기성 조직이다. 음핵의 전 영역에 성적으로 반응하는 신경과 발기성 조직이 존재한다는 사실은 음핵귀두 없이 태어난 여성, (음핵도 일부 연결되어 있었을) 요도를 절제하는 수술을 받은 여성, 여성생식기훼손 female genital mutilation, FGM[*]을 당한 여성도 여전히 오르가슴을 느낄 수 있는 이유를 설명해준다. 이를 통해 우리는 음핵-요도-질 복합체 전체가 성감을 느낄 수 있다는 사실을 알 수 있다. 탐구해야 할 성감대가 아직도 많다는 뜻이다. 다양한 부위를 성적으로 자극하다 보면 새로운 즐거움을 발견할 수 있다. 이것은

---

[*] 이슬람 문화권에서 행해지는 여성생식기 절단을 남성할례에 대응되는 여성할례 female circumcision라 부르기도 했지만, 여성의 섹슈얼리티를 부정하고 훼손하는 것을 목적으로 하기 때문에 여성생식기훼손이라고 부른다.

곧 오르가슴을 찾는 여정이다(성적 탐사 중에 이만한 것도 없다). 어떤 여성에게는 음핵귀두가 꼭 오르가슴으로 향하는 최상의 경로가 아닐 수 있으므로 다른 부위를 성적으로 자극해보는 것도 도움이 된다. 음핵귀두보다 훨씬 더 엄청난 존재로서 음핵에 관한 정보는, 음핵귀두의 손상—이를테면 암 수술이나 여성생식기훼손—으로 고통받아온 여성들에게 손실을 보상해주지는 못할지언정 희망을 줄 수는 있을 것이다.

음순과 불두덩

불두덩과 두 쌍의 음순인 대음순·소음순은 성적 쾌감을 높이고 질어귀(질입구)를 보호한다.

불두덩은 피부와 지방조직으로 이루어진 부위로 두덩뼈와 음핵덮개 사이에 위치하며, 지방층 때문에 살짝 도톰해서 일종의 물리적 장벽 역할을 한다. 대음순은 체모가 난 피부와 지방조직의 주름으로, 불두덩부터 질어귀 바로 아래까지 뻗어 있다. 대음순에는 다양한 분비샘이 가득하다. 길이는 보통 7~12센티미터이지만 이보다 얼마간 길거나 짧아도 그저 정상이라고 본다.

소음순은 지방은 없지만 발기성 조직이 있어서 성적 자극에 의해 충혈되거나 부풀어오른다. 소음순은 음핵귀두 쪽에서 두 갈래의 주름으로 나뉘는데, 윗부분은 음핵덮개(포피)를 형성하고 소음순소대라고 불리는 아랫부분은 음핵귀두보다 밑에 자리한다. 음핵귀두가 둘 사이에 있기 때문에 소음순에서 당기는 느낌이 들면 성적 쾌감이 증대된다. 소음순, 특히 소음순 가장자리는 성적 반응에 매우 중요한 특수 신경종말로 가득해서 지극히 미세한 촉감까지 구별할 수 있다.

소음순은 대음순 밖으로 튀어나올 수도 그러지 않을 수도 있는데 '정상적인' 크기나 모양이란 존재하지 않는다. 소음순의 폭은 보통 1~5센티미터이지만 그보다 더 넓다고 해서 의학적으로 문제가 있다고 보지는 않는다. 또 비대칭일 수도 있는데 쌍둥이가 아니라 자매라고 생각하면 된다.

외음의 피부

현미경으로 보면 모든 피부세포가 층층이 쌓아 올린 벽돌담 같다. 맨 밑바닥에는 기저세포라고 부르는 특수한 세포가 있다. 기저세포는 새로운 피부세포를 생성하여 컨베이어벨트처럼 세포를 위로 밀어 올린다. 새 피부세포는 위로 이동하는 과정에서 발달하며, 방수 기능을 담당할 뿐 아니라 세포를 단단하게 만들어 손상에 저항할 수 있게 하는 케라틴이라는 단백질을 생성한다. 피부세포는 피부 표면에 지방질을 분비하여 외상과 감염으로부터 신체를 보호하고 수분을 가둔다. 죽은 표피세포들은 매일 마찰이나 외상에 의해 벗겨져 나간다. 그리고 대략 30일 주기로 새로운 세포층으로 교체된다.

불두덩과 대음순에는 땀구멍을 통해 피부 밖으로 땀을 분비하는 땀샘(에크린땀샘)이 있다. 연모(복숭아털처럼 매우 가는 체모)와 음모도 있는데, 이 털들은 물리적 장벽 역할을 하고 수분을 가두기도 한다. 음모는 가닥가닥이 신경종말에 붙어 있기 때문에 당기거나 마찰을 가하는 행위는 성적 자극을 줄 수 있다.

음모와 연모의 모낭 안에 있는 피지샘은 피부를 부드럽고 탄력 있게 유지하고 방수 기능을 하는 유성물질인 피지를 생성한다. 또한 음모의 모낭에는 아포크린땀샘(겨드랑이에도 있다)이라고 불리는 특수한 땀샘이 있다. 이 땀샘은 사춘기에 활성화되며 극소량의 호르몬과 페로몬을 함유한 특유의 유분기 있는 땀을 털줄기(모간)에 분비한다. 피부 세균은 아포크린땀샘의 분비물을 냄새나는 화합물로 바꾸어 특유의 강렬한 땀 냄새를 유발한다. 아포크린땀샘의 진정한 기능은 아직 알려져 있지 않지만, 사춘기 무렵에 발달하여 제 기능을 갖추고 페로몬을 분비하는 것으로 보아 성적 매력에 어떤 역할을 했었거나 여전히 하고 있는 것으로 보인다.

소음순 피부는 얇은 세포층으로 되어 있고 소량의 케라틴을 함유한다. 이러한 피부 변화는 질입구(질어귀)에 가까워질수록 더욱 두드러진다. 소음순에는 체모가 없고 피지샘만 있다. 케라틴이 적고 피부가 얇은 데다 체모도 없다 보니 외상과 자극에 더 취약하다.

피지샘과 아포크린땀샘의 분비물은 피부세포에 의해 생성되는 지방질과 섞여 표피에 얇은 산성 보호막을 형성함으로써 세균과 바이러스, 기타 오염물질로부터 신체를 보호한다. 외음부 피부는 pH5.3~5.6으로 약산성(물은 pH7로 중성이다)이다.

멜라닌

피부와 머리카락, 안구의 홍채는 기저층의 멜라닌세포라는 특수한 피부세포에 의해 생성되는 멜라닌 색소로 색을 띤다. 흥미로운 점은 외음에 다른 신체 부위보다 더 많은 멜라닌세포가 있음에도 불구하고 피부색은 전체적으로 비슷하다는 사실이다(손바닥과 발바닥은 예외적으로 더 밝을 수 있지만). 멜라닌세포가 등보다 외음에 더 많은데도 두 곳의 피부색이 동일하거나 흡사한 의학적 원인은 아직 밝혀지지 않았다.

멜라닌은 자외선을 흡수하여 태양광으로부터 신체를 보호하며, 멜라닌세포는 면역체계의 일부로서 생물학적, 물리적, 화학적 자극에 대응한다.

질어귀

질과 외음의 이음부가 질어귀이며, 요도가 여기에 있다. 엄밀히 따지면 질어귀는 질 외부에 있지만 질 내부와 비슷한 점막 피부로 되어 있다. 즉, 케라틴 함량이 매우 적은 점막조직에 저장당인 글리코겐이 가득하다. 체모나 피지가 없는 질어귀조직은 대체로 소음순의 물리적 보호를 받는다.

또한 질어귀에는 두 쌍의 특수한 분비샘이 있는데, 상부 양측에는 남성의 전립선과 비슷한 스케네샘이 있고(몇몇 연구에 따르면 스케네샘은 소량의 전립선특이항원을 분비한다) 하부 양측에는 바르톨린샘이 있다. 두 분비샘 모두 소량의 윤활액을 분비할 수 있다.

항문조임근〔항문괄약근〕

항문에는 속항문조임근〔내괄약근〕, 바깥항문조임근〔외괄약근〕이라고 부르는 두 개의 근륜이 있다. 항문 점막에는 다량의 신경이 분포한다(사실상 신경으로 가득 차 있다). 항문조직은 고체 및 액체 대변과 가스를 구분해야 하고 배출 시간도 사회적으로 적절하게 조절해야 하기 때문이다. 이 풍부한 신경망 덕분에 어떤 사람들은 애널섹스에서 매우 강한 자극을 느낀다. 치질이나 치열(피부가 살짝 찢어지는 외상)이 극도로 고통스러운 이유도 이 때문이다.

속항문조임근은 배변을 참는 데 있어 가장 중요한 근육인데, 배변 억제의 약 80퍼센트를 책임진다.

꼭 알아두기

속옷에 닿는 부위가 외음이고, 안쪽 부위는 모두 질이다. 질어귀는 둘 사이에 있다.

음핵은 눈에 보이는 것보다 훨씬 더 크며, 오로지 쾌감을 위해 존재하는 기관이다.

대음순과 소음순의 '정상적인' 크기란 없다.

대음순, 소음순, 불두덩은 성적 쾌감에 기여하고 질입구를 보호한다.

외음 피부는 pH5.3~5.6으로 산성이다.

2장 질 The Vagina

질은 외음과 자궁경부(자궁목)를 연결하는 섬유근육조직으로 이루어진 관이다. 엄청난 쾌감을 가져다주는 부위를 설명하기에는 참으로 섹시하지 않은 말이다. 나는 개인적으로 다른 용어가 있었으면 싶다. 질을 뜻하는 영어 vagina는 라틴어로 '칼집'을 의미하는데, 여성의 신체가 음경과 어떻게 어울리는지를 반영한 용어로 이 부위를 정의하고 싶지 않아서다. 의학적으로 질은 질어귀 바로 안쪽에 있는 질입구주름에서 시작된다.

질입구주름은 왜 있는 걸까?

진화생물학자들은 이 질문에 답하지 못했다.

일부 전문가들은 질입구주름이 한때 남성 파트너에게 여성이 다른 남성의 아이를 키우게 될 일은 없을 것임을 증명하는 기능을 했을 것이라고 주장했지만, 이 가설은 몇 가지 이유에서 개연성이 떨어지고 가부장적인 엉터리 주장이라고 볼 수 있다. 일단 질입구주름은 신체 활동만으로 얼마든지 찢어질 수 있고 성생활을 한다고 보고한 10대의 절반 정도가 여전히 온전한 질입구주름을 가지고 있으므로 그것을 '처녀성의 지표'라고 믿기 어렵다. 게다가 이와 같은 '순결 지키기' 이론에 따르면 진화적으로 첫아이만 중요하다고 보아야 하는데 인류 역사상 신생아의 30~50퍼센트는 생후 1년을 넘기지 못했다. 살아남을 아이도, 심지어 아이 자체도 생산하지 못하는 성접촉을 위해 귀중한 생물학적 자원을 투자한다는 것은 말이 안 된다.

또 다른 이론은 질입구주름이 첫 섹스를 고통스럽게 만듦으로써 '유대를 형성한' 남성 파트너와만 섹스를 하도록 진화했다는 것이다. 그러나 여성들의 첫 경험이 대체로 가설상의 그 남자만을 고집할 만큼 고통스럽지 않다는 것은 자명한 사실이다. 만약 첫 경험이 그토록 고통스럽다면 10대의 임신도 많지 않을 것이다. 또한 여성들이 고통스런 첫 섹스에 잔뜩 실망해 딴 데로 눈을 돌리지 않고 '첫 남자'에게 머무르도록 하는 것이 질입구주름의 진화적 목적이라면, 가임기 초반부터 완벽하게 기능하는 음핵과 같은 놀라운 기관의 존재는 오히려 방해만 될 것이다.

내 가설은 질입구주름이 한때 신체를 보호하기 위한 물리적 장벽이었다는 것이다. 사춘기 이전의 질 점막(피부)은 자극물에 매우 민감하다. 이 시기 질은 미량의 불순물로도 수많은 염증 반응을 일으킬 수 있다. 에스트로겐, 불두덩과 대음순의 지방층, 음모, 소음순—근본적으로 질 아래쪽의 모든 방어 기전—은 사춘기에 발달한다. 그 전까지는 질입구주름이 불순물과 오물을 막아주는 물리적 장벽 역할을 했을 것이다. 인간이 진화하고 직립보행을 하게 되면서 질입구가 불순물로부터 물리적으로 멀어졌고 질 아래쪽을 보호할 물리적 장벽의 필요성도 줄어들었다. 진화적으로 물리적 보호를 위해 굳이 단단한 질입구주름을 만들 필요가 없어진 것이다. 이 이론은 오늘날 우리가 매우 다양한 형태의 질입구주름을 갖게 된 이유도 설명해준다. 질입구주름은 더 이상 생물학적으로 중요하지 않다.

태아의 질은 단단한 원기둥 형태에서 발달하기 시작한다. 질 안쪽 세포가 위(자궁경부)에서부터 점차 사라지면서 아래쪽에 남는 세포들이 질입구주름을 형성하는데, 고리나 초승달 모양일 수도, 구멍이 나 있거나 아예 존재하지 않을 수도 있다. 가끔은 제법 많은 세포가 남아 수평이나 수직으로 이어진 띠 모양의 질조직을 형성한다. 이 띠를 중격이라고 부른다. 중격은 보통 아주 얇아서 탐폰이나 삽입 섹스에 의해서도 쉽게 찢어질 수 있지만, 반대로 굉장히 두꺼울 수도 있고, 드물게는 질을 막기도 한다. 16세까지 월경을 하지 않는 청소년, 통증으로 인해 탐폰, 손가락, 음경을 삽입할 수 없거나 질경 검사를 할 수 없는 여성, 질 내 삽입 시 걸리는 느낌을 받는 여성들은 중격 때문에 그런 것은 아닌지 고려해보아야 한다.

기본 상식

질에는 점막이라고 불리는 특수한 피부가 펼쳐져 있다. 점막에는 아코디언처럼 잔줄이 진 질주름(질점막주름)이 배열되어 있는데, 일부 여성들은 이것을 돌기나 우툴두툴한 면으로 인지한다. 시각적으로 표현하자면 질주름은 킹 사이즈 침대보를 퀸 사이즈 침대에 씌운 것이라고 생각하면 된다. 점막은 엄밀히 말해서 질의 외벽이라 할 수 있는 한 겹의 민무늬근을 덮고 있다. 민무늬근은 불수의근이다(소화관도 민무늬근이다). 질에 있는 민무늬근의 모든 기능이 잘 알려져 있지는 않지만, 혈액과 질 분비물을 질입구 쪽으로 이동시키는 역할을 한다고 여겨진다. 근육이 통제를 벗어나 수축하거나 과도한 연축을 일으키면 통증을 유발할 수 있다. 연구 자료에 따르면 월경통이 심한 일부 여성들의 질 민무늬근에서 연축이나 통제되지 않는 움직임이 더 많이 나타난다.

 질 내강은 질주름과 민무늬근 때문에 짜부라져 가만히 있을 때는 양벽이 맞닿아 있고 공기가 들어가지 않는다. 그러다 삽입이나 질식분만

〔자연분만〕을 하게 되면 늘어난다. 모든 사람이 (그래, 가부장제에선) 음경의 팽창력에 깊은 감명을 받지만 질의 팽창력에 비하면 고작 몇 센티미터에 불과한 음경의 변화는 새 발의 피다.

질 민무늬근은 혈관계로 둘러싸여 있다. 풍부한 혈류량 덕분에 질 손상은 대체로 잘 치유된다.

질의 길이는 사람마다 천차만별이다. 질 전벽은 4.4~8.4센티미터이고 (곧창자와 가까운) 질 후벽은 5.1~14.4센티미터로 더 길다. 키나 체형으로는 질 길이를 유추할 수 없다. 질은 질입구에서 자궁경부로 갈수록 점차 넓어진다.

골반저근육

골반저근육〔골반바닥근육〕은 질과 질입구를 감싸고 있는 두 겹의 근육이다. 이 근육은 여러 기관을 구조적으로 지지하고 (방광과 창자의) 배설 억제를 도우며 오르가슴 시 수축하고 코어와 자세를 안정시킨다. 골반저근육은 오르가슴을 느낄 때 평균 3~15회 수축한다. 자위를 통한 여성의 오르가슴을 면밀히 측정한 연구들 덕에 이러한 사실이 밝혀졌다(어떻게 연구비를 받을 수 있었는지 놀라울 따름이다).

외음 피부 바로 아래에 있는 얕은층은 세 가지 근육인 궁둥해면체근〔좌골해면체근〕, 망울해면체근〔구해면체근〕, 얕은샅가로근〔천회음횡근〕으로 이루어진다. 그리고 얕은샅가로근, 망울해면체근, 항문조임근이 만나는 지점을 회음체라고 부른다.

깊은층은 두덩뼈부터 바깥쪽 엉덩이와 뒤쪽 미골(꼬리뼈)까지 앞뒤로 해먹처럼 길게 뻗어 있다. 여기에 요도, 질, 곧창자 입구가 있다. 항문올림근〔항문거근〕이라고 불리는 깊은층은 두덩곧창자근〔치골직장근〕, 두덩꼬리근〔치골미골근〕, 엉덩꼬리근〔장미골근〕—이렇게 세 가지 근육

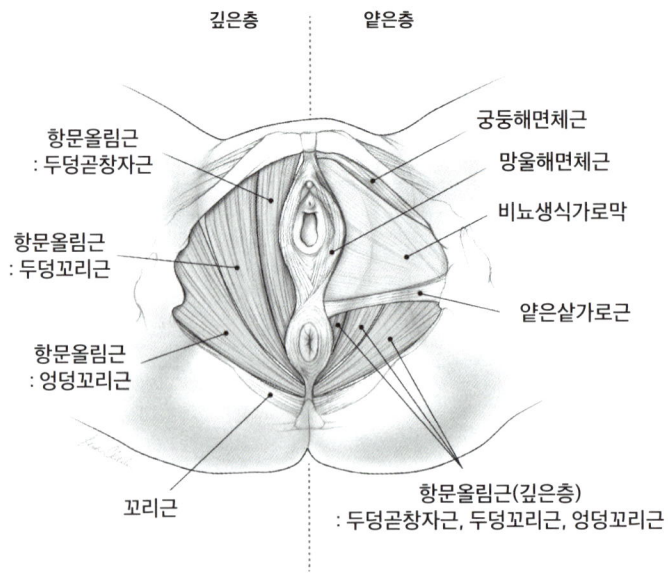

골반저근육. Lisa A. Clark, MA, CMI 그림.

골반저근육(시상면). Lisa A. Clark, MA, CMI 그림.

으로 구성된다.

골반저근육은 보통 불수의근이다. 따라서 방광과 창자를 비우거나 오르가슴을 느끼는 일은 의지와 관계없이 저절로 일어난다. 일단 운동 및 감각 조절 능력을 충분히 갖추고 나면, 방광과 창자는 배후에서 작동하는 컴퓨터 프로그램처럼 비교적 독립적으로 작동하도록 훈련된다. 진화적인 관점에서 이러한 활동은 의식에서 무의식으로 넘어갔다고 볼 수 있는데, 그도 그럴 것이 방광과 창자의 기능 조절을 끊임없이 지각해야 했다면 우리는 결코 〔그러한 감각의〕 늪에서 헤어나지 못했을 것이다!

주로 출산 과정에서 생기는 골반저의 약화 또는 열상은 실금(대소변을 참지 못하는 증상)과 골반장기탈출증(골반 장기와 구조가 내려앉는 증상)을 유발할 수 있다. 골반저가 과도하게 오그라들면서 발생하는 근육 연축은 성교통과 골반통으로 이어질 수 있다.

질 점막

질 점막은 약 28겹의 세포층이 쌓여 있는 두께다. 여기에는 외음과 마찬가지로 새로운 세포를 끊임없이 만들어내는 기저세포층이 있다. 질세포는 외음과 달리 저장당인 글리코겐으로 채워져 있다. 또한 외음 세포에 비해 케라틴이 훨씬 더 적어 표면 방수 기능이 살짝 떨어진다. 이로 인해 혈류에서 빠져나온 소량의 체액이 세포 사이로 스며들어 질 분비물에 섞여들 수 있다. 이를 누출액이라고 부른다. 방수 기능이 약해졌다는 건 곧 일부 물질이 질 점막에서 혈류로 흡수될 수도 있다는 뜻이다.

질 점막은 외음 피부보다 훨씬 더 빠르게 교체되어 96시간마다 새로운 세포층을 만들어낸다. 여기에는 몇 가지 생물학적 이유가 있다.

- **마찰** 손가락, 섹스토이, 혀, 음경을 아무리 부드럽게 사용하더라도 마찰에 의해 표피층이 벗겨지기 마련이고, 이러한 손상은 빠르게 복구되어야 한다. 이성애 섹스가 장기적인 내상으로 이어졌다면 인간의 출산 능력에 지대한 영향을 미쳤을 것이다.
- **미생물 생태계를 위한 영양 공급원** 가임기 여성의 표피층은 약 네 시간 간격으로 떨어져 나간다. 사멸한 세포들은 저장당인 글리코겐(수천 개의 포도당 분자로 이루어져 있다)으로 채워져 있으며 질 건강을 유지하는 세균의 먹이가 된다. 질 분비물의 최대 3퍼센트가 글리코겐이다.
- **유해균 교란** 질 표면을 떠다니는 죽은 세포들은 미끼와 같은 역할을 한다. 죽은 세포는 (유해할 수 있는) 병원균과 가장 먼저 접촉한다. 세균은 자유롭게 떠다니던 죽은 세포들과 결합하여 질 분비물에 섞여 배출된다.

질 생태계

질은 하루 평균 1~3밀리리터의 분비물을 생성하는데, 4밀리리터까지는 정상으로 간주한다. 예를 들어 4밀리리터는 소형 패드를 완전히 적시는 양이며, 오른쪽 그림은 지극히 정상적인 분비량인 2밀리리터에 해당된다.

내가 만나본 여성들이 하는 이야기나 동료들이 여기저기서 전해준 이야기를 감안해보면, 질 분비물이 무조건 비정상이라는 그릇된 믿음을 가진 여성은 갈수록 늘어나고 있다. 포르노에서 메마른 모습만 보여줘서 그런지, 여성들이 분비물에 대해 이야기를 잘 안 해서인지, 많은 여성이 음모를 제모하면서 원래 털 속에 갇혀 있어야 할 분비물이 속옷에 더 많이 묻어나기 시작해서인지, 드러그스토어 진열대에 건강하고 촉촉한 질을 '길들이라고' 만든 제품이 잔뜩 들어차 있어서인지, 그 이유는 알 수 없다.

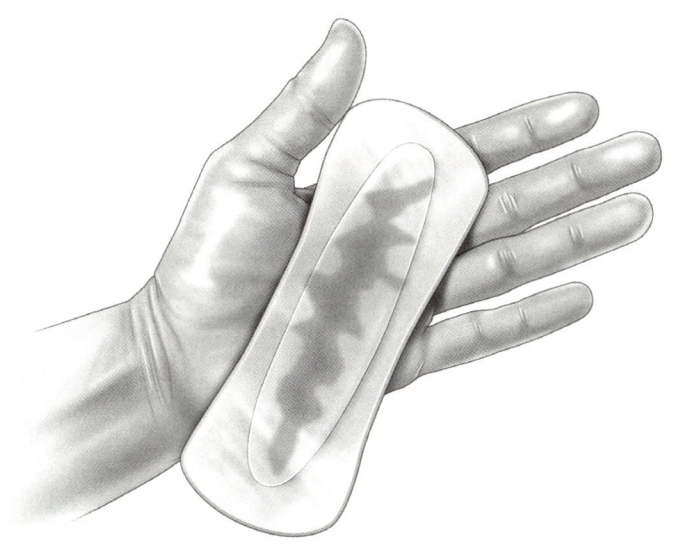

분비물이 묻은 패드를 들고 있는 손.
Lisa A. Clark, MA, CMI 그림.

질 분비물은 자궁경부와 질입구의 분비샘(바르톨린샘과 스케네샘)에서 나오는 분비물, 건강한 세균에 의해 생성되는 다양한 물질, 질 표면에서 떨어져 나온 세포, 그리고 소량의 누출액(혈류에서 새어나온 체액)으로 이루어져 있다.

가장 잘 알려진 질 내 세균 중 하나는 흔히 젖산균(유산균)이라고 불리는 락토바실루스 종 *Lactobacillus* spp.이다. 젖산균은 질을 pH3.5~4.5(산성)로 유지하는 젖산을 생성하여 세균과 바이러스의 증식을 억제한다. 그리고 박테리오신이라는 단백질을 만들어 (유해한) 병원균을 죽이거나 성장을 억제한다. 자체적으로 생산되는 항생제라고 생각하면 된다. 또한 젖산균은 질 점막세포에 달라붙어 다른 세균이 달라붙지 못하게 한다. 젖산균은 과산화수소를 생성하기도 하는데, 과거에는 이것도 질의 방어 기전에 관여한다고 여겨졌지만 최근에는 아니다.

젖산균 종은 매우 다양하다. 그중 질에 서식하는 네 가지 주요 젖산균은 락토바실루스크리스파투스*L. crispatus*, 락토바실루스엔세니*L. jensenii*, 락토바실루스이네르스*L. iners*, 락토바실루스가세리*L. gasseri*다. 다양한 젖산균의 역할이 이제 막 밝혀지기 시작했기 때문에 지금 우리가 알고 있는 사실들은 언제든 뒤바뀔 수 있다. 예를 들어 내 수련의 시절에는 락토바실루스아시도필루스*L. acidophilus*가 가장 흔한 젖산균으로 여겨졌지만, 사실은 실험실에서 쉽게 배양할 수 있는 젖산균의 한 종일 뿐이었다. DNA 기술의 등장으로 세균을 살살 달래가며 배양할 필요가 없어지면서 우리는 질 마이크로바이옴microbiome〔미생물 생태계〕에 대해 더 나은 분석 결과를 얻을 수 있게 되었다. 현재는 락토바실루스이네르스가 가장 일반적인 종으로 여겨진다. 이 세균은 전체 여성의 84퍼센트의 체내에 서식하며 34퍼센트의 여성에게서 우세 종의 자리를 점하고 있다. 그에 비해 락토바실루스아시도필루스의 역할은 있다손 치더라도 매우 미미할 것이다.

여성의 질 내 세균 군집 상태는 다섯 가지 유형으로 나타난다. (전체 여성의 73퍼센트에서 나타나는) 네 가지 유형은 락토바실루스 종이 우세하고, 나머지 27퍼센트의 여성은 소량의 젖산균과 다양한 세균 무리로 이뤄진 군집을 보인다. 질 내 세균 군집에는 다양한 요소가 포함되며, 이는 유전적 요인과 환경이 복잡하게 조합돼 나타나는 결과다. 백인 여성과 아시아 여성은 젖산균이 우세한 군집을 보일 확률이 높은 반면, 아프리카계 여성과 히스패닉계 여성의 약 40퍼센트는 비젖산균 군집이 나타난다. 젖산균이 많을수록 질 내 pH가 낮아지므로, 비젖산균이 우세 종이면 질 내 pH는 4.7~5로 살짝 높을 수 있다.

그렇다고 아프리카계 여성과 히스패닉계 여성의 질 내 세균 군집이 건강하지 않다는 의미는 아니다. 이 역시 정상적인 변이에 속한다. 우리는 이제 막 질 마이크로바이옴을 이해하기 시작했을 뿐이며, 젖산균 외에도 많은 요소가 질 건강에 영향을 준다.

월경 기간에는 월경혈 때문에 질 내 pH가 높아지는데, 혈액의 pH는 7.35다. 젖산균을 붙잡고 있던 혈액이 빠져나가면서 젖산균 농도도 감소한다. 월경이 끝나가는 무렵에는 질 내 pH가 높고 유익균은 가장 적기 때문에 이 시기에 여성들은 감염에 가장 취약하다. 게다가 혈액은 세균 증식에 도움이 되는 배지이기도 하다.

질 마이크로바이옴 검사를 받아야 할까?

마이크로바이옴의 일부 세균을 분석할 수 있는 검사가 시중에 적어도 한 가지 이상 나와 있고, 가정용 의료 검사 시장이 커지고 있다는 점을 고려하면 더 많아질 것으로 보인다. 그러나 현재까지 질 내 마이크로바이옴에 대해 알려진 사실들을 놓고 봤을 때, 이러한 검사에는 몇 가지 문제점이 있다. 우선 마이크로바이옴은 여러 이유로 매일, 심지어 아침저녁 사이에도 달라질 수 있다. 그걸 스냅사진 찍듯 딱 한 번 포착하든, 며칠에 걸쳐 세 번 포착하든 그다지 도움은 안 된다. 어느 날 내가 오후 네 시에 여러분의 머리 사진을 찍어주었다고 하자. 그것이 그날그날의 헤어스타일을 대표할 수도 없을뿐더러 머리를 어떻게 감아야 할지, 어떤 모발 관리 제품을 선택해야 할지도 알려주지 않는다는 이야기다.

가정용 검사의 또 다른 문제는 쓸데없는 걱정을 하게 만든다는 데 있다. 어떤 여성들은 젖산균 수치가 낮아도 마이크로바이옴이 건강하다. 이런 여성도 가정용 마이크로바이옴 검사를 했다가 자기 젖산균 상태를 비정상이라고 오인해 걱정에 빠질 수 있다.

우리는 가정용 마이크로바이옴 검사로 얻은 정보를 제대로 사용할 줄도 모르고, 마이크로바이옴을 교체하거나 변화시킬 수도 없다. 언젠가는 이러한 검사들이 유용하게 쓰일 수도 있겠지만, 2019년 현재까지는 그렇지 않다.

꼭 알아두기

질 점막에는 질주름이 있다.

질의 길이는 키나 체형과 무관하다.

질 분비물은 하루 평균 1~3밀리리터 생성된다.

질은 유익균의 먹이로 쓰이는 글리코겐 형태의 저장당을 다량 함유한다(더 많은 정보는 7장에서 확인하라).

질의 세균 군집은 다섯 가지 유형을 보인다.

3장 성전환*시 질과 외음

Vaginas and Vulvas in Transition

성별sex은 해부학적 구조나 호르몬과 같은 생물학적 특성에 입각해 사람을 남성 또는 여성으로 지정한다. 성별은 출생과 함께 부여되거나 나중에 바뀔 수 있다. 한편 젠더gender는 자신이 누구인지 ― 남성, 여성, 둘 다, 혹은 둘 다 아님 ― 에 대한 인식이다. 트랜스젠더는 본인이 자각하는 성정체성이 태어날 때 지정성별과 다른 사람이다.

미국에는 100만~140만 명의 트랜스여성과 트랜스남성이 있다. 의학적인 우려에 더하여, 의료인들이 세계트랜스젠더보건의료전문가협회WPATH가 확립한 표준 의료 규범에 익숙하지 않다 보니, 절반에 가까운 트랜스젠더가 자신에게 구체적으로 어떤 치료가 필요한지를 의료인에게 설명해야 한다고 보고한다. 이런 상황은 트랜스젠더를 사회적으로 소외시킬 뿐만 아니라 의료 전문가의 공신력도 떨어뜨린다.

그 외에도 트랜스여성과 트랜스남성이 치료를 받으려면 많은 장애물을 맞닥뜨려야 한다. 30퍼센트에 가까운 트랜스젠더가 진료실에서 언어폭력을 경험하며 20퍼센트는 진료를 거부당한다고 보고한다. 부정적인 상호작용을 하다 보면 진료를 받으러 가는 것 자체를 꺼리게 될 수도 있다. 트랜스남성은 질과 자궁경부를 가지고 있어 그와 관련된 진료를 받아야 하지만, 의료 현장에서 소외되어 자궁경부암 검진을 제공하거나 질 관련 증상의 원인을 진단하고 치료할 수 있는 의료인을 만나

---

* 트랜지션이라고도 하며, 트랜스젠더가 성별을 바꾸는 과정을 말한다.

지 못할 때도 있다. 보험 적용 범위도 천차만별이라 경제 사정이 여유롭지 못한 트랜스젠더들은 필요한 진료를 모두 받는 데도 어려움을 겪는다.

이유야 어찌되었든 상당수에 해당되는 트랜스여성의 33퍼센트, 트랜스남성의 48퍼센트가 안타깝게도 예방적 진료를 미루거나 회피한다.

트랜스남성

트랜스남성의 외음과 질에 나타나는 변화

남성화 호르몬인 테스토스테론은 외음과 질에 큰 변화를 초래한다. 음핵은 평균 1.5센티미터에서 4.5센티미터로 길어질 것이다. 음핵귀두가 발달하면서 (반면 음핵덮개는 이런 식으로 커지지 않기 때문에) 더 많은 부위가 노출되어 더 민감해질 수 있다. 음모가 많아지고, 털의 분포 양상도 바뀌어 허벅지 털도 많아지고 심지어 배꼽 아래로 이어지는 털도 늘어날 수 있다.

또한 테스토스테론은 질 점막을 얇아지게 하고 젖산균을 감소시켜 질 내 pH를 높인다. 이러한 변화는 테스토스테론 투여를 시작한 지 3개월 뒤부터 나타날 수 있는데, 2년 후까지 최대 효과를 보이는 경우도 있다. 그에 따른 증상으로는 자극감, 질 분비물, 작열감, 검진 시 통증 등이 있으며 질 섹스를 한다면 성교통도 있을 수 있다. 질 점막이 얇고 젖산균이 부족하면 질이 병원균에 노출되었을 때 성매개감염의 위험이 높아진다.

이러한 증상들의 치료법으로는 질 에스트로겐 보충요법이 있으며, 올바른 방식으로 투여하면 혈류에 흡수되지 않아 다른 조직에 대한 테스토스테론의 효과를 방해하지 않을 것이다. 하지만 이런 치료법을 받아들일 만하다고 느끼는 트랜스남성도 있고 그렇지 않은 트랜스남성도 있다. 물리적으로 질에 무언가를 넣는 것이 걱정된다면 에스트로겐이 분비되는 링을 써볼 수 있는데, 제대로 삽입하면 이물감이 들지 않고 3개월에 한 번씩 교체해주면 된다. 에스트로겐 투여에 거부감이 있는 트랜스남성이라면 디하이드로에피안드로스테론황산염DHEAS 질정을 고려해볼 수 있다. 디하이드로에피안드로스테론황산염은 질에서 에스트로겐 및 테스토스테론으로 전환되는 호르몬이다. 이 약물과 투여 방식에 관한 더 자세한 내용은 19장에서 확인할 수 있다.

자궁경부가 있는 트랜스남성은 자궁경부암 검진을 받아야 한다

모든 트랜스남성이 자궁절제술(자궁과 자궁경부를 제거하는 수술)을 받는 것은 아니기 때문에 성전환을 시작하고 몇 년 후에 자궁절제술을 하려는 사람들은 얼마간 자궁경부암 검진을 받아야 하는 경우가 생긴다. 자궁경부암 검진 가이드라인에 따라 21~65세의 트랜스남성도 정기검진을 받아야 한다(마지막 세 차례의 검사 결과가 정상이라면 65세부터는 하지 않아도 된다). 자궁경부암 검진은 성활동을 시작했는지 여부나 섹스 파트너의 젠더가 무엇인지에 관계없이 권장된다. 자궁경부암 검진에 관한 더 자세한 내용은 26장에서 확인할 수 있다.

안타깝게도 트랜스남성들이 자궁경부암 검진을 받을 가능성은 희박하다. 더 심각한 문제는 세포진 검사Pap smear(자궁경부나 질에서 떼어낸 세포를 관찰하여 이상 여부를 확인하는 검사) 결과가 비정상으로 나올 가능성이 시스젠더여성(태어날 때 지정성별이 자신의 성정체성과 일치하는 여성)보다 10배 더 높다는 것이다. 또한 트랜스남성들의 세포진 검사는 세포를 적절히 평가할 수 없을 만큼 불완전할 가능성이 높다. 한 연구에 따르면 적절히 평가할 수 없는 세포진 검사 결과가 나올 확률은 시스젠더여성이 1퍼센트인 데 반해, 트랜스남성은 11퍼센트에 가까웠다. 이는 테스토스테론에 의한 염증이나 검사 시 불편감 탓에 의료인이 자궁경부에서 표본을 적절히 채취하지 못했기 때문일 수 있다. 또한 질 내 세균의 변화가 자궁경부암을 일으키는 인유두종바이러스HPV의 감염 위험성을 증가시킬 수도 있다.

검체가 불충분하다는 건 문제의 세포가 없다는 게 아니라 있어도 덜 채취되었을 수 있다는 의미이기 때문에 정확도 측면에서 신뢰할 수 없다. 불충분하거나 비정상적인 검체 때문에 재검사를 하거나 추적이 필요할 때에도 트랜스남성들은 낮은 접근성이나 사회적 소외로 인해 병원을 다시 찾는 일을 미룰 가능성이 높다. 생물학적으로 더 위험한 상태인 트랜스남성들은 사회적 요인에 의해 의료서비스에 접근하기도 더 어려우니, 바람직한 조합은 아니다.

테스토스테론이 세포진 검사에 부정적인 영향을 미치기까지는 약 6개월이 소요되므로 트랜스남성은 테스토스테론 요법을 시작하기 전에 자궁경부암 검진을 받는 것이 좋다. 결과가 정상이라면 적어도 3년 동안은 추가 검진을 받지 않아도 된다.

자궁경부암 검진 때 신체적 불편감을 줄일 수 있는 방법은 다음과 같다.

- **인유두종바이러스 단일 검사** 질경 없이 질 분비물 샘플만으로 검사할 수 있다. 여러 연구에 따르면 자가 샘플 채취가 의료인의 시료 채취만큼 효과적이며, 피검자도 직접 면봉을 넣는 것을 더 편안하게 느낄 수 있다. 미국산부인과학회 ACOG는 25세부터 선택적으로 인유두종바이러스 단일 검사(세포진 검사를 제외한다는 의미다)를 받으라고 권하지만 일부 지침은 30세부터 시작하라고 권하기도 한다.

- **질 에스트로겐 투여** 세포진 검사 전에 2~4주간 질에 에스트로겐을 투여하면 비정상적인 검사 결과를 줄이면서 검사 시 통증을 완화할 수 있다.

인유두종바이러스 백신은 누구에게나 중요하지만, 자궁경부암 검진을 제대로 받지 못하거나 이상 결과가 나올 가능성이 매우 높은 트랜스남성들에게는 더욱 중요하다(인유두종바이러스 백신에 대한 더 자세한 내용은 25장에서 확인하라). 자궁절제술을 고려하는 트랜스남성들은 자궁경부까지 제거할지(전체자궁절제술), 아니면 자궁경부는 남겨둘지(부분자궁절제술)를 담당의와 상의해야 한다. 후자는 일부 외과의에게 기술적 편의를 제공할 수 있지만, 65세까지 자궁경부암 검진을 계속 받아야하기 때문에 트랜스남성 입장에서는 어떠한 혜택도 제공받는 게 없다.

월경과 성전환

호르몬 요법을 받지 않는 트랜스남성들은 여전히 월경을 할 것이다. 일부 트랜스남성은 피임을 위해 자궁내장치IUD를 선택하는데, 월경량이 줄어든다는 이점이 있기 때문이다. 테스토스테론 요법도 월경에 영향을 미치는데, 보통 2개월까지 월경량이 감소하다 36개월쯤에는 완전히 멈춘다. 그러나 호르몬 수치가 남성 수준으로 충분히 유지되지 않는 16퍼센트의 트랜스남성에게서는 월경이 6개월까지 지속된다는 보고도 있었다. 간헐적으로 이어지던 테스토스테론 요법을 중단하면 월경이 재개될 수도 있다. 임신을 위해 호르몬 요법을 중단해도 월경이 재개된다.

탐폰이나 월경컵을 쓰면 생리대를 쓸 때보다 활동이 자유롭긴 하지만, 테스토스테론에 의한 질염 때문에 삽입이 고통스러울 수 있으며,

월경량이 적을 때는 더욱 그렇다. 테스토스테론이 독성쇼크증후군의 위험에 어떤 영향을 미치는지에 대해서는 어떠한 데이터도 보고된 게 없다.

월경량이 적어 생리대, 탐폰, 월경컵을 사용하고 싶지 않은 트랜스남성은 재사용이 가능한 월경팬티를 고려해볼 수 있다. 월경팬티를 입으면 생리대 없이 다닐 수 있어 자유롭지만, 외출 중에 교체하게 되면 입었던 팬티를 비닐봉투에 넣어 다닐 수밖에 없기 때문에 그 자유도 상당 부분 있으나 마나 한 것이 된다. 이에 관한 더 많은 정보는 17장에서 확인하라.

트랜스여성

외음과 질 수술

수술을 통해 음순, 음핵, 질(질성형)을 만들 수 있다. 음경귀두는 음핵을 만드는 데 사용되는데, 새로 만든 음핵은 물론 질 삽입을 통한 전립선 자극으로도 성적 쾌감을 느낄 수 있다. 수술을 받은 트랜스여성의 약 75퍼센트는 질을 통한 성생활을 활발히 하고 있다고 보고하고, 70~84퍼센트는 오르가슴을 경험한다.

음낭으로 음순을 만들 수 있지만 질성형을 위한 최적의 기술은 아직 찾지 못했다. 음경, 결장, 복막(복강 내부를 둘러싼 막으로 장기들이 서로 들러붙지 않도록 하는 역할을 한다) 조직이 모두 질성형에 사용되어왔다. 가끔은 다른 신체 부위의 피부도 필요하다. 구강(볼 점막), (태반에 있는) 양막조직, 그리고 탈세포화 조직이라는 특수 조직을 활용하는 기술도 연구되고 있다. 최적의 기술이 무엇인지 알아보려면 이 책이 다룰 수 있는 범위를 넘어서야 하지만 간단히 말하자면 기본적인 건강 상태,

음경 길이(조직이 충분한지 여부), 환자와 외과의의 선호도 등 여러 요인을 고려해 선택하게 된다.

미국에서 가장 일반적인 수술은 음경조직과 함께 필요에 따라 음낭과 다른 부위의 피부를 추가적으로 사용한다. 시스젠더여성의 질이 평균 6.5~12.5센티미터이고 질의 길이는 성적 만족감과 무관하기 때문에 대부분의 외과의는 중간 범위에 해당되는 9~10센티미터를 목표로 한다. 해부학적 측면에서 10센티미터 길이의 질을 만들 공간이 늘 존재하는 것은 아니므로 수술 결과는 다양하게 나타날 수 있다. 음경조직은 윤활액을 직접 분비하지는 않지만, 성적으로 민감하기 때문에 자극을 더 강하게 느끼는 경우도 있다.

음경으로 만든 질은 피부에서 흔히 발견되는 세균의 서식지가 된다. 질 분비물이나 냄새 같은 증상이 있다 해도 이는 시스젠더여성에게 흔한 곰팡이 감염(칸디다 질염)이나 세균성 질염과는 무관하다. 분비물에는 일반적으로 피지와 피부세포가 섞여 있다.

분비물과 냄새가 걱정이라면, 새로 만든 질에는 점막과 젖산균이 없으니 주기적으로 물 세정을 하거나 이따금 순한 세정제로 씻어내면 된다. 많은 의료인이 질 확장이 필요한 기간에는 잔여 윤활제와 마찰에 의해 떨어져 나온 피부세포를 씻어내기 위해 매일 질 세정을 하라고 권장한다. 질 냄새의 적절한 관리법은 아직 확립되지 않았지만, 일부 외과의는 물 세정만으로 충분하지 않다면 25퍼센트 포비돈요오드용액으로 며칠간 질을 세정하라고 권한다. 메트로니다졸metronidazole과 같은 일련의 질 내 항생제 처치로 냄새의 원인균을 줄이는 방법도 있다.

결장과 복막 조직의 이점은 윤활액을 자체적으로 분비한다는 것이다. 이 조직들을 질성형에 이용하려면 복부 수술이 필요한데, 대부분은 수술용내시경(복강경)으로 조금만 절개하여 끝낼 수 있다. 결장조직으로 질성형을 하면 분비물 양이 상당할 수 있다.

질성형은 의학적으로 큰 수술이다. 건강상의 이유로 수술을 견딜 수 없다면 외음과 음핵을 만든 다음 작고 오목하게 질입구 모양만 만들어도 된다. 외형상으로는 아무런 차이가 없다. 질 내 삽입을 원하지 않는 트랜스여성이라면 고려해볼 만한 방법이다.

질성형 전에 알아두어야 할 중요 사항은 다음과 같다.

- **음낭과 그 주변을 영구 제모한다** 영구 제모를 하지 않으면 질 안에서 음모가 자라 낭종, 질 분비물, 냄새를 유발할 수 있다. 완전히 제모하기까지 최대 1년이 걸릴 수 있고 진정한 영구 제모법은 전기분해요법뿐이다.
- **질성형 전후 3개월간 모든 니코틴 제품 사용을 중단한다** 흡연은 소혈관의 혈류를 감소시켜 상처 회복을 방해한다. 질성형의 성공 여부는 혈류 재개에 달려 있으며, 흡연은 질에 이식된 피부를 손상시키고 상처를 남길 수 있다.
- **수술 후 질의 길이와 너비를 유지하려면 확장이 필요하다** 대부분의 트랜스여성에게는 평생의 과제일 텐데 특히 수술 후 1년이 가장 중요하다. 질을 확장할 때 통증이 너무 심하다면 즉시 담당의와 상담해야 한다. 질이 좁아지거나 짧아지면서 곧바로 상처가 생길 수 있는데 한번 생기면 재수술로 교정하기가 매우 어렵다.

섹스나 질 확장으로 느끼는 통증은 질 협착이나 그 주변을 둘러싼 골반저근육의 연축 때문일 수 있다(2장과 34장을 참조하라). 수술에 의한 통증이나 처치가 연축을 유발할 수 있는데, 상처나 연축이 있는 상황에서 질 확장기를 사용하면 폐색 부위를 세게 때리는 것처럼 느껴지기도 한다.

질성형 후 성매개감염

음경조직이 질성형에 사용된다면, 임질이나 클라미디아 감염 위험성은 높지 않더라도 질에 근접한 요도의 감염 위험성은 여전히 높을 수 있다. 단순포진바이러스(헤르페스), 인유두종바이러스, 인간면역결핍바이러스HIV와 같은 바이러스성 성매개감염의 가능성도 있지만 관련 연구는 부족한 실정이다.

꼭 알아두기

자궁경부가 있는 트랜스남성은 세포진 검사 결과가 비정상으로 나오거나 자궁경부암 검진을 충분히 받지 못할 가능성이 높다.

9~45세에 해당된다면 누구나 인유두종바이러스 백신을 맞아야 하고, 트랜스남성들은 의학적인 성전환 전에 백신 접종과 자궁경부암 검진을 최대한 고려해야 한다.

테스토스테론을 투여하는 트랜스남성들에게는 질 분비물과 통증이 있을 수 있다. 증상은 성전환을 시작하고 2년 내에 나타난다.

트랜스여성들에게서 나타나는 질 분비물과 냄새의 원인은 시스젠더여성들의 그것과 다르다.

트랜스여성들의 성교통은 질 협착증이나 근육 연축 때문일 수 있다(34장을 참조하라).

4장 여성의 쾌감과 성교육

Female Pleasure and Sex Ed

우리 사회에서는 성에 관해 성숙한 논의를 하기가 매우 어렵다. 이로 인해 고통받는 이들은 대부분 여성이다. 여성의 몸에는 '더럽다'는 잘못된 꼬리표가 붙어 있고, 소녀들은 어릴 때부터 가부장제 사회에서 '착한' 소녀가 해야 할 일과 하지 말아야 할 일에 대한 메시지를 주입받는다.

인체의 해부학적 구조, 그것의 작동 방식과 원리에 대한 무지는 여성의 역량을 빼앗고 성적인 관계에서 여성을 불리한 위치에 놓이도록 만든다. 많은 이성애 여성이 여성의 오르가슴 기제에 대해 제대로, 심지어 전혀 교육받지 못한 남성 파트너에게 섹스를 배운다. 내가 아는 모든 산부인과의사는 적어도 한 번 이상 진료실에 온 환자들의 남성 파트너로부터 여성의 음핵(음핵귀두)이 어디인지 짚어달라는 요청을 받은 적이 있다. 한편으로 그가 관심이라도 보이니 다행이다. 하지만 다른 한편으론 이런 말이 절로 나온다. "이봐요, 10년이나 함께하셨다면서요." 여성 파트너를 만나는 여성들은 그런 면에서 더 유리할 것이다.

여자들은 섹스에 관한 정확한 정보나 자신이 경험하고 있는 것이 정상인지, 테크닉 문제인지, 아니면 건강 문제인지를 어디서 확인할 수 있을까? 한 연구에 따르면 산부인과의사의 63퍼센트만이 성생활에 대해 주기적으로 질문했고, 40퍼센트만이 성 문제에 대해 질문했으며, 성생활이 만족스러운지를 물은 경우는 29퍼센트에 불과하다고 한다. 바로 이게 문제다.

이런 종류의 대화를 해봤다손 치더라도 거의 훈련해보지 못했기 때문에 일부 의사들, 심지어 산부인과전문의들도 성에 대해 논의하는 것을 어려워한다. 진료 시간이 빠듯해서 그런 경우도 있다. 그런가 하면 몇 가지 문제는 테크닉이나 관계 자체와 관련이 있기 때문에 (약이나 주사 같은) 의학적인 치료법을 권할 수 없는 경우도 있다. 환자들에게 증상에 대해 자세히 묻지 않는 산부인과의사들을 옹호하려는 게 아니라 이런저런 복잡한 상황을 설명하는 것이다. 그렇더라도 의사가 질문을 해야만 환자들을 적절한 시기에 다른 곳 — 예를 들면 성치료사, 부부상담사나 가정상담사, 심리학자 — 으로 인계할 수 있다. 의사가 모든 상황을 다룰 필요는 없다. 다만 환자가 성생활에 도움을 받을 수 있도록 다른 전문가에게 이들을 인계하는 일이 장 문제나 두통을 겪는 환자를 인계하는 일만큼이나 자연스러워야 한다는 것이다.

의사들이 성에 관해 묻지 않아서 발생하는 또 다른 문제는 여성의 성생활을 방해하고 이따끔 성교통을 야기하기도 하는 질환들의 심각성이 축소된다는 것이다. 많은 여성이 진단명과 치료법이 엄연히 존재하는 질환을 앓으면서도 그 사실을 알지 못해 몇 년씩 고통을 받는다.

사람들은 실제로 섹스를 얼마나 할까?

설문조사에 따르면 성생활에 대한 전반적인 만족감은 그다지 높지 않다. 이성애 여성의 49퍼센트, 동성애 여성의 47퍼센트, 양성애 여성의 49퍼센트가 자신의 성생활에 만족한다고 응답한다. 남성의 만족도도 그다지 높지는 않지만 응답자들 중에서는 이성애 남성이 그나마 가장 만족스러워하는 것으로 나타났고(그렇다고 해도 51퍼센트다), 이것은 전혀 놀라운 결과가 아니다.

성생활이 가장 중요하다고 말하기에는 상당한 어폐가 있다. 설문조사에서는 많은 사람이 공적으로든 사적으로든 섹스가 삶에서 무엇보다 중요하다고 답하지만, 실제로 사람들이 섹스에 투자하는 시간은 하루 평균 4분 정도에 그친다. 아마도 대부분의 사람은 장을 보거나 냉장고 안을 들여다보는 데 더 많은 시간을 쓸 것이다―그리고 나는 내가 어떤 활동을 더 선호하는지 안다!

여기서 가장 중요한 정보는 성생활을 불만족스러워하는 경우가 매우 흔하다는 것이다.

섹스를 하지 않는 이유는?

왜 사람들은 원하는 만큼 섹스를 하지 않을까? 사회적 기대치에 맞춰 섹스를 더 많이 하고 싶어해야 한다고 생각하게 된 사람들은 설문조사에서 이상적인 답변을 내놓는다(그러고 보니 나도 익명 설문조사에선 체중에 대해 거짓말을 한 적이 몇 번 있다). 스스로 진실을 인정하기란 어려운 일이다. 또한 우리는 좋아하는 것을 더 많이 하고 싶어한다. 모든 사람이 성적인 관계를 맺고 있진 않으며, 삐걱거리는 관계에 갇혀 나아갈 길을 찾지 못하는 사람도 많다. 대부분의 사람이 성적인 의사를 잘 전달하지 못하며, 때로는 섹스가 그저 불만족스러울 때도 있다. 섹스를 우선시하지 않는 사람도 있고 섹스를 고통스럽게 느끼는 질환을 가진 여자들도 있으며, 당연한 이야기지만 성욕은 높을 때도 있고 떨어질 때도 있다.

기본적으로 복잡하다는 얘기다.

섹스리스도 생각보다 흔하다. 섹스리스는 6~12개월간 섹스를 하지 않았다는 의미이며 최대 15퍼센트의 커플이 여기에 해당된다. 비혼 관계에서 섹스리스에 관한 데이터는 더 적다. 사회는 이성애 관계의 문제를 대개 여성 파트너의 책임으로 돌리지만 남성의 책임인 경우도 많다.

성적 반응의 과정

순수한 자극 면에서 보면 음핵은 여성의 섹스에서 신체적으로 가장 중요한 해부학적 구조다. 여자들이 유두나 항문 자극으로는 오르가슴을 느끼지 않는다는 뜻이 아니라 유독 음핵이 성적 쾌감을 위해 특수하게 진화해왔다는 뜻이다. 다른 성감대가 자극을 받으면 음핵도 대체로 반응을 보인다. 유두 자극에 반응하는 뇌 영역이 음핵 자극에 반응하는 영역과 겹친다는 점도 흥미롭다.

　성적 반응의 대표적인 모델은 1960년에 매스터스와 존슨에 의해 최초로 제시된 선형 고조 모델이다. 이 모델은 흥분기, 고원기, 절정기, 해소기의 네 단계로 이뤄져 있다. 선형 고조 모델은 욕구를 포함하지 않는다는 지적을 받았다(파트너가 마음에 들지 않거나 파트너가 식어버리면 좀처럼 흥분하기가 어렵다는 점을 떠올려보자). 이후 네 가지 단계에 욕구를 추가한 새로운 모델이 제시되었지만, 두 모델 모두 남성 중심적인 데다 사전에 설정된 특정한 성욕이 있다고 추정했다. 이것은 파트너와의 정서적 유대, 신뢰, 애정, 안전, 존중 등 성적 친밀감을 원하는 여성들이 보고하는 여러 요소를 완전히 무시한다.

　(2000년 로즈메리 배슨 박사는) 만족스러운 성접촉이 반드시 자발적인 성욕이나 욕구에서 시작될 필요는 없다는 개념을 담은 순환 모델을 제시했다. 이 모델은 물리적 자극 외에 안전감, 욕망의 대상이 되는 것, 행복감처럼 성적 흥분과 만족감에 기여한다고 보고된 요인들도 포함한다. 순환 모델은 여성들이 항상 높은 수준의 자발적 성욕을 갖지 않을 수 있고, 일부 여성은 처음부터 친밀감이나 유대감을 느끼기 위해

성행위에 참여하며, 흥분된 후에 욕구가 일어나기도 한다는 사실을 확인해준다.

배슨의 모델은 성욕이 자발적일 수 있지만 신체적·정서적 자극의 복잡한 상호작용에 따른 결과일 수도 있으며 욕구는 자발적일 뿐 아니라 반응적일 수도 있다는 견해를 뒷받침한다. 또한 이 모델은 많은 여성에게 친밀감이 중요한 성적 개념이라는 사실을 말해준다.

나는 항상 여성들에게 자발적 성욕이라는 개념보다 (정서적·신체적) 만족감, 재미와 성적 쾌감에 더 집중하라고 말한다. 솔직한 얘기로 많은 사람이 남성 특유의 판타지에 부응하는 듯한 자발적 성욕에 집착한다. 나는 섹스를 파티처럼 생각하는 게 좋다. 공식적인 초청장을 받았는지, 문자로 초대받았는지는 중요하지 않다. 리무진을 탔는지, 차를 운전했는지, 지하철을 이용했는지, 아니면 걸어서 왔는지도 중요하지 않다. 정말 중요한 것은 파티에 참석해서 좋은 시간을 보냈다고 생각하는 것이다.

흥분과 섹스에 의한 신체적 변화

질과 외음의 혈류량 증가는 음핵의 충혈, 외음의 팽창, 질의 누출액(수분이나 윤활액) 분비를 야기한다. 질 하부의 3분의 1은 수축하고 상부의 3분의 2는 팽창할 수 있다. 질 위쪽과 자궁은 살짝 올라가거나 들린다.

오르가슴은 질을 둘러싼 근육(골반저근육)의 리드미컬한 수축이다. 이 수축은 신경과 근육이 뇌의 의식적인 신호를 입력받지 않고 움직임을 조정하는 반사작용이다. 다시 말해 반사망치로 무릎을 때리는 것과 여러모로 비슷하다. 무릎이 움직이는 것은 뇌가 의식적으로 움직임을 지시해서가 아니라 반사운동이 촉발되었기 때문이다. 마찬가지로 여성들은 골반저근육을 자발적으로 수축시켜(케겔운동) 오르가슴을 촉발할 순 없더라도, 이 의도적인 수축으로 흥분을 고조시킬 수 있다는 것을 안다. 펌프에 마중물을 붓거나 추운 날 밖에 나서기 전에 다리를 풀거나 자동차를 예열하는 것과 비슷하다. 한번 해보시길!

여성의 오르가슴—골반저근육의 수축—은 보통 5~60초간 지속된다. 근수축은 약 0.8초 간격으로 연이어 발생하고(쉴 새 없이 바로 잇달아 오고) 많은 경우 점점 더 길어지면서 더 약해진다. 오르가슴은 행복감이나 긴장의 이완을 가져다준다. 흥미로운 점은 여남 모두 오르가슴의 느낌을 거의 동일한 용어로 묘사한다는 것이다.

일부 여성의 음핵귀두는 신경이 집중 분포돼 있어 전희나 섹스 중에 직접 접촉할 수 없을 정도로 민감하다. 바이브레이터나 손을 이용한 직접적인 자극을 견딜 수 없는 여성들은 혀를 이용해 자극하거나 부드러운 천 조각을 바이브레이터 또는 손가락에 덧대어 음핵을 자극하는 방법을 시도해볼 수 있다. 다행히 음핵이 요도 주변과 질 쪽으로 뻗어 있는 데다 음순 아래에 있어서 음핵귀두에 직접 접촉하지 않고도 여러 독창적인 방식으로 음핵을 자극할 수 있다. 예를 들어 표면적이 넓은 바이브레이터로 질입구에 압박을 가하면 음핵다리를 자극할 수 있다. 음핵의 크기와 위치를 살펴보고 다양한 자극법을 생각해보는 것도 재미있을 것이다.

섹스에 관한 몇 가지 사실

동성애 여성들은 섹스를 할 때 이성애 여성들(65퍼센트)보다 훨씬 더 자주 오르가슴을 느낀다고 보고한다(86퍼센트). 이것은 음경이 만족스러운 섹스를 위한 필수조건도 여성의 성적 만족감을 판단하는 기준도 아니라는 증거다.

북미에서 활동하는 성치료사들을 대상으로 한 설문조사에 따르면 이성애 섹스에서 음경의 이상적인 삽입 시간은 3~7분이었다(1~2분은 너무 짧고 10분 이상은 너무 길다고 여겨졌다).

한 연구에서는 이성애자 커플들이 평균 11~13분간 전희를 하고 7~8분간 성교를 한다고 보고했는데, 남성들은 전희와 삽입 모두 여성들의 응답보다 더 오래 지속되었다고 생각했다. 그리고 여남 모두 더 많은 전희와 성교를 원한다고 보고했다.

질 오르가슴과 지스폿은 어떻게 된 걸까?

지크문트 프로이트가 질 오르가슴의 신화를 대중화함으로써 끼친 피해는 막대하다. 전체 여성의 3분의 1만이 음경 삽입만으로(손 대지 않고 오로지 음경 피스톤 운동만으로) 오르가슴을 느낄 수 있는데, 모든 여성이 이런 방식으로 오르가슴을 느껴야 한다고 생각해버리는 바람에 나머지 3분의 2가 자신의 성회로에 뭔가 문제가 있다고 믿게 된 것이다. 실제론 지극히 정상인데도.

음경 삽입만으로 오르가슴을 느끼지 못하는 것은 결함이 아닌 특성이다.

질 오르가슴 신화를 더욱 견고하게 만드는 것은 1950년 에른스트 그레펜베르크가 발견했다고 여겨지는 지스폿 G-spot이라는 개념이다. 세간에 따르면 지스폿은 (방광 아래) 질벽에 위치하며 접촉만으로 여성을 '달아오르게' 만들 수 있다는 마법 같은 부위다. 다시, 많은 여성이 자기에겐 지스폿이 없다고 좌절한다.

하지만 데이터를 파고들다 보면 그레펜베르크의 원논문이 특정 부위를 묘사하지 않는다는 사실을 알게 된다. 그의 논문 제목은 실제로 「여성의 오르가슴에서 요도의 역할 The Role of the Urethra in Female Orgasm」이며, 요도와 방광 하부에 접해 있는 질 전벽의 '에로틱한 부위'에 대해 묘사하고 있다. 그렇다, 그는 요도를 감싸고 있는 음핵 몸통, 뿌리, 질어귀망울을 설명한 것이다. 예상대로 수많은 연구가 소위 지스폿이라고 불리는 부위에서 요도, 음핵, 질벽 외에 육안으로 확인되는 다른 구조물을 찾는 데 실패했다. 요도에 인접한 질 하부는 음핵과 가까워서 자극을 주면 많은 여성이 황홀감을 느낄 것이다. 그러나 '켰다 껐다 하는 스위치'가 아니므로 올바른 자극이 필요하다.

여자들이 남자 파트너 앞에서 오르가슴을 연기한다는 얘기를 들어도 나는 그게 딱히 놀랍지 않다. 그들은 결국 음경을 통해 가상의 부위에 닿아야 오르가슴에 도달한다는 믿음을 갖게 된 것이다.

이성애 섹스의 해부학적 구조를 살펴본 자기공명영상MRI 연구는 음핵이 음경에 의해 압박을 받는다는 것을 보여준다. 일부 여성이 음경 삽입을 통해 오르가슴을 느낄 수 있는 것도 이런 이유에서다. 외음을 자위할 때와 질 내 삽입을 할 때 음핵이 부어오르는 모습을 살펴본 초음파 연구들은 두 경우 모두 음핵의 충혈을 야기한다는 것을 보여준다. 외음이나 질어귀를 밖에서 손으로 만지든, 음경, 손가락, 혀, 섹스토이로 안에서 자극하든 최종적으로 음핵 자극이라는 동일한 결과가 나타난다는 뜻이다. 많은 여성이 에로틱하다고 느끼는 유두 자극조차 음핵의 감각을 해석하는 뇌 영역과 겹치는 부위—그래, 바로 거기다—를 활성화한다. 음핵은 성적 쾌감의 집합체이자 증폭기다.

기본적으로 쾌감의 모든 길은 음핵으로 통한다.

질 오르가슴과 지스폿처럼 부정확한 용어는 멀리하는 게 최선이다. 우리 목표는 여자의 오르가슴이며 그것은 매우 다양한 방법을 통해 얻을 수 있다.

여성도 사정하고 '분출'할까?

답은 그렇다이지만, 인터넷에서 이야기되는 방식처럼은 아니다.

소위 여성 사정이라고 돌아다니는 인터넷 동영상을 보다 보면, 어떤 여성들은 비밀스러운 질 분비샘을 가지고 있어 잘 만지기만 하면 체액을 분출할 수 있다는 잘못된 결론에 도달하게 된다. 그중 많은 영상이 '분출' 영상으로 분류된다.

여성이 사정을 한다면 사정액은 반드시 질, 요도 또는 특정 분비샘에서 나와야 한다. 참고로 남성의 전립선은 사정 시 약 5밀리리터의 액체를 분비하며, 외음이나 질에는 전립선만 한 분비샘이 없다. 따라서 여성이 5밀리리터 이상의 사정액을 분출할 수 있다는 주장은 따로 연구하지 않더라도 의심스럽게 들린다.

하지만 내가 누구인가, 직접 조사해봤다.

요도(방광을 비우는 관) 좌우에는 스케네샘이라고 불리는 한 쌍의 분비샘이 있다. 스케네샘은 콩알만 하거나 그보다 작고, 분비물에는 남성 전립선에서 발견되는 단백질인 전립선특이항원의 흔적이 있어 여성 전립선이라고 불리기도 한다. 스케네샘은 성행위 중에 소량의 체액을 최대 1~2밀리리터까지 분비할 수 있다. 의학적으로 사정이라고 부르는 것이 정확하겠지만 사정액을 다량으로 멀리 분출하지는 않을 것이다.

한 연구에서 38명의 여성이 자위로 오르가슴(골반저근육 수축을 측정하는 모니터링 장치로 확인했다)에 도달했지만 질이나 요도에서 사정액이 나오는 모습은 관찰되지 않았다. 그러나 분출이나 사정을 하는 비율이 50명 중 1명꼴인 2퍼센트라면 연구 규모가 그것을 확인할 수 있을 만큼 크지 않았을 수 있다.

또 다른 연구는 분출을 보고한, 즉 오르가슴에 이르는 동안 다량의 액체를 분비한다고 말한 소규모 여성 집단을 더 면밀히 살펴보았다. 연구진은 검진을 통해 피험자들에게 요실금이 없음을 확인했다. 그리고 방광을 비우게 한 후 오르가슴에 도달하도록 자극을 주었다. 흥분을 느끼는 동안, 그리고 오르가슴을 느낀 후 방광 내 소변량을 초음파로 측정했다. 자극 전과 오르가슴 후 소변뿐 아니라 '분출된' 체액도 수집해 분석했다.

결과는? 피험자들의 방광은 성적 자극을 받는 동안 놀라울 정도로 빠르게 채워졌다. 오르가슴 전에 소변으로 채워져 있던 방광은 분출 후 비워졌다. 분출된 액체는 실험을 통해 소변으로 판명되었다.

왜 이런 현상이 발생하는 걸까? 여성들이 보고하는 분출은 골반저근육이 방광을 비워낼 만큼 강력한 오르가슴을 느낀다는 증거일 수 있으며, 쾌감의 고조와 분출의 연관성을 보여준다. 성 반응이 강렬할수록 방광이 차오르는 속도도 더 빨라질 수 있다.

또한 일부 여성들은 섹스를 하는 동안 다량의 누출액을 보유하고 있다가—축축해져 있다가—오르가슴에 도달하면서 이를 한꺼번에 분비할 수 있다.

적잖은 분출 영상을 살펴보며 분류해보니 대부분은 촬영을 위해 질에 넣었다가 내보내는 물(또는 다른 액체)이거나—연기였다는 의미다—누가 봐도 요도에서 나오는 액체, 즉 소변이었다. 일부 영상은 스케네샘의 분비물을 보여주었고 예상대로 하얀 액체 몇 방울이 전부였다.

여성의 사정과 분출의 근원이 의학적으로 명확해야 하는 이유는 분출하지 않는 일부 여성이 스스로 뭔가 부족하다고 느낄 수 있고, 남성의 기준으로 여성의 쾌감을 과소평가하는 섹스 미신은 이미 차고 넘치기 때문이다. 만약 섹스 중에 소변이 새어나와 성가시다면 방광 전문가를 찾아가보라(비뇨부인과의사도 좋은 출발점이다). 여러분이 재미를 느끼고 개의치 않는다면 어디에서 무엇이 나오든 상관없다.

바람직한 성접촉에서 중요한 것은 남성(이런 시나리오에서는 대개 남성이기에 하는 말이다)에게 성취감을 안겨주는 눈에 보이는 부산물 따위가 아닌 즐거움이다. 한 번이든 두 번이든 오르가슴을 느낀다면 다른 것들이 무슨 상관이겠는가?

**혈류량 증가가 흥분도에 영향을 준다면,
혈류량을 증가시키는 특수 바이브레이터나 약물도 도움이 될까?**

성적 흥분은 음핵으로 흘러가는 혈류량을 증가시킨다. 특히 시판되는 몇몇 기구는 음핵을 흡입하여 혈액을 끌어들이는데—음핵귀두를 감싸는 작은 흡입 컵이라고 생각하면 된다—혈류량 증가가 물리적인 흥분에 도움을 줄 수 있다는 발상에 근거한 디자인이다. 피에라 어라우저Fiera Arouser나 에로스 클라이토럴세러피디바이스Eros Clitoral Therapy Device와 같은 비싼 기구뿐 아니라 음핵귀두에 딱 맞고 저렴한 수동 펌프나 바이브레이터도 있다. 성인용품에 대한 연구는 규모가 작고 질이 낮으며 자의적으로 선정한 피험자들을 대상으로 한다. 어쨌든 음핵 자극과 성적 탐험을 위한 선택지를 늘림으로써 즐거움을 느낄 수 있기는 하다. 오르가슴을 느끼기 어렵거나 느껴보지 못한 여성들이라면 신경종말이 가장 많이 분포하는 음핵 부위인 음핵귀두를 강하게 흡입하는 기구를 사용해볼 수 있다. 그러나 위에 언급한 것과 같은 값비싼 기구가 오럴섹스(구강성교)나 자위, 구식 바이브레이터보다 성적 흥분에 더 효과적인지는 알 수 없다. 사람은 모두 제각각이고, 이런 기구에 흥미를 느끼는지 여부도 지극히 개인적인 문제다.

몇몇 연구에서 혈류량을 증가시키는 약물들이 여성의 성 반응을 향상시키는지를 살펴보았다. 음경으로 향하는 혈류량을 증가시켜 효과를 보이는 실데나필sildenafil(약품명 비아그라Viagra)도 포함되었다. 한 연구에서 이런 약물들이 흥분하기 어렵다고 보고하는 여성들의 음핵 혈류량을 증가시키기는 했지만, 그 결과가 성적 흥분으로 해석되지는 않았다. 이에 관해 생각해볼 수 있는 한 가지 가능성은 흥분감이 혈류 변화에만 달려 있는 게 아니라, 뇌가 그 감각을 성적 쾌감으로 인식해야 한다는 것이다.

애널섹스는 어떨까?

미국, 영국, 스웨덴, 크로아티아에서 실시된 설문조사에 따르면 애널섹스는 1990년대 이후 계속 증가했다. 이것이 진정한 증가인지, 다시 말해서 애널섹스를 하는 여성이 실제로 많아진 건지 아니면 성 문화가 변화해 사람들이 예전보다 더 솔직히 응답했기 때문에 도출된 결과인지는 알 수 없다. 현재 30~46퍼센트의 여성이 애널섹스를 적어도 한 번 이상 받아봤고, 10~12퍼센트는 일상적인 성행위에 애널섹스가 포함된다고 보고한다. 여성들이 애널섹스에 참여하는 이유로는 파트너의 즐거움을 위해서(가장 흔한 이유다), 자신의 즐거움을 위해서, 질 섹스가 고통스러워서, 처녀성을 지키기 위해서 등이 있다. 어떤 사람들은 영화 「나인 하프 위크」의 음식 장면에서 영감을 얻듯 포르노에서 애널섹스를 보고 그걸 따라하는 거라고 말한다. 기억하라, 포르노나 영화 속 섹스는 액션 영화에 등장하는 자동차 추격 신의 주행처럼 비현실적이다. 한 연구에 따르면 가장 많이 시청된 포르노 장면의 55퍼센트에 애널섹스가 등장하는데, 이런 비현실적인 설정은 이성애 관계에서 애널섹스 빈도에 대한 그릇된 믿음으로 이어질 수 있다.

일부 여성들은 남성 파트너에 의해 '사고'로 위장된 계획적이고 강압적인 애널섹스를 경험했다고 보고한다. 사회에서 애널섹스를 논의할 때 이런 행위를 사소하게 여기거나 정당화하지 않는 것이 중요하다.

그럼에도 항문이 '더 조이는' 구멍이라는 이유로 남성들 사이에서 애널섹스가 '더 좋은' 것으로 장려되곤 한다. 이런 이야기는 여성의 질, 특히 성적으로 활발하거나 임출산을 경험한 질은 남성이 즐거움을 느끼기에 '너무 헐겁다'는 지긋지긋한 수사를 가져다 쓴다.

애널섹스는 다들 한다는 착각 때문에, 혼자만의 망상 속 음경 크기에 집착하는 남성 파트너 때문에 하는 게 아니라, 관심이 가거나 자신의 섹슈얼리티를 탐구하고 싶을 때 시도하는 것이어야 한다.

애널섹스는 어떤 느낌일까?

다수의 연구에 따르면 대개 통증이 문제이기는 하지만 애널섹스를 경험한 여성의 약 50퍼센트가 흥분을 느낀다고 보고했다. 여기서 첫 애널섹스가 도중에 중단해야 할 만큼 고통스러웠다고 보고하는 여성이 절반 이상이므로, 시도를 한다면 최대한 천천히 하고, 필요에 따라 중단할 것을 확실히 확인해 안심한 상태에서 하는 것이 중요하다. 애널섹스의 통증이 미미하거나 없다고 보고하는 여성은 27퍼센트에 불과하며, 즐거움의 대가를 감수할 것인지 여부는 개인의 선택에 달려 있다.

좋은 윤활제는 애널섹스에 필수적이다. 윤활제는 통증뿐 아니라 항문조직의 미세외상도 줄여줄 것이다. 애널섹스는 미세외상과 바이러스 감염에 취약한 특정 항문세포로 인해 성적으로 인간면역결핍바이러스HIV가 가장 쉽게 전달되는 방식이다.

만약 일대일 관계가 아니거나 감염 우려가 있다면 파트너가 남성용 콘돔을 착용하든 여러분이 항문에 여성용 콘돔을 착용하든 반드시 콘돔을 사용해야 한다(콘돔에 관한 더 자세한 정보는 25장을 참조하라). 질 섹스도 병행할 계획이라면 항문과 질에 각각 다른 콘돔을 사용해야 한다. 일대일 관계라도 콘돔을 이렇게 따로 사용하면 파트너가 음경을 닦을 필요 없이 항문과 질을 오갈 수 있을 것이다.

애널섹스에 콘돔을 사용하는 또 다른 이유는 항문암을 야기하는 인유두종바이러스HPV의 감염 위험을 줄이기 위해서다. 애널섹스가 위험요인인지 여부에 관해서는 상충하는 데이터가 존재한다. 현재로서는 여성을 위한 항문전암 및 항문암 검진 프로그램이 없으므로 피임기구 사용이 더욱 중요하다.

애널플레이에 관심이 있는 여성이라면, 자위를 하거나 여성 또는 남성 파트너와 함께하면서 비즈beads나 플러그plug 등 여러 애널토이를 시도해볼 수 있다. 약 4퍼센트의 여성이 성행위에 플러그 등 애널토이를 주기적으로 사용한다고 보고한다. 또한 이것은 여성이 상황을 리드하면서 애널섹스를 시도하여 서로 항문 자극을 얼마나 좋아하는지 확인해보기 좋은 방법이다. 애널바이브레이터나 애널딜도는 말단부가 나팔 모양으로 되어 있어서 항문에 삽입했을 때 장속으로 들어가버리지 않게끔 되어 있다. 내가 아는 모든 외과의사는 환자를 수술실에 데려가 장속 깊숙이 박힌 애널토이를 제거해본 경험이 있다. 애널토이가 몸 안에 들어가면 심각한 장 손상이 야기될 수 있으므로 의학적으로 안전한 애널바이브레이터를 고르는 것은 매우 중요하다.

삽입에 의한 항문 손상에 대해 궁금한 여성들도 있을 것이다. 애널섹스나 애널플레이가 항문 근육을 손상시킬 수 있음을 보여주는 자료는 없지만, (평균 연령 46세 여성들을 대상으로 한) 어느 연구는 1개월 내에 애널섹스를 받은 적이 있는 여성들의 변실금 발생률이 더 높다고 보고했는데, 그 비율은 애널섹스를 한 여성이 28퍼센트, 애널섹스를 하지 않은 여성이 14퍼센트로 나타났다. 이것이 섹스와 직접적으로 관련된 독립 사건인지 아니면 섹스 후 1개월 내에 벌어진 일인지는 단정 지을 수 없다. 애널토이는 변실금과 무관했다.

꼭 알아두기

여성의 약 50퍼센트가 성생활에 만족한다.

음경은 여성이 오르가슴에 도달하는 가장 확실한 수단이 아니다.

명확한 지스폿은 존재하지 않으며, 많은 여성이 질 내부에 있다고 설명하는 민감한 부위는 음핵복합체에 속한다.

여성의 사정은 대부분의 온라인 영상과 포르노에서 연출되는 '분출'이 아니라 체액 몇 방울이다.

애널플레이나 애널섹스에 흥미를 느끼는 여성이라면 항문 자극을 위해 고안된 바이브레이터로 시작하는 것이 안전하고 비강압적이다.

5장   임신과 출산

Pregnancy and Childbirth

사람 한 명이 몸에서 빠져나오면 신체에 변화가 나타날 수밖에 없다. 여성이라면 대체로 직감적으로 이해하겠지만, 그 변화의 규모나 실체(어쩌면 둘 다)란 대개 어마어마한 수준이며, 특히 임신 후에 겪은 변화에 대해 아무도 이야기하지 않는 상황이라면 더욱 그렇게 느껴진다. 임신 기간이 끝난 후에 예상되는 상황들을 미리 파악해두면, 현실적 기준을 갖출 수 있을 뿐 아니라 언제 의학적으로 우려할 만한 상황이 발생하고 언제 도움을 요청해야 하는지 알 수 있기 때문에 매우 유용하다.

우리는 이런저런 이유로 산후기에 대해 터놓고 이야기하지 않는다. 자기 몸이 가부장제가 만들어놓은 불가능한 이상에 맞지 않을 때 여성들은 수치심을 느낀다. 비교적 최근까지도 사회와 의료계는 출산을 하고 나면 거의 아기에게만 관심을 집중해왔다. 한편 과거에는 여성들이 출산 후에 지금보다 훨씬 더 오래 병원에 머물렀고 전문 지식이 풍부한 간호사의 가정 방문을 받았기 때문에 생후 1주 된 신생아를 데리고 어떻게 의사를 찾아갈지 고민하지 않고도 통증, 출혈, 배변활동 등에 대해 쉽게 물어볼 수 있었다.

임신으로 인한 변화

자궁경부, 질, 외음은 빠르면 임신 4~5주 차부터 변화가 나타난다. 혈류량 증가와 호르몬 변화가 질과 외음의 충혈을 야기한다. 그 결과 질 점막이 푸른빛을 띠는 채드윅 사인Chadwick's sign이 생긴다. 피부와 근육은 부드러워진다. 자궁경부 내측 세포들이 빠르게 증식하며 질 내로 불거져 나오는 것을 외반(겉말림)이라고 부른다. 외반은 질 분비물을 증가시키며 삽입 섹스나 세포진 검사에 의한 접촉으로 출혈을 일으킬 수 있다. 단 임신 중 출혈을 야기하는 심각한 질환들도 있으니 외반을 부정출혈의 원인으로 속단하지는 말자.

곰팡이 감염은 임신 중에 더 쉽게 발생하는데, 정확한 메커니즘은 알려져 있지 않다. 고농도의 에스트로겐이나 프로게스테론, 임신 중 면역억제 등이 원인일 수 있다.

임신 3분기에 해당되는 35주쯤에 B군 연쇄상구균을 확인하기 위한 질 검사를 시행한다. 이 세균은 일반적으로 10~30퍼센트 여성의 질이나 곧창자에서 발견된다. 신생아의 심각한 감염을 줄이려면 분만 시 정맥에 항생제를 투여해야 한다. 온라인 검색으로 찾은 마늘 따위의 민간요법으로 치료해서는 안 된다. 이 세균에 감염된 여성에게 항생제를 투여하지 않을 경우 신생아의 감염률은 200분의 1이지만, 항생제를 투여할 경우 감염률은 4000분의 1로 떨어진다.

임신 중 섹스

임신 1분기와 3분기에 성욕 감퇴를 보고하는 여성들이 있다. 임신 중 성행위에 의한 합병증이 걱정돼서인지, 신체상身體像, body image이 바뀌거나 섹스가 불편해서인지, 아니면 요통 때문인지는 알 수 없다. 어떤 여성들은 성욕이 늘었다고 보고하기도 한다.

일부 여성들은 임신 중의 이성애 섹스가 유산이나 조기 진통 및 조산을 촉발할까 봐 걱정한다. 다행히 질과 자궁경부에 감염증이 없는 저위험군 임산부들은 활발한 성생활을 유지한다고 해서 조산 위험성이 높아지지 않는다.

　분만 예정일을 앞두고 남성 파트너와 섹스를 하면 진통이 앞당겨진다는 설은 사실이 아닌 것으로 보인다. 많은 사람이 진통유발물질로 알려진 정액의 프로스타글란딘에 노출된다는 점을 언급하지만 과학적인 근거는 없다. 대부분의 연구는 이성애 섹스가 진통을 유도하거나 제왕절개의 위험을 감소시키는 데 아무런 영향을 주지 않는다는 것을 보여준다. 솔직히 말해 음경이 진통을 촉발할 정도로 위대하다는 발상부터가 마음에 안 든다. 자궁경부가 충분히 준비된 상태에서 유두 자극으로 진통을 유발할 수는 있지만, 거기에 음경은 필요하지 않다.

　양막파열, 전치태반(태반이 자궁경부의 일부 또는 전체를 덮고 있는 것), 조산의 위험이 높은 경우(이를테면 쌍둥이이거나 조산 과거력이 있을 때)에는 성관계를 피하는 것이 좋다.

　임신 중 오럴섹스를 받는 것(쿤닐링구스)이나 질-음경 섹스로 인한 치명적인 공기색전증에 대해서도 많은 이야기가 나온다. 커다란 기포가 동맥이나 정맥을 따라 뇌, 심장, 폐로 들어가면서 (혈액의 흐름을 막아) 뇌졸중 및 심근경색을 일으키는 것을 공기색전증이라 한다. 태반은 모체의 혈류와 직접 연결되어 있어 강한 압력이 가해지면 질과 자궁을 통해 공기가 혈류로 유입될 수 있다. 오럴섹스를 하거나 음경 삽입을 반복하다가 이런 상황이 발생하게 된다.

　임신 중 공기색전증은 100만 명 중 1명 미만으로 나타나기 때문에 과학적 근거에 입각해 조언을 하기가 어렵다. 오럴섹스를 할 때 질 안으로 공기를 불어넣지 않는 것이 최선이다. 음경을 삽입할 때 자궁이 심장보다 높으면 공기색전증이 발생할 위험성이 매우 높아진다는 주장도 있지만 이를 뒷받침해줄 연구는 보고된 바가 없다.

사라져야 할 고대 산과학의 관습!

내가 산부인과 수련을 받기 전까지만 해도 흔했던 면도, 관장, 살균제를 이용한 외음 및 질 세정은 이제 시대에 뒤떨어지는 관습이다. 이 책은『임신 매뉴얼』이 아니기 때문에 출산 시 의료인에게 해야 할 모든 질문을 검토할 수는 없지만, 아이를 받는 의사가 면도나 관장과 같은 25년도 더 된 관습을 옹호하는 이라면 그 외에 또 어떤 구식 의료행위를 할지 의구심이 들 것 같기는 하다. 진통이 오기 전에 직접 제모를 하는 것도 미세외상을 야기하고 감염 위험성을 높일 수 있으므로 피하도록 하자.

분만 중에 배변을 할 수도 있다. 지극히 정상적인 현상이다. 의료인에게는 일상적인 일이므로 담당의나 조산사는 전혀 신경 쓰지 않을 것이다. 대변은 닦아내면 그만이다. 대변이 아기에게 해로웠다면 우리는 아기 머리가 항문 바로 옆에서 빠져나오도록 진화하지 않았을 것이다!

회음부 외상

외상은 질식분만의 일부다(물론 제왕절개의 일부이기도 하다). 외음과 질의 조직은 늘어나고 찢어지고 회복하도록 진화했으며 혈류 증가, 질 세포의 빠른 탈락과 교체, 질 점막 주름의 빠른 회복을 가능하게 한다.

열상과 회음절개술(외과적인 절개)을 통틀어 회음부 외상이라고 부른다. 많은 여성이 몇 바늘을 꿰매야 하는지 질문하는데, 몇 땀인지가 손상의 심각성을 반영하지는 않는다. 큰 열상이어도 단을 접어 올리듯 한 땀만 꿰매어 봉합할 수 있고, 아주 작은 열상이어도 미용적인 측면에서 최상의 결과를 얻기 위해 여러 땀을 꿰매야 할 수 있다. 그러니 손상 범위에 대해 질문하는 게 적절하다. 산부인과의사들은 근육의 손상

범위에 따라 다음과 같이 열상을 분류한다.

- 1도는 근육을 포함하지 않는다. 질 점막, 질어귀(질입구) 또는 외음 피부에 국한된다.
- 2도는 근육으로 확장되며, 질어귀 아래 근육의 미세한 부분적 열상이나 회음체 근육에서 항문조임근 직전까지 이어지는 열상처럼 매우 다양한 크기로 나타날 수 있다.
- 3도는 회음체와 곧창자조임근의 모든 근육을 포함한다(조임근 손상 정도에 따라 더 세분화된다).
- 4도는 항문조임근을 지나 곧창자 점막까지 이어지며, 다행히 0.25~2.5퍼센트의 산모에게만 발생한다.

출혈을 동반한 1~2도 열상은 반드시 치료해야 하며, 치료하지 않으면 미용상 만족스럽지 않은 결과로 이어진다. 흡수성 봉합사나 외과용 접착제를 사용할 수 있다. 반면 3~4도 열상은 수술적 치료(봉합)가 필요하며, 치료하지 않으면 변실금 발생 위험이 높아진다. 1~2도 열상은 요실금 또는 변실금의 발생 위험을 증가시키지 않지만 3~4도 열상은 그 위험을 증가시킨다.

미국산부인과학회는 회음절개술을 일괄적으로 시행하지 말라고 권고한다. 미국의 최신 데이터는 질식분만 시 회음절개술 시행률이 2000년 33퍼센트에서 현재는 12퍼센트로 낮아졌음을 보여준다. 학회 방침에 따르면 회음절개술은 계속 감소해야 한다. 회음절개술은 손상을 더 심화시키고 실금 발생 위험을 높일 수 있어서, 긴급하거나 갑작스러운 상황에서만 시행된다. 내가 아는 산부인과의사들은 회음절개술을 일괄적으로 시행하지 않지만, 어떤 의사들은 여전히 그러고 있을 것이다.

산부인과 검진을 받을 때 반드시 확인해야 할 사항이다.

질식분만의 열상 발생률은 44~79퍼센트로 열상이 없을 거라고 장담하는 의료인은 솔직하지 않은 것이다. 태아의 크기, 초산인지 여부, 유전적 요인을 비롯해 열상의 원인은 대부분 산모의 통제권 밖에 있다. 경막외마취*는 열상 위험에 영향을 주지 않는 것으로 나타났다.

열상을 예방하고 회음절개술이 필요해지는 상황을 방지하는 중등도 근거 수준의 방법이 몇 가지 있다.

- 34~35주차에 시작하는 회음부 마사지. 본인 또는 파트너가 윤활제를 바른 손가락 한두 개를 질 내에 5센티미터 정도 삽입하여 2분간 아래쪽으로 압력을 가한 후에 각 면을 2분씩 총 10분간 압박하며, 이것을 일주일에 최소 1~2회 실시한다. 코코넛오일, 올리브유, 섹스용 윤활제 모두 사용할 수 있다. 초산인 경우 회음부 마사지는 봉합을 요하는 열상의 위험을 10퍼센트, 회음절개술의 필요성을 16퍼센트 감소시킨다. 즉 마사지를 하면 봉합을 요하는 열상의 위험이 50퍼센트에서 45퍼센트로 줄어들고, 회음절개술의 필요성이 12퍼센트에서 약 10퍼센트로 낮아진다는 뜻이다. 연관성이 확실하지는 않지만 출산 후 통증을 줄이는 데도 도움을 줄 수 있다.
- 자궁경부가 완전히 개대된(열린) 분만 2기에 회음부 마사지를 하면 열상의 심각성을 줄일 수 있으나 열상이 생길 위험성 자체를 줄일 수는 없다.
- 회음부에 손이나 수건을 대고 가벼운 압력을 가하는 회음부 지지는 아직 열상 예방에 도움이 된다고 말할 수 있을 만큼 충분히 연구되지 않았다.
- 힘주기를 하는 동안 회음에 따뜻한 압박을 가하면 3~4도 열상을 줄일 수 있다.
- 옆으로 누운 분만 자세가 열상의 위험성을 가장 많이 낮출 수 있다는 연구가 있

---

* 허리 척추뼈 사이로 경막외 공간에 마취제를 놓아 신경을 마비시키는 국소마취법으로, 일명 무통주사라 불린다.

지만, 분만 중인 여성에게 특정 자세를 요구하는 것은 실현 불가능하고 비윤리적이므로 양질의 연구라고 볼 수 없다.

항문조임근까지 이어지는 열상(3도 및 4도 열상)을 입었다면 봉합 시점에 정맥용 항생제를 1회 투여해 향후 2주간 합병증 발생률을 감소시킬 수 있다(항생제 투여 시 발생률은 8퍼센트, 투여하지 않을 시 발생률은 24퍼센트다).

질식분만 후 통증 관리

부종, 타박상, 봉합을 요하는 근육과 피부의 열상, 치질은 모두 분만 후 통증을 심화시킬 수 있다. 보통 분만 시간이 길어질수록 많이 붓기 때문에 통증도 심해진다. 피로도 통증 관리에 영향을 준다. 48시간 동안 잠을 자지 못하고 네 시간 동안 힘을 줬다면, 푹 자고 일어나 두 시간 진통하고 5분간 힘을 준 사람보다 더 많은 통증을 느낄 것이다. 통증에 영향을 주는 기타 요인으로는 흡입분만이나 겸자분만이* 필요했는지, 초산인지 여부가 있다. 유전력과 과거의 통증 경험도 중요하다. 또 다른 특별한 요인은 아기의 상태인데, 신생아가 아플 때 산모가 받는 스트레스는 산모가 통증을 어떻게 경험하는지에도 영향을 미친다.

우리가 통증을 인식하고 처리하는 데 작용하는 개별 요인은 사람마다 천차만별이기 때문에 개개인의 통증을 비교하는 일은 부질없기 마련이다. 산모가 아프다면 아픈 것이다.

---

* 흡입분만은 태아의 머리에 흡입 컵을 부착하여 음압으로 끌어내는 방식, 겸자분만은 집게로 태아의 머리를 집어서 끌어내는 방식을 말하며 둘 다 분만이 어려울 때 마지막 단계에서 시행된다.

시작하기

분만 후 통증은 그야말로 관리가 중요하다. 여러 가이드라인에서 통증을 조절하여 모유 수유를 하는 것이 여성에게 얼마나 중요한지를 이야기하지만, 내게는 이 말이 통증 조절의 필요성 자체를 무시하는 말처럼 들린다. 건강한 아기에게는 건강한 엄마가 최고이므로 엄마에게 초점을 맞추면 모든 것이 제자리를 찾을 것이다.

미국의 여러 병원에서 사용되는 회음부용 국소도포마취제(마취크림)가 분만 후 통증을 완화하는 데 효과적인지 여부는 아직 밝혀지지 않았다. 이러한 목적으로 가장 많이 사용되는 벤조카인benzocaine이라는 마취제는 흔하게 알레르기를 유발하며, 매우 드물게 혈류에 흡수되어 메트헤모글로빈혈증이라고 불리는 심각한 혈액질환을 야기하기도 한다. 뜻하지 않게 칼에 손을 베였을 때처럼 다른 원인으로 봉합을 시행할 때는 통증을 조절하겠다고 국소도포마취제를 처방하거나 권하지 않는다. 국소도포마취제는 효과를 입증할 만한 데이터가 없고 자극이나 알레르기 반응을 유발할 수 있으니 건너뛰도록 하자.

근거에 기반한 분만 후 통증 조절법은 다음과 같다.

- **냉찜질** 부종과 통증을 감소시키며 분만 직후 10~20분 내에 시행하는 것이 가장 효과적이다.
- **좌욕** 온수가 담긴 통에 들어가기. 아무것도 추가할 필요가 없다. 소변이 피부에 닿을 때마다 따끔거린다면 좌욕을 하면서 소변을 눠도 된다.
- **아세트아미노펜과 이부프로펜(비스테로이드소염제NSAID)** 이 약물들은 경구약이다. 이부프로펜이 아세트아미노펜보다 살짝 더 나을 수 있다. 둘 다 모유 수유에 안전하다.
- **케토롤락**ketorolac(**약품명은 토라돌**Toradol*) 특히 3도나 4도 열상을 입은 여성들에게 유용할 수 있는 정맥 주사용 비스테로이드소염제.

- **치질 관리** 위치헤이즐〔버지니아풍년화〕과 같은 수렴제, 스테로이드 연고, 리도카인과 같은 국소도포 젤이나 크림(여기에는 마취제를 사용해도 괜찮다)을 쓸 수 있다. 3도나 4도 열상을 입었다면 곧창자의 봉합 부위를 손상시킬 수 있는 좌약 대신 크림, 연고, 젤만 사용해야 한다.
- **변비 예방** 무리한 힘주기는 통증을 유발하고, 치질을 악화시키며, 봉합 부위에 손상을 가할 수 있다. 세노코트Senokot나 락툴로스lactulose 같은 자극성 설사제[**]가 가장 효과적이며 모유 수유에도 안전하다. 듀코세이트나트륨Ducosate sodium은 전혀 효과적이지 않은데도 거의 모든 사람이 이런저런 이유를 들어가며 효과가 입증되지도 않은 듀코세이트나트륨을 권한다. 대변 연화제의 가장 큰 문제는 변비에 효과가 있을 거라고 착각하며 약을 복용하면서 낫지 않는 이유를 궁금해하게 만든다는 것이다.

통증이 병원에서 잘 조절되지 않는다면 혈종(혈액 덩어리가 급속히 확장되어 통증을 유발하는 상태, 커다란 멍이라고 생각하라)을 감별해보아야 한다. 혈종이 있으면 조직 손상이나 감염으로 이어지지 않도록 배액이나 수술을 해야 할 수도 있다.

분만 후 여섯 시간 안에 방광을 비울 수 있는지 확인하는 것도 중요하다. 4퍼센트의 여성에게서 배뇨가 안 되는 요폐가 나타나는데, 적절히 치료하지 않으면 방광이 손상될 수 있다. 분만 직후 요실금은 흔하지 않으므로 요실금이 있다면 반드시 담당의나 조산사에게 알려야 한다.

통증이 나아지는 듯하다가 다시 악화된다면 정상이라고 속단하지 말고 담당의나 조산사와 확인하라. 봉합 부위가 벌어졌거나 감염되었을

---

[*] 우리나라에서는 케토락이 쓰인다.
[**] 우리나라에서 쓰이는 약품으로는 듀파락, 락티톨, 포탈락 등이 있다.

가능성이 있다.

마약성 진통제에 대하여

마약성 진통제란 모르핀morphine, 히드로코돈hydrocodone, 히드로모르폰hydromorphone, 코데인codeine과 같은 약물을 말한다. 보통은 마약이라는 비의학적 용어로 불린다. 3~4도 열상을 입거나 회음절개술을 받은 여성들에게는 마약성 진통제가 몇 차례 필요할 수 있지만, 부작용으로 잘 알려진 변비를 피하려면 비마약성 선택지를 최대한 활용하는 것이 매우 중요하다. 또한 마약성 진통제는 모유에 유입된다. 따라서 아세트아미노펜이나 비스테로이드소염제를 정기적으로 투여하면서 필요에 따라 마약성 진통제를 추가하는 방법이 가장 바람직하다.

마약성 진통제가 분만 후 여성들에게 과잉 처방된다는 타당한 우려가 있다. 한 연구에 따르면 미국 여성의 30퍼센트가 질식분만 후 퇴원하면서 마약성 진통제를 처방받았고, 열상이나 회음 절개 부위의 크기에 따라 복용량이 달라지지도 않았다. 이런 과잉 처방이 '관례' 때문인지, 의사와 조산사 들이 비마약성 진통제 교육을 받지 않아서인지, 여성들이 요구해서인지, 아니면 의료인들이 추후에 통증 때문에 연락이 오는 상황을 피하려다 보니 내려지게 된 건지는 알 수 없다.

다수의 연구는 마약성 진통제를 접해본 적 없는 여성들이 분만 후 이를 처방받고 집으로 돌아가면 300명 중 1명꼴로 중독을 보인다고 밝혔다. 마약성 진통제를 2회 이상 투여하면 신체적 의존증이 나타나고 투여를 중단하면 몸이 불편하거나 아픈 금단증상을 보인다. 이런 증상은 마약성 진통제가 통증을 완화해준다는 거짓 신호로 쉽게 오인되며 의학적으로 필요하다는 그릇된 믿음을 주어 마약성 약물의 재사용을 유도할 수 있다.

마약성 진통제를 처방받아서 한 번도 사용하지 않고 집에 있는 의약품 수납장에 넣어두기만 해도 해가 된다. 아이들, 특히 약물에 대해 호기심을 갖기 쉬운 10대가 수납장에 남아 있던 약물을 발견하여 우연하게든 의도적으로든 복용하면 과다 복용이나 중독으로 이어질 수 있기 때문이다.

오로

분만 후 질 출혈은 오로(산후질분비물)라고 부른다. 초반에는 선홍색이었다가 염증세포(자궁이 치유되고 있다는 신호)로 인해 점차 옅어진다. 태반에 딸려 나오지 않은 자궁내막 찌꺼기도 오로와 함께 배출될 수 있다. 봉합사 역시 녹아서 분비물에 섞여 나올 것이다.

분만 후 8주까지 상당히 불쾌한 점액질의 적갈색 분비물이 다량 흘러나오는 것은 정상이다. 내 기억으로 이런 증상이 영원히 계속될 것 같았지만 그렇지는 않았다. 문제가 없다는 의료진의 확인을 받기 전까지 탐폰이나 월경컵은 사용하면 안 된다.

분만 후 검사

세계보건기구WHO의 최신 지침은 분만 후 네 가지 항목을 검사하라고 권장한다. 의료진은 각 검사에서 회음부가 어떻게 회복되고 있는지, 방광이 잘 기능하고 있는지, 오로가 있는지 등에 대해 질문해야 하고, 회복이 예상대로 진행되고 있는지 확인하기 위해 열상이나 봉합 부위를 살펴보아야 한다. 적절한 검사 시기는 다음과 같다.

- 1일(24시간 내)

- 3일(48~72시간 내)
- 7~14일 사이
- 6주

회복 과정: 6~8주 이상

분만 후 8주까지 많은 여성이 분만과 관련된 외음과 질의 건강 문제를 보고한다. 가장 흔한 문제는 치질(23퍼센트)이고 다음은 변비(20퍼센트)와 질 분비물(15퍼센트)이다. 하지만 시간이 지나면 대부분 해결된다.

봉합이 풀렸거나 상처가 벌어진 것 같다면 6주 차 검진까지 기다리지 말아야 한다. 통증이 심해지고 열이 나거나 악취를 풍기는 분비물이 나온다면 의료진에게 연락하거나 진료 예약을 잡도록 하자. 감염의 징후일 수 있다.

골반 운동을 시작하는 시기

프랑스 시스템은 보통 산후 골반저 치료의 표준으로 제시된다. 미국에는 골반저근육 재활을 위해 산후 6~8주 차에 제공되는 온라인 프로그램이 있지만, 프랑스산부인과협회CNGOF에서 제시한 2016년 지침은 실금이 없다면 일괄적인 골반저 물리치료를 권장하지 않는다. 프랑스는 이 분야에서 여느 국가보다 앞서 있지만, 표준화된 프랑스식 기술이나 시기에 관한 지침이 있는 것 같지는 않다.

다음은 분만 후 골반저 치료를 위한 몇 가지 권장 사항이다.

- 분만 후 두 달간은 조직이 회복되어 원상태로 돌아갈 수 있도록 골반저 물리치료를 시작하지 않는다.

- 분만 후 3개월이 지났는데도 요실금이나 변실금이 계속된다면 반드시 골반저 물리치료를 받아야 한다. 홈 트레이닝과 더불어 적절한 수련 과정을 거친 치료사와 함께 3회 이상 물리치료를 진행할 것을 권장한다. 회복 속도를 빠르게 하는 것일 뿐 결과를 개선하는 것은 아니므로 치료를 하지 않는다고 해서 장기적으로 실금이 악화되지는 않는다.
- 골반저를 강화하고 싶고 분만 후 별다른 증상 없이 2개월이 지났다면 홈 트레이닝(10장을 보라)이 적절하고 저렴한 방법이다.

성교통

대부분의 의료인은 합병증 없이 질식분만을 했다면 섹스를 재개하기 전 4~6주 정도 기다릴 것을 권장한다. 이론적으로 자궁경부가 열려 있으면 감염 위험이 높아질 수 있기 때문이다(엄밀히 연구된 것인지에 대해서는 확신할 수 없지만). 또한 조직이 회복될 시간이 필요하다.

연구에 따르면 분만 후 6주 차에 41퍼센트의 여성이, 12주 차에 78퍼센트가, 6개월 차에는 90~94퍼센트가 섹스를 재개한 상태였다. 3~4도 열상을 입은 여성들이 6개월 차에 섹스를 재개하는 비율은 88퍼센트로 조금 낮다. 분만 시 발생한 모든 종류의 열상은 성교통의 발생 가능성을 증가시킨다. 성교통이 질식분만 후 3개월 넘게 지속된다면 검사를 받아야 한다.

질식분만 후에 나타나는 성교통의 가장 일반적인 세 가지 원인은 다음과 같다.

- **질 에스트로겐 저하** 모유 수유를 하는 여성들에게만 나타나는데, 모유 수유가 배란을 억제하여 에스트로겐 분비가 감소하기 때문이다. 소량의 질 에스트로겐 크림을 사용하면 윤활액 부족 문제를 몇 주 안에 해결할 수 있다. 일단 규칙적인

월경주기가 돌아오고 에스트로겐 수치가 올라가면 질 에스트로겐 투여를 중단할 수 있다. 소량의 에스트로겐을 질에 투여하는 것은 수유에 문제가 없다.
- **흉터나 신경통** 가끔 조직이 회복되면서 질입구에 턱(물갈퀴)이 형성되어 삽입에 의한 통증을 야기할 수 있다. 조직이 찢어지거나 베이면 신경도 함께 손상되어 신경통이 발생하기도 한다. 힘주기가 길어져도 신경이 늘어날 수 있다.
- **근육 연축** 분만 후 골반저근육이 과도하게 연축될 수 있다. 원인은 알려져 있지 않지만, 제왕절개 후에도 발생할 수 있기 때문에 반드시 골반 근육이 늘어나거나 손상되었을 때만 생기는 현상은 아니다. 내 생각에는 태반이 배출되고 강력한 근이완제인 프로게스테론 분비가 갑자기 중단되면서 이 부위가 근육 연축에 취약해지는 것 같다. 근육 연축에는 전문적인 골반저 물리치료가 매우 효과적이다.

허즈번드 스티치husband stitch* 라는 것이 정말 존재할까?

산부인과의사들을 두고 떠도는 이야기가 있는데, 듣자 하니 분만 과정에서 남성 파트너를 위해 어딘가 '더 조이도록' '추가 봉합'을 한다고 공공연히 떠들고 다닌다나. 산부인과의사로 25년 넘게 일하는 동안, 몇 해 전 나이 든 외과의사가 이와 관련하여 불쾌한 농담을 하는 것을 들은 적이 딱 한 번 있긴 하지만 실제로 본 적은 없다. 그러나 많은 남성 파트너가 분만실에서 이에 관해 농담하는 걸 들었고, 추가 봉합을 해줄 수 있냐고 진지하게 문의하는 사람도 적지 않았다. 내가 이에 대해 묻자 많은 산부인과의사가 이구동성으로 나와 비슷한 경험을 했다고 털어놓았다.

잘못 아물었거나 제대로 치료하지 못한 것(이건 과실이고 불찰이다)

---

* '남편을 위한 한 땀' 정도로 번역될 수 있겠다. 본문에서 자세히 설명하듯 의학적 근거가 전혀 없는 수술임에도 불구하고 우리나라에서는 '이쁜이수술'이라는 이름으로 만연하게 시행되는 외음성형술이다.

과 일부러 더 좁아지게 만들려고 봉합하는 것을 혼동하지 말아야 한다. 분만 후 부종이 심하면 고도로 숙련된 외과의도 기술적인 어려움을 겪을 수 있다. 때로는 봉합이 며칠 만에 풀려서 상처 부위가 벌어진 채 엉성하거나 딱 맞아떨어지지 않는 상태로 아물기도 한다. 안타깝지만 의사의 실력이 부족한 경우도 있다.

일부 형편없는 의사들이 이런 추가 봉합을 시행했을 가능성도 있을까? 설사 그렇다고 해도 놀라운 일은 아니다. 어쨌든 파일럿이 술에 취해 나타나거나 기자가 정보를 조작하는 일도 드물게 일어나니 말이다. 그러나 이런 시술이 흔하다는 주장은 확인해줄 수 없다. 나는 23년 넘게 성교통 전문가로 활동하면서 그런 사례를 단 한 번도 본 적이 없다.

분만 후 질의 과도한 수축이나 지속적인 성교통은 보통 근육 연축 때문에 발생한다. 질식분만 후 봉합 부위가 제대로 아물지 않으면 ― 조직의 회복 방식이나 합병증 또는 치료의 질에 따라 ― 질입구가 좁아지는 증상이 나타날 수 있지만 경험상 근육 연축만큼 흔하지는 않다.

출산이 성기능에 장기적으로 미치는 영향

몇몇 연구에서 출산이 성기능에 미치는 장기적 영향을 살펴본 바 있다. 그중 다양한 인종으로 구성된 여성 1000명을 대상으로 한 대규모 연구는 분만 방식이나 출산 합병증이 장기적인 성적 만족감과 무관하다는 것을 보여주었다.

일부 여성들이 분명 질식분만 후 성기능을 회복하는 데 어려움을 겪는다는 사실을 고려하면 놀라운 결과다.

나는 그 답이 복잡하면서 단순할 것이라고 짐작한다. 성기능에 영향을 미치는 변수는 많고 많지만, 여러분이 사랑하는 다정한 파트너이자 (여러분의 필요를 충족해줄 수 있는 연인이라는 의미에서) 훌륭한 연인이 가장 중요할 것이다. 또한 성교통과 오르가슴 문제는 임신 전에도 매우 흔하게 나타나며 제왕절개를 했거나 임신 경험이 없는 여성들에게서도 발생할 수 있다.

40세 이상의 여성들을 면밀히 살펴본 연구에서 56퍼센트가 섹스에 대한 흥미를 잃어버렸고, 53퍼센트는 섹스를 한 달에 한 번도 하지 않았으며, 43퍼센트는 성적 만족감이 낮았다. 안타깝게도 많은 여성이 그렇다. 하지만 분만 방식이 주원인은 아니었다는 사실은 긍정적이다. 성기능은 단순히 특정 신체 부위에 국한된 것이 아니라 전인적 존재로서 그 사람 자체와 관련된 것이다.

더 넓은 관점에서 보면 성욕의 변화, 성적 선호, 성관계 만족도의 변화는 아이를 입양한 동성애 남성들에게서도 나타난다. 기본적으로 산고와 산후 호르몬 변화가 없더라도 아이는 많은 것을 변화시킨다.

꼭 알아두기

44~75퍼센트의 여성이 분만 중에 열상을 입는다.

41퍼센트의 여성이 분만 후 6주 안에 섹스를 재개했다.

모유 수유는 분만 후 6개월 내에 나타나는 성교통과 관련이 있다.

실금이 있다면 골반저 물리치료를 강력히 추천한다. 그 외 증상에는 케겔운동이 효과를 보일 수 있다.

분만 방식은 성기능에 단기적으로 영향을 미칠 수 있지만 장기적인 영향을 미치지는 않는 것으로 보인다.

2부

기본 관리

의학적 관리
음식과 질 건강
속옷에 관해 꼭 알아야 할 것
윤활제의 실체
케겔운동

**Everyday Practicalities
and V Maintenance**

6장 의학적 관리   Medical Maintenance

외음과 질에는 정기검진이 필요 없다. 특별한 증상이 있거나 우려스러운 부분—이를테면 통증이나 가려움, 또는 의문스러운 점—이 있다면 당연히 진찰을 받아야 하지만, 의사가 단지 질병 예방을 위해 외음과 질을 정기적으로 평가할 필요는 없다. 물론 암 발생 위험이 있는 자궁경부(26장을 보라) 등 일부 기관은 검진이 필요하며 고혈압 검사는 18세부터, 저위험군 대장암 검사는 50세부터 받는다. 그러나 모든 장기에 검진이 필요한 것은 아니며 외음과 질도 여기에 해당된다. 사실 1년에 한 번씩 하는 골반 검사* 역시 더 이상 권장되지 않는다.**

선별 검사와 진단 검사

선별 검사는 무증상일 때 시행한다. 증상이 나타나기 전에 어떤 질환이 있는지 찾아서 치료하면 합병증을 줄이고 생명도 살릴 수 있기 때문이다. 하부생식기와 관련하여 선별 검사가 가장 적합한 경우는 클라미디아와 자궁경부암이다. 두 질환 모두 초기 단계엔 증상이 나타나지 않으

---

* 내진이라고도 하며, 질경으로 질 내와 자궁경부를 육안으로 확인하고, 두 손가락을 넣어 자궁과 양쪽 난소, 난관을 촉진하는 검사다. 자궁초음파나 컴퓨터단층촬영CT 등 영상 검사가 발달하면서 빈도가 줄었지만, 출산 중 진행 상태를 파악할 때, 자궁경부암의 진행 정도를 파악할 때 등 꼭 필요한 경우도 있다. 자세한 내용은 89쪽에서 확인하라.

** 우리나라는 국가암검진사업에서 만 20세부터 2년에 한 번씩 자궁경부 세포진 검사, 만 40세 이상 여성에게 2년에 한 번씩 유방 촬영을 무료로 제공한다.

므로 검사를 통해 조기에 발견하여 치료를 시작하면 합병증을 줄일 수 있고, 자궁경부암이 있다면 생명을 구할 수도 있다.

선별 검사는 모든 사람을 대상으로 한다. 예를 들어, 모든 여성은 자궁경부암 선별 검사를 받아야 한다. 한편 일부 선별 검사는 섹스 파트너가 여러 명이거나 성매개감염이 있는 사람들과 같은 고위험군을 대상으로 할 수도 있다.

반면 진단 검사는 증상의 원인을 파악하는 데 도움을 얻기 위해 시행한다. 예를 들어 피부에 궤양이 있다면 헤르페스를 확인하기 위한 면봉법이나 피부질환을 확인하기 위한 조직 검사를 시행할 수 있다. 의사들이 항상 모든 걸 다 설명하지는 않는데, 진단 검사의 또 다른 중요한 목적 하나는 '암이 아님'을 확인하는 것이다. 확실한 답을 기대하고 병원을 찾은 환자 입장에서는 좀 실망스러울 수 있다. 외음과 관련하여 조직 검사가 가장 많이 시행되는 경우는 가려움증이 계속될 때다. 조직 검사(3~4밀리미터의 피부 조각을 떼어내는 간단한 시술로 진행된다)는 초기 암을 감별하기 위해 권고되기도 한다. 가려움증의 원인을 밝히는 데 도움이 될 수 있지만, 비특이적 결과를 얻는 경우도 많으므로 조직 검사의 가장 중요한 역할은 (여전히 매우 중요하게도) 암을 감별하는 것이다.

월경주기 입문

이 책은 『자궁과 난소 건강 매뉴얼』이 아닌 『질 건강 매뉴얼』이지만, 매달 월경주기와 함께 나타나는 변화에 대해 적절하고 실용적인 지식을 갖추면 앞으로 전개될 많은 내용을 이해하는 데 유용할 것이다.

월경은 임신을 하지 않았을 때 자궁내벽(자궁내막)이 한 꺼풀 떨어져 나오는 현상이다. 초경(첫 월경)이 시작되는 평균 연령은 12~13세다. 출혈이 시작되는 날(월경 1일 차)이 월경주기의 첫날이다. 출혈은 보통 3~7일간 지속된다(월경량에 대해 더 알고 싶다면 17장을 보라).

월경주기는 몇 가지 복잡한 호르몬 회로가 조화롭게 작동하는 과정을 통해 조절된다. 나는 가끔 이것을 세 명의 저글러가 각자 저글링을 하면서 다른 사람에게 공을 하나씩 넘겨야 하는 상황에 빗대어 설명한다. 모든 것이 완벽하게 맞아떨어지면 이 체계도 결함 없이 잘 돌아가겠지만, 한 사람이라도 공을 늦게 던지거나 놓치게 되면 전부 틀어져버린다. 월경에서 세 명의 저글러는 시상하부(뇌의 일부), 뇌하수체(역시 뇌에 있음), 그리고 난소다.

시상하부는 생식샘자극호르몬방출호르몬을 분비하는데, 이 과정은 스트레스, 수면장애, 체중 변화에 의해 쉽게 저해될 수 있다. 이 호르몬은 뇌하수체의 난포자극호르몬FSH 분비를 촉진하고 난소를 자극하여 난포(난자)를 성숙시킨다. 난포는 자궁내벽을 두껍게 만드는 에스트로겐을 생성한다. 에스트로겐은 뇌하수체에 피드백을 보낸다. 에스트로겐 수치가 충분히 높으면, 뇌하수체는 배란을 촉진하는 황체형성호르몬을 분비한다.

배란 후 난자는 나팔관을 지나 자궁으로 향하고 남아 있는 (부드러운 달걀 껍질 같은) 황체는 프로게스테론을 생성한다. 에스트로겐이 자궁내벽을 두껍게 만드는 동안(벽돌쌓기와 비슷하다고 생각하면 된다), 프로게스테론은 자궁내벽을 안정시킨다(교니膠泥 같은 역할을 한다). 황체는 임신이 되었다는 신호를 받을 때까지 약 14일간 프로게스테론만 생산할 수 있다. 난자가 수정되지 않으면 황체가 위축되면서 프로게스테론 분비가 신속히 중단되어 자궁내벽의 탈락, 즉 월경이 시작된다. 그렇게 우리는 출혈이 시작되는 첫날인 월경주기의 시작점으로 돌아

기본 관리

간다.

에스트로겐과 프로게스테론은 난소, 자궁, 질 등에 광범위한 영향을 미친다. 월경주기의 변화는 기분, 면역체계, 심지어 접촉에 대한 민감도에도 영향을 준다.

산부인과의사나 다른 여성 건강 전문가는 언제부터 만나야 할까?

일부 여성은 산부인과의사를 선호하기도 하지만, 많은 여성이 가정의학과의사나 임상간호사[*]를 선호한다. 몇몇 소아과의사도 무난하게 재생산 건강과 관련된 의료서비스를 제공한다. 정기검진을 받거나 가려움, 성매개감염과 같은 증상을 진찰하기 위해 누구를 만날지는 여러 요인을 고려해 결정하게 된다.[**]

예방 차원의 재생산 건강 검진은 13~15세에 시작하는 것이 권고된다. 청소년과도 성과 재생산 건강[***]에 대해 편안하게 대화할 수 있는

---

[*] 임상간호사 nurse practitioner는 의사가 하는 일 중 많은 부분을 수행할 수 있는 자격을 갖춘 간호사를 말한다. 인구 대비 의사 수가 적은 편인 미국에서는 일정 기간 수련 후 자격을 갖춘 임상간호사가 진단과 약 처방, 예방을 위한 건강 상담 등을 시행할 수 있다. 임상간호사의 직무 범위는 주마다 다르다.

[**] 미국에서는 산부인과의사, 지역 보건소, 가족계획연맹, 개업한 임상간호사, 소아과 등 다양한 곳에서 성과 재생산 건강에 관한 의료서비스를 제공한다. 우리나라에서는 주로 산부인과와 소아산부인과에서 이를 담당하며, 보건소(성매개감염 검진과 산전 진찰)나 인구보건복지협회 가족보건의원에서도 저렴한 진료를 제공한다.

[***] 성과 재생산 건강이란 단지 질병이나 기능저하, 장애가 없는 상태를 가리키는 것이 아니라 섹슈얼리티, 성기, 생식기와 관련된 신체적·정서적·정신적·사회적 안녕 상태를 말한다. 쉽게 말하면, 모든 사람이 강압과 차별과 폭력으로부터 자유로운 상태에서 즐겁고 안전한 성경험을 할 수 있어야 하며, 재생산(임신, 출산, 입양, 양육 등)을 할 수 있어야 하고, 그것을 할지, 언제 할지, 얼마나 할지 결정할 자유를 가져야 한다는 의미다. 이것이 가능하려면 성매개감염을 예방하기 위한 지식을 알고 그러한 도구들에 접근할 수 있어야 하고, 아이를 낳을지 여부와 낳는다면 언제 낳을지를 결정할 수 있도록 피임과 임신중지 의료서비스에 접근할 수 있어야 한다. 임신 시에는 안전하고 전인적인 출산을 할 수 있어야 하고, 난임이나 생식기질환과 관련된 의료서비스에도 접근이 가능해야 한다.

의료인이라면 누구든 상관없다. 의료인과의 면담은 월경주기에 따른 피임법이나 안전한 성관계 등 재생산 건강과 관련된 모든 것을 상의할 수 있는 기회다. 증상이 없다면 골반 검사는 받지 않아도 되며, 성생활을 아직 하지 않은 10대에게는 대체로 골반 검사를 시행하지 않는다.

성매개감염 검진은 성생활을 시작하면서부터 시행해 10대부터 24세까지 지속해야 한다(28장을 보라). 자궁경부암 검진은 성생활을 하는지 여부와 관계없이 21세부터 시작한다(26장을 보라). 재생산 건강과 관련된 의료서비스가 필요해지기 전에 '자신을 알기 위해' 의료인을 방문하는 것도 결코 나쁜 생각이 아니다. 이렇게 하면 개인적인 세부 사항을 공유할 사람과 미리 편안한 관계를 맺을 수 있다. 특히 성생활이나 골반 검사를 경험해보지 못한 여성들이 검사에 수반될 수 있는 사항과 관련 의료장비에 익숙해지는 데 도움이 된다.

성생활을 하는 모든 24세 이하 여성은 클라미디아 검사를 (어디건 산부인과 진료를 받을 수 있는 곳에서) 1년에 한 번씩 받아야 한다. 그 외의 성매개감염 검진도 권고될 수 있다. 이와 관련해서는 소변 검사도 매우 효과적이므로 골반 검사를 하지 않더라도 연령과 무관하게 많은 여성이 더 쉽게 검사를 받을 수 있다.

골반 검사란 무엇일까?

골반 검사에는 두 가지 방법이 있다. 하나는 질경으로 질 안을 들여다보면서 질과 자궁경부를 확인하는 방법, 다른 하나는 의료용 장갑을 끼고 윤활제를 바른 손가락을 질 안에 넣어 내부를 만져보는 방법(다른 손으로는 하복부를 눌러 자궁과 난소를 촉진할 수 있다)이다. 후자는 내부 검사 또는 내진이라고 부른다. 이 방법으로 자궁, 난소, 골반근육, 질이나 골반의 내부(자궁과 난소 및 그 주변)에 있는 혹이나 염증을 확인한다. 가끔 곧창자 검사(장갑 낀 손가락을 삽입해 검사한다)를 권하기도 한다. 골반 검사나 곧창자 검사가 필요한지 여부는 검사 목적에 따라 달라진다.

질경은 신체 내부를 살펴보기 위한 의료 기구다. 종류가 매우 다양하며, 자궁경부암과 성매개감염 검진에 사용되는 유형은 양날질경이라고 부른다. 양날질경은 한 쌍의 날을 가지고 있다(살짝 구부러져 있을 뿐 날카롭지는 않다).

질경은 삽입 시 통증이 덜하도록 닫힌 상태에서 완전히 넣은 다음 벌린다. 검사 중에는 나사나 그와 비슷한 장치로 벌어진 양날을 고정한다. 의료인은 질경의 벌어진 틈으로 자궁경부와 질 상부를 관찰할 수 있다. 옆면이 벌어지기 때문에 질경을 회전하면 질벽도 검사할 수 있다.

모든 여성의 신체 구조는 저마다 다르기 때문에 양날질경은 편리함이나 실용성을 높일 수 있도록 종류별로 조금씩 변형되었다. 가장 많이 쓰이는 질경은 변형 부위를 디자인한 사람의 이름을 딴 페더슨Pedersen,

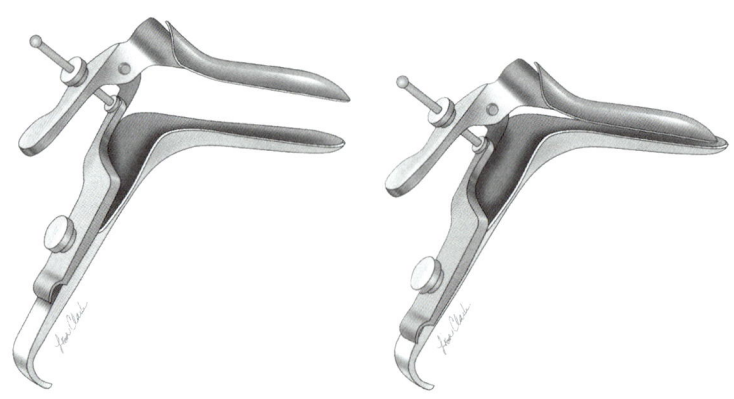

질경이 열릴 때(왼쪽)와 닫힐 때.
Lisa A. Clark, MA, CMI 그림.

그레이브스Graves, 쿠스코Cusco다. 그레이브스는 말단부가 넓어 수술 중 자궁경부를 살펴보는 데 유용하지만 정기검진에는 거의 사용되지 않는다. 넓은 말단부 때문에 삽입이 더 고통스러울 수 있기 때문이다.

질경의 크기도 다양하다. 손가락 두께 정도인 좁은 질경은 많은 경우에 불편감을 상당히 줄여줄 수 있다. 옷가게에서 옷을 입어보는 상황에 비유하자면, 가장 작은 바지부터 입어보는 것이 딱 맞는 옷을 고르기에 가장 합리적인 방법일 것이다.

탐폰이나 월경컵을 잘 사용해왔거나 성생활을 해온 사람들은 대체로 질경 검사와 골반 검사를 무리 없이 받을 수 있다. 이때 의료인은 환자를 안심시키면서 편안한 속도로 검사를 진행해야 하며, 통증을 짐작케 하는 신체적 신호를 감지하면 즉시 중단하고 검사를 재개해도 괜찮은지 확인하거나 필요에 따라 조정할 수 있어야 한다.

질경과 골반 검사가 고통스러운 것이어서는 안 된다. 압박감이나 약간의 불편감은 있을 수 있지만 아파서는 안 된다. 통증을 느낄 경우에는 의사에게 큰 소리로 멈추라고 요청하라.

사실 이런 식으로 골반장기와 질을 검사한다고 질환을 확실히 걸러낼 수 있는 건 아니기에, 다시 말해 하나 마나 한 검사일 따름이라 1년에 한 번씩 받는 골반 검사는 더 이상 권장하지 않는다. 증상이 없다면 자궁경부암 검진만으로 충분하다.

질경은 인종차별주의자의 유산인가?

일부 여성들은 질경이 매리언 심스 박사의 발명품이라는 사실을 불쾌해한다. 누군가에게 그는 미국 현대 산부인과학의 아버지로 알려져 있지만, 나를 비롯한 많은 사람에게는 비열한 의사이자 인종차별주의자로서 노예로 끌려 온 여성들을 동의 없이 실험에 동원하고 오직 돈을 위해 의학계에 종사하면서 다방면으로 끔찍한 일을 저지른 사람으로 알려져 있다.

심스가 방광질루(분만 중에 발생한 손상에 의해 방광과 질 사이에 구멍이 뚫림)를 치료할 수 있는 재현 가능한* 수술법을 최초로 개발했다는 것이 의학계의 통념이다. 그러나 사실은 그렇지 않다. 일부 외과의사들이 그보다 먼저 성공했고, 당시 동료들의 논문에 따르면 그의 수술법은 재현이 쉽지 않았다. 또한 심스는 임신과 출산에 의한 손상을 전문적으로 치료하는 최초의 여성 전문 공립병원을 설립했다. 그는 여성들을 괴롭히던 심각한 문제였던 샛길(누공)**의 확실한 치료법을 개발하면 떼돈을 벌 수 있을 것이라고 생각했다. 병원의 여러 방침을 따르기를 거부하던 그는 결국 병원을 떠나달라는 요청을 받았다.

심스가 질 내부를 들여다보면서 수술을 할 수 있는 질경을 고안한 것은 사실이지만, 양날질경은 아니었다. 또한 그가 검경을 최초로 고안한 인물이라고 말하기도 어렵다. 최초의 검경은 로마 시대로 거슬러 올라가며(폼페이에서 발굴되었다), 심스의 시대보다 더 앞선 1818년 외과의사들도 질경을 사용했다. 1825년 프랑스의 조산사였던 마리 안 부아뱅이 양날을 벌려 질의 측면(질벽)과 상부(자궁경부)를 관찰할 수 있도록 변형한 것이 현재 우리가 사용하는 질경이다. 심스의 질경은 단날에 손잡이 형태도 지금과 전혀 달랐다. 여성들에게 비윤리적이며 인종차별적인 의료 행위를 자행했을 뿐 아니라 양날질경이 여성에 의해 개발되었다는 사실마저 지워버렸다니 부아가 치민다.

여성들에게 더 나은 경험을, 의료인에게는 더 나은 시야를 제공하기

---

* '재현 가능하다reproducable'는 건 어떤 연구나 실험, 수술을 똑같이 반복했을 때 원자료에서 발표된 결과가 동일하게 나타남을 확인할 수 있다는 의미다.
** 장기와 몸 표면 또는 두 장기 사이에 생긴 비정상적인 통로.

위해 질경의 디자인을 개선해왔을 순 있지만, 현재 의료인이 사용하는 질경은 심스에 의해 고안되었거나 그의 설계에 기초하여 만든 것이 아니므로 안심해도 된다.

질경 검사가 고통스럽다면?

원인은 두 가지다. 질환이 있거나 의료인의 실력이 형편없거나.

골반 검사만 고통스럽다면 기술상의 문제일 수 있다. 검사 전에 긴장을 한다든지 과거의 경험으로 인해 성적 트라우마나 검사 트라우마가 있다면, 검사 과정에서 그런 기억들이 떠올라 더 아플 수 있지만 그것이 직접적인 원인은 아니다.

탐폰이나 월경컵을 삽입할 때나 성생활에서 통증을 느낀다면 질이나 외음 통증을 유발하는 질환 때문일 수 있고, 이런 요인은 골반 검사를 더 고통스럽게 만든다. 이러한 상황에서는 검사를 중단하고 재정비하는 것이 최선이다. 거의 모든 경우에 검사 방법은 고통스러운 경험을 줄이는 방향으로 수정될 수 있다. 많은 여성이 말해준 바에 따르면, 의료인이 환자의 고통을 최소화하기 위해 노력하고 있다는 사실을 아는 것만으로도 큰 도움이 된다.

고통스러운 검사가 지속되어야 하는 경우는―이런 경우에도 동의는 필수다―출혈 환자의 생명을 구하는 과정에서 수혈 중 합병증을 피하려면 즉시 지혈을 해야 한다든가 하는 진짜 응급 상황뿐이다. 응급 상황을 제외하면 그런 경우는 극히 드물다. 자궁경부암이나 성교통 검진을 비롯해 이 책에서 논의한 다른 증상들에는 적용되지 않는다.

어떤 여성들은 힘껏 참는 표정을 하고, 어떤 여성들은 골반 검사와 질경 검사가 모두에게 고통스럽다는 잘못된 믿음을 가지고 있으며, 어떤 여성들은 분명히 통증을 느끼는데도 의료인에게 무시를 당한다. 나는 그런 의료인이 아니라서 뭐라고 설명해야 할지 모르겠다. 통증에 시달리는 여성들을 매일 검사하다 보면, 그때마다 지금껏 받아본 검사 중에 가장 덜 아프다는 이야기를 듣는다. 한 번에 모든 검사를 다 하려고 하기보다는 얻을 수 있는 정보가 적더라도 일단 증상을 개선시키는 데 집중하면서 최소한의 검사를 하는 것으로 시작하자. 그리고 증상이 차츰 나아지면 필요한 검사를 추가할 수 있을 것이다. 면봉으로 표본을 채취하는 것만으로도 많은 검사를 할 수 있기 때문에 질염 치료를 제외한 대부분의 경우에는 질경을 피할 수 있다. 면봉법에서 시작하여 신뢰가 쌓이면 통증 완화를 위한 다른 전략들을 세울 수 있다. 많은 여성이 참을 만하다고 느끼는 좁은 질경으로도 충분할 때가 많다.

정기검진을 소홀히 했을 때 생기는 문제

매년 산부인과 검진을 받는다는 것은 정말이지 옛날 얘기다. 불필요한 검사를 피함으로써 얻을 수 있는 긍정적 측면이 많다. 여성들은 당혹감이나 통증을 줄 수 있는 침습적 검사를 피할 수 있다. 검사비뿐 아니라 위양성 결과에 대한 걱정도 덜 수 있다. 의학계에서는 이처럼 우연히 발견되었지만 의학적으로 무의미한, 그래서 무의미하다는 걸 증명하는 데 또 노력이 요구되는 결과를 우연종incidentaloma이라고 부른다.

    아직 연구되지 않은 부정적 측면이 하나 있긴 하다. 매년 생식기 검진을 받지 않으면 친밀한 소통도 그만큼 적을 수 있다는 점. 1년에 한 번 만나는 사람에 비해 3~5년에 한 번 만나는 사람에게 개인적인 걱정거리를 꺼내기가 훨씬 더 어렵다. 매년 골반 검사를 권하면서도 성생활에 대한 질문은 전혀 하지 않는 아이러니한 상황에서 안타깝게도 많은 기회를 놓치고 있다. 이런 경우라면 차라리 병원에 덜 가는 편이 나을지도 모른다.

해마다 전화로 문진을 하는 게 도움이 될지 궁금하다. 이렇게 하면 산부인과 의료인이 여성의 이야기를 듣고 정기검진 외에 성매개감염 검진이 추가로 필요한지를 알려주고 재생산 건강이나 외음 및 질에 관한 걱정거리를 이야기하고 연령별 생식기 건강에 관해 적절한 조언을 해줄 수 있다. 여성들이 잘못된 정보와 허위 정보에 과도하게 노출되는 상황에서 신속히 사실을 확인할 수 있는 선택지를 제공하는 방법은 연구해볼 만한 가치가 있다.

꼭 알아두기

1년에 한 번씩 하는 골반 검사는 권장되지 않는다.

골반 검사가 고통스러워서는 안 된다.

질경 검사가 필요하다면 폭이 가장 좁은 페더슨이나 쿠스코 질경만으로 충분하다.

질 검사와 세포진 검사에 사용되는 양날질경은 심스가 발명한 게 아니다.

질 건강과 관련해 유일하게 필요한 정기검진은 자궁경부암과 성매개감염 검진이다.

7장　　음식과 질 건강

Food and Vaginal Health

음식이 질 건강에 직접적인 영향을 준다는 헛소문이 여전히 파다하게 퍼져 있다. 사반세기 동안 나는 이 주제에 대해 여러 명의 기자와 인터뷰했다. 소화관과 질의 직접적인 연결이 생물학적으로 불가능한 이유를 수차례에 걸쳐 상세히 설명했지만 매번 '달콤한 질을 원한다면 파인애플을 먹어라!' 또는 '빵을 버리고 효모를 내쫓아라!' 따위의 헤드라인으로 기사가 나갔다. '당신의 질이 원하는 것은 건강하고 균형 잡힌 식단이다!' 같은 진실은 그다지 매력적이지 않았던 듯 보인다.

그게 뭐가 해롭냐고?

음식과 질이 직접적으로 관련될 것이라는 추측은 인체의 작동 원리를 완전히 잘못 안 데서 생긴 결과로, 진실을 아는 것이 중요하다. 게다가 어떤 음식을 먹어서 질 냄새를 바꾼다는 생각은 건강하고 정상적인 질에 뭔가 문제가 있다는 진부하고 파괴적인 메시지를 옹호한다. 이것은 질 세정의 다른 버전일 뿐이다.

질과 음식에 관한 잘못된 인식은 음식을 지나치게 경계하고 제한하는 건강음식집착증(건강한 음식에 집착하고 해로운 음식은 극도로 피하는 식이장애)으로 이어질 수 있다. 수많은 여성이 체내 곰팡이균을 없애려고 몇 년간 효모가 들어간 케이크나 쿠키는 입에도 대지 않았지만 여전히 같은 증상으로 고통받는다고 이야기한다. 이런 목소리에 담긴 분노는 사소한 게 아니다. 가끔 케이크 한 조각이나 쿠키 하나 먹는다고 무슨 일이 생기진 않는다.

7장　　　　　　　　　　　　　　　　　　　　　　　음식과 질 건강

만약 질 냄새가 걱정스럽다면 식료품점에서 치료법을 찾기란 거의 불가능하니 43장을 읽어보고 의사나 임상간호사를 만나야 한다.

과일이 질 냄새를 바꿀 수 있을까?

질 분비물은 질벽의 상피세포, 건강한 질 세균(젖산균)의 분해물, 자궁 경부의 점막, 그리고 소량의 누출액이 섞인 혼합물이다. 복습을 원한다면 2장을 보라. 체취가 땀샘의 특정 생성물질을 분해하는 피부 세균과 관련되어 있는 것과 마찬가지로 질 냄새에 가장 크게 기여하는 것도 젖산균이 생성한 물질이다.

음식은 젖산균을 제거하거나 재생시키지도, 젖산균의 대사산물을 바꾸지도 못한다. 이런 음식을 먹으면 저런 냄새가 난다는 식으로 질 냄새를 빠르게 변화시키려면 휘발성 물질(증발을 통해 냄새를 유발할 수 있는 물질)이 소화 과정에서 살아남거나 소화 과정에 의해 생성되어 질까지 이동해야 한다. 혈류에서 새어나온 극소량의 액체만이 질로 이동하므로 그것은 매우 강력한 물질이어야 할 것이다. 그러면서도 체취나 소변 냄새에는 영향을 주지 않아야 한다. 기본적으로 음식이 질 냄새를 변화시키려면 마법이 필요하다는 얘기다.

마늘과 아스파라거스는 어떨까?

음식에 들어 있는 몇 가지 휘발성 대사산물은 체취에 영향을 주는 것으로 알려져 있다. 톡 쏘는 냄새나 퀴퀴한 냄새가 나는 이 물질들은 달콤하거나 먹음직스럽지 않다. 가장 잘 알려진 예가 아스파라거스를 먹은 후의 소변 냄새다. 실제 메커니즘은 아직 밝혀지지 않았지만, 대부분의 연구자는 아스파라거스에 들어 있는 아스파라긴산의 대사 과정에서 고약한 냄새를 풍기는 황화합물이 생성되어 소변으로 배출되는 경우가 있다고 여긴다. 약 40퍼센트의 사람이 이 대사산물의 불쾌한 냄새를 맡을 수 있다. 이들이 이 끔찍한 냄새를 감지하는 것은 유전적인 이유 때문으로 보인다. 마늘 역시 마늘이나 양배추 냄새로 비유되는 휘발성 대사산물을 가지고 있고 이는 소변과 모유에서 검출된다. 신장과 유방 조직은 특정 대사산물을 활발히 농축시키기 때문에 마늘을 많이 먹으면 악취를 풍기는 대사산물이 소변이나 모유에 농축되어 냄새에 영향을 줄 수 있다. 질은 대사산물을 농축시키지 않는다.

당과 곰팡이 감염의 연관성

혈당과 감염증은 연관성을 갖지만 고당도 음식을 섭취한다고 해서 질에 직접적인 영향이 가지는 않는다.

2장에서 논의한바—하지만 재차 언급할 가치가 있다—질액의 최대 3퍼센트는 저장당인 글리코겐이다. 포도당도 약간 존재한다. 질액 내 당과 글리코겐의 양은 월경주기에 따라 달라지는데, 때로 혈당보다 더 많을 때도 있다.

당은 점막세포에서 나오기 때문에 식단을 통해 질 내 당 수치를 바꾸는 것은 불가능하다. 실제로 연구자들이 여성 피험자를 대상으로 탄수화물 섭취량을 늘려 점막세포의 저장당을 늘리려고 해보았지만 효과가 없었다. 또 다른 연구에서는 여성들이 콜라 두 캔에 해당되는 다량의 당을 섭취했으나 혈액이나 질의 당 수치는 증가하지 않았고, 이는 곰팡이균에 감염된 적이 있는 여성의 경우에도 마찬가지였다.

질에는 당이 필요하며, 질 내 당 수치는 음식과 무관하다.

곰팡이 감염은 중환자실에서 매우 중대한 사안이다. 우리는 모두 장과 질, 피부에 곰팡이균(칸디다균)을 가지고 있기에 침습적 처치로 인해 피부 장벽이 무너지면 평상시엔 자기 일만 하던 정상 곰팡이균이 혈류로 들어갈 수 있다. 이것은 전신성 진균 감염이라는 매우 심각한 질환이다. 정맥주사로 치료하지 않으면 목숨이 위태로울 수도 있다. 연구자들은 중환자실 환자의 식단과 영양보충제를 조정하여 곰팡이균의 군집 형성과 심각한 감염을 줄이고자 노력했지만 모두 실패로 돌아갔다. 식단으로 곰팡이균의 군집 형성을 감소시킬 수 있는 방법이 있었다면 벌써 찾았을 것이다. 관련 논문도 쓰지 않고 특수 식단과 건강기능식품을 판매하는 의사가 곰팡이균의 군집 형성을 감소시킬 비밀의 열쇠를 가지고 있을 리 없다. 항칸디다 식단이라는 개념은 기초생물학이나 유효한 연구에 근거한 게 아니다.

몇몇 연구에 따르면 (높은 혈당과 관련된 질환인) 당뇨가 있는 여성들은 질에 곰팡이균을 가지고 있을 가능성이 높으며, 균이 과잉 증식하여 감염을 야기할 가능성도 높다. 이는 복잡한 문제이며 그 이유가 완전히 밝혀지지도 않았다. 최근 데이터는 소변 내 포도당의 증가를 원인으로 지목했다. 혈당 수치가 높으면 과량의 당이 그야말로 소변으로 쏟아져 들어간다. 그리고 방광을 비울 때 미세한 소변 방울이 피부에 묻는다. 질과 달리 당에 대한 내성을 기르지 못한 외음 피부는 포도당에 노출되면 곰팡이균이 증식하기 좋은 환경을 조성하여 감염을 야기한다. 그중 일부는 질 안으로 들어가 질염을 일으키기도 한다.

이 이론은 나트륨-포도당 공동수용체 2 SGLT2 억제제에 속하는 치료제들과 관련된 심각한 생식기 감염(살을 파먹는 세균이 일으키는 것으로 알려진 괴사성 근막염)에 대한 미 식품의약국FDA의 위험성 경고에 의해 뒷받침된다. 여기에는 카나글리플로진canagliflozin, 다파글리플로진

dapagliflozin, 엠파글리플로진empagliflozin이 포함된다. 이 치료제들은 2형당뇨 환자들의 혈당을 낮추는 데 사용되며 신장이 더 많은 당을 제거할 수 있도록 돕는다. 그러나 피부의 포도당 증가로 이어져 (유해한) 병원균 증식에 유리해질 수 있다.

혈당 증가는 면역체계가 감염에 대응하는 방식이나 감염 예방을 돕는 건강한 세균에도 영향을 줄 수 있다.

하지만 당을 섭취할 때마다 질에 증상이 나타난다고 느끼는 한, 여기까지 다 읽었다 한들 (당뇨 환자를 제외하면) 질 내 곰팡이균과 당은 식단과 그다지 관련이 없다는 사실을 확신할 수 없을 것이다.

답은 소위 '노세보 효과nocebo effect'라는 현상에 있는데, 부정적인 예측이 건강에 부정적인 영향을 미친다는 뜻이다(기본적으로 부정적인 플라세보(위약) 반응이다). 뭔가 좋지 않은 일이 발생할 것이라는 믿음 때문에 일어난 부정적인 조건반사의 결과라고 할 수 있다. 당을 섭취한 후 자극성 반응을 경험한 사람이 거짓말을 한다거나 증상이 가짜라는 얘기가 아니다. 실제로 뇌에서 가려움이나 자극을 유발하는 화학적 변화가 일어나지만, 이 변화의 원인이 당이 아닌 부정적 예측이라는 것이다. 노세보 효과는 충실히 연구되고 있다. 모든 약물 실험에서 비교를 위해 한 그룹은 실제 약을, 한 그룹은 설탕으로 만든 비활성 위약을 복용하는데, 위약 복용자 중 최소 2~6퍼센트가 약물과 관련된 중대한 부작용으로 실험을 중단한다. 그러나 실제 약을 제공한 게 아니기 때문에 그들의 증상은 부정적 예측, 노세보 효과로 설명할 수밖에 없다.

빵이나 맥주나 와인이 곰팡이 감염을 야기할 수 있을까?

효모가 와인과 맥주, 빵을 만드는 데 사용된다는 점을 고려하면, 알코올이나 빵이 곰팡이 감염을 야기한다는 낭설이 어떻게 시작되었는지를 쉽게 알 수 있다. 프랑스인들이 수백 년간 질 좋은 빵과 와인을 즐겨 왔으나, 프랑스 여성들에게 집단 곰팡이 감염이 발생하지 않았다는 사실만 봐도 이것이 상식적으로 말이 안 된다는 걸 알 수 있다.

과학이 이러한 상식을 뒷받침한다. 빵과 알코올에 가장 많이 사용되는 효모는 사카로미세스세레비지애*Saccharomyces cerevisiae*인데 이것이 질 칸디다 감염을 일으키는 경우는 극히 드물다(약 1퍼센트). 사워도 빵 발효종은 주변 환경의 사카로미세스엑시구스*Saccharomyces exiguus*, 칸디다밀레리*Candida milleri*, 칸디다후밀리스*Candida humilis*와 같은 야생 효모와 사카로미세스세레비지애까지도 먹어치우므로, 사워도 빵 때문에 질 곰팡이 감염이 생기지도 않는다. 아직도 안심이 되지 않는다면 빵, 와인, 저온살균하거나 필터링한 맥주에 들어 있는 효모가 죽은 상태임을 떠올려보라. 필터링과 저온살균을 거치지 않은 맥주에는 휴면기 효모가 들어 있을 수 있지만, 다시 말하건대 이 역시 감염을 일으키는 유형은 아니다.

사워도 발효균으로 빵을 만든 후 질에서 곰팡이균이 자랐다는 한 여성의 주장에서 시작하는 것이 가장 좋을 것 같다. 우선 이 문제와 관련하여 우리는 그의 질에서 증식한 곰팡이균이 칸디다알비칸스*Candida albicans*(질 곰팡이 감염의 가장 흔한 원인)였는지, 아니면 다른 종류의 곰팡이균이었는지 알 수 없다. 무언가가 배양되었다는 믿음이 과학적인 증거일 수는 없다. 질은 세균으로 가득 차 있고 실험실에서 적절히 배양된 표본이 아니라면 온갖 미생물이 증식할 수 있으므로, 대부분은 곰팡이균이 아닐 것이다. 둘째, 그의 사워도 발효균도 다른 사워도 발효균과 마찬가지로 대기나 밀가루 표면 등에서 온 야생 효모를 먹어치웠을 것이므로 질 분비물에서 간신히 곰팡이균을 배양해냈다 하더라도 반죽에는 아무것도 더해진 게 없을 것이다. 온라인 유명세와 곰팡이 감염에 대한 더 큰 혼란 이외에는. 이런 얘기가 인터넷에 떠도는 걸 보면 제발 퍼뜨리지 말고 그냥 무시하자.

정 질 곰팡이균으로 빵을 구울 수 있다는 것을 증명하고 싶다면 밀가루에 실험실에서 배양된 칸디다알비칸스를 제빵용 이스트 대신 넣어야 할 것이다. 하지만 아무짝에도 쓸모없는 일이니 그만두자.

질에 가장 좋은 음식

질에 관해서는 나쁜 음식 좋은 음식이랄 게 없다. 많은 사람이 당황스러워하겠지만, 변형된 지방으로서 염증과 심장질환을 일으키는 가공지방인 트랜스지방을 제외하고는 좋은 음식, 나쁜 음식이라는 것 자체가 없다. 트랜스지방은 온갖 건강상의 이유를 대서라도 피하자(휘핑크림과 작별해야 한다는 의미다). 건강한 식단과 덜 건강한 식단을 구분하여 잘 먹는 것은 예방 차원에서 바람직한 일이지만, 질에는 특정 음식을 먹는 식의 치료법이 적용되지 않는다.

요로감염이나 방광염 예방을 위한 크랜베리주스는 어떨까? 현대적인 방광염 진단법도 항생제도 없었던 1900년대 초, 의사들은 크랜베리주스를 권했다. 크랜베리 대사 과정에서 분비되는 히푸르산이 소변을 강산성으로 만들기 때문이다. 그들은 소변의 산성이 세균이 자라나는 것을 억제하리라고 믿었다. 또한 크랜베리에는 세균과 요로세포의 결합(세균이 세포에 들러붙는 것은 감염의 필수 단계다)을 억제하는 렉틴(단백질)이 들어 있었다. 두 가설 모두 생물학적으로 타당하고 연구할 가치가 있지만, 다수의 연구가 크랜베리주스의 효능을 밝히는 데 실패했다. 게다가 주스는 영양학적으로 무가치한 자연의 탄산음료일 뿐이다. 크랜베리주스는 무가당이라 할지라도 당이 많이 들어 있고 일부 제품엔 탄산음료에 들어간 분량의 당이 들어 있다.

한편 두 건의 소규모 연구가 포화지방(육류와 유제품 같은 동물성 지방) 함량이 높은 식단과 세균성 질염의 연관성을 보여주었지만 확실한 결론을 내리지는 못했다. 고지방 식단 역시 연관은 있을지언정 원인은 될 수 없다. 즉, 해당 식단을 섭취하는 여성들은 질염과 관련된 다른 위험 요인이 있을 가능성이 높다. 이러한 연관성이 생물학적으로 어떻게 가능한지는 알려져 있지 않다. 우리가 포화지방 함량이 지나치게 높은 식단을 피하려고 노력하는 이유는 질 건강 외에도 다른 건강상의 이유들이 있기 때문이다.

질 건강과 관련하여 예방 차원에서 내가 해줄 수 있는 최선의 조언은 하루에 최소 25그램 이상의 섬유질을 섭취하라는 것이다. 섬유질이 장내 유익균의 먹이가 되는 프리바이오틱스이기 때문이다. 또한 섬유질은 수분을 끌어와 대변을 부드럽게 하고 장내에서 더 빨리 이동하도록 도움으로써 변비를 예방한다. 변비는 무리한 힘주기로 이어져 (성교통이나 골반통을 유발할 수 있는) 골반저근연축과 치질을 야기할 수 있다. 미국인은 하루 평균 7~8그램의 섬유질을 섭취하는데, 내가 섬유질 섭취량을 계산해보라고 권장하는 이유가 여기에 있다. 하루 이틀간 먹은 것을 전부 기록하여 섬유질 섭취량을 확인해보면 이후 필요에 따라 섭취량을 조절할 수 있다. 게으른 편인 나는 1회 분량에 8~13그램의 섬유질이 들어 있는 시리얼을 거의 매일 먹음으로써 하루를 시작하기 전 일일 권장 섭취량의 3분의 1에서 절반 정도를 섭취한다.

많은 사람이 장내 유익균의 배양을 돕는 요구르트, 사워크라우트, 콤부차 등의 발효식품에 대해 묻는다. 이런 식품들은 소화기 건강에 유익한 세균일지 몰라도 질 건강에 적합한 젖산균종을 함유하지는 않는다. 일부 연구에서 요구르트와 같은 발효 유제품이 방광암, 심장질환, 치주질환, 심혈관계 질환의 감소와 연관성을 갖는지 조사했다. 발효는 채소의 영양학적 가치를 높이고 흡수 가능한 철분의 양을 증가시켜줄 수 있다. 많은 여성이 철분 부족 상태이기 때문에 해가 되는 일은 없을 것이다.

항생제 투여 후 발효 유제품과 채소의 세균이 정상적인 장내 세균에 유익한 영향을 줄 수는 있지만, 질 건강에 미치는 영향은 아직 연구되지 않았다. 항생제 투여 중이라면 발효 식품 섭취는 장내 세균에 대한 항생제의 영향(항생제가 설사를 유발할 수 있다)을 줄이는 그럴싸한 전략이다. 그러나 효과를 입증한 연구가 없으므로 발효 식품을 좋아하지 않거나 이런 전략이 영 내키지 않는 사람에게까지 강요할 생각은 없다. 나는 개인적으로 사워크라우트나 콤부차는 질색이기 때문에, 이런 식품들이 항생제 투여 후 장내 세균을 보호한다는 것을 보여주는 매우 강력한 연구들이 뒷받침되었을 때나 한 번쯤 시도해볼 요량이다.

꼭 알아두기

음식은 질 냄새를 바꾸지 못한다.

항칸디다 식단이라는 것은 없다. 당뇨가 아니라면 식단에 의해 곰팡이균에 감염되는 일은 없을 것이다(당뇨가 있더라도 당 섭취는 소변과 면역체계에 영향을 미칠 뿐이다).

크랜베리주스가 방광염을 예방한다는 증거는 없다.

하루 25그램의 섬유질을 섭취하면 장 건강을 유지하는 데 도움이 되고 질 건강에도 간접적인 도움이 된다.

항생제를 복용하고 있다면 발효 식품이 유용할지도 모른다(방점은 '모른다'에 있다).

8장 속옷에 관해 꼭 알아야 할 것

The Bottom Line on Underwear

대부분의 여성은 곰팡이 감염을 비롯해 질이 뒤집어지는 것을 막기 위해 흰색 면 속옷을 입으라는 의학적 권고를 적어도 한 번(보통은 한 번 이상)은 듣는다. 이런 말을 들으면 질과 외음이 마치 곧 들이닥칠 재난이라도 되는 것 같다. 외음은 대소변과 혈액을 감당할 수 있고 질은 혈액과 정액은 물론 아기까지 감당해내는 마당에 검은색 레이스 끈 팬티 따위가 질이나 외음에 대재앙을 일으킬 수 있다는 발상은 말이 안된다.

나는 예쁜 속옷을 좋아한다. 그건 아마도 우리 엄마가 수년간 '정숙한 소녀'(곧, 생식만을 위해 섹스를 하는 사람)가 입는 것이라며 흉측하고 큼지막한 꽃무늬 속옷을 사줬기 때문일 것이다. 게다가 평생 외과용 수술복을 입다 보니 옷으로 할 수 있는 자기표현이라곤 그 안에 입는 속옷뿐이었다는 점도 한몫했다. 어쨌든 레이스나 염색 원단이 외음에 해가 됐다면 굳이 그런 것들을 입음으로써 잠재적인 감염 위험에 노출되려 들지는 않았을 것이다.

정말 흰색 면 속옷이 곰팡이 감염으로부터 우리를 보호해주지 못할까?

흰색 면 속옷에 대한 근거 없는 믿음은 질 생태계나 곰팡이 감염의 생물학적 정보가 알려지기 전부터 시작되었다. 얼마나 오래되었는지는 확실하지 않지만, 여성들이 라이솔(주방세제나 방향제로 사용하는 살균소독제)을 이용한 질 세정을 권유받고 레이스가 '문란함'을 의미했던 시대로 거슬러 올라간다고 해도 놀랍지 않을 것이다.

폴리에스테르 속옷, 팬티스타킹과 곰팡이 감염의 연관성을 살펴본 몇 건의 수준 낮은 연구가 있다. 이 연구들은 곰팡이 감염 과거력이 있는 여성들과 없는 여성들을 인터뷰하고 어떤 종류의 속옷을 입는지 조사했다. 감염 여부는 배양 검사(가장 표준적인 방법)가 아닌 자가진단으로 확인했다. 그러나 감염을 자가진단하는 여성 중 무려 70퍼센트가 잘못된 판단을 내리기 때문에 이런 방식은 부적절하다. 외음이나 질의 자극처럼 뭔가 안 좋은 일이 일어나면, 과거에 비슷한 경험을 했던 사람들은 그렇지 않은 사람들보다 관련된 사항을 더 쉽게 상기한다. 이것을 회상편향이라고 부른다. 극심한 가려움증과 자극을 겪는 동안 흰색 면 속옷을 입으라는 조언을 들어왔다면 속옷을 바꿈으로써 플라세보 효과를 얻었을 수 있다. 그러나 양질의 최근 연구들은 속옷과 곰팡이 감염이 무관하다는 사실을 보여준다.

속옷이 문제를 야기하려면 질 생태계를 변화시키거나(피부의 pH를 바꾸는 식으로) 과량의 수분을 가두거나 마찰을 일으켜야 할 것이다. 수분과 마찰의 조합은 미세외상을 유발하면서 정상적인 곰팡이의 감염을 일으킬 수 있다.

속옷은 체내에 있는 질의 pH를 바꿀 수 없다. 꽉 끼는 옷이 외음 피부에 미치는 영향을 살펴본 연구들은 이러한 옷들이 세균 군집 형성이나 pH에 아무런 영향을 주지 않는다고 밝혔다. 한 연구는 면 재질은 아니지만 피부의 수분을 증발시켜 쾌적함을 높여주도록 새롭게 고안된 운동선수용(기능성) 속옷을 검토했고 우려할 만한 건강상의 문제를 발견하지 못했다. 끈 팬티 역시 부정적인 영향을 주지 않는 것으로 나타났다.

외음의 산성도와 미세 환경을 바꿀 수 있는 것은 밀폐된 속옷뿐이다. 비닐이나 라텍스 재질이라 방수가 잘되는 속옷을 생각해보라. 매일 실

8장 속옷에 관해 꼭 알아야 할 것

금융 방수 속옷을 입어야 하는 여성들에게는 문제가 될 수 있다.

속옷은 몸에 꼭 맞아야 한다. 속옷이 사타구니를 당기거나 파고들거나 마찰을 일으키면 피부 자극을 유발할 수 있지만, 보통 그렇게 불편한 속옷은 건강 문제를 일으킬 때까지 오래 입지 못한다. 또한 땀을 흘리게 하는 종류는 모두 문제를 일으킬 수 있기 때문에 비닐이나 라텍스 재질의 속옷은 입지 않는 것이 최선이다.

수영복은 어떨까?

여자들이 하루 종일 축축한 수영복을 입고 앉아 있는 줄 아는 사람들을 보면 강한 의문이 든다. 수영복 가지고 호들갑을 떠는 사람들은 요즘 수영복을 한 번이라도 본 적이 있을까? 내 수영복은 단시간에 마르는 편이다. 이 점이 중요하다. 물이 조금 피부에 묻는다고 해로울 건 없다. 만약 그랬다면 우리는 상당히 불행한 방향으로 진화했을 것이다. 외음 피부는 젖을 일이 많으며, 물에 들어가 한참을 보내는 사람도 많다. 젖더라도 빨리 마른다면 문제가 되지 않는다. 몇 시간 동안 흠뻑 젖은 옷을 입고 있으면 수분과 마찰에 의해 표피가 손상되는 침연浸軟, maceration이 일어나 피부 자극이 발생할 수 있다. 그래서 달리기 선수들은 긴 경기를 시작하기 전 땀과 마찰에 의한 침연을 방지하기 위해 허벅지 사이에 바셀린을 바른다. 흠뻑 젖은 수영복 위에 옷을 걸치면 피부가 쓸릴 수 있지만, 대부분의 여성은 표피 손상을 입기 전에 젖은 바지나 반바지의 불편함을 견디지 못하고 옷을 갈아입을 것이다.

속옷을 입기는 해야 할까?

속옷을 입거나 입지 말아야 할 의학적 근거는 없다. 많은 여성이 '질이 숨을 쉴 수 있도록' 속옷을 입지 않는다고 하지만 외음과 질에는 폐

기본 관리

가 없다. 질은 산소뿐 아니라 공기 자체를 좋아하지 않는다. 요실금용 팬티 같은 밀폐성 속옷은 외음 피부에 영향을 줄 수 있으므로 수시로 통풍을 시켜주는 것이 피부에 유익하나, 그 외의 경우에 공기를 얼마나 통하게 할지는 개인의 선택이다.

바지 솔기가 피부에 닿는 걸 불편해하는 여성이 있는가 하면 신경 쓰지 않는 여성도 있고 그런 촉감을 좋아하는 여성도 있다. 모두 괜찮다. 그저 어느 쪽이 편한지, 속옷을 어떻게 느끼는지, 질 분비물을 바지나 파자마 밑위에서 씻어낼지 속옷에서 씻어낼지 등 무엇을 선호하느냐에 달린 일이다.

속옷 세탁법이 중요할까?

여성들은 속옷을 세탁할 때 살균을 해야 한다면서 순한 세제를 쓰라는 모순적인 권고를 듣는다.

상식에서 시작해보자. 방광이나 장을 비울 때마다 소변과 대변의 미세한 입자가 피부에 묻는다. 외음부는 멸균 상태일 수가 없고 질은 세균으로 가득 차 있다. 세균과 관련하여 상태를 악화시킬 수 있는 유일한 방법은 속옷을 미처리 하수에 씻는 것이다(그렇다, 효과적인 전달을 위해 조금 과장하는 중이다). 일주일 내내 같은 속옷을 입더라도 살짝 숙성된 체취가 나고 분비물이 조금 굳을 뿐이지, 세균에 감염되지는 않는다.

실험이 있었던 건 아니지만 제모 후에는 깨끗한 속옷이 의학적으로 중요할 수 있다. (다듬기를 제외한) 모든 형태의 음모 관리가 미세외상을 초래하기 때문에 이런 경우에는 갓 세탁한 속옷을 입는 편이 바람직할 걸로 보인다. 기억하라, 외음 피부염은 대부분 피부에 있던 정상적인 곰팡이나 세균이 상처를 통해 최전방을 뚫고 들어가면서 촉발된다.

요즘 나오는 세제를 사용하면서 따뜻한 물까지 추가할 필요는 없을 것 같다. 생활과학자는 아니지만 (에너지가 매우 비싼 캘리포니아에 사는) 나는 비용 절약과 환경을 위해 찬물로 세탁한다. 우리가 사용하는 모든 전기는 어느 정도의 생태발자국을 남긴다.

자극원으로 알려져 있는 향수와 향료(식물에서 추출했는지, 실험실에서 만들어졌는지는 중요하지 않다)가 들어간 제품, 특히 피부에 닿는 속옷은 자극에 취약한 외음을 위해 피하는 것이 상책이다. 외음 이외의 부위에는 괜찮을 것이다. 그러니 '향료나 형광증백제 등이 들어가지 않은' 세제를 사용할 것을 추천한다. 아무 문제가 없다면 '긁어 부스럼 만들지 말자' 정신도 괜찮지만, 굳이 잠재적인 알레르기 항원에 노출될 필요도 없지 않은가?

세제에 대한 알레르기 반응이 걱정스럽고 향료가 들어가지 않은 제품으로 바꿔도 별 도움이 안 됐다면, 다음 단계는 산부인과의사와 상담하여 다른 원인들을 감별하는 것이다. 여기서 아무것도 발견하지 못한다면, 알레르기내과나 피부과전문의(국소 반응을 보기 위해 피부 검사를 하기도 한다)를 만나보는 것이 바람직하다.

알레르기 반응을 일으킬 수 있는 섬유유연제와 드라이어시트(종이처럼 뽑아 쓰는 섬유유연제로 건조기에 주로 쓰인다)도 피하는 것이 좋다. 증류한 백식초를 뚜껑에 가득 채워 섬유유연제 칸에 부어 쓰면 저렴한 가격으로 세탁물을 부드럽게 할 수 있고, 환경에도 더 좋을 것이다. 섬유유연제가 드럼세탁기의 악취와 흰곰팡이를 증가시킬 수 있다는 점에서도 식초를 사용하는 편이 더 유익하다.

그래도 속옷이 거슬린다면……

속옷이 몸에 잘 맞고 비닐이나 라텍스 재질이 아니며 섬유유연제나

드라이어시트 대신 무향 세제를 사용하고 있다면, 속옷이 문제라고 보기는 어렵다. 가장 빈번한 원인은 아무 관계없는 증상을 가지고 속옷을 탓하는 것이다. 속옷에 의한 가벼운 접촉이나 마찰만으로도 통증이나 자극을 느낀다면 외음부통(외음부의 신경통), 경화태선이나 만성단순태선 같은 피부질환 때문일 가능성이 있다(33장과 35장을 참조하라).

꼭 알아두기

속옷은 마음에 들고 몸에 잘 맞는 걸 입으면 된다.

흠뻑 젖은 옷을 입은 채로 피부가 쓸리도록 오래 돌아다니지 말자.

음모를 제모한 직후에는 깨끗한 속옷을 입는 것이 바람직하다.

밀폐된 속옷은 염증을 유발할 수 있다.

속옷이 증상을 유발한다고 생각한다면, 실은 애꿎은 속옷을 탓하는 증상일 가능성이 높다.

9장   윤활제의 실체   The Lowdown on Lube

여성들은 새로운 시도를 해보기 위해, 즐겁고 편안한 섹스를 위해 윤활제를 사용한다고 보고한다. 또한 콘돔을 쓸 때 윤활제를 병용하는 것도 중요한데, 콘돔이 손상되는 것을 줄일 수 있기 때문이다—침은 이에 해당되지 않으며 좋은 윤활제도 아니다. 영화에서 본 게 있겠지만, 꿀은 건너뛰려고 한다. 봐줄 수 없는 부작용을 좀 봤기 때문이다.

  2014년 설문조사에 따르면 65퍼센트의 여성이 윤활제를 사용한 적이 있다고 보고했고 20퍼센트는 지난 30일 내에 윤활제를 사용했다고 보고했다.

  윤활제가 전혀 필요하지 않았는데 갑자기 질 생태계가 정원에서 사막으로 바뀐 것처럼 느껴진다면 의료인을 찾아가 질 건조증을 유발하는 질환이 있는지 확인해보는 것이 좋다. 가장 흔한 원인은 폐경이며 곰팡이 감염, 모유 수유, 에스트로겐을 함유하지 않는 호르몬 피임약(이를테면 데포프로베라Depo-Provera 주사*나 피하삽입형 피임장치 넥스플라논Nexplanon**), 질 주변의 근육 연축(근육이 당기고 켕기면 더 많은 마찰이 일어나 건조하게 느껴질 수 있다)도 질 건조증을 유발할 수 있다.

  여자들이 하는 말을 들어보면 남자 파트너가 윤활제를 '싫어하거나' 그것이 발기에 영향을 준다는 얘기를 듣는다고 한다. 음경이 무슨 푸딩

---

* 우리나라에서는 사야나라는 약품이 쓰인다.
** 우리나라에서는 임플라논 NXT가 쓰인다.

에 파묻히듯 겨우 몇 밀리리터(30그램도 안 되는 양이다)밖에 안 되는 윤활제에 파묻힐 리는 없다. 내가 비뇨기과의사는 아니지만, '너무 축축하다'는 핑계를 대는 남자라면 흥분한 질이 어떤 느낌인지를 모르거나 자신의 질환, 보통은 발기부전에 대한 책임을 여자에게 떠넘기는 것일 수 있다.

애액은 (4장에서 설명한) 성적 반응 주기의 일부이며 그날그날의 컨디션에 따라서도 파트너에 따라서도 달라질 수 있다. 전희와 삽입을 얼마나 했는지에 따라서도 필요한 것이 달라진다. 이따금 마음은 저만치 앞서가는데 몸이 따라주지 않을 때는 약간의 윤활제 부스터가 목표 지점에 더 빨리 도달하도록 도움을 줄 수 있다.

이유가 무엇이든 윤활제는 우리의 친구다! 내게 윤활제는 안경 같은 존재다. 안경이 늘 필요한 사람도 있고, 노안 때문에 필요한 사람도 있고, 책을 읽을 때만 필요한 사람도 있다. 하지만 어느 누구도 안경을 쓴다고 비난하지 않는다.

기억하라, 파티에 어떻게 갔는지보다 더 중요한 건 참석해서 즐거운 시간을 보냈다는 사실임을!

윤활제 고르기

드러그스토어나 온라인 상점의 윤활제 코너에 더해 성인용품점까지 너무 많은 선택지가 쏟아진다고 느끼는 사람도 있을 것이다. 그나마 성인용품점에는 모든 제품의 세부 사항을 설명해줄 수 있는 전문 안내원이 있다.

윤활제는 수용성, 실리콘, 하이브리드(실리콘과 수용성의 혼합), 지용성, 순수 오일(올리브유나 코코넛오일 등)의 범주로 나뉜다. 실리콘 윤활제는 수용성 윤활제와 달리 조직에 오래 남기 때문에 여러 번 덧바를 필요가 없고 샤워나 목욕 중에도 사용할 수 있다. 어떤 사람들은 실리콘이 수용성에 비해 씻어내기 어렵다고 한다. 지용성은 지속력이 강하고 감촉에 대한 선호도도 높지만 시트에 얼룩을 남길 수 있다. 수용성은 씻어내기가 가장 수월하다. 지금 언급한 윤활제들은 모두 애널섹스에도 사용할 수 있다.

어떤 사람들은 윤활제의 감촉을 매우 중요하게 여기는데, 이는 지극히 개인적인 영역에 속한다. 촉감에서 신중히 고려해야 할 요소는 발림성과 점성이다. 세척이 더 중요한 사람도 있고 맛을 문제 삼는 사람도 있지만, 적당히 촉촉하고 맡은 바 임무만 잘 수행한다면 상관없다는 사람도 있다! 윤활제의 큰 장점은 저렴하기 때문에 자신에게 가장 잘 맞는 제품을 찾기 위해 부담 없이 이것저것 시도해볼 수 있다는 것이다.

감촉과 세척법뿐 아니라, 윤활제가 질 조직을 자극하는지, 건강한 세균에 부정적인 영향을 미치지 않는지를 확인하는 것도 중요하다. 세계보건기구는 수용성 윤활제에 관한 가이드라인을 제시했다. 특히 pH가 (질 내 pH와 같은) 3.5~4.5이고 삼투질 농도(액체에 녹아 있는 물질의 농도로, 낮으면 입자가 적고 높으면 입자가 많다는 뜻이다)가 킬로그램당 380밀리오스몰 이하인 윤활제를 사용할 것을 권고한다.

질 분비물의 삼투질 농도는 킬로그램당 260~280밀리오스몰이다. 윤활제의 삼투질 농도가 높으면 질조직의 수분을 끌어당겨 자극을 야기하고 미세외상을 증가시킬 수 있으며, 이론상 성매개감염의 위험성을 증가시킨다. 세계보건기구는 삼투질 농도가 킬로그램당 1200밀리오스몰 이상인 윤활제는 사용하지 말 것을 권고한다. 이 권고는 실리콘과 순수 오일에는 적용되지 않는데, 물을 함유하고 있지 않아 pH(물에 들어 있는 수소이온 농도)와 삼투질 농도를 측정할 수 없기 때문이다.

콘돔과의 병용 가능성도 고려해야 할 것이다. 예를 들어 지용성 윤활제는 라텍스 콘돔을 무르게 만들 수 있다. 실리콘과 수용성은 괜찮다. 폴리우레탄 콘돔에는 모든 윤활제를 사용할 수 있다. 섹스토이와의 병용도 문제를 야기할 수 있다. 특히 실리콘 윤활제는 실리콘으로 만든 섹스토이를 녹일 수 있으므로 윤활제 선택에 관한 제조사의 권고 사항을 따라야 한다. 대부분의 실리콘 윤활제는 기본적으로 사이클로메티콘과 디메티콘을 함유한다.

제품 성분은 언제든 바뀔 수 있으니 항상 라벨을 확인하는 것이 중요하다. 다음은 안전을 위해 더 자세히 알아야 할 성분들이다.

- **글리세린(글리세롤)과 프로필렌글리콜** 여러 수용성 윤활제에 들어 있는 방부제. 세계보건기구는 삼투질 농도가 높은 글리세롤의 총 함유량을 8.3퍼센트 이하로 제한하라고 권고한다. 글리세린 및 프로필렌글리콜은 곰팡이균의 먹이원으로 사용되며 곰팡이 감염을 부추길 수 있다. 글리세린 함량이 높아 생기는 자극감을 곰팡이 감염으로 착각하게 되는 경우도 있을 수 있다.
- **파라벤** 일부 수용성 윤활제에서 발견되는 방부제. 파라벤은 내분비교란물질(환경호르몬)이기 때문에 안전하다고 여겨지는 양을 사용하더라도 조직에 호르몬처럼 작용하여 부정적인 영향을 미칠 수 있다. (대기 중 산소 농도인 17퍼센트는 인체에 전혀 해롭지 않지만) 100퍼센트 산소는 폐에 치명적이듯, 안전성 측면에서 농도는 중요한 문제다. 라벤더와 대마(마리화나) 등 여러 식물에도 내분비교란물질이 함유되어 있는데, 연구를 통해 안전상의 문제가 제기되어도 쉽게 간과된다. 파라벤의 알레르기 반응에 대해서는 제대로 된 실험들이 있어왔는데, 자극을 유발할 가능성은 없어 보인다.
- **클로르헥시딘글루코네이트** 역시 방부제로, 한 연구를 통해 유익균을 모조리 제거하는 것으로 나타났으니 피하는 것이 최선이다.

- **폴리쿼터늄** 인간면역결핍바이러스 1형HIV-1의 복제를 증가시킬 수 있는 방부제. 단언할 수 있을 만큼 충분히 연구되지는 않았지만, 세계보건기구는 더 많은 데이터가 축적될 때까지 금지 목록에 올려둘 것을 제안하고 있다.
- **따뜻하거나 차갑거나 따끔거리는 윤활제** 이런 느낌을 유발하는 성분으로는 고농도의 프로필렌글리콜, 알코올, 식물 성분, 멘톨, 심지어 캡사이신(고추의 매운 성분으로 질에 닿으면 타들어가는 느낌이 날 것이다!)이 있다. 일부는 자극을 야기할 수 있으며 멘톨 같은 물질도 질에서 실험을 거친 게 아니므로 그 영향에 대해 알 수 없다. '천연' '식물성'이라고 써 있다 해서 그것이 안전하다는 의미는 아니다.
- **히드록시에틸셀룰로스** 일부 수용성 윤활제의 '발림성'에 관여한다. 몇 가지 유기농 윤활제가 히드록시에틸셀룰로스를 식물에서 유래하는 천연 성분으로 홍보하지만, 실은 기존의 여러 윤활제에도 들어 있는 성분들로 특별하거나 희귀한 성분이 아니다. 히드록시에틸셀룰로스는 곰팡이의 먹이원으로도 사용될 수 있다.
- **'천연' 또는 '유기농' 윤활제** 마케팅 용어에 불과하다. 모든 수분 베이스 윤활제가 방부제를 함유하므로 천연이라고 해서 무조건 무방부제인 것은 아니다. 심지어 어떤 윤활제는 방부제가 "해로울 정도는 아니고not enough for harm 딱 안전할 만큼만" 들어갔다고 선전한다. 해를 끼치려고 방부제를 넣는 제조사는 없을 것이다. 방부제는 세균을 막기 위해 쓸 뿐이다. 내가 개인적으로 이런 식의 아리송한 광고 표현을 싫어하는 이유는 '천연'을 내세우는 제조사가 실은 기존 제품과 똑같은 제품을 팔면서 그러지 않는 척 하기 때문이다.
- **지용성 윤활제** 아몬드유, 해바라기씨유, 시어버터 등 다양한 기름을 포함한다. 일부는 밀랍과 비타민E를 함유한다. 브랜드마다 고유의 혼합 비율이 있을 것이다.
- **요리유** 올리브유나 코코넛오일 등이 있다. 기름 성분과 곰팡이의 높은 군집 형성률 사이의 연관성을 보여준 연구도 있고, 올리브유가 폐경기 여성들에게 부정

적인 영향을 주지 않는다고 밝힌 연구도 있다. 다년간 의사들의 추천을 받았고 효과가 있는 듯 보였던 크리스코crisco(쇼트닝)는 건강에 좋지 않은 트랜스지방을 포함한다(7장을 참조하라). 체내에 흡수되지 않더라도 심장질환과 관련된 기름을 몸 안에 넣는다는 생각 자체가 직관에 반한다. 코코넛오일에 관해서는 연구된 게 없지만, 몇 년간 사용해왔다는 환자들을 숱하게 만나면서 불평을 들어본 기억은 없다.

• **바셀린** 적어도 두 건의 연구에서 바셀린을 윤활제로 사용하는 것과 세균성 질염의 상관관계가 밝혀졌다. 그러니 건너뛰도록 하자.

임신을 하려면 특수한 윤활제가 필요할까?

몇몇 실험 연구(시험관 내 연구)에서 일부 윤활제가 정자 기능에 영향을 미칠 것이라고 주장해왔지만, 정자 친화적이라는 윤활제가 정자의 운동을 막았다는 연구도 있고 그렇지 않은 연구도 있어 상반된 결과들이 도출되고 있다. 일부 데이터는 글리세린 농도가 10퍼센트 이상인 윤활제가 문제일 수 있다고 하지만, 실상 이런 데이터는 도처에 널려 있다. 올리브유, 카놀라유, 미네랄오일을 실험한 결과 올리브유만 정자에 부정적인 영향을 주는 것으로 나타났다. 일부 윤활제에서 발견되는 파라벤이 정자를 손상시킬 수 있다는 의혹을 제기하던 사람들도 있었지만, 이 주장을 뒷받침할 증거는 전혀 없다.

몇 가지 윤활제가 정자에 대한 안전성을 홍보하지만, 임신을 시도 중인 여성들을 추적한 연구에 따르면 정자 친화적인 윤활제를 사용한 여성과 그러지 않은 여성의 임신 성공률에는 어떠한 차이도 없었다.

그건 이상한데, 싶을 것이다! 윤활제를 배양접시에 있는 정자에 부었을 때와 실제 질에서 사용할 때 일어나는 일은 사뭇 다르다. 침도 정자의 운동성을 떨어뜨린다는 것을 명심하라. 하지만 아무도 임신을 원하는 커플에게 오럴섹스를 피하라고 말하지는 않는다.

그렇다면 뭘 해야 할까? 임신을 계획 중인 평범한 사람들에게 이런 특수 윤활제의 이면에 감춰진 과학이라고 해봐야 아리송하게만 보이겠지만, 글리세린 함량이 높은 윤활제를 피하는 것이 질에 가장 좋으니 최소한 그건 피하자.

운동성이 한참 떨어지는 정자라면 윤활제의 미미한 영향도 문제가 될 수 있지만, 정자 기능과 관련해 난임 진단을 받거나 난임 치료 전문의가 특별히 권한 경우가 아니라면 굳이 값비싼 '정자 친화적' 윤활제를 사용할 필요는 없다.

꼭 알아두기

즐거운 섹스를 위해 윤활제를 사용하는 것은 지극히 정상이다.

윤활제가 성기능에 영향을 미친다고 말하는 남자 파트너가 있다면, 당신이 아닌 그가 의사를 만나봐야 한다.

삼투질 농도가 킬로그램당 1200밀리오스몰 이상인 수용성 윤활제는 피하라.

'천연' 윤활제 및 기존 윤활제에 들어가는 히드록시에틸셀룰로스는 곰팡이 감염에 영향을 줄 수 있다.

남성 난임 문제가 없는 한 '정자 친화적' 윤활제가 필요함을 시사하는 적절한 데이터는 존재하지 않는다.

10장   케겔운동   Kegel Exercises

1940년대 캘리포니아의 산부인과의사였던 아널드 케겔 박사는 골반 저근육의 약화가 복압성요실금(기침이나 재채기와 함께 소변이 새어나오는 증상)을 비롯해 자신이 '여성 질환'이라고 불렀던 증상 및 '여성 생식기와 관련된 모호한 불편 증상들'에 영향을 준다는 사실을 알아냈다. 그에게 물어볼 수는 없지만 여성 질환이나 여성 생식기 증상들은 아마도 성교통이 있거나 오르가슴에 도달하기 어려운 증상을 의미하는 암호일 수도 있다. 당시는 여성의학과 의사에게조차 완곡한 표현을 기대했던 시대였으니.

케겔 박사 이전까지 골반저는 성기능을 유의미하게 다루지 않는 남의사들이 대부분이었던 의료계에서 무시당해왔다. 섹스에 관심을 두는 여자들을 '문란한 여자'로 치부하던 사회 규범도 여성의 성 건강에 대한 논의를 방해했다. 게다가 대부분의 인체 해부는 노화에 의해 근육량이 감소한 노령층의 시신을 대상으로 이루어진다. 만약 의과대학 해부학 교실에서 경험한 것만 가지고 계속 일을 해야 했다면 나 역시 여성의 골반저근육을 중요하지 않은 근육 그룹으로 생각했을 것이다.

골반저근육의 약화가 출산 후에 빈번히 나타난다는 사실을 확인한 케겔 박사는 매우 기민하고 상식적인 견해를 제시했다. 운동으로 이두근과 같은 근육을 강화하듯 골반저근육을 강화할 수는 없을까?

수많은 연구 끝에 케겔 박사는 페리니오미터perineometer라는 기구를 개발했다. 질에 삽입할 수 있는 압축성 공에 다이얼이 달려 있는데, 혈압측정기에서 팔에 감는 커프만 뺀 모양과 비슷하게 생겼다. 이것을 질에 삽입하고 골반저근육을 수축시키면 압력계에 그 강도가 표시되었다. 케겔 박사의 원논문에 실렸던 기술은 현재까지도 그다지 변형되지 않았고, 초기 관찰 결과의 많은 부분이 초음파나 자기공명영상MRI과 같은 현대기술을 통해 증명되었다.

골반저근육 복습하기

2장에서 다루었던 내용을 기억하는가? 골반저근육에는 두 겹의 근육층이 있다. 깊은층인 항문올림근(두덩꼬리근, 두덩곧창자근, 엉덩꼬리근)은 두덩뼈(치골)부터 바깥으로는 엉덩이, 뒤로는 꼬리뼈(미골)까지 해먹처럼 뻗어 있으며 케겔운동이나 골반저근육 운동과 연관된 근육이다.

주로 출산 시 근육 열상으로 인해 발생하는 골반저의 이완과 손상은 실금과 골반장기탈출증으로 이어질 뿐 아니라 오르가슴의 강도를 약화시킬 수 있다. 또한 노화에 따른 근손실은 골반저에서도 마찬가지로 발생하는데 이는 나이가 들어감에 따라 이러한 질환이 더 많이 발생하는 이유다.

골반저근육 운동을 해야 하는 경우는?

골반저근육 운동은 요실금, 오르가슴을 느끼기 어렵거나 오르가슴이 약해진 경우, 골반장기탈출증, 변실금 치료에 도움을 줄 수 있다.

무증상인 20~30대 여성들이 이 운동을 하면 실금이나 기타 건강 문제를 예방할 수 있을까? 무증상 여성들에 대한 운동 효과를 살펴볼 수 있는 적절한 데이터는 아직 없다. 한 연구에서 골반저근육 운동을 수행한 피험자들이 질이 덜 '헐겁게' 느껴진다고 보고하긴 했지만 성기능 향상은 나타나지 않았다.

예방 차원의 골반저근육 운동을 해야 할지 여부는 답하기 어렵지만, 상식적으로 운동법을 정확히 숙지해둔다면 골반저근육 질환의 증상이 나타났을 때 운동을 더 쉽게 수행할 수 있을 것이다. 골반저근육 운동의 성생활 개선 효과를 확인하고자 한다면 재미있는 운동이 될 수도 있다. 골반저근육 운동을 함으로써 자신을 돌보고 있다는 느낌이 든다면, 그것도 좋은 일이다. 운동을 정확히 수행하되 가시적인 변화가 나타나지 않는다고 낙담하지만 않으면 된다.

또한 케겔운동은 과민성 방광이나 절박요실금이 있는 여성들이 다급한 상황에서 소변을 참고 화장실에 갈 수 있도록 하는 데도 도움이 된다. 화장실이 너무 급할 때 골반저근육 수축을 빠르게 1세트 수행하면 (이를 빠르게 튕기기quick flick라고 부른다) 방광이 일시적으로 이완되어 속옷을 적시지 않고도 화장실에 갈 수 있다. 배워서 나쁠 것 없는 기술이다.

골반저근육이 약한지는 어떻게 알 수 있을까?

실금이 있다면 확실히 골반저에 문제가 있다는 것을 알 수 있고 의사, 임상간호사, 골반저근육 물리치료사에게 이에 대해 물어볼 수 있다. 의료진이 장갑 낀 손가락을 질에 넣고 그것을 꽉 조여보라고 할 때도 있다. 골반저근육이 어디인지 느끼기 어렵다면 사람들과 함께 있다 방귀를 참으려고 안간힘을 썼을 때처럼 힘을 줘보면 바로 감이 올 것이다.

골반저근육의 근력을 보여주는 공식적인 점수체계가 있다. 꼭 알아야 할 필요는 없지만, 점수를 매겨보고 싶다면 이 척도를 참고하라. 0 = 수축하지 않음, 1 = 미약함, 2 = 약함, 3 = 보통, 4 = 양호, 5 = 강함. 인터넷에서 소위 질 쿵푸Vaginal Kung Fu라고 떠도는 것 — 용어를 지어내는 게 아니라 과학적 설명을 하려는 것뿐이다 — 처럼 골반저근육을 서핑보드나 바위를 들 수 있을 정도로 강하게 만들 필요는 없다. 골반저근육으로 무거운 물체를 들어 올리다가 근육에 열상을 입을 수도 있으므로 아무짝에도 쓸모없는 일이다. 골반저근육으로 호두를 깰 필요는 없다는 얘기다.

초음파와 바이오피드백biofeedback 장치(질 근육을 조이면 스크린을 통해 이를 시각화해 보여주는 센서로, 케겔 박사의 페리니오미터와 흡사하다)도 근력 측정에 사용될 수 있지만 보통 초진에는 필요하지 않다. 이런 장치들은 놀라움도 선사하지만 비용도 부과한다. 전반적인 지도를 받아도 골반저근육 운동을 못하는 여성들에게는 과거 찢어졌던 근육이 있는지 확인할 수 있는 초음파 검사가 유용할 수 있다.

골반저근육의 기능은 의식의 통제 밖에 있기 때문에(방광을 비우거나 오르가슴을 느끼는 것에 대해 생각하지 않는 것처럼) 어느 정도 훈련을 하지 않으면 즉각적으로 수축하기 어렵다. 평가와 교육이 수반된 검사 후에도 30퍼센트 이상의 여성이 여전히 이 운동을 어려워한다. 가장 흔한 실수는 골반저근육 대신 둔근(엉덩이), 엉덩관절모음근[고관절내전근](양쪽 허벅지를 함께 조임), 배근육[복근]을 수축하는 것이다. 더러는 숨을 참기도 하고 일부 여성들은 무리하게 힘을 주거나 (배변을 할 때처럼) 밀어내기도 한다. 기술적인 요인 외에 근육 열상과 신경 손상도 골반저근육의 움직임을 어렵게 만든다.

많은 연구가 정확한 운동법을 적용했는지에 대해 전문가의 확인을 거치지 않은 채 진행되었는데, 무증상 여성에게 예방적 효과가 없었던 것도 이러한 이유 때문일 수 있다.

운동 시작하기

첫 단계는 골반저근육 구분법을 배우는 것이다. 여기서 몇 가지 팁을 소개한다.

- 질로 구슬을 줍는다고 상상하라.
- 운동을 처음 해보거나 직접 눈으로 확인하고 싶다면 다리 사이에 거울을 놓고 질입구를 살펴보라. 질입구가 위로 들리면서 당겨져야 한다.
- 화장실에서 소변을 끊으려고 해보라. 소변의 흐름이 잦아들거나 멈추면 정확한 근육을 사용하고 있는 것이다. 연습이 아닌 확인을 위한 것이므로 그 감각을 기억하되, 한두 번 해보는 것으로 그쳐야 한다. 배뇨는 복잡한 반사작용이기에 너무 과하게 장난을 치다 보면 원하는 방식으로 작동하지 않을 수 있다!
- 북적거리는 엘리베이터 안에서 방귀를 참는다고 상상하면서 골반저근육을 조여보라. 동작이 정확하다면 무언가를 몸 안으로 잡아당기는 느낌이 들어야 한다.
- 윤활제를 바른 탐폰을 질에 넣고 끈을 부드럽게 잡아당기면서 골반저근육을 조여보라. 저항력이 느껴져야 한다. 초간단 바이오피드백이라고 할 수 있다.
- 손가락 한두 개를 질에 넣고 골반저근육을 조여보라. 꽉 조여지는 느낌이 들어야 한다.
- 성교 중에 파트너의 손가락이나 음경을 가지고 연습하면서 조이는 느낌이 드는지 물어보라.
- 골반저근육을 정확히 구분하고 있다는 확신이 들지 않는다면 의사나 임상간호사, 또는 골반저근육 물리치료사를 만나보는 것도 좋다.

실전 운동

골반저근육 구분이 편해지면 운동으로 넘어가라. 운동을 시작하기 전에 바닥에 누워 무릎을 굽히고 긴장이 풀리도록 숨을 깊이 들이쉬고 내쉰다. 복부(복벽), 엉덩이, 안쪽 허벅지가 항상 완전히 이완되어 있어야 한다. 그러면 골반저근육을 정확히 구분하는 데 도움이 된다.

골반저근육 운동은 두 가지 유형이 있는데 수축을 지속하는 것과 빠르게 튕기기다.

- **지속적인 수축** 조이고 수축한 상태를 유지하는 운동법이다. 골반저근육을 5초간 조였다가 10초간 완전히 이완하기(또는 2회 호흡하기, 더 쉬운 방법을 선택하라)로 시작하라. 한 번 수축하고 이완하는 것이 1회다. 하루 세 번씩 10회 반복한다. 수축 시간을 10초까지 늘려가면서 마찬가지로 하루 세 번씩 10회 반복한다.
- **빠르게 튕기기** 1~2초간 빠르게 수축했다가 이완하는 것을 5회하는 것이 1주기다. 1주기 후 5~10초간 휴식하는 것을 5회 반복(총 25회)하는 게 한 세트다. 하루 한 세트씩 세 번 실시하면 된다.

기침이나 재채기가 나오기 직전 지속적인 수축을 실시하면 소변이 새지 않도록 하는 데 도움이 될 것이다. 요의가 강렬하게 느껴지는 상황에서 요실금이 걱정된다면 빠르게 튕기기를 한 세트 실시해보라. 방광 근육이 일시적으로 이완되어 화장실로 침착하게 걸어갈 시간을 벌 수 있을 것이다.

효과를 확인하기까지는 6~12주가 걸린다. 모든 운동이 그렇듯 꾸준함이 핵심이다. 4~5개월간 매일 운동하면 최상의 효과를 얻을 것이다. 그 후에는 운동을 주 3일로 줄일 수 있다.

케겔운동이 안 돼요, 도와주세요!

만약 운동법을 완전히 익히기 어렵거나 몇 달 후에도 변화가 나타나지 않는다면, 관련 경험이 있는 산부인과의사나 운동법을 바로잡아줄 수 있는 골반저근육 물리치료사와 상담하여 근육 열상이나 신경 손상 등 근수축을 방해하는 요인이 있는지 확인하라. 골반저근육 운동은 정확히 실시하지 않으면 통증질환을 유발할 수 있으니, 매일 뭔가를 하는데 소득이 없다고 실망하지 마라. 의료전문가를 찾아가 골반저근육 약화로 오인될 수 있는 다른 질환을 감별해볼 수도 있다.

많은 여성이 전문 물리치료사에게 도움을 받을 수 있다. 대개는 몇 차례 방문하는 것이 전부이겠지만, 집에서 골반저근육 운동을 얼마나 자주 하는지에 따라 발전 속도도 달라진다는 것을 명심하라. 운동을 집에서 매일 하지 않으면 진전도 더뎌질 수 있다. 또한 물리치료사는 바이오피드백 기기와 전기자극기도 가지고 있다. 전기자극기는 통증을 야기하지 않을 정도의 미약한 전류를 골반저근육에 전달하여 혈류량을 증가시키고 근육을 수축시켜 뇌가 골반저근육을 구분하는 법을 배울 수 있도록 돕는다.

훈련장치와 앱 활용하기

저차원 기술에 의한 접근법은 1980년대에 처음 소개된 질 웨이트로, 보통 의료용 실리콘이나 스테인리스강으로 된 원통이나 공을 사용한다. 초기 연구는 20~100그램 웨이트 아홉 개로 구성된 세트를 사용했지만 현재는 다양한 '세트'(보통 네 개 이하의 웨이트)를 사용한다. 웨이트 삽입은 (골반저근육을 자극해) 가벼운 운동을 유도하며, 기본적으로 하루 두 번씩 15분간 선 자세로 가장 무거운 웨이트를 중력에 맞서 붙잡고 있는 방식이다. 많은 여성이 웨이트를 정확하게 사용하지 않고도 엉덩이나 허벅지, 복부를 수축하여 질 내에 웨이트를 붙들어둘 수 있으므로 운동법에 주의해야 한다. 아직 연구되지 않은 방법이지만, 끈 달린 웨이트를 질 안에 삽입하고 누운 자세로 끈을 당기면서 골반저근육을 수축하는 운동도 있다.

관련 데이터를 검토한 결과, 질 웨이트가 골반저근육 운동보다 더 효과적이지는 않다. 그러나 질 웨이트로 동기 부여가 되거나 이 방법이 마음에 든다면 몇 가지 기구를 성적 놀이에 사용할 수 있고(예를 들어 렐로Lelo라는 업체는 질 삽입이 가능한 바이브레이팅 볼을 제조한다), 이런 식으로 웨이트도 하나의 선택지가 될 수 있다.

또 다른 선택지는 피드백을 제공하는 가정용 기기다. 압력계가 달린 압력 펌프인 케겔의 페리니오미터처럼 여전히 시판 중인 몇 가지 저차원 기술 장치가 있을 것이다. 펌프를 세게 조일수록 눈금을 가리키는 바늘이 더 많이 움직이는 식이다.

질에 사용하는 최신 장치들은 블루투스로 연결되고 압력계가 아닌 스마트폰으로 피드백을 제공한다. 대표적인 장치가 엘비Elvie와 페리코치PeriCoach다. 국제비뇨부인과학회IUGA의 지지에도 불구하고, 엘비의 임상시험 결과는 2018년까지도 발표되지 않았다. 나는 이 사실을 확인하기 위해 렐로 사에 메일을 보냈다. 유명 인사들이 이런 제품들을 선전 일색에 기 빨리는 질 관리법의 일환으로 언급하면서, 그런 주장을 뒷받침할 연구도 대지 못하는 걸 들으면 맥이 빠진다.

저차원 기술을 이용한 골반저 훈련장치도 단순 운동에 비해 더 도움이 될 게 없는데, 관련 데이터도 없는 값비싼 최신 블루투스 장치를 추천하기는 어렵다. 물론 정말 강력한 흥미와 동기를 유발하는 제품이라면 130달러 이상의 가치가 있을 수도 있다. 스마트워치의 모든 기능을 주기적으로 사용하는 사람이라면 고차원 기술을 이용한 골반저근육 훈련장치에 흥미를 느낄 것이다. 하지만 저울을 욕실 구석에 방치해두는 사람이라면 자문해봐야 한다. 그런 기계라고 뭐가 다를까?

또 한 가지, 골반저근육 웨이트든 블루투스 훈련장치든 모두 적절히 세척할 수 있는지 확인하라. 고대 중국의 황후와 후궁 들이 비밀스럽게 성 훈련에 이용해왔다고 선전하는 구프Goop(2008년 귀네스 펠트로가 뉴스레터를 발행하며 시작한 뷰티, 패션, 웰니스 관련 라이프스타일 브랜드)의 악명 높은 옥알玉蛋功, jade egg은 선택하지 마라. 옥알이 정말 그런 종류의 기구라는 증거도 없고, 학자들이 아닌 캘리포니아의 영리 업체에만 알려졌다는 것도 뭐랄까, 다소 의심스럽다. 스마트폰 앱은 또 다른 선택지다. 골반저근육 운동을 기계적으로 얼마나 잘 수행하고 있는지를 알려주지는 못해도, 운동법에 대해 조언하고 교육하고 상기시킬 수 있다. 한 연구는 우메오대학에서 개발한 무료 앱 태트Tät를 살펴보고 앱을 사용하는 여성들이 그러지 않는 여성들보다 더 많은 개선 효과를 거뒀다는 것을 확인했다.

2019년 초반을 기준으로 100개 이상의 운동 앱이 시중에 있는데, 무엇을 어떻게 선택해야 할까? 2018년의 한 연구는 별도의 장치가 필요 없고 영어가 지원되는 비임신 여성용 골반저근육 훈련 앱 32개를 선정하여 내용, 사용상 편리함, 개인정보 보호 정책을 평가했다. 일부 앱은 수집한 데이터를 제3자에게 판매할 수 있기 때문에 이 앱이 수집할 데이터의 민감성을 고려한 여성들은 개인정보 제공에 동의하지 않을 수 있다.

전문가들이 가장 높게 평가한 케겔트레이너Kegel Trainer와 케겔트레이너 프로Kegel Trainer Pro는 최상의 고객 만족도를 기록했으며, 국제비뇨부인과학회 추천 앱이기도 하다.

꼭 알아두기

골반저근육이 약해지면 실금, 골반장기탈출증, 오르가슴 약화에 영향을 줄 수 있으며, 운동을 하면 도움이 된다.

골반저근육 운동이 무증상 여성들을 위한 예방 차원의 관리법으로 얼마나 효과적인지를 밝혀낸 적절한 데이터는 아직 없다.

골반저근육 운동은 생체 역학적으로 어려울 수 있다. 그래서 교육을 받고도 잘못된 근육을 쓰는 여성들이 있다.

많은 여성이 적절한 교육만 받으면 집에서도 골반저근육 운동을 곧잘 할 수 있다.

어떤 기구나 값비싼 훈련장치가 더 유익하다는 연구 결과는 없다. 다만 앱 사용의 유용성을 보여주는 연구가 있다.

3부

피부와 위생 관리

외음 세정
질 세정
음모 관리
피부 관리 제품

Skin Care and Cleansing

11장   외음 세정   Vulvar Cleansing

외음은 세정을 하더라도 대부분의 신체기관과 마찬가지로 의학적으로 약간의 세정이면 충분하다. 많은 사람이 충격적으로 받아들이겠지만, 얼마나 많이 씻는지는 어떻게 양육됐고 무엇을 선호하며 어디에 살고 얼마나 많은 오염물질을 몸에 묻히는지, 그리고 땀을 얼마나 흘리는지에 따라 달라진다. 의학적으로 주기적인 세정이 필요한 신체 부위는 치아와 손뿐이다. 우리는 문을 열거나 악수를 하거나 음식을 준비하면서 손에 묻은 바이러스나 세균을 눈 코 입으로 옮길 수 있다. 그러나 외음으로 악수를 하거나 음식을 먹거나 생닭을 자르지는 않는다.

또한 외음은 로마인들이 기름과 재를 반죽해 최초의 비누를 만들기 훨씬 이전부터 정액과 혈액, 대소변을 감당할 수 있도록 진화했다.

외음 세정의 기초

여성들이 외음을 씻는 주된 이유는 냄새 방지와 '청결한 느낌'을 위해서다. 여성 세정이라는 개념은 적어도 수 세기 동안 여성의 정상적인 성기와 분비물을 '더러운 것'으로 치부한 남성 지배적 사회에 의해 주도되었음을 기억하는 것이 중요하다.

또 다른 동력은 연간 수백만 달러가 오가는 여성 세정제 산업이다. 그들이 여러분의 건강을 위해 존재한다고 착각하지 마라. 그들은 여성들로 하여금 정상적인 자기 신체를 더럽다고 느끼고 '여성스러운 산뜻함'이 '자신감, 편안함, 청결함'이라고 여기게 하기 위해 존재한다. 그렇다, 이런 단어들은 인기 제품의 광고 문구다. 아직도 많은 상품 광고가 1930~1940년대 라이솔Lysol 사의 질 세정제 광고 수준을 벗어나지 못하고 있다.

나는 외음(그리고 질) 냄새를 하루 종일 맡는다. 이것은 실제로 내 업무의 일부로, 몇 가지 질 질환은 냄새와 관련되어 있다. 건강한 외음이라면 냄새가 다른 신체 부위에 비해 더 심하지 않다. 그날 샤워를 하지 않았거나 헬스장에서 곧장 병원으로 온 경우라도 냄새가 심하지 않다.

일부 여성들은 사타구니 안쪽과 항문 주변의 특수한 땀샘인 아포크린땀샘에서 나는 사타구니 냄새를 안다. 이곳은 겨드랑이 냄새와 맞먹는 냄새를 풍기는 생식관이다. 아포크린땀샘은 모공 깊숙이 위치하며, 산성 보호막의 일부가 되는 걸쭉하고 기름진 피지를 분비한다. 피부 세균은 이 물질을 분해하여 독특한 냄새를 풍기는 휘발성 화학물질을 방출할 수 있다. 또한 월경혈은 피부 표면의 지질과 반응하여 헤모글로빈의 철 분자를 산화시킴으로써 혈액에서 독특한 금속성 냄새가 나게 한다. 그 밖에 냄새와 씻는 빈도에 관해 고려해야 할 요인들은 실금, 남은 정액, 윤활제, 그리고 피부질환의 유무다. 외용 연고와 크림이 완전히 흡수되지 않으면 잔여물에서 약품 냄새가 날 수 있기 때문이다.

세정은 중등도에서 중증에 해당되는 요실금과 변실금을 앓는 여성들에게 가장 중요하다. 대소변은 피부의 산성막을 파괴하여 감염과 손상을 야기할 수 있으므로 오염된 피부를 세정하여 손상 가능성을 줄이는 것이 중요하다.

씻어야 할 부위

씻지 말아야 할 부위부터 시작하자. 질입구나 질어귀(소음순 안쪽)는 질처럼 점막으로 이루어진 조직이므로 세정이 필요 없다. 소음순에는 악취를 유발하는 아포크린땀샘이 없으며, 피부도 외음부에서 가장 얇고 염증에 취약하다. 한 가지 유용한 기본 원칙은 물을 제외한 어떤 세정제도 양 소음순 사이에는 묻히지 않는 것이다. 사타구니, 대음순, 불두덩, 항문 주변은 세정제로 씻어도 괜찮다.

물, 비누, 세정제

외음 세정은 연구된 적이 없다. 그럼에도 산부인과전문의에게 검증이나 승인을 받았다고 주장하는 제품들이 존재한다는 사실이 흥미롭다.

내 조언은 대부분 조산아와 만삭아의 기저귀 착용 부위를 세정하는 최적의 방법을 살펴본 연구들을 근거로 추론한 것들이다. 물론 직접 비교할 수는 없지만 소음순 피부도 다른 신체 부위보다 더 얇고 대소변과 관련되어 있다. 그래서 이 연구들이 가장 좋은 대안이라고 생각한다.

물이 피지와 대변을 완전히 제거하지 못할 때에 대비해 무언가를 더 원하는 여성들도 있을 수 있다. 그러나 피부질환이 있거나 모든 자극에 반응하는 민감성 피부인 여성들은 물만 사용해야 한다. 나는 이런 질환을 가진 여성들을 많이 치료하는데, 변실금이 있는 게 아닌 한 특별한 건강 문제는 나타나지 않는다.

세정제를 매일 또는 일주일에 몇 번만 사용하고 싶을 수도 있고, 섹스 후나 월경 기간에만 사용하여 정액이나 산화된 혈액 냄새를 제거하고 싶을 수도 있다. 어떤 여성들은 물만 사용해도 괜찮을 것이다. 명심하라, 탄 냄비 바닥을 닦거나 인플루엔자바이러스를 핵무기로 공격하는 게 아니므로 초강력 살균제는 필요 없다.

우리가 고려해야 할 두 가지 유형의 제품은 비누와 세정제다. 비누는 산성막―피부 보호에 중요한 천연 유분과 세균으로 이뤄져 있다―을 일부 벗겨낸다. 일단 비누라는 이름이 붙으면 제조사 주장대로 얼마나 순한지와 상관없이 피부를 건조하게 하여 자극감을 유발하고 미세외상에 더 취약해지게 만들 수 있다. 비누의 또 다른 문제는 물과 화학반응을 일으켜 피부의 pH를 10~11 수준으로 높인다는 것이다. 기억하라, 외음 피부는 pH5.3~5.6 정도로 산성이다.

세정제는 비누가 아니다. 산성막은 온전히 남겨두고 오염물질만 벗겨내도록 고안된 합성 계면활성제와 기타 화학물질이다. 일반적으로 피부에는 비누보다 세정제가 더 낫다. 나는 손에만 알코올 베이스의 손 소독제나 비누를 쓰고 그 외 부위에는 세정제를 쓴다. 게으르고 제품을 여러 가지로 사용하는 걸 끔찍한 잡일처럼 여기는 사람이라 얼굴과 몸, 외음부에 같은 세정제를 사용한다. 그렇다 보니 욕실 공간도 텅텅 비어 있다.

특수한 '여성' 세정제가 필요할까?

필요 없다. 그러나 많은 여성이 사용하고 있으니 조금만 살펴보자.

일부 제조사는 자사의 세정제가 세균성 질염을 완화할 수 있다고 주장한다. 하지만 불가능한 얘기다. 외용 세정제는 질 내부에 영향을 주기 어렵고, 이런 제품으로 질 내부를 세척하면(일부 여성들이 그러는데 제발 그만두길 바란다) 유익균이 죽거나 질 점막이 자극을 받아 세균성 질염의 감염 위험성이 급격히 높아진다. 제조사가 외용 제품으로 질 내 산성도를 조절할 수 있다고 주장한다면 이미 한 가지 허위 사실을 말하고 있는 셈이니, 또 어떤 허위 주장을 하고 있는지 모를 일이다.

많은 여성 세정제에 향료가 첨가되어 있는데, 심지어 민감성 피부용으로 홍보하는 제품도 마찬가지다. 향료는 자극과 알레르기를 빈번하게 일으킨다.

또한 이 제품들은 파괴적인 메시지를 담고 있다. 한 유명 기업은 여성들이 다리를 꼬고 난 다음 냄새가 난다는 듯한 암시를 주는 광고를 만들기도 했다!

이건 좀 너무하지 않은가.

가장 좋은 제품은 무엇일까?

기업들은 제조법을 바꾸기 마련이라 특정 제품을 추천하기는 어렵다. 게다가 pH를 표기하지 않는 경우도 있다. 이런 조건을 염두에 두고 일반적인 권장 사항을 몇 가지 소개한다.

- **긁어 부스럼 만들지 마라** 다년간 같은 제품을 사용했는데 아무 문제가 없고 질 안을 세척하는 게 아니라면, 계속 사용해도 괜찮을 것이다. 노화에 따라 피부의 수분 손실이 증가하므로 비누를 사용하고 있다면 예방 차원에서 세정제를 고려해볼 수 있다.
- **pH5.3~7 제품을 찾도록 하되, (외음 피부의 산성도인) pH5.3~5.6에 가까우면 더 좋다** pH가 7.5 이상인 제품에 자주 노출되면 피부 지질이 손상될 수 있다. 한 연구를 통해 세타필 레스토라덤Cetaphil restoraderm이 pH5.93, 유세린 젠틀하이드레이팅클렌저Eucerin gentle hydrating cleanser가 pH5.3, 유세린 pH5 바클렌저 Eucerin pH5 bar cleanser가 pH5.81이라는 것이 확인되었다. 대부분의 세정제와 비누에는 산성도가 표기되지 않는다(유세린 pH5 바클렌저는 상품명의 일부일 뿐이다).
- **천연 및 합성 향료가 들어간 제품은 피하라** 이 제품들은 흔히 자극과 알레르기

반응을 일으킨다.

- 메틸이소티아졸리논MIT과 메틸클로로이소티아졸리논MCI 이 물질들은 일반적인 자극물이자 알레르기 유발 항원이다. 그 외에도 포름알데히드, 라놀린, 티트리오일이 자극을 유발할 수 있다.

- '마일드' '베이비' '균형 잡힌 pH' '피부과전문의 검증' '산부인과전문의 검증' 같은 문구는 의학적으로 무의미하다 전부 마케팅 용어다. 한 연구에 따르면 유아용·어린이용으로 판매되는 비누와 세정제의 35퍼센트가 pH7 이상이었다!

- 피부에 자극을 주는 제품을 사용하지 마라 정말이지 이런 제품에 몸을 적응시키려 할 필요 없다. 어떤 제품은 필연적으로 언제라도 알레르기를 유발할 수 있으며, 20년을 사용했더라도 마찬가지다. 또한 기업들이 제품 성분을 바꿀 때 알림 경고장을 발송하는 것도 아니다.

- 세정제보다 비누를 더 선호한다면 무향 제품을 사용하라. 한 가지 선택지는 액상 카스티야 비누(이를테면 닥터브로너스Dr. Bronner's 사의 무향 아기 비누)인데, 그 정도면 괜찮을 것 같다. 피어스Pears 같은 순수 글리세린 비누가 잘 맞는 사람도 있다.

외음부에 헤어드라이어를 사용해야 할까?

아니다. 대부분의 경우 절대 사용해서는 안 된다. 외음부 피부의 수분은 보호장벽 역할을 하는데, 헤어드라이어는 찬바람이라 할지라도 산성막을 손상시키고 피부를 과하게 건조시킬 수 있다.

물티슈에 대해 한마디

북미 지역 여성의 최대 40퍼센트가 외음부 피부에 물티슈를 사용해왔다. 물티슈가 이렇게 널리 쓰이게 된 과정은 쉽게 가늠할 수 있는데, 거의 모든 드러그스토어에 구비되어 있고 일부 유명 인사들이 좋다고들 얘기하며 유아들에게도 쓰는 거니까 순하고 안전할 수밖에 없다고 여기기 때문이다! 이 제품들은 정상적인 여성 신체는 남성의 그것과 달리 화장실을 다녀온 후 추가적인 세정을 해야 한다는 생각에 기반해 광범위하게 홍보된다. 여자라고 배변 후에 남자보다 항문 세척을 더 많이 해야 하는 이유가 뭔가? 이것은 여성혐오다.

물티슈는 성기 표면에 묻은 대소변을 제거하기에 유용하다. 대소변은 축축해서도 문제지만 그 안에 들어 있는 화학물질과 효소, 세균이 산성막을 손상시켜 피부에 자극과 손상을 야기할 수 있다. 따라서 물티슈는 대소변을 가리지 못해 밀폐된 기저귀 안에 피부에 짓이겨진 대변을 묻히고 있어야 하는 유아들에게 유용하다. 목욕 타월과 세정제로 씻는 것도 효과적이지만 집 밖은 물론 안에서도 항상 세정을 한다는 건 현실적으로 어려울 수 있다. 변실금이나 요실금이 있는데 세정용 수건을 사용할 수 없을 때도 물티슈가 편리하게 쓰일 수 있다. 또 다른 훌륭한 선택지는 비데다.

물티슈의 문제는 무엇일까?

물티슈는 외음과 항문 부위에 나타나는 접촉성 피부염의 흔한 보조 요인이다. 물티슈 사용이 자극을 유발할 가능성은 다른 신체 부위에 비해 외음부에서 15배 더 높다. 외음부 전용 물티슈가 아니라 자극성 물티슈로 불려야 한다.

시판 중인 모든 물티슈에서 고려해야 할 잠재적 알레르기 유발 항원이 100가지 이상 발견되었다. 가장 흔한 항원으로는 (천연이든 합성이든) 향 다음으로 방부제가 있다. 메틸이소티아졸리논, 메틸클로로이소티아졸리논, 프로필렌글리콜, 브로노폴2-bromo-2-nitropropane-1,3-diol, 아이오도프로피닐부틸카바메이트IPBC 등이 그것이다.

최근 연구는 물티슈의 잠재적 알레르기 유발 항원을 검토해 항원이 가장 적게 들어간 제품들을 알아보았다. 다음은 질 세정제를 판매하지 않는 기업들이 만든 제품들이다(나는 여성에게 해롭다고 알려진 제품을 판매하는 기업과는 되도록 거래하지 않으려고 노력한다).

- 이퀘이트 베이비에브리데이클린와이프스Equate Baby Everyday Clean Wipes, 무향
- 레이디그루머 우먼와이프스Ladygroomer Woman Wipes, 산뜻한 향(여성용 물티슈)
- 퓨어메드 클린퍼스널소프트클렌징플리스pjur Med Clean Personal Soft Cleaning Fleece
- 퓨어터치 인디비주얼플러셔블모이스트페미닌와이프스Pure Touch Individual Flushable Moist Feminine Wipes
- 스와이프스 러빈와이프스Swipes Lovin Wipes, 무향
- 업앤드업 엑스트라라지클렌징워시클로스Up&Up Extra Large Cleansing Washcloths

이 제품들을 자극 면에서 전혀 위험하지 않다고 여겨서는 안 된다. 성분 변화와 반복적인 노출은 민감성과 알레르기 반응으로 이어질 수 있다. 제조사들이 자극과 알레르기 반응을 일으키는 성분들을 제거하면서 그만큼 나쁘거나 그보다 더 나쁜 대체품을 만들지도 모른다.

대변을 닦을 때마다 잔여물이 묻어 나와서 계속 닦아야 하는데, 물티슈는 구석구석 효과적으로 닦을 수 있잖아요

나도 이 소제목이 너무 길다는 걸 알지만 매번 듣는 질문이라 언급해야

겠다. 물티슈를 검토하기에 여느 주제만큼이나 좋은 지점이기도 하다.

배변을 할 때 장을 완전히 비워도 상부에 있던 대변이 곧창자로 내려올 수 있다. 곧창자는 항문관 바로 위에 있는 저장 주머니다. 외부의 항문조임근을 문지르거나 자극하는 행위 — 예를 들면 물티슈로 거칠게 닦는다든지 — 는 조임근의 이완을 야기하는 반사작용을 촉발하여 장에서 소량의 대변을 내보낸다. 이때 대변이 휴지에 묻어나면 충분히 닦지 않아서 그런 줄로 오해할 수 있다. 그걸 보고 휴지나 물티슈로 주변을 파헤치면 또 대변이 찔끔 묻어 나온다. 그렇게 닦고, 또 닦고 하도 닦아서 피부 자극이 심해진 건데도 피부에 묻은 대변 때문에 염증이 생긴다고 생각한다.

물티슈로 닦아도 괜찮은 부위는 회음부 바깥쪽과 항문 주변이다. 바깥항문조임근(항문 입구)은 물티슈 금지 구역이므로 정 닦아야겠다면 찍어내듯 닦는 것이 낫다. 그 밖의 선택지로는 비데가 있다.

꼭 알아두기

과도한 세정은 피부 산성막을 손상시켜 염증을 일으킬 수 있다.

비누보다는 차라리 세정제가 낫다.

세정제는 자극물과 알레르기 유발 항원을 함유할 가능성이 높고, 가부장제에 입각한 파괴적인 메시지를 담고 있으니 건너뛰자.

실금이 없다면 물티슈를 불매함으로써 돈과 외음부를 아껴라.

항문을 물티슈로 거칠게 닦아대면 역설적으로 더 많은 대변이 묻어 나올 수 있다.

12장   질 세정   Vaginal Cleansing

질은 자정작용을 한다.

만약 질 세정이나 관리에 아무런 도움도 필요 없다면 이번 장이 뭣하러 필요하겠는가? 많은 여성이 적어도 한 가지(가끔은 한 가지 이상) 방법으로 질을 세정하는데도 의료계는 그 해로움을 제대로 알리지 못하고 있다. 질 세정과 가부장제는 지독한 적이다.

만약 여러분이 이런 제품들을 사용하고 있다면 이 장에서 사용을 중단하도록 설득할 수 있길 바란다. 또한 이런 제품을 사용하지 않는 독자라도 더 많은 정보를 알면 세정 제품을 사용하는 친구나 가족 구성원과 대화를 시작하는 데 도움이 될 수 있을 것이다.

질 세정의 역사

질 세정은 복잡한 역사를 가지고 있는데, 몇백 년 동안 이어져온 잘못된 정보와 여성혐오를 바로 잡기란 쉽지 않다.

건강한 질이 더럽다거나 남성을 위해 어떤 준비를 해야 하는 상태라는 생각은 고대의학의 믿음이 얼마나 위험한지를 보여주는 지긋지긋한 예다.

오래전부터 많은 문화권에서 질 수렴제와 소독제로 질 표면을 건조시켜 남자들에게 '건조한 섹스'의 즐거움을 제공하는 관습을 가지고 있었다. 역사적으로 여성들은 질 표면을 건조시키기 위해 과일의 산이나 참나무혹蟲癭*과 같은 다양한 물질을 사용했다. 질조직이 건조하면 마찰감이 커졌고, 일부 남성들은 그렇게 파트너가 불편해하는 것을 빤히 보며 흥분했다. 나는 여성의 섹스를 고통스럽게 만드는 관행을 정상으로 치부하는 것이 보이지 않는 정조대〔여자의 순결을 지키기 위해 음부에 채우는 쇠로 만든 띠. 중세 유럽에서 십자군 기사가 아내들에게 사용했다〕는 아니었을까 하는 의문을 품곤 했다. 발기부전인 남자 파트너에게 윤활제가 발기력을 떨어뜨린다는 얘기를 들어온 여자들이 있다는 걸 감안하면, 남성의 쾌감을 우선시해 고통스러운 섹스를 참는 여성들도 있을 수 있다. 질을 말리는 '고대'의 관습 역시 발기부전인 남성 파트너를 위해 정상화된 것이라고 해도 전혀 놀랍지 않다. 역사적으로 많은 남성이 오늘날 일부 남성이 그렇듯 정상적인 질 분비물을 병적으로 싫어했을 수 있다.

역사적으로 질 세정이 널리 퍼지는 데 기여했고 지금도 여전히 존재하는 또 다른 믿음은 질에서 정액을 씻어내면 임신을 피할 수 있다는 잘못된 생각이다. 사실은 그렇지 않다. 당신이 질 세정제를 집어 들 때쯤이면 이미 충분한 양의 정자가 자궁경부를 지나 나팔관을 향해 순항하고 있을 것이다. 게다가 질 세정제는 자궁경부를 통과하지 못한다.

오늘날 여성들은 대부분 의학적 정의, 심지어 문화적 정의조차 없는 '산뜻함'이라는 것을 위해 질 세정제를 쓰거나 질 내 세정을 한다고 말한다.

의학계 역시 질 세정제와 질 세정에 악영향을 미쳤다. 수많은 의사가 1970년대 후반에서 늦게는 1980년대까지 질 세정제를 권했다. 질 세정은 성교통이나 성욕 감퇴 등 여성들이 겪는 수많은 건강 문제의 간단한

---

* 곤충이 알을 낳거나 기생해 이상 발육한 주머니 모양의 팽대부로 약재로 쓰인다.

해결책처럼 보였다. 많은 의사 — 대부분이 남성 — 가 우리 어머니와 할머니 들에게 세정제를 홍보했을 것이다. 여성의 질이 대대로 의료계와 사회로부터 더럽다거나 괴로운 부부생활의 원인이라는 비난을 들어왔다는 점에서 이것을 바로잡는 데 어떻게 두 세대 이상이 걸렸는지를 쉽게 확인할 수 있다.

어떤 여성들은 질 안에 사정액이 남아 있는 게 찝찝해서, 그것이 다리로 흘러내릴까 봐 남성과 섹스 후에 질 세척을 한다고 말한다. 또 어떤 여성들은 물티슈를 질 안에 넣어 정액을 닦아내기도 한다.

최근 질 세정이라는 대서사에 몇 가지 새로운 유행이 등장하고 있다. 빅 페미닌 하이진 Big Feminine Hygiene, BFH은 질에 사용하는 세정제, 스프레이, 물티슈, 탈취제 등 세정 제품을 판매하는 기업들을 통칭한다. 질 세정제를 제조하는 업체들도 여기에 속하며, 이들은 각양각색의 새로운 제품들을 판매한다. 리틀 페미닌 하이진 Little Feminine Hygiene, LFH도 여기에 동참한다. 귀네스 팰트로와 같은 유명 인사의 광고나 좌훈처럼 지속적으로 증가하는 스파 시장의 관행은 질에서 '독소'나 '불순물'을 제거해야 한다는 생각을 기반으로 한다. 포장만 다를 뿐 파괴적인 메시지는 똑같다. 질 증기요법에 관한 기사를 홍보하는 기업들은 잘못된 정보를 다수의 사람에게 노출시킴으로써 이득을 얻는다. 물론 여러 소규모 업체도 이런 유행에 뛰어들어 엣시나 인스타그램을 통해 질 '세정'을 위한 타이트닝 스틱이나 수제 허브볼을 판매한다.

질을 수치스러운 것으로 여기게 만드는 데는 거액의 돈이 걸려 있다.

질 세정이란 무엇인가?

가장 흔한 방법은 '약품 처리된' 질 세정제를 이용하여 질을 씻어내는

12장   질 세정

것이다. 압력을 가하여 용액을 질 안으로 밀어 넣는 소형 기구나 중력을 통해 용액을 흘려보내는 기구가 여기에 사용된다. 북미 여성들은 대체로 완제품으로 출시된 질 세정제―대부분 식초와 요오드를 약물 처리한 제품이다―를 구입하지만, 어떤 여성들은 질 세정제를 집에서 만들기도 한다.

  질 세정제 사용이 유일한 세정법은 아니다. 그 밖에도 여성들은 여성용 물티슈와 '외음 전용'이라고 적힌 여성 세정제, 그리고 탈취용 질정 및 스프레이를 질 내에 사용한다.

  연구를 통해 보고되지는 않았지만, 많은 여성이 질 안에 손가락을 넣어 분비물을 긁어낸다고 말한다. 질 세정제나 물티슈만큼은 아니지만 이 역시 명백히 불필요한 행동이다. 질 분비물은 나올 때가 되면 저절로 나온다. 소량의 분비물은 늘 존재하는데, 이상해 보이거나 손가락에 끈적하게 묻어나오면 비정상적인 것으로 착각하게 된다.

  그 밖의 세정법으로는 스파나 집에서 다양한 허브(질 포푸리), 심지어 오존(정말 정말 위험하다)까지 이용하는 질 증기요법이 있다.

얼마나 많은 여성이 질 세정을 하고 있을까?

이 질문에 대한 답은 설문조사에 응한 인구의 지역적·문화적 차이에 따라 달라진다. 이 글이 쓰이기 전해에는 57퍼센트에 가까운 북미 여성이 질을 세정했다. 그 밖의 연구들에 따르면 12~40퍼센트의 여성이 주기적으로(적어도 한 달에 한 번) 질 세정제를 사용하며, 6퍼센트의 여성은 '여성용' 또는 유아용 물티슈를 사용하여 주기적으로 질 내부를 세정한다.

  질 세정제를 사용하는 여성의 약 20퍼센트는 일주일에 한 번 이상 질 세정을 한다. 또한 질 세정제를 사용하는 여성의 80퍼센트는 20세 이전부터 질 세정을 시작한다. 이때 질 세정을 위해 다른 제품을 사용할 가능성도 높다.

여성들은 어디서 질 세정에 관해 듣게 될까?

여성들은 이런 관행을 대개 어머니에게 배웠다고 보고하지만, 미디어나 친구한테 배웠다는 여성도 있고 스스로 터득했다는 여성도 많다. 진열대에 놓인 제품들, 지속적으로 게재되는 질 관리에 관한 기사, 소셜 미디어 게시물과 유튜브 영상, 그리고 유명 인사의 매력적인 질 가꾸기 비법 따위를 보면, 질 세정에 대해 전혀 모르던 여성이 얼마나 순식간에 질을 소홀히 하는 것이 문제라는 믿음을 갖게 되는지 쉽게 알 수 있다. 이런 메시지가 사방에 널려 있다 보니, 질 세정을 어머니에게 배운 게 아닌 여성들은 대부분 그것을 구체적으로 어디서 들었는지조차 기억하지 못한다.

 질 안을 세정하는 여성의 50퍼센트 이상은 성적 파트너가 그것을 부추긴다고 보고한다. 어린 여성들은 파트너의 압력에 더 쉽게 굴복한다. 한 연구에 따르면 18~25세 여성의 77퍼센트가 파트너의 권유로 질 내부를 세정한 것으로 나타났다.

질 세정법의 위험성

다수의 연구가 질 세정제 사용의 유해함을 보여준다. 질 세정은 건강한 질 세균과 보호 역할을 하는 점막층을 손상시킨다. 그로 인해 세균성 질염(질 내 세균의 불균형)에 더 취약해지고 임질이나 인간면역결핍바이러스HIV에 노출될 때 감염 위험성이 높아진다. 유익균을 죽임으로써 역설적으로 질 냄새를 악화시킬 수도 있다.

질에 삽입되는 물티슈, 위생 스프레이(약 1퍼센트의 여성이 외음용 스프레이를 질 안에도 사용한다고 보고한다), 탈취용 질정의 위험성은 연구되지 않았지만 많은 제품이 자극성 물질과 잠재적으로 알레르기를 일으킬 수 있는 항원을 포함한다. 그리고 거의 모든 제품이 가향 제품이다. 물티슈, 스프레이, 탈취용 질정은 질 세정제와 동일한 방식으로 유익균을 아주 손쉽게 제거하고 질 점막과 주름을 자극할 수 있다. 또한 모든 제품의 포장지에는 "냄새를 효과적으로 가려줍니다" "놀라운 트로피컬 향기"와 같은 해로운 메시지가 적혀 있다.

이건 질이다, 피냐 콜라다가 아니라.

여러 연구에 따르면 비누를 이용한 질 세정은 인간면역결핍바이러스의 감염 위험성을 네 배 가까이 증가시키는데, 이것이 젖산균이나 보호작용을 하는 점막의 손상 때문인지 아니면 자극이나 미세외상 때문인지는 밝혀지지 않았다. 물을 이용한 질 세정도 같은 바이러스에 노출될 때 감염 위험성을 2.6배 높인다!

천연 또는 식물성 제품들이라고 나을 건 없다. 허브, 레몬이나 라임 주스, (기본적으로 말벌 유충의 서식지인) 참나무혹과 같은 수렴제, 그리고 기타 타이트닝 제품은 건강한 질 내 유익균을 제거하고 점막층을 손상시킬 뿐 아니라 질조직을 자극하고 미세외상을 야기할 수 있다. 역설적으로 이 제품들도 질 세정제처럼 질 냄새, 염증, 알레르기 반응, 성매개감염병의 위험성을 증가시킬 수 있다.

'좌훈'은 약초에서 나오는 증기를 단지 위에 앉아 쐬는 것이다. 강력한 알레르기 유발 항원인 돼지풀속 식물과 분류학적으로 매우 가까운 불가리스쑥 *Artemisia vulgaris* L.이 가장 많이 사용되고, 그 외에도 다양한 식물성 제품이 권장된다. (누가 봐도 명백한 추종자인) 귀네스 팰트로에 따르면, 질 증기요법은 증기로 자궁을 '세척한다'는 발상에 착안한 것이다. 그러나 증기는 자궁경부를 거쳐 자궁으로 들어갈 수 없기 때문에 (그러려면 높은 압력이 작용하거나 증기가 정자처럼 헤엄을 잘 쳐야 한다) 물리적으로 불가능한 주장이다. 또한 자궁은 세척할 필요가 없다. 증기가 질에 들어가면 질 내부를 자극하는 것은 물론, 화상을 입힐 수도 있다. 게다가 증기와 함께 공기가 유입되면 위험한 세균의 증식을 촉진할 수 있다.

대부분의 증기가 외음에 가닿을 텐데, 그곳 역시 알레르기 유발 항원에 강한 부위는 아니다. 증기는 전혀 유익하지 않으며 해부학과 생리학에 대한 심각한 오해를 불러일으키고 피해를 끼칠 수 있다. 다시 말해, 질 증기요법은 사기다.

어떤 국가에서는 여성의 질에 오존을 불어넣기도 한다. 오존은 고위험 기체이므로 굉장히 해로울 수 있다. 오존은 질을 손상시킬 뿐 아니라 대기로 퍼져나가 사람에게 흡입되면 심각한 폐 손상을 야기하기도 한다. 그러니 멀리하라!

질 세정이 그토록 위험하다면, 여성들은 왜 계속하는 걸까?

연구들에 따르면 대부분의 여성은 질 세정제나 빅 페미닌 하이진에서 생산된 제품들이 안전하다고 믿는다. 안전하지 않다면 어떻게 상점에서 판매되느냐고?

그러나 상점에서는 담배도 판다.

연구 자료를 보면 상당수의 여성이 질 세정을 보고하지만, 내 경험상 그런 걸 한다고 인정하는 여성은 극소수에 불과하다. 설교가 듣기 싫어서 선순가들에게 사실을 말하지 않는 여성이 있지는 않을지(의료인은 정보를 제공해야지 설교를 해서는 안 된다), 질 세정이 일반적으로도 당사자에게도 해롭다는 것을 믿지 않는 여성이 있지는 않을지 우려스럽다. 질 세정이 해롭다는 건 알지만 그냥 좋아서 하는 것일 수도 있고, 남성 파트너에게 질 세정이 필요하다는 얘기를—암묵적으로든 직접적으로든 요청받았거나 심지어 명령을 받는 식으로—들었을 수도 있다.

질 세정제 사용을 보고하는 여성의 90퍼센트 이상은 사용을 중단할 의사가 없다고 말하며 거기에는 다양하고 복잡한 사회적·관계적·문화적 원인이 있을 것이다.

꼭 알아두기

질은 자정작용을 한다.

질 세정이나 타이트닝을 권하는 사람이라면 누구든 그 사람에게 문제가 있는 것이다.

질 세정은 유익균과 점막을 손상시키고 질 냄새, 세균성 질염, 성매개감염의 위험성을 높일 수 있다.

질 증기요법, 오존, 그리고 '고대'로부터 쓰였다는 질 타이트닝 제품들도 드러그스토어에서 판매되는 것과 똑같이 해롭다.

물티슈를 질 안에 넣으면 안 된다.

| 13장 | **음모 관리** | Hair Removal and Grooming |

일부 여성과 남성에게는 충격적으로 들리겠지만, 음모에는 목적이 있다. 사춘기에 발달하는 음모는 물리적 장벽을 제공하여 외음부를 보호하고 미세한 오물과 잔해를 가두며 수분을 유지해준다(기억나는지 모르겠지만, 외음 피부는 다량의 수분을 머금고 있다).

서로 다른 두 개의 분비샘인 피지샘과 아포크린땀샘의 피지와 지질은 음모의 털줄기를 따라 피부 표면으로 분비되어 산성 보호막의 일부를 형성한다.

또한 음모는 성적인 즐거움을 느끼는 데도 큰 역할을 하는데, 음모를

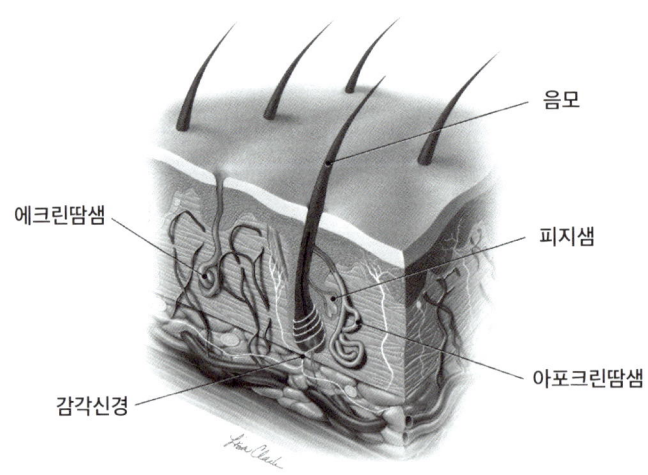

음모와 땀샘. Lisa A. Clark, MA, CMI. 그림.

당기거나 쓸어내리면 촉각수용체를 자극하기 때문이다(음모 한 올 한 올은 신경종말에 붙어 있다). 음모는 냄새를 퍼뜨리는가 하면, 페로몬을 모아둘 수도 퍼뜨릴 수도 있다.

음모는 여러 측면에서 머리카락과는 다르다. 일단 모공 사이의 간격이 다르다(그래서 모공 간격이 어느 정도 있어야 살 수 있는 사면발니는 머리카락에 옮지 못한다). 또한 음모는 머리카락과 다른 색을 띨 수 있다. 머리카락과 달리 무한정 자라지도 않고(그랬다면 생식이 물리적으로 어려워졌을 것이다) 임신 기간이나 분만 후에 변화가 나타나지도 않는다. 음모의 양과 두께는 노화에 따라 줄어들며, 백발이 될 수 있다.

음모 제모의 문화

오늘날에는 음모 왁싱이 큰 인기를 끌며 널리 성행하는데, 나이 든 여성들보다는 청년 세대 여성들이 음모를 더 많이 제모하거나 손질할 가능성이 높다. 한 연구에서 18~65세 여성의 83퍼센트가 음모를 일부 또는 완전히 제모한다고 보고했다. 방식은 제각각이었지만, 미국과 오스트레일리아의 청년 여성 중 76퍼센트가 적어도 한 번은 음모를 완전히 제거한 적이 있는 것으로 나타났다. 남성의 약 60퍼센트가 제모한 여성 파트너를 선호한다고 응답한 반면, 여성들은 23퍼센트만이 제모한 남성 파트너를 선호한다고 답했다. 음모를 제모했다고 보고하는 여성이 엄청나게 많은데도 제모술에 대해 의사와 상의하는 경우는 4퍼센트에 불과하다. 그래서 이 장이 필요한 것이다!

음모 제모는 오래전부터 행해져왔다. 고대 이집트에서는 음모를 역삼각형 모양으로 다듬었고, 무덤에서 음모 제모용 면도기가 발견되기도 했다. 과거에는 많은 여성이 사면발니를 줄이기 위해 음모를 제모했다. 일부는 제모한 사실을 감추기 위해, 혹은 음모가 없으면 더 도드라져 보일 수 있는 매독에 의한 성기 궤양을 덮기 위해 머킨merkin이라고 불리는 음모 가발을 착용하기도 했다. 음모 제모는 일부 종교에서 관행처럼 행해지기도 한다.

남성들이 거의 독점적으로 제작했던 고대 서양의 조각품이나 예술품을 보면 대체로 여성의 음모가 묘사되어 있지 않다. 그에 반해 여성의 머리카락은 거의 항상 세밀하게 묘사되어 있는 걸 보면 예술가들이 체모를 표현하는 방법을 몰랐다고는 할 수 없다. 고대 그리스의 남성 조각상은 음경을 해부학적으로 상세히 묘사할 뿐 아니라 음모도 자주 보여주지만(섹슈얼리티보다는 지성과 커다란 두뇌를 이상적으로 여겼던 탓에 작은 편이긴 했다), 여성 조각상에는 불두덩만 있을 뿐 음순이나 음모는 찾아볼 수 없다. 서양미술이 음모가 없는 걸 이상적인 아름다움으로 여겨서인지, 음모의 노출을 부적절하거나 수치스러운 것으로 느껴서인지, 아니면 사면발니와의 관련성(머릿니도 있기는 하지만) 때문인지는 알려진 바가 없다. 서양미술에서 여성의 음모를 최초로 묘사한 작품은 19세기 말 고야의 「벌거벗은 마하」로, 몇 가닥이 겨우 보이는 정도였지만 세상에 엄청난 충격을 안겨주었다.

일반적으로 음모가 보인다는 것은 곧 음부의 노출을 의미했기에 풍자극을 연기하거나 선정적인 춤을 추는 무희들은 피부를 더 많이 보여주고자 음모를 제모했다. 여성 잡지, 여성용 속옷과 수영복 광고, 영화, 그리고 주류 포르노에서도 여성의 음모는 찾아보기 어렵다. 이런 무모無毛 문화가 남성의 입맛에 맞추려는 시장의 압력 때문인지, 음모가 음란하다는 오랜 믿음의 잔재 때문인지, (「4차원 가족 카다시안 따라잡기Keeping Up with the Kardashians」의 한 에피소드에 등장하는 레이저 제모 같은) 유명 인사의 홍보 때문인지, 인터넷에서 많은 나체 사진을 볼 수 있게 된 것 때문인지는 알 수 없다.

음모와 '청결'

여러 문화에 존재했던 음모 제모의 역사를 살펴보면 여남 모두 음모를 '더럽게' 여기게 된 과정을 쉽게 알 수 있다. 의료계는 최근까지도 이 괴담을 없애려는 노력에 힘을 보태지 않았다. 다년간 의사들은 '청결'이라는 명목으로 질식분만 전 제모를 해야 한다고 주장했다.

외음은 제모나 비누 세정을 할 수 있게 되기 훨씬 더 이전부터 혈액, 대소변, 그리고 정액에 노출되어왔다. 만약 음모가 없는 편이 세균과 관련해 유리했다면, 우리는 음모가 없도록 진화했을 것이다.

음모 제모는 손상을 야기한다. 음모를 제모한 여성의 50퍼센트가 열상, 화상, 발진, 감염과 같은 합병증을 적어도 한 가지 이상 보고했다. 그리고 4퍼센트에 가까운 여성이 이러한 손상으로 인해 의료인을 찾았다. 응급실에서 볼 수 있는 생식기 손상의 3퍼센트는 음모 제모에 의한 것이다. 배농〔고름을 빼냄〕이나 봉합처럼 체모 손질에 의한 손상과 관련된 외과수술도 드문 일이 아니다. 음모를 완전히 제모한 여성은 더 많은 손상을 보고한다.

두 가지 연구에 따르면, 여성들을 응급실로 보내는 음모 손상 중에는 면도날에 의한 손상이 가장 많았고 왁싱에 의한 손상은 상대적으로 적었다. 그러나 왁싱을 면도보다 덜 하기도 하고 왁싱에 의한 화상도 보고되어왔기 때문에 왁싱(또는 화상과 관련 있는 슈거링)이 더 안전하다고 결론 내릴 수는 없다. 전문가가 아닌 파트너가 음모를 다듬어주는 여성들은 손상을 경험할 가능성이 더 높다.

감염을 예방할 수 있을까? 연구된 적은 없지만 제모 전에 항균 비누를 써서 씻어내거나 항균 물티슈로 닦아내는 것도 좋은 방법이다. 내가 비누 사용을 예외적으로 허용하는 유일한 상황이다. 수술 중에 피부 세균을 제거하면 감염이 감소하는 것으로 나타났기 때문에 제모에도 같은 원리를 적용할 수 있을 것이다.

당뇨로 인해 혈당이 높거나 면역체계가 잘 작동하지 않는 여성들의 경우 작은 손상도 심각한 감염으로 비화할 수 있으므로 제모는 피해야 한다.

몇몇 연구에 따르면 음모 제모는 성매개감염과도 관련이 있다. 한 연구에서 음모를 손질하지 않는 사람의 8퍼센트, 손질하는 사람의 14퍼센트(거의 두 배)가 성매개감염 과거력을 보고했으며, 음모를 완전히 제거한 사람들의 감염률이 가장 높았다. 연령, 성관계 빈도, 파트너 수를 보정한 연구에서 음모 손질이 감염율 증가와 연관되어 있음이 밝혀졌다.

음모를 완전히 제모한 사람들은 제모하지 않은 사람에 비해 헤르페스나 인유두종바이러스HPV와 같은 피부 접촉에 의한 성매개감염 과거력이 네 배나 더 높았다. 또 다른 연구에서는 음모 제모, 특히 완전 제모와 인유두종바이러스 감염, 외음부의 전암 병변과 암과의 연관성이 조사되기도 했다.

이런 연구들은 인과관계를 증명해주지 않으며 관련하여 다른 요인들이 있을 수 있지만, 그렇더라도 제모에 의한 미세외상이 인유두종바이러스나 헤르페스바이러스의 잠재적 침입로라는 가설에는 타당성이 있다. 또 다른 가능성은 음모를 없앰으로써 산성막이나 습도 등 외음 환경을 성매개감염에 취약한 방향으로 바꿔놓을 수 있다는 것이다.

음모 제모의 또 다른 이유

여성이 약 40퍼센트가 산부인과 진료를 받기 전에 음모를 제모한다고 보고한다. 제발 그러지 마라!

　매력을 어필하기 위해서, 사회 규범을 따르느라, 성기능을 향상시키려고, 흰 털을 감추려고, 여성성을 강조하려고 음모를 제모한다는 여성들도 있다. 처음 본 성기가 '정상'이나 전형에 대한 기준으로 여겨진다는 것을 보여주는 데이터가 있다. 태초 이래 예술품부터 오늘날의 포르노까지 여성의 몸에서 음모를 찾아보기 어렵다는 사실을 고려하면, 음모 제모가 사회 규범으로 수용되어온 과정을 쉽게 알 수 있다.

　음모 제모가 성기능을 향상시킨다는 것을 보여주는 데이터는 없다. 다만 음모를 제거함으로써 여성이 몸을 더 긍정적으로 또는 섹시하게 느낄 수 있고 뇌는 오르가슴을 위한 가장 강력한 기관이므로 간접적인 영향을 미치는 것도 가능하다. 하지만 음모가 신경말단에 나 있다는 사실을 고려하면 오히려 제모가 성감을 떨어뜨린다는 가설이 더 타당해 보인다. 음모를 당기는 것도 성적 자극을 증가시킬 수 있기 때문이다. 그러나 음모의 유무에 따른 감각 차이에 대해서는 연구된 바가 없다.

　여성스러움과 음모 제모의 연관성은 흥미로운 사회적 난제다. 음모의 발달은 아이에서 여자로 변화하는 사춘기 과정의 일부다. 음모는 말 그대로 성숙한 여성임을 보여주는 생물학적 신호다.

제모 방식

제모 방식으로는 주로 면도와 뽑기 두 가지가 있다. 면도는 피부 표면이나 피하에서 체모를 깎아내는 것이고, 뽑기는 털줄기毛幹와 털뿌리毛根까지 모두 제거하는 것이다. 체모의 성장 속도에 따라 다르지만, 보통 전자는 2주간 지속되고 털줄기와 털뿌리 전체를 제거하는 후자는 6~8주간 지속된다. 음모가 신경에 부착되어 있어 털을 뽑는 방식의 제모는 고통스러울 수 있다.

우리가 많은 제모법 중 면도에 대해 가장 잘 아는 이유는 대체로 남성들과 수염 때문이다. 그 친구들에게 고맙긴 하지만, 한숨도 나온다. 여성들에게 제모술 간의 유의미한 의학적 차이를 정확히 알려줄 만한 데이터가 없다는 사실이 나를 화나게 한다. 여성에게 제공되는 많은 정보는 입증되지 않았거나 면도기, 왁스, 제모기를 판매하는 상점이나 기업의 홍보를 위한 것이다.

제모술의 개요: 장점과 단점

의학적으로 추천할 만한 가장 안전한 제모술은 피부 표면보다 약간 더 위에서 털을 자르는 기구인 트리머를 이용하는 것이며, 제대로 된 트리머는 외상을 입혀서는 안 된다. 하지만 여전히 많은 여성이 음모를 제모하고 싶어하는데, 여기에 대고 그저 하지 말라고 하는 것은 현실적이고 유용한 조언이 아니다. 여성들은 자기 몸에 무엇을 할지 스스로 선택할 수 있고, 미세한 손상이나 성매개감염의 잠재적인 위험을 개인적으로 감수하겠다면 그것도 당사자에게는 그럴 만한 가치가 있는 것이다. 우리는 모두 효능과 위험성에 대한 자기만의 가중치를 가지고 있다.

잘 알려진 것처럼 면역체계에 결함이 있는—이를테면 항암치료 중인—여성들과 당뇨로 인해 혈당이 높은 여성들은 제모를 피해야 한다. 두 경우 모두 감염 위험성을 심각하게 증가시킬 수 있다. 성매개감염의 위험성이 높은 여성은 성접촉 전에 음모 손질을 피하거나 적어도 일주일 전에는 손질을 마쳐 미세외상이 회복될 수 있도록 해야 한다.

제모로 인한 손상을 연구한 자료들은 면도가 가장 위험하다고 보고하지만, 면도가 가장 흔한 제모술이라면 이 연구들도 부정확할 수 있다.

면도

면도는 면도기를 사용하여 피부 표면이나 그 바로 아래인 피하에서 체모를 잘라내는 기술이다. 음모 면도는 연구되지 않았기 때문에, 나는 남성들의 수염가성모낭염(기본적으로 면도 때문에 생긴 매몰모*다)에 대한 권고 사항을 바탕으로 조언할 것이다. 면도 기술은 일반적으로 외상을 최소화하고(면도날 화상[레이저번 razor burn]은 면도날로 인한 피부 상처로 생기는 발진으로 통증을 유발한다) 체모가 피하에서 잘리지 않도록(매몰모가 생길 위험이 커진다) 하는 데 초점을 맞춘다. 다음은 면도 기술에 관한 몇 가지 중요한 사항이다.

- **면도에 가장 적합한 시간** 최적의 타이밍은 짧은 샤워를 마친 후. 수분이 모공을 팽창시켜서 더 깔끔하게 자를 수 있다.
- **제품을 사용하여 피부를 준비시켜라** 샤워 중에 대충 하는 비누칠이 아니라 면도크림을 바르라는 의미다. 면도크림은 미세외상을 최소화해준다.
- **체모가 자라는 방향을 따라 면도하라** 모간이 피하에서 끊어지는 것을 방지해준다.
- **날이 하나인 면도기를 사용하라** 이중날 면도기를 쓰면 첫 번째 날이 잡아당긴 체모를 두 번째 날이 자르게 된다. 그렇게 체모를 바짝 깎을수록 모간이 모공 안으로 더 깊이 파고들게 돼 매몰모의 발생 위험이 높아진다.
- **손으로 피부를 팽팽하게 당기지 마라** 이것도 체모가 피하에서 잘릴 가능성을 높인다.
- **면도기를 주기적으로 교체하라** 1년 내내 같은 면도기를 사용하지 않도록 주의하라(나는 그런 적이 전혀 없다거나, 뭐 그런 건 아니다).

---

* '인그로운 헤어 ingrown hair'라고도 하며, 애매하게 깎이거나 뽑힌 털이 모낭 안에 파묻혀 자라면서 염증을 유발한다.

- **전기면도기를 고려해보고 지시 사항에 따라 사용하라** 전기면도기를 쓰면 일반적인 면도칼처럼 바짝 깎을 수 없다.

화학 제모제에는 보통 수산화칼슘과 수산화나트륨이 들어 있다. 이것을 피부에 도포하면 체모의 단백질 구조에 있는 이황화 결합을 파괴하고 모간을 용해해 제거한다. 가장 큰 문제는 국소 자극과 알레르기 반응이다. 따라서 주의하여 사용하도록 하고 소음순처럼 여린 피부에는 바르지 말아야 한다.

뽑기

왁싱과 슈거링은 모공에 달라붙는 물질을 적당히 힘을 가해 잡아당기면서 체모도 함께 뽑아내는 방식이다. 왁스는 뜨거운 것(화상의 위험이 있다)과 차가운 것이 있고, 슈거링 페이스트는 뜨겁다. 뜨거운 왁스는 단단한 제형도 있고 부드러운 제형도 있다. 둘 다 나무막대로 바르며, 하드왁스는 손가락으로 벗겨내고 소프트왁스는 모슬린 천(얇은 면)을 붙여 떼어내야 한다. 슈거링 페이스트는 설탕을 언뜻 끈적거리는 토피 사탕처럼 보일 때까지 캐러멜라이징해 만든다. 이것도 막대로 바르며 대체로 손으로 눌러 잡아 뜯는 방식으로 털을 제모한다. 왁스는 접착력이 매우 강해서 어떤 방향으로든 당길 수 있다. 슈거링 페이스트는 접착력이 그렇게 강하지 않아서 잡아당기는 기술이 중요하며, 피부 손상을 최소화하려면 반드시 체모가 자라는 방향으로 당겨야 한다.

슈거링 페이스트의 접착력이 상대적으로 약하다면 피부 외상도 덜 남기지 않을까? 여기에 대해서는 연구된 바가 없지만, 체모를 뽑을 수 있는 접착력이라면 분명 피부에도 미세외상을 남길 것이다. 왁싱이 슈거링보다 피부 세포층을 더 많이 떼어내는지 알 수 없었던 나는 내 비키니 라인 양쪽에 각각 하드왁스를 사용한 왁싱과 슈거링을 직접 시도해보았다(변수를 줄이기 위해 둘 다 천 없이 시도했다). 그리고 나서 믿을 만한 친구에게 어느 쪽에 무엇을 했는지 알려주지 않은 채 매끄러운 정도를 비교해달라고 부탁했다. 왁싱과 슈거링은 똑같이 고통스러웠고 똑같이 매끄러워 보였다. 그러니 둘 중 하나를 고른다면 개인적인 취향이나 자기 피부에 가장 적합한 방법을 고려해 선택하면 된다.

왁싱숍에서 왁싱이나 슈거링을 받는다면 단계별로 새 나무막대를 사용하는지 확인하라. 같은 나무막대를 두 번 사용하면 당신을 비롯한 모든 손님에게 발라주는 따뜻한 왁스나 페이스트에 세균이 생길 수 있다. 왁스를 제거하자마자 해당 부위를 한 손으로 꾹 누르면 제모의 고통이 다소 완화될 것이다. 일부 왁싱숍은 제모 전에 리도카인과 같은 마취제를 바를 것을 권한다. 하지만 뜨거운 정도를 알아야 화상을 입지 않으므로 나라면 뜨거운 왁싱이나 슈거링에는 마취제를 사용하지 않을 것이다.

가정용 모근제거기는 체모를 잡고 뽑아내는 기구다. 강력한 쪽집게라고 생각하면 된다. 이 기기에 대해서는 관련 데이터도 거의 없고 체모 손질의 위험성을 살펴보는 연구들에서도 '기타' 범주로 분류돼 알 수 있는 게 없다. 그리고 왁스만큼이나 고통스럽다.

레이저 제모와 전기분해

레이저 제모는 빛 에너지를 이용해 모공을 손상시키는 기술이다. 체모의 멜라닌이 690~1200나노미터의 빛을 흡수하므로 특정 파장을 사용해야 한다. 빛을 흡수할 멜라닌이 적은 백발과 금발은 다루기가 가장 어렵다. 제모를 위해서는 루비Ruby, 알렉산드라이트Alexandrite, 다이오드Diode, 네오디뮴Nd:YAG, 그리고 복합파장을 이용하는 IPL 등의 레이저를 이용한다. 시술 1년 후 성공률은 최대 80퍼센트이지만 결과는 각양각색이다. 엄밀히 따지면 레이저는 모공이 회복될 수 있으므로 영구 제모술로 여겨지지 않는다. 피부색과 머리카락 유형에 따라 더 적합한 레이저를 선택할 수 있으니, 피부과전문의나 성형외과의사를 만나볼 것을 추천한다. 그들은 경험이 풍부할 뿐 아니라 여러분이 바라는 것처럼 두 종류 이상의 레이저를 가지고 있다. 가진 게 망치뿐이라면 모든 사람이 못처럼 보이는 법이다. 레이저 제모는 고름땀샘염을 앓는 여성들에게 도움을 줄 수 있다. 유럽에서는 전위여드름이라고도 불리는데, 모공에 생기는 만성 염증성 피부질환이다.

전기분해야말로 진정한 영구 제모술이다. 미세전극을 모공에 넣고 전류를 흘려 보내 모공을 파괴하므로 체모가 다시 자랄 수 없다. 전극의 세 가지 유형은 갤배닉Galvanic, 열분해thermolysis, 그리고 복합법 또는 혼합법이다. 갤배닉은 모공을 하나하나 파괴하기 때문에 더 오래 걸리고(몇 초면 끝나는 열분해와 달리 최대 3분이 걸린다) 더 고통스럽지만, 영구 제모에 성공할 가능성도 더 높다. 혼합법은 효능과 치료의 균형을 맞추기에 가장 효과적인 것 같다. 체모를 하나씩 제거해야 하는 더딘 과정이다. 전기분해의 합병증으로 염증에 의한 흉터와 색소 침착이 나타날 수 있다. 전기분해는 유일한 영구 제모술이기 때문에 생식기 수술을 앞둔 트랜스여성들에게 권장된다.

매몰모, 레이저번과 감염

매몰모는 피부 바로 아래에 있는 체모가 끊어지면서 생긴 염증이나 외상이 모공 입구를 막거나, 체모가 구부러진 채로 피부 안에서 자라면서 발생된다. 곱슬이 심하면 딜이 스스로 말려 늘어가는 경향을 보이기 때

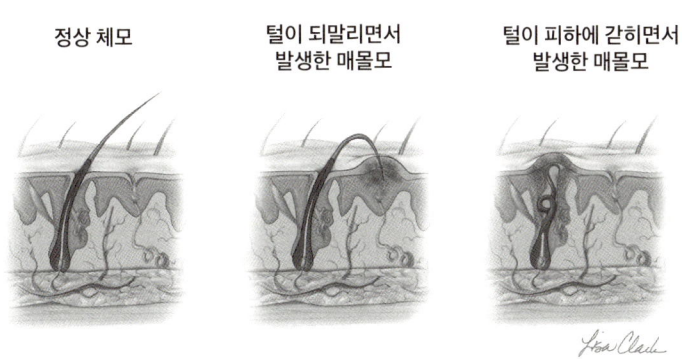

정상 체모와 매몰모. Lisa A. Clark, MA, CMI 그림.

문에 가장 위험하다. 그래서 다리보다는 비키니 라인에 매몰모가 생기기 쉽다. 면도를 하면 날카롭게 잘린 체모의 단면이 피부를 뚫고 들어갈 수 있어 매우 위험하다. 한편 유전적 요인이 모공의 형태나 피지 생성에 영향을 미치기에 어떤 여성들은 매몰모가 더 잘 생기기도 한다.

피하 체모의 염증은 통증을 유발하는 뾰루지를 유발할 수 있다. 세균이 함께 갇히면 감염을 초래하기도 한다.

털줄기 손상을 최소화하는 기술에 엄격한 주의를 기울이는 것이 가장 중요하지만, 털을 뽑는 제모법은 모두 피하의 체모를 제거하는 과정을 포함하기 때문에 위험성을 완전히 배제할 수는 없다. 각자 더 효과적인 방법이 있다면 그 방법을 사용하면 된다. 많은 피부미용관리사가 왁싱이나 슈거링 전에 접착력을 높이기 위해 각질 제거를 추천한다. 각질 제거는 제모 효과를 향상시킬 수 있다. 죽은 피부세포를 제거하면 제모 후 모공이 막히는 것도 완화할 수 있다.

글리콜산이나 살리실산과 같은 알파히드록시산alpha hydroxy acids을 함유한 값비싼 제품을 사용하라는 왁싱숍의 권고는 어떨까? 이 성분들은 이론적으로 피지 생성을 억제하여 매몰모를 예방할 수 있지만, 생식기에 사용할 경우 안전성을 확인할 만한 데이터가 없다. 그럼에도 이 제품들을 사용하고 싶다면 그것은 개인의 선택이다. 그러나 같은 회사에서 여드름 치료에 사용하는 저가의 일회용 살리실산 물티슈도 판매한다는 것을 기억하라. 이 제품들은 비용도 저렴하고 특정 부위에만 적용하거나 정밀하게 바르는 데도 유용하다. 물티슈의 살리실산 농도는 0.5~2퍼센트다. 항상 낮은 농도부터 시작하는 것이 가장 좋다.

매몰모는 보통 스스로 나갈 구멍을 찾는다. 만약 돌출부가 잘 보이고 소음순이나 항문 옆이 아니라면, 5~10퍼센트의 과산화벤조일 크림을 소량 도포하고 해당 부위를 건조시켜 염증과 세균 감염 위험을 줄일 수 있다. 피부 표면으로 삐져나온 체모가 있다면 깨끗한 족집게로 뽑되, 세균이 침입하면 심각한 감염으로 이어질 수 있으니 피부를 손상시켜서는 안 된다.

모공에 자극이 갈 경우 모낭염이라고 불리는 염증이 생길 수 있다. 모낭염은 작고 아린 뾰루지다. 가벼운 염증은 저절로 호전될 수 있지만, 그렇지 않은 경우에는 약한 국소 스테로이드제를 사용할 수 있다.

베인 상처, 찰과상, 매몰모는 감염을 일으킬 수 있다. 작은 뾰루지에서 시작된 발적이 피부로 번지고 고름과 극심한 통증이 나타난다면 의료인과 상의해야 한다. 제모한 부위에 커다란 결절이 자주 발생하고 심한 여드름처럼 보이는 병변을 주기적으로 짜내야 한다면, 의사를 찾아가 염증성 피부질환인 고름땀샘염은 아닌지 진료를 받아보는 것이 좋다.

13장 음모 관리

한 산부인과의사의 제모법

이제 내가 하는 제모법을 소개하고 설명해볼까 한다. 연구된 적이 없는 방법이므로 반드시 이렇게 할 필요는 없다. 그러나 나 역시 다른 많은 여성처럼 매몰모와 레이저번으로 몇 년을 고생했고 다양한 시도 끝에 몇 가지 효과적인 방법을 찾아냈다. 음모 제모의 위험성은 인정하지만 음모가 속옷 밖으로 삐져나오는 건 더 싫으니까.

첫 번째 원칙은 대음순이나 항문 주위의 음모를 제거하지 않는 것이다. 점막에 가까울수록 자극의 위험도 높아진다. 항문주위피부염(만성 염증과 발적)은 치료가 매우 어려울 수 있기 때문에, 이 부위에 미세외상을 야기하여 잠재적인 위험성을 높이고 싶지 않다. 또한 완전 제모가 가장 위험하므로 대음순의 체모만 다듬는다.

나는 면도를 하지 않는다. 손상에 대한 보고가 더 늘어서라기보다는 나 자신을 믿지 못해서다. 욕실에 올바른 면도용품을 갖춰놓지도 못할 것이고, 건조하거나 준비가 안 되어 있다시피 한 피부를 면도날로 긁어 댈 게 뻔하다. 같은 면도기를 남자 친구들보다 더 오래 사용했던 적도 있다. 그래서 나는 왁싱을 한다. 슈거링도 괜찮긴 했지만 왁싱보다 나을 게 없었고, 반죽하고 뜯어내는 모든 과정이 성가셨다(왁싱보다 더 심했다).

나는 수술 전에 피부를 준비시키는 것처럼 제모 전에 피부를 준비시킨다. 이렇게 해서 수술 후에 감염이 줄어든다면 제모 후에도 감염이 줄어들 것이라는 직감 때문이다. 일단 제모하기 몇 시간 전에 항균 물티슈로 해당 부위를 닦는다. 질과 항문을 자극할 수 있으니 소음순이나 항문 주위에는 사용하지 않는다. 수술 후 24시간 동안 상처 부위에 깨끗한 붕대를 대놓는 것처럼 시술 후 입을 깨끗한 속옷을 왁싱숍에 챙겨 간다. 또한 왁싱용 나무막대를 재사용하지 않는 왁싱숍을 이용하며, 온도를 확인할 수 있도록 왁스를 허벅지 안쪽에 먼저 발라봐달라고 관리사에게 요청한다.

제모한 날에는 세척을 하거나 외상을 입지 않도록 주의한다. 이튿날부터 외음에 보습제(코코넛오일)와 세정제를 사용하고, 일주일 후부터는 며칠에 한 번씩 살리실산 패드를 사용하여 피지를 녹여 모공이 막히는 것을 예방한다.

꼭 알아두기

많은 사람이 음모를 제모하거나 손질한다. 대부분의 여성이 음모를 제모하거나 다듬는다고 보고하며, 주기적으로 하는 여성도 많다.

4퍼센트의 여성만이 전문 의료인의 지도를 받는다. 그러나 여성들에게 안전한 제모법을 조언해줄 만한 데이터는 거의 없다.

음모 제모는 청결 상태를 개선하지 않으며, 최근에는 인유두종바이러스나 헤르페스와 같은 감염질환의 위험성 증가와 관련이 있다는 데이터가 보고되고 있다.

피하에 있는 모간의 손상을 최소화하는 게 매몰모를 예방하는 최선의 전략이다.

레이저 제모를 할 때는 자격을 갖춘 피부과의사나 성형외과의사의 소견을 구하라.

14장   피부 관리 제품

Moisturizers, Barriers, and Bath Products

외음용 특수 보습제 시장은 지속적으로 성장하고 있고 목욕용품, 특히 배스밤과 배스소크(배스솔트)를 어디서든 볼 수 있으며 일부 제품들은 외음 또는 질의 '건강'을 내세운다. 이 제품들의 홍보 문구를 보면 외음이 지금껏 살아남은 것이 기적처럼 들릴 지경이다.

보습제에는 몇 가지 이점이 있으며, 세면대 위에 있는 목욕용품이나 화려한 용기는 많은 즐거움을 준다. 우리는 자기 관리를 저마다 다르게 정의한다. 내게 즐거움을 주는 물품은 신발이지만, 어떤 여성들은 과학 소설에나 나올 법한 약국을 연상케 하는 욕실장을 보며 즐거움을 느낀다. 어떤 제품을 사용할 때는 자기만의 이유에 주목하는 것이 중요하다. 거기에는 의학적인 유익함도 있고 즐거움도 있다. 즐거움을 동기로 삼는 데는 문제가 없다. 다만 나는 내 화려한 신발들이 발 건강에 좋다며 자신을 속이지 않는다.

보습제란 무엇인가?

보습제는 피부의 바깥층인 각질층을 보호하고 재생시켜 피부 속 수분을 증가시키는 외용제이며, 중요한 유효 성분은 다음 중 하나 또는 전부를 포함한다.

- **연화제** 피부를 매끄럽고 부드럽게 만든다. 예를 들어 글리콜, 글리세릴스테아르

산염$_{glyceryl\ stearate}$이나 각종 오일이 있다.
- **밀폐제** 피부를 감싸는 보호막처럼 기능하여 수분 손실을 차단한다. 바셀린, (실리콘에서 유래한) 디메티콘과 각종 오일이 있다.
- **보습제** 대기의 수분을 피부로 끌어당긴다. 글리세롤과 히알루론산이 있다.

이 외에도 상업용 제품은 (물과 기름이 분리되는 것을 막아주는) 유화제, 방부제, 향료 등의 성분을 함유할 수 있다. 또한 일부 제품은 수분 공급에 매우 일시적인 효과만을 제공하는 물을 함유한다.

외음에 보습제가 필요할까?

외음은 다른 곳보다 피부에 수분을 더 많이 머금고 있다. 음모와 산성 막은 수분 손실을 억제하는 방어 기전이다. 노화, 실금에 의한 피부 자극, 비누나 물티슈 사용, 음모 제모, 외음에 헤어드라이어를 사용하는 것(이건 하지 마라!)은 피부 보습에 악영향을 줄 수 있다. 외음 피부의 수분 손실은 건조증, 자극으로 이어질 수 있고 건조해진 피부는 미세외상에 더 취약하다.

보습제는 피부를 보호하고, 피부건조증을 치료할 수 있다. 또한 발적, 가려움, 갈라짐을 완화해준다. 보습제가 필요한지 여부는 가려움증이나 자극과 같은 증상이 있는지, 그리고 세정제가 아닌 비누를 주기적으로 사용하거나 제모를 함으로써 피부가 건조해질 위험이 있는지에 따라 달라진다.

건조증으로 이어지는 몇 가지 요인은 개선될 수 있다. 예를 들어, 일부 여성들은 동의하지 않겠지만 제모를 중단하거나 향기 나는 비누를 포기하면 된다. 노화 방지 전문가라는 사람들이 어떤 주장을 하든, 엄청난 양의 수분을 앗아가는 노화를 되돌리기란 불가능하다. 약물도 피부를 건조하게 만들 수 있는데, 이런 약물 중에는 항암 화학요법이나 심각한 여드름을 치료하기 위한 경구용 레티노이드처럼 끊을 수 없거나 실용적으로 필요한 약물도 있다. 건조증의 최초 증상(유일한 증상일 때도 있다)은 수분 손실에 민감한 외음부에 나타날 수 있다. 실금이나 피부질환처럼 산성 보호막을 손상시키는 질환은 치료하기 어려우므로 피부 장벽의 기능장애를 일으키는 원인을 막기 어려울 수도 있다.

외음부가 건조하거나 가렵다면 보습제를 사용하는 것이 도움이 된다. 그러나 1~2주 후에도 효과가 나타나지 않으면 의료인을 만나 관련 질환들을 감별해볼 것을 권장한다.

예방 차원에서 보습제를 사용해야 할까?

예방 차원의 피부 관리를 원하는 건강한 여성들에게 보습제가 유용한지는 알 수 없다. 다만 40세 이상이거나 주기적으로 제모를 하거나 비누나 물티슈 같은 자극성 물질을 포기할 수 없는 사람이라면 의학적 직감으로 말하건대 한 번쯤 시도해봐도 나쁘지 않을 것 같다. 외음에 영향을 주는 실금이나 (습진과 유사한 질환인) 만성단순태선 및 경화태선 같은 피부질환이 있는 사람에게도 유용할 것이다. 외음에 영향을 주는 피부질환이 있다면 보습제를 사용하기 전에 의료인과 상의하는 것이 좋다.

나는 폐경기를 맞이하여 보습제를 사용하기 시작했고, 몇 주가 지나자 외음이 더 부드럽게 느껴지기 시작했다. 그제야 내가 건조함에 얼마나 익숙했는지 알게 됐고, 보습제를 바르자마자 '아' 하고 탄성이 터져 나오는 순간을 얼마나 기다렸는지 깨달았다. 건조함을 느끼지 않거나 자극적인 피부 제품을 주기적으로 사용하지 않는다면, 보습제를 시도해보고 괜찮은지 보는 데서부터 시작해보자.

보습에 단점이 있다면?

몇몇 제품은 모공을 막아 모낭염(여드름)을 유발할 수 있다. 자극과 알레르기 반응이 나타날 수 있고 장기간에 걸쳐 제품을 사용해야 하는 번거로움도 있다. 일부 여성이 크림이나 연고를 순서대로 바르는 미용법을 좋아한다는 것을 알지만, 내게는 깜빡할 일이 하나 더 늘어나는 셈이었고 그걸 다 챙기는 데는 꽤나 헌신이 필요했다. 이제 보습제를 사용할 만큼 늙었구나 싶은 생각도 마음에 걸렸달까? 지금은 괜찮지만 극복하는 데 몇 주가 걸렸다.

최고의 보습제는 무엇일까?

외음용 보습제는 특별히 연구된 적이 없어서 일반적인 지침만 제공할 수 있다. 다음은 흔히 사용되는 제품들과 이에 대해 해줄 수 있는 조언이다.

- **코코넛오일** 코코넛오일은 조산아의 피부에도 부작용을 일으키지 않는 것으로 연구되었으며, 미네랄오일보다 더 효과적으로 수분 손실을 예방했다. 오일에 들어 있는 지질이 피부를 덮어 유익한 항염작용을 할 수 있다. 또한 단일 성분이면 자극이 나타날 때 원인을 바로 알아낼 수 있다. 여느 제품들보다 더 저렴하고 잘 흡수되며 냄새도 좋다. 일부 연구자들은 화학물질이나 열을 가하지 않은 버진 코코넛오일이 더 많은 항염효과를 보인다고 주장해왔지만, 그러한 가설을 뒷받침할 적절한 데이터는 존재하지 않는다. 코코넛오일은 연화제이자 밀폐제다.
- **올리브유** 올리브유는 에스트로겐을 사용하지 못하는 유방암 생존자들의 외음부 보습제로 연구된 적이 있다. 마찬가지로 연화제이며 밀폐제 성격도 있다.
- **베이비오일 또는 미네랄오일** 석유를 증류해 나오는 부산물이다. '천연'이라는

용어는 싫지만, 미네랄오일도 코코넛오일처럼 자연에서 유래하므로 똑같이 천연이라고 할 수 있다. 석유의 부산물이라는 말이 무시무시하게 들리지만, 아주 오랫동안 사용되어왔고 오랜 세월 무사고 기록을 보유하고 있다. 화장품용 미네랄오일도 외용제로서 안전하게 사용할 수 있다. 미네랄오일은 액체 파라핀 또는 뭔가 마법의 주문처럼 들리기도 하는 파라피늄리퀴둠으로 불린다. 두 오일 모두 연화제이자 밀폐제다.

- **바셀린 또는 페트롤레이텀** 미네랄오일과 왁스의 혼합물이며, 실험실에서 합성한 것이 아니라 정제된 제품이므로 '천연'으로 분류할 수 있다. 역시 연화제이자 밀폐제다. 수분 손실을 예방하는 데 매우 효과적이며 무난하다. 다시 말하지만 외용으로만 사용하라.

- **모든 종류의 기저귀 발진 크림 또는 연고** 일반적으로 연화제, 밀폐제, 습윤제의 결합체다. 함유된 성분은 라놀린, 페트롤레이텀, 대구간유, 미네랄오일, 파라핀, 알로에, 왁스, 디메티콘, 방부제다. 개인적인 경험으로는 A+D 크림이 무난한 것 같지만 라놀린을 함유하고 있어 일부 여성들에게 알레르기 반응을 일으킬 수 있다.

- **각종 기름(올리브, 아보카도, 비타민나무 기름), 밀랍, 그리고 꿀과 프로폴리스(봉교의 일종)의 특허 혼합물로 만든 제품인 브이매직** VMagic 일반 오일보다 더 비싸지만, 아보카도유나 산자나무 기름이 주방 찬장에 있는 올리브유나 코코넛오일보다 어떤 부분에서든 더 낫다는 것을 보여주는 연구는 없다. 비싼 제품이 즐거움을 준다면 좋은 일이긴 하지만 말이다. 이런 제품은 '화학성분 무첨가'를 주장하는데, 심지어 물에도 화학성분이 들어 있기 때문에 이는 사실이 아니다. 몇몇 광고에서 '산뜻한 느낌'이라고 비유하는 걸 봤는데, 죽기 살기로라도 물고 늘어져 못 쓰게 하고 싶은 말이다.

- **비타민E** 캡슐로 제공되며, 일부 여성들은 캡슐을 부숴서 그 안의 오일을 사용하는 것을 좋아한다. 나는 안전성 측면에서 비타민E에 부정적이다. 외용에 대해

서는 연구되지 않았지만, 비타민E를 하루에 400IU 이상 복용하면 모든 원인의 사망률이 증가한다. 외용 비타민E가 흡수되어 누군가를 죽일 것 같지는 않지만, 비타민E와 사망률 증가에 관한 가설에 따르면 비타민E의 항산화 성질로 인해 암세포가 건강한 세포보다 더 빨리 성장할 수 있다고 한다. 그렇다면 인유두종바이러스HPV에 감염된 전암세포의 성장에도 유리할까? 그 답은 알 수 없고 그 외에도 사용 가능한 오일이 있으므로 비타민E를 권장하기는 어렵다.

피해야 할 제품들

자극을 일으킬 수 있는 살리실산이나 (얼굴용 크림에 흔히 들어 있는) 레티놀을 함유한 크림과 연고는 사용하지 마라. 외음 미백 효과를 주장하는 제품은 모두 피해라. 0.5퍼센트의 여성들이 이 제품들을 사용하거나 사용한 적이 있다고 보고한다. 외용 피부 미백 제품은 피부색을 만드는 멜라닌 색소의 생성에 영향을 줌으로써 효과를 발휘한다. 이 제품들은 보통 아스코르브산(비타민C), 레티노산, 알파히드록시산, 살리실산 중 하나 이상을 포함한다. 히드록시퀴논은 미국에서 사용할 수 있지만 유럽에서는 금지되어 있다. 이 제품들이 외음부에 미치는 영향은 검증되지 않았는데, 다수가 자극성 물질이다. 불법적인 피부 미백 제품 시장이 공고하게 형성되어 있고, 수은처럼 위험한 성분들이 유럽과 아시아 제품에서 발견되어왔다는 점도 우려스럽다.

　멜라닌세포와 멜라닌은 면역체계의 일부이므로, 이 제품들은 자극 이상의 역효과를 일으킬 수 있다. 어두운 자국이 거슬린다면 의료인을 찾아가 제대로 진단을 받아라. 음순이나 항문 주변에 전반적으로 나타나는 가벼운 색소 침착이 문제라면, 가장 유력한 원인은 장기간 제모에 의한 차색이다.

보습제는 어디에 발라야 할까?

보습제는 대음순, 회음부(질입구와 항문 사이), 그리고 항문 주변의 피부에 바른다. 코코넛오일이나 올리브유가 질이나 항문 쪽으로 흐르는 것은 괜찮지만 안으로 들어가지는 않도록 주의하자.

그 밖에 다른 문제는?

오일이 함유된 제품은 라텍스 콘돔과 병용할 수 없다. 오일을 바른 후 얼마나 시간이 흘러야 라텍스 콘돔이 손상되지 않고 온전히 유지되는지를 알려주는 데이터는 없다. 몇 시간 후라면 아마도 괜찮겠지만, 많이 쳐서 가정한 것일 뿐 절대적인 진실로 여겨서는 안 된다.

코코넛오일을 사용한다면, 욕실에 있는 코코넛오일은 욕실 전용이라는 것을 모든 식구에게 확실히 알려야 한다. 하루는 내 친한 친구가 밤에 열네 살짜리 딸이 만든 쿠키를 먹고 있었다. 친구가 재료에 대해 묻자 딸은 코코넛오일을 사용했다고 답했다. 의미심장한 침묵이 흘렀고, 친구는 속으로 딱 한 병 남아 있던 코코넛오일이 욕실에 있다는 사실을 떠올렸다. 그는 도덕적인 딜레마에 직면했다. 가족에게 지금 먹고 있는 것이 외음용 오일로 만든 쿠키라고 말해야 할까?

배스밤과 거품 목욕

배스밤과 거품 목욕은 여러 사람에게 많은 즐거움을 준다. 예쁘고 향기로운 데다 자기 관리라는 요소도 있다. 많은 제품이 의학적인 효과를 약속하는 웰니스wellness〔웰빙well-being과 피트니스fitness의 합성어〕제품으로 거짓 포장되어 판매된다. 향기나고 부드러운 목욕물은 우리를 즐겁게 해주고 몸도 이완시켜줄 수 있지만, 피부를 부드럽게 진정시키는 성질이 지속적으로 유익한 효과를 제공하지는 않는다. 이 제품들은 단순히 즐거우려고 사용하는 것이다. 웰니스 제품에 관해 생각해볼 수 있는 건 이것 하나다. 즐거움을 가져다주는가?

질 내 산성도에 유익하다고 주장하는 배스밤이 적어도 한 종 이상 출시되어 있다. 목욕물이 질 안에 채워질 거라 전제한 홍보 문구라니, 이건 그 제품을 사용하지 말라는 가장 강력한 경고다. 목욕물은 질 안에 들어가지 않는다! 어떤 외용 제품도 질 pH를 일시적인 상태 이상으로 변화시킬 수 없을 뿐더러, 질 pH를 바꾸려는 시도는 대개 질을 손상시킨다.

배스밤과 거품 입욕제에는 대체로 향료가 들어가 있으며 염색을 해서 멋진 색을 내기도 한다. 일부 제품에는 심지어 반짝이(우리 집에서도 인기 만점이다)도 들어 있다. 나는 배스밤 마니아고 우리 아들은 중독자다. 사회가 10대 남자애들의 기름진 피부는 아랑곳 않고 실재하지도 않는 여성 생식기의 향기에 주목하는 꼴이 그저 경악스러울 따름이다. 남자애들 다수가 물이라면 서쪽의 사악한 마녀라도 되는 양 질색하는 것 같다. 내 10대 아들의 피부에서 일어나는 테스토스테론 폭탄 피지 축제를 배스밤으로 씻어낼 수 있다면, 그것이야말로 진정한 배스밤일 것이다!

이 제품들이 합성인지 식물성인지 여부는 자극이나 알레르기 반응의 위험성과 그다지 관계가 없다. 외음의 자극성 반응이 방광염 증상과 흡사해서 방광염으로 오인하기 쉽지만, 배스밤과 거품 목욕이 자극과 알레르기 반응 외에 요로감염을 야기한다는 확실한 증거는 없다. 사춘기 전 소녀들의 경우, 음순이 너무 작아 질어귀(질입구)를 덮을 수 없고 질입구 점막에 에스트로겐이 없이 자극성 반응에 매우 취약하나. 따라서 소녀들에게는 경우에 따라 입욕제가 자극적일 수 있다.

환상적인 거품을 만드는 거품 입욕제는 기본적으로 희석된 액체 비누이고 (이미 검토한 것처럼) 비누는 피부를 보호하는 지방층을 벗겨내어 역설적이게도 피부를 더 건조하게 만들 수 있다. 이런 제품들을 사용할 생각이라면 매일 탐닉하지 않는 것이 최선임을 명심하자. 거품 입욕제는 대개 소듐라우릴설페이트SLS와 같은 계면활성제를 함유하고 있으며 3~5퍼센트의 사람들에게 알레르기 반응을 일으킬 수 있다.

입욕제의 부드러움이나 진정 효과를 찾고 있지만 전혀 자극적이지 않은 무향·무색소 대체품을 원하고 거품도 기꺼이 포기할 생각이라면, 다음 두 가지 선택지를 고려해볼 수 있다.

- **구연산 마그네슘으로 만든 엡솜솔트**Epsom salt 다년간 사용되어왔으며 광범위한 기록이 있다. 건강상 이로울 것도 없지만, 해가 될 것도 없는 것으로 보인다. 취향에 따라 소량의 올리브유나 아보카도유를 추가할 수 있다. 그러면 피부가 일시적으로 매우 부드러워질 것이다. 기분 좋은 일이지만 의학적으로 유익하지는 않다.
- **(분쇄되지 않은) 오트밀** 오트밀 한 줌을 스타킹에 넣고 윗부분을 묶어서 목욕물에 던져 넣어라. 스타킹은 목욕물이 곤죽처럼 지저분해지는 것을 막아준다. 오트밀에는 가려움을 완화해주는 성분이 있다. 지속적이지 않지만 물에 들어가 있는 동안에는 가려움이 진정되며, 때로는 일시적 완화가 악순환을 끊어주기도 한다. 나는 아이들이 기저귀 발진으로 애 먹을 때 이 방법을 사용했다.

거품 입욕제를 직접 만들어보고 싶다면 (거품이 많이 나지는 않겠지만) 다음 레시피를 참고하라.

- 올리브유, 아보카도유, 또는 아몬드유 2큰술
- 꿀 2큰술
- 액상 카스티야 비누(무향) 4분의 1컵
- 취향에 따라 피부를 자극하지 않는 바닐라 추출물 또는 에센셜오일 1~2방울

풍성한 거품을 원한다면 시중 제품을 써야 한다. 제품을 써도 자극이나 건조함이 남지 않는다면 즐거움을 위해 감수할 만한 가치가 있을 것이다. 피부가 손상을 입었거나 자극받은 상태라면 입욕제는 자극의 위험을 증가시킨다. 외음은 자극에 더욱 민감하므로 특정 제품을 썼을 때 다른 곳은 괜찮아도 외음에는 가려움과 자극감이 느껴질 수 있다.

꼭 알아두기

보습제는 외음, 특히 폐경기의 건조한 피부를 개선해주고 실금에도 도움이 된다.

비싼 보습제라고 코코넛오일, 올리브유, 바셀린 같은 저렴한 제품보다 명백한 이점이 있는 것은 아니다.

거품 목욕은 방광염을 유발하지는 않지만 일부 여성들, 특히 사춘기 이전 소녀들의 질어귀를 자극할 수 있다.

배스밤이나 거품 목욕을 너무 좋아하고 자극성 반응도 나타나지 않는다면, 잠재적 위험을 감수하고 그 즐거움을 누릴 만한 가치가 있다.

풍성한 거품을 포기할 수 있다면 자극 위험이 낮고 비용도 저렴한 수제 입욕제를 만들어볼 수 있다.

4부

월경 제대로 알기

독성쇼크증후군에 관한 진실

탐폰과 생리대에 독소가 있을까?

월경 위생

Menstrual Products and Mythology

15장 독성쇼크증후군에 관한 진실

The Truth About Toxic Shock Syndrome

나는 독성쇼크증후군TSS에 대한 공포가 절정이었던 1979~1980년을 기억하는 나이다. 월경을 막 시작하고 얼마 지나지 않아 질 안에 숨어서 살을 파먹는 세균에 대한 이야기들이 도처에서 들려왔다. 독성쇼크증후군에 관한 이야기는 많은 여성을 겁주어 탐폰에서 멀어지게 했고, 이러한 공포는 있을지 없을지도 모를 미래 남편의 음경보다 월경용품을 먼저 질에 삽입한 여성은 어떻게든 망가지게 된다는 엉터리 주장을 하는 사람들에 의해 악용되어왔다. 또한 독성쇼크증후군에 대한 두려움은 잡지를 사거나 인터넷 기사를 클릭하도록 유도하고, 어찌되었든 '천연' 월경용품이 더 낫다는 견해를 제시하는 사람들에 의해 무기화되었다. 우리는 월경을 금기시하는 문화와 터무니없는 사회적 결벽성도 모자라 잘못된 정보의 온상에 노출돼 있다.

다행히 내게는 해독제가 있다. 그것은 바로 진실이다.

독성쇼크증후군은 무엇인가?

독성쇼크증후군은 혈류로 유입된 독소로 인해 우리 몸이 심각한 반응을 일으키는 질환이다. 독소는 세균, 식물, 동물 등의 유기체에 의해 생성된 물질이다. 대표적인 예가 바로 뱀독이다.

독성쇼크증후군을 유발하는 독소를 만들 수 있는 두 가지 유형의 세균은 패혈성인두염의 원인균인 A군연쇄상구균과 황색포도상구균이다. A군연쇄상구균은 질에서 증식하지 않기 때문에 월경성 독성쇼크증후군mTSS을 야기하지 않는다. (B군연쇄상구균은 질에서 발견되긴 하지만 독소를 생성하지는 않는다.) 대부분의 월경성 독성쇼크증후군은 황색포도상구균에 의해 생성되는 TSST-1이라는 독소 때문에 발생한다. 월경 중 또는 월경 후 2~3일 내에 발생하는 독성쇼크증후군을 월경성 독성쇼크증후군이라고 정의한다. 월경과 무관한 독성쇼크증후군은 여남에게 동일한 영향을 미치며, 대개 수술을 받거나 화상과 같은 손상을 입은 후에 나타난다. 매년 10만 명 중 약 0.3명이 이런 독성쇼크증후군 증상을 호소한다.

월경성 독성쇼크증후군의 증상은 발열, 햇볕에 탄 것처럼 벗어지는 발진, 저혈압, 구토, 설사 등이다. 장기들이 기능을 멈추고 팔다리로 흐르는 혈류가 감소하여 사지를 절단해야 하는 상황까지 이어질 수 있다(다행히 극히 드물다). 평균 입원 기간은 6일이며, 일부 여성은 집중치료가 필요할 정도로 심각한 상태를 보인다. 제대로 치료받으면 사망률은 4퍼센트 이하다. 생존자들은 재발, 기억손실 등 심각한 건강 문제를 겪을 수 있다. 월경성 독성쇼크증후군은 매우 심각한 질병이다.

1979~1980년 미국에서 1264건의 월경성 독성쇼크증후군이 발생했고 그중 6퍼센트에 해당되는 72명의 여성이 사망했다. 그 후로 위험성이 꾸준히 감소하여 현재는 가임기 여성 10만 명 중 1명에게 영향을 미치는 것으로 알려져 있다. 전체 데이터가 보고된 최신 자료인 2015년 조사를 보면 47명의 미국 여성이 월경성 독성쇼크증후군에 걸렸다(대부분 월경과 관련된 것이지만 데이터는 월경과 무관한 독성쇼크증후군을 따로 구분하지 않았다).

월경에 의한 독성쇼크증후군의 복잡성

황색포도상구균은 많은 사람의 체내에 있지만 일반적인 환경에서는 어떤 문제도 일으키지 않는 집락균이다. 가임기 여성의 약 10퍼센트는 질 안에 서식하는 황색포도상구균을 보균하고 있고(탐폰 사용은 세균 집락의 위험을 증가시키지 않는다), 1퍼센트는 TSST-1을 생성할 수 있는 균종을 보유하고 있다. 이들이 월경성 독성쇼크증후군의 잠재적 위험이 있는 유일한 여성들이다.

질 내 황색포도상구균은 혈중 철분이 TSST-1 생성을 증가시키는 월경 기간에 증식한다. 다행히 인체는 독성쇼크증후군에 대한 자연적인 방어 기전을 갖고 있다. 80퍼센트의 여성이 독소를 중화하여 인체를 보호하는 항체를 가지고 있고(그래서 항체를 발달시킬 시간이 상대적으로 짧았던 젊은 여성들이 가장 취약하다), 어떤 여성들에게는 독소가 질조직의 세포에 부착하여 혈류로 유입되는 데 필요한 수용체가 부족하다.

여성의 70퍼센트가 탐폰을 사용해본 적이 있고, 1퍼센트가 TSST-1을 생성할 수 있는 균을 가지고 있으며, 1년에 가임기 여성의 0.01퍼센트 이하가 월경성 독성쇼크증후군에 걸리는 것을 볼 때, 우리 몸의 방어 기전은 대체로 매우 효과적으로 작동하고 있다고 할 수 있다.

릴라이 탐폰: 월경 역사의 중요한 교훈

1970년대 프록터앤드갬블 P&G 사는 경쟁사를 무너뜨리고 판세를 뒤집을 만한 제품으로 탐폰 시장에 뛰어들고 싶어했다. 그때까지 모든 탐폰의 기본 구조는 세로로 긴 원통형이었고 순면 아니면 면·인견 또는 면·비스코스 혼방으로 만들어졌으며 팽창하면 길이가 길어지는 형태였다. 프록터앤드갬블이 내놓은 것은 릴라이 탐폰이었다. 릴라이 탐폰은 네모난 칩 형태의 폴리에스테르 폼과 카복시셀룰로스(푸딩 같은 음식에 사용하는 겔화제로 먹을 수 있다고 해서 질에도 안전한 것은 아니라는 사실을 모두에게 상기시켜주는 좋은 예다!)를 티백처럼 생긴 주머니에 넣어 만들었다. 릴라이 탐폰의 슬로건은 "걱정까지도 흡수합니다"였다. 나도 열네 살 때 릴라이 탐폰을 사용해봤는데, 혈액을 엄청나게 흡수해서 탐폰을 빼낼 때 큼지막한 복숭아라도 낳는 줄 알았다! 성경험이 없었던 때라 탐폰을 제거할 때 틀림없이 미세외상을 입었을 것이다.

미국에서 월경용품은 의료기기로서 식품의약국의 규제를 받으며, 시중 제품과 확연히 다른 제품은 검토용 연구 자료를 제출해야만 판매가 가능하다. 엄밀히 말해 식품의약국은 월경용품을 승인하는 것이 아니라 검토한다. 하지만 릴라이의 신청은 이 정책이 발효되기 전에 접수되어 검토 대상에서 제외되었다. 이후 공격적인 마케팅 전략에 힘입어 1970년대 후반까지 약 25퍼센트의 미국 여성이 릴라이 탐폰을 사용하기에 이르렀다.

그러던 중 월경성 독성쇼크증후군 사례가 발생하기 시작했다.

릴라이의 디자인이 문제였다. 네모난 폼은 일반적인 탐폰보다 표면적이 넓고 더 많은 산소가 유입되도록 디자인되어 세균 증식에 유리했다. (더 걸쭉한) 셀룰로스도 세균 증식을 용이하게 하는 매개물 역할을 했다. 설상가상으로 일부 제조사가 릴라이와 경쟁하기 위해 탐폰에 흡수성 물질인 폴리아크릴레이트를 추가하면서 문제가 악화되었던 것으로 보인다.

1980년 9월 22일 릴라이가 시장에서 퇴출되자 발병 사례도 감소하기 시작했다. 1985년에는 폴리아크릴레이트도 미국 내 시판 탐폰에서 자취를 감추었다.

새롭게 출시된 '파격적인' 탐폰이나 월경컵 기술이 크라우드펀딩 플랫폼을 강타할 때면 릴라이 탐폰을 기억하라. 대담하고 새로운 디자인이 항상 안전한 것은 아니다. 어떤 제품이 기존의 탐폰이나 월경컵과 어떤 식으로든 유의미한 차이를 보인다면, 안전성에 대한 연구와 관계 당국의 검토가 필요하다.

릴라이가 시장에서 퇴출되었는데 왜 아직도 독성쇼크증후군이 발생할까?

모든 종류의 탐폰, 피임용 스펀지*, 다이어프램diaphragm**, 월경컵은 월경성 독성쇼크증후군의 발생 위험을 증가시킨다. 발생 과정이 잘 알려져 있지는 않지만, 주요 메커니즘은 다음 요인들 중 일부 또는 전체를 포함하는 것으로 보인다.

- **삽입에 의한 산소 및 이산화탄소의 유입** 둘 다 세균 증식을 유리하게 한다. 월경컵 삽입 시 탐폰보다 더 많은 산소가 유입될 수 있다.
- **TSST-1을 생성하지 않는 세균 증식을 허용한다** 다른 세균이 이산화탄소를 생성하여(세균 호흡의 부산물이다) 황색포도상구균의 증식을 도울 수 있다.
- **탐폰에 사용되는 특정 섬유들은 세균 증식에 유리하다** 오랫동안 면이 인견이나 비스코스보다 세균 증식에 덜 유리하다는 연구가 있어왔지만, 질의 저산소 환경을 재현한 새로운 연구에서 황색포도상구균의 증식과 TSST-1의 생성이 순면 탐폰에서 훨씬 더 많이 나타날 수 있음이 밝혀졌다. 면이 더 안전할 거라고 넘겨짚지 마라.

---

* 살정제를 묻혀 질 내에 삽입하는 플라스틱 스펀지 피임기구로, 피임 성공률은 73~91퍼센트 정도다.
** 돔 모양의 실리콘 컵으로, 질 내에 삽입해서 자궁경부에 씌워 정자의 진입을 막는 피임기구. 약 84퍼센트의 피임 성공률을 보인다.

- **실리콘과 탄성중합체(탄력 고무)로 만든 월경컵에는 바이오필름(균막)이 생길 수 있다** 바이오필름은 세균이 질의 방어체계에 의해 감지되거나 파괴되는 것을 막는 보호막이다. 한 연구는 실리콘보다 탄성중합체로 만든 월경컵에서 바이오필름이 덜 생성될 수 있음을 보여주었다.
- **흡수력** 흡수력이 뛰어날수록 위험성도 커진다.
- **삽입 또는 제거 시 생길 수 있는 외상** 정상적인 방어 기전을 피해 독소를 혈류로 직접 유입시킨다.

독성쇼크증후군 안전성에 관한 실용적인 조언

질에 사용하는 제품의 위험성을 완전히 배제하기란 불가능하지만, 얼마나 많은 여성이 탐폰을 사용하고 그중 얼마나 적은 여성이 독성쇼크증후군에 걸리는지를 고려하면 위험성은 낮은 편이다. 현재 유럽에서 월경성 독성쇼크증후군 발생률은 다른 원인에 의한 독성쇼크증후군 발생률보다 낮다. 미국에서 연간 월경성 독성쇼크증후군 발병률은 번개에 맞아 사망할 확률과 비슷하다. 누군가는 이것을 위험하다고 생각하는가 하면, 누군가는 그다지 위험하지 않다고 생각할 수 있다. 어쨌든 나는 우리가 탐폰이나 월경컵을 질에 넣는 것보다 훨씬 더 위험한 일들을 일상적으로 많이 한다는 사실을 늘 여성들에게 상기시킨다. 예를 들어 매년 6000명에 가까운 보행자가 교통사고로 사망하지만 여자들에게 걷지 말라고 하지는 않는다. 음모를 제모하다가 종기나 다른 심각한 감염증이 생길 수도 있다. 이처럼 모든 개입은 위험성을 내포하고 있으며, 그 정도는 각자 나름대로 위험성 대비 효능을 따져 판단할 일이다.

월경성 독성쇼크증후군은 젊은 여성들에게 가장 위험하다. 15세는 탐폰을 사용하지 말라는 뜻이 아니다. 자기 신체에 대한 결정을 내릴 때 알고 있으라는 뜻이다. 독성쇼크증후군은 24세 이하인 여성들에게도 매년 10만 명당 두 명 이하로 발병한다.

탐폰에 대한 현실적인 조언을 하자면 다음과 같다.

- **흡수력이 가장 낮은 것을 사용하라** 일부 제조사에서는 다양한 크기로 탐폰을 만든다. 대형이나 초대형 탐폰(마흔이 넘은 여성들은 뭘 말하는지 알 것이다)만 가지고 있다면, (흡수력이 낮은 탐폰을 써야 하는) 월경량이 적은 날에도 흡수력이 과도한 탐폰을 사용하고 있을 가능성이 높다.
- **순면 탐폰이 더 안전하다고 넘겨짚지 마라** 최근 연구에서는 인견 혼합이 더 안전한 것으로 나타났다. 실험실에서의 연구 결과가 실생활에도 적용되는지 여부는 알려져 있지 않다.
- **넣고 뺄 때는 외상에 주의하라** 월경량이 적은 날에는 흡수력이 낮은 탐폰을 사용하면 도움이 될 것이다.
- **여덟 시간마다 탐폰을 교체하라는 권고 사항은 확실한 근거 연구가 있는 건 아니지만, 현시점에서 '전문가'가 해줄 수 있는 최선의 조언이다** 더 자주 교환한다고 해서 위험성이 낮아지는 건 아닐 것이다. 더 자주 넣을수록 더 많은 산소와 이산화탄소가 질에 유입될 수 있고 더 많은 외상을 입을 수 있으므로 오히려 더 위험할 수 있다.

다음은 월경컵에 대한 실용적 조언이다.

- **월경컵이 탐폰보다 덜 위험하다고 넘겨짚지 마라** 한 연구에서 월경컵이 탐폰보다 황색포도상구균 증식과 TSST-1 생성에 더 취약하다는 것이 밝혀졌다.
- **임무를 확실히 완수할 수 있는 한도 내에서 가장 작은 컵을 선택하라** 월경량에

따라 다른 크기의 월경컵을 사용하라는 뜻이다.
- **월경컵을 비운 후 세척 시 제조업체에서 제공한 지시 사항은 TSST-1을 제거하기에 충분하지 않으니, 월경컵은 두 개를 구비하라** 월경컵은 넣기 전에 삶아야 하므로 미리 삶아놓은 깨끗한 월경컵을 마련해두는 것이 가장 좋다.

해면

해면sea sponge은 해면질로 만들어진 수생생물이다. 그들은 특화된 장기가 없는 대신(폐, 심장, 신장 등이 없다) 작은 편모실들을 통해 바닷물을 걸러냄으로써 호흡하고 영양분을 섭취한다. 이 작은 편모실들 때문에 해면은 표면적이 매우 넓다. 해면은 강력한 흡수력으로 체적의 약 3분의 2에 해당되는 빈 공간에 액체를 머금을 수 있다. 해면질은 부풀면서 액체가 다시 새어나가는 것을 막는다. 또한 해면은 모든 방향으로 팽창한다. 세균이 증식할 수 있는 넓은 표면적과 넓은 에어포켓, 강력한 흡수력, 그리고 제거할 때 미세외상을 야기할 수 있는 가로 팽창까지, 마치 자연계의 릴라이 탐폰 같다.

해면은 제대로 세척하기도 매우 어렵다. 주방용 해면의 세균을 죽이려면 뜨거운 물에 세제와 표백제를 넣고 세탁기로 빨아야 하지만, (독성쇼크증후군을 유발하는 세균인) 황색포도상구균을 죽이거나 독소를 제거할 수 있는 세척법은 연구된 바가 없다. 해면을 한 시간 동안 삶아보았더니 수축하여 딱딱하게 굳고 변색되었다.

1982년의 한 연구에서 해면을 사용하는 여성들은 월경 기간 탐폰이나 생리대를 사용하는 여성들에 비해 질 내에 황색포도상구균과 같은 세균이 훨씬 더 많이 증식해 있는 것으로 밝혀졌다. 월경 기간이 아닐 때는 차이가 없었기 때문에 잠재적으로 위험한 세균이 급증한 현상은 해면과 관련된 것으로 보였다. 해면이 독성쇼크증후군 독소를 생성하는 데 어떤 영향을 미치는지는 알 수 없다. 1990년대 식품의약국은 해면 구석구석이 미세한 오물과 불순물로 가득 차 있음을 보여주었다(원래 바닷물을 거르는 생물이므로 놀라운 일도 아니다).

미국에서 월경용품으로 해면을 판매하는 것은 불법이며, 식품의약국은 일부 소매업자에게 경고장을 보내왔다. 해면이 안전하다고 말할 만한 데이터는 없으며, 나는 그런 말을 하는 사람은 모두 비윤리적이라고 생각한다.

폴리에스테르 폼 제품

몇몇 국가에서는 릴라이 탐폰처럼 폴리에스테르 폼으로 만든 월경용 스펀지가 사용된다. 이것은 독성쇼크증후군 독소가 생성될 위험이 있는 피임용 스펀지에도 사용된다. 일부 여성들은 메이크업용 폴리에스테르 스펀지를 '급할 때 사용하는 탐폰 대용품'으로 사용한다.

릴라이의 폴리에스테르 폼이 월경성 독성쇼크증후군을 구체적으로 어떻게 일으켰는지는 알 수 없지만, 그 위험성이 가장 높은 원료로 만들어진 제품을 사용하는 것은 직관으로도 적절치 않아 보인다. (탐폰 또는 메이크업 스펀지에 쓰이는) 폴리에스테르 폼의 안전성에 대한 연구는 찾지 못했지만, 폴리에스테르 폼으로 만든 메이크업 스펀지를 물에 넣어보니 초대형 탐폰에 비해 훨씬 더 많은 양의 공기를 방출했으므로 안심하기는 어렵다. 나라면 폴리에스테르 폼 제품은 피할 것이다.

손뜨개 탐폰

들리는 바에 의하면 어떤 여성들은 탐폰을 직접 만들고, 그것을 엣시〔수제, 커스텀메이드, 빈티지 제품을 사고 팔 수 있는 온라인 플랫폼〕에서 판매하기도 한다(나는 '질 관련 제품'을 파는 토끼 굴에서 몇 시간을 보냈다). 이런 탐폰은 보통 면으로 만든다. 여기서 판매되는 제품들은 식품 의약국 승인을 받기 위한 자료를 제출하지 않으며, 질조직을 자극하거나 세균이 증식하거나 독소가 생성되는 과정에 어떤 영향을 미치는지를 연구한 자료도 없다.

이 탐폰들이 순면으로 알려진다고 해서 상업적으로 이용 가능한 순면 탐폰과 비슷한 것은 아니다. 나는 손뜨개 탐폰 세 개를 직접 구입해 살펴보았는데 독소가 생성되는 핵심 메커니즘인 엉성한―넣을 때 다량의 공기가 유입될 수 있는―짜임새에 깜짝 놀랐다. 이 제품들을 사용할 때 세균을 죽이고 독소를 중화할 수 있는 세척법도 명확하지 않았다.

반드시 따져보아야 하는 건 아니지만, 또 다른 문제는 흡수력이다. 내가 시험해본 탐폰 세 종은 모두 시중에 판매되는 중형 탐폰의 흡수량보다도 적은 5밀리리터 이하를 흡수했다.

그러니 손뜨개 탐폰도 거르도록 하자.

탐폰이나 월경컵이 더 안전해질 수 있을까?

탐폰과 월경컵을 사용하는 수많은 미국 여성을 생각해보라. 월경성 독성쇼크증후군은 매년 10만 명당 한 명꼴로 발생한다. 따라서 어떤 제품이 시중에 있는 제품보다 더 안전하다는 것을 연구로 증명하기란 매우 어려운 과제일 수 있다. 예방 차원에서 발생률이 매우 낮은 사건을 연구하기란 쉽지 않은 일이지만, 그렇다고 시도도 하지 말란 법은 없다. 독성쇼크증후군을 유발하는 독소의 생성을 억제하는 제품을 제시하는 연구라면 좋은 출발점이 될 수 있을 것이다. 더 안전한 디자인을 고안해 바이오필름이 생기지 않도록 막고 삽입 시 공기 유입을 줄이며 넣고 뺄 때 이상을 최소화하는 재료를 검토해볼 수도 있다.

월경성 독성쇼크증후군의 발병 위험이 높은 사람과 그렇지 않은 사람을 예측하거나, 초기 발병을 확인할 수 있는 검사는 없다. 신속하게 개입했을 때 결과도 더 좋으므로, 독소를 생성하는 황색포도상구균을 가진 사람을 선별하거나 보호 기능을 하는 항체가 있는지 확인하거나 초기 월경성 독성쇼크증후군을 검사하는 방법을 연구해볼 수도 있다.

꼭 알아두기

독소를 생성하는 황색포도상구균을 질 내에 가지고 있는 단 1퍼센트의 여성만이 월경성 독성쇼크증후군에 걸릴 잠재적 위험이 있다.

월경성 독성쇼크증후군의 핵심 메커니즘은 산소 유입으로 보이지만 그 외의 요인들도 포함될 수 있다.

월경컵이 탐폰보다 더 안전하다고 넘겨짚지 마라.

순면 탐폰이 면·인견 또는 면·비스코스 혼방 탐폰보다 더 안전한 것 같지는 않다.

해면은 사용하지 마라.

16장   탐폰과 생리대에 독소가 있을까?

Are There Toxins in Tampons and Pads?

많은 사람이 월경을 둘러싼 극도의 공포감에 휩싸여 있기 때문에 과학계 외의 출처에서 월경용품에 대해 배우기란 무척 어려운 일이다. 가장 흔한 유언비어 중에 진위 여부를 밝혀달라고 요청받은 것이 생리대와 탐폰의 '독소'다. 공포가 팔리는 것이다.

월경용품의 관리·감독

식품의약국은 미국 내 모든 월경위생용품을 규제한다.* 이 제품들(생리대, 탐폰 등)은 식품의약국의 승인을 받는 것이 아니라 등록을 거쳐 판매 허가를 받는다. 식품의약국에 등록된다는 것은 이 제품들의 제조과정이 관리 대상이며 불편 사항과 부작용에 대한 보고가 기록되어야 한다는 의미다. 식품의약국은 언제든 관련 서류를 요청할 수 있으며, 생산 과정이 정상적이지 않으면 판매를 중단시키고 추가적인 강제 조치를 시행할 수 있다.

    연구를 거쳐 식품의약국 허가를 받은 재료를 사용하는 무향 및 가향

---

* 우리나라에서는 일회용 생리대와 월경컵, 탐폰 등이 의약외품으로 지정돼 약사법에 따라 관리된다. 포름알데히드, 형광증백제, 색소 등 아홉 가지 항목의 안전성과 품질을 검사한 자료를 식품의약품안전처에 제출하면 품목 허가를 받는다. 미국에 비해 좀더 촘촘한 허가 승인 제도라고 볼 수 있다. 팬티라이너의 경우 일부 제품은 의약외품 허가를 받아 판매되고 심의를 거치지 않은 제품들은 공산품으로 판매되는데, 공산품은 위생용품관리법에 준하여 관리된다. 2020년 3월부터 공산품에 해당되는 팬티라이너와 물티슈가 위생용품으로 관리되기 시작해 영업 신고와 기준 규격을 준수하도록 하고 있으나, 허가를 받아야 하는 것은 아니다.

16장 탐폰과 생리대에 독소가 있을까?

생리대는 1급 의료기기이며, 과거에 허가받은 제품과 현저히 다르지 않다면 새로운 연구를 진행하지 않아도 된다. 이러한 제품은 등록 후 바로 시판된다.

새로운 성분을 사용한 가향 생리대와 질 내 삽입형 월경용품(탐폰과 월경컵)은 2급 의료기기다. 탐폰에 새로운 디자인이나 성분이 추가된다면 해당 제조사는 시판 중인 제품과의 유사성을 증명하는 서류나 안전성에 대한 연구 자료를 제출해야 한다. 월경컵은 신속한 처리 과정을 통해 식품의약국의 허가 없이 곧장 시판될 수 있지만, 등록은 반드시 해야 한다.

나는 식품의약국 홈페이지를 정독하던 중 당국에서 월경컵 제조 과정과 세척 시 권장 사항에 대한 우려를 담아 기업들에 전달한 서신을 발견했는데, 이것은 월경컵의 신속한 등록 과정이 '면책특권'이 아님을 보여준다.

숨은 독소는 어떻게 해야 할까?

탐폰과 월경컵에 감춰진 독소와 그 위험성에 대한 괴담은 대규모 건강기능식품 산업보다 더 빨리 퍼진다. 심지어 구글보다도 빠르다! 1990년대 초, 여성들에게 탐폰에 쓰인 석면에 대한 질문을 받았던 기억이 난다. 그런 탐폰은 없다. 단 한 번도 존재한 적 없다. 인터넷을 앞지르는 또 다른 유언비어는 월경컵이 자궁내막증을 야기한다는 것이다. 월경컵을 금지해달라고 식품의약국에 청원을 하는 이들도 있었다. 그러나 둘 사이에는 연관성이 없다.

미국의 생리대 및 탐폰 제조사들은 성분을 포장지나 웹사이트에 기재하지 않아도 되는데, 우려가 되는 지점이다. 나는 모든 제품의 전 성분을 기재해야 한다는 의견에 동의하며, 이 책을 쓰면서 전 성분이 표시된 수많은 탐폰과 생리대를 조사했다. 그 과정에서 몇 가지 '대기업' 및 '천연' 제조업체 제품의 전 성분을 식품의약국의 허가서와 대조하여 일치 여부를 확인해보았다.

'천연' 제조업체들이 '대기업'에 비해 성분에 대해 거짓말을 덜 할 거라는 설명에는 별로 동의가 안 된다.

잔여물은 어떻게 할까?

제조사가 탐폰 판매 허가를 받으려면 제초제와 살충제가 들어 있지 않다는 것을 증명하거나, 들어 있는 경우 인체에 사용 가능한 용량임을 어떻게 알아냈는지 증명해야 한다.

가장 널리 퍼진 소문은 동물은 물론 인간에게도 암을 유발할 수 있다고 알려진 다이옥신을 둘러싼 것들이다. 잠재적 발암물질을 질에 넣고 싶어할 사람은 없다! 인간은 오랫동안 면을 표백하고 인견을 제조하며 소량의 다이옥신을 생성해왔다. 표백 방식은 바뀌었지만(원인은 이산화염소였다) 다이옥신의 잔해는 탐폰, 생리대, 일회용 기저귀, 심지어 순면 100퍼센트 제품에도 여전히 남아 있다. 제조 과정에 문제가 있어서가 아니라, 환경오염으로 인해 면이나 목재펄프 등 모든 원자재에 다이옥신이 함유돼 있기 때문이다.

그러나 탐폰에 의한 다이옥신 노출량은 음식에 의한 다이옥신 노출량에 비하면 수천 배 더 적고 '건강식품 전문업체'의 순면 100퍼센트 탐폰과 '기존' 면·인견 혼방 소재 탐폰의 다이옥신 농도에는 차이가 없다. 한 연구에서 다이옥신 농도가 가장 높은 탐폰이 '유기농' 업체의 제품으로 밝혀졌다는 점도 흥미로운 사실이다. 어떤 연구에 따르면 "탐폰에 의한 다이옥신 노출량은 음식에 의한 노출량에 비해 약 1만3000~24만 배 더 낮다". 따라서 평생 1만2000개의 탐폰을 사용하더라도 그로 인한 다이옥신 노출량은 음식에 의한 다이옥신 노출량에 미치지 못하며, 순면 100퍼센트 제품이라고 해서 다이옥신 노출량이 더 적다는 근거도 없다.

또 다른 인터넷 소문은 '기존' 탐폰에 라운드업Roundup에 쓰인 것과 같은 제초제 성분인 글리포세이트가 함유되어 있다는 것이다. 세계보건기구는 글리포세이트를 발암가능물질로 분류*하지만, 이 같은 결론에 반하는 과학적 자료도 많다. 글리포세이트가 들어간 탐폰에 관한 '데이터'(울며 겨자 먹기로 이렇게 부르고 있다)는 발표된 적이 없어서 거의 찾아볼 수 없다. 인간에겐 글리포세이트가 결합해 작용하는 효소가 없으며 질 피부나 점막 안으로 흡수되지도 않기 때문에 탐폰과 관련해서는 문제 될 것이 없는 듯하다.

다른 물질들은 어떨까? 탐폰과 생리대에서 발암물질, 자극물질, 그리고 그 밖의 해로운 화학물질을 발견했다고 주장하는 연구 팀들이 있다. 다만 이러한 분석이 동료평가를 받는 저널에 발표되지 않다 보니 전문가들이 연구 결과의 유효성을 논할 수 없다는 게 문제다. 실험 방법도 정확하지 않을 수 있다. 예를 들어, 한 연구 팀에서 생리대를 태우며 거기서 배출되는 가스를 측정한 것은 적절한 실험 방법이 아니다. 나는 이런 방법을 좋아하지 않는다. 잔여물이 무엇인지를 투명하게 알아야

---

* 세계보건기구 산하 국제암연구소IARC는 인체 발암물질을 네 가지로 분류하고 있다. 1군은 확실히 암을 일으키는 물질(인체 발암성이 입증된 경우), 2A군은 암을 일으킨다고 추정되는 물질(동물실험에서 발암성이 확인되었으나 인체 연구는 충분히 이뤄지지 않은 경우), 2B군은 암을 일으킬 가능성이 있는 물질(동물실험이 불충분하고 인체 연구도 제한적인 경우), 3군은 아직 발암성에 따라 분류되지 않은 물질(인체와 동물실험 자료가 모두 불충분한 경우)이다. 참고로 4군은 암을 일으키지 않는다고 추정되는 물질이다.

한다는 데는 동의하지만, 이것은 결과의 유효성을 알 수 있는 방식으로 실험을 수행할 수 있는 환경보건 전문가들이 검증해야 한다.

계속 간과되고 있는 중요한 사실은 동료평가를 받을 수 있도록 화학적 잔여물 분석 결과를 발표하는 탐폰 제조사가 없다는 사실이다. 기업은 잔여물이 전혀 없다고 주장할 수 있지만, 웹사이트에만 올리고 이를 학계에 발표하지 않는다면 입증되지 않은 주장일 뿐이다.

내가 생각하는 가장 바람직한 해결책은 식품의약국이 표준 방식으로 탐폰의 잔여물을 분석하고 그 결과를 발표하는 것이다. 이게 가장 저렴한 방법이기도 할 것이다.

꼭 알아두기

생리대와 탐폰의 원료 및 성분은 기재하지 않아도 되지만, 내가 확인한 제품들의 성분은 모두 식품의약국에 제출된 내용과 일치했다.

식품의약국은 탐폰에 제초제나 살충제 잔여물이 없어야(혹은 농도가 의학적으로 무의미할 정도로 낮아야) 한다고 고시하지만, 제품에 대한 연구 원자료를 확인할 수 있도록 발표하는 회사는 없다.

다이옥신 농도는 순면 100퍼센트 유기농 탐폰이나 인견 혼합물이나 비슷하게 나타난다.

탐폰에 글리포세이트가 함유되어 있음을 보여주는 데이터는 없다. 글리포세이트는 인체에서 활성화되거나 질에서 흡수되지 않는다.

소위 '유기농'이라는 탐폰도 대부분 안전성에 대한 데이터를 제출하지 않은 제품이 많으며, 이미 식품의약국 허가를 받은 탐폰에 근거해 사용 허가를 받은 것들이다.

17장 월경 위생 Menstrual Hygiene

의사들은 수련 과정에서 월경용품에 대해 거의 배우지 않는다. 탐폰이 안 빠질 때 이를 처리하는 방법과 독성쇼크증후군에서 탐폰의 영향은 배워도 여성의 선택에 대해 현실적인 조언을 해줄 수 있는 방법은 전혀 배우지 못한다. 나는 종종 이것이 이상하다고 생각했다. 안과의사들은 어찌됐건 안경과 콘택트렌즈에 대한 실용적인 정보를 배울 뿐 아니라 안경사의 도움도 받을 수 있는데 말이다.

나는 산부인과전문의로서 월경 위생에 큰 관심을 갖게 되었다. 이러한 관심의 일부는 독성쇼크증후군에 자극을 받아 생겼고, 감염성 질환을 공부하면서는 월경용품에 대한 학습을 최우선 목표로 삼았다. 나는 8년간 여성 건강에 관한 블로그를 운영하면서 수많은 제품과 규정에 대해 연구했고, 현재는 산부인과의사로서 안경사가 안경을 다루듯 월경용품을 다루고 있다. 월경사menstrutician쯤 된다고나 할까?

월경에 관한 몇 가지 기본 지식

월경에 의한 체액 손실량은 하루 평균 30~50밀리리터(28~56그램)다. 일반적으로 7일 이하인 월경 기간 동안 평균 80밀리리터의 혈액이 빠져나가는데, 그 범위는 13~217밀리리터로 사람마다 다르다. 의학적으로 월경량이 많은(월경 과다) 여성들은 한 주기에 최대 400밀리리터에 달하는 상당량의 피를 흘리기도 한다!

연구 결과에 따르면 여성들을 가장 괴롭히는 것은 출혈량이 아니라 월경혈이 새어 옷에 묻는 것이기 때문에 자신에게 가장 잘 맞는 제품을 선택하는 것이 중요하다. 월경혈이 샌다는 건 월경 과다의 신호일 때도 있지만 제품 선택이 잘못되었다는 의미일 때도 있다.

흥미로운 것은 월경 기간 사용한 생리대의 개수와 혈액 손실량은 무관하다는 점이다. 여성들이 월경용품을 얼마나 자주 교체하는가는 생리대가 젖는 정도보다는 개인의 성향에 따른 것이다. 한 연구에서 교환 전 생리대의 혈액량을 살펴보았는데 14밀리리터(완전히 흠뻑 젖은 오버나이트 생리대)에서 2밀리리터 이하(소형 생리대에 묻은 작은 얼룩)까지 다양했다. 의료인들이 월경량을 측정하기 위해 사용하는 단위는 한 시간(또는 두 시간) 동안 흠뻑 젖은 상태를 기준으로 교체한 생리대의 개수다. 14밀리리터의 혈액을 흡수한 생리대와 겨우 2밀리리터를 흡수한 생리대를 교체하는 것은 매우 다른 상황이므로, 생리대가 실제로 얼마나 젖었는지를 이야기할 때 통일된 언어를 사용하는 것이 중요하다. 의료인과 대화할 때는 생리대가 젖거나 얼룩진 정도, 생리대의 크기(오버나이트, 대형, 중형, 소형)를 정확히 설명해야 한다.

월경혈에는 정맥혈(보통 어딘가에 베었을 때 흘러나오는 혈액)뿐 아니라 질 분비물과 (자궁내막이라고 불리는) 자궁내벽 세포도 들어 있다. 월경혈은 혈액이나 붉은 점액처럼 보일 수도 있고 까맣게 보이거나 덩어리져 나올 수도 있는데, 의학적으로 모두 정상이다. 가끔 월경혈이 조직과 너무 비슷해 보여서 유산으로 착각할 수도 있다. 이 현상은 의학적으로 탈락막 배출이라고 불리며, 자궁내막의 일부가 한꺼번에 떨어져 나오면서 발생한다. 자궁내막세포들이 하나하나 떨어져 나올 때 월경혈은 보통 액체 상태다. 그러나 프로게스테론과 에스트로겐의 균형이 비끼면 낱개 세포가 아니라 세포 덩어리가 허물 벗겨지듯 떨어져 나올 수 있다(낱개의 레고 블록과 서로 붙여놓은 100개의 레고 블록을 생각해보라). 이는 에스트로겐에 비해 프로게스틴이 우세해지는 호르몬 피임법을 사용하는 여성에게서 잘 나타나는 현상인데, 의학적으로 문제가 있는 것은 아니다.

미국 여성들은 월경용품을 사는 데 매년 약 30억 달러를 쓴다. 그런데 터무니없게도 많은 나라에서 이러한 생필품에 세금을 부과한다. 제대로 된 제품은 불편을 줄이고 마음에 평화를 가져다줄 뿐 아니라 자궁절제술을 받는 경우도 줄여줄 수 있다. 여성들은 대개 혈액의 과다 손실을 실제 혈액량이 아닌 혈액이 묻어나는 정도로 판단하기 때문이다. 몸에 잘 맞지 않거나 월경혈 양을 고려하지 않은 디자인의 제품을 사용하다 월경혈이 새어 나오면 진짜 문제는 제품에 있는데도 출혈이 심하다고 생각해서 의학적인 조치, 심지어 외과적 조치(자궁절제술)를 알아보는 경우가 있다.

한편 청소년을 비롯해 월경용품을 접하기 어려운 여성들은 학업과 직업에서 며칠씩 손해를 볼 수밖에 없다. 올바른 제품을 사용하는 것 외에, 정부가 월경용품 가격을 낮춘다면 잘못된 월경용품을 선택함으로써 월경혈이 새는 문제나 그로 인해 드는 의료비, 결근이 감소하여 사회적 비용도 전반적으로 절약할 수 있을 것이다.

일회용 생리대

미국에서 매년 약 120억 개씩 사용되는 일회용 생리대는 여성들이 가장 많이 선택하는 제품이다. 일회용 생리대는 다음 요소들이 층을 이룬 형태로 디자인된다.

- **톱시트** 수분은 통과시키면서 피부를 보송하게 유지한다. 다시 피부로 새어 나가는 수분량이 많을수록 자극이 생길 수 있고 외음 pH가 높아져서 피부에 세균이 번식하는 데 유리한 환경을 조성할 수 있다. 톱시트에는 면이나 폴리프로필렌 및 폴리에틸렌처럼 운동복에 사용되는 성분과 같은 합성섬유가 쓰인다. 합성섬유가 수분이 새어나가는 것을 막아주기 때문에 재유출률은 5퍼센트 정도로 낮다. 미세 구멍이 나 있는 다공성 톱시트는 어느 정도 통기가 돼서 축축함도 덜어준다. 축축함이 느껴지지 않는다면 생리대가 잘 기능하고 있는 것이다. 한편 일부 생리대의 톱시트에는 연화제가 들어 있는데, 해당 제조사로부터 연구비를 지원받은 연구는 그것을 자극원으로 인정하지 않았다. 연화제가 민감한 피부에 적합한지, 자극적인지는 알려져 있지 않다.
- **면처럼 보이는 소재** 일반적으로는 셀룰로스가 기본이지만 면, 셀룰로스, 인견, 폴리에스테르를 조합하여 사용할 수도 있다. 면보다 더 저렴하고 수분도 더 많이 흡수하는 셀룰로스는 흡수력이 뛰어난 펄프로 1920년대부터 생리대에 사용되기 시작했다.
- **겔 또는 폼 흡수제** 흡수력을 현저하게 높여주어 아주 얇은 생리대도 역할을 톡톡히 해낼 수 있게 해준다. 겔은 셀룰로스를 비롯한 다른 성분들에 비해 월경혈을 조금 더디게 흡수하지만 더 잘 머금을 수 있다. 모든 생리대에 흡수제가 들어 있는 건 아니다.
- **뒷면 방수 처리** 일반적으로 플라스틱이며 월경혈이 새어나가는 것을 방지한다. 일부는 속옷을 감싸는 날개까지 이어져 생리대를 고정하고 월경혈이 옆으로 새어나가는 것을 막아준다. 나는 개인적으로 생리대 날개가 20세기의 위대한 발명 중 하나라고 생각하지만, 일부 여성들은 아주 못마땅해한다.
- **접착제** 보통 수공예용 접착제와 비슷하다.
- **포장제** 생분해가 되는 게 있고 안 되는 게 있다.

생리대는 일반적으로 무난하게 사용된다. 최첨단 합성소재가 들어간 새로운 생리대의 시판 후 조사에서 불만 사항은 생리대 100만 개당 한 건뿐이었다.

피부에 닿는 제품에는 불만이 있기 마련이지만, 생리대에 대한 공식적인 항의는 매우 적다는 면에서 안심이 된다. 올웨이즈Always 생리대가 더 자극적이라는 얘기가 있지만, 방금 인용한 소비자 불만 연구가 흡수제를 넣은 올웨이즈 생리대 신제품을 대상으로 한 것이었다. 프록터앤드갬블을 두둔하거나 홍보하려는 것은 아니지만, 어떤 생리대가 다른 생리대보다 더 무난하다고 말할 수 있는 데이터는 정말이지 없는 것 같다. 어떤 브랜드는 자극적인데 어떤 브랜드는 그렇지 않을 수 있다. 민감성은 알레르기와 달리 정의를 내리거나 연구하기 어렵다. 촉감이나 느낌도 지극히 개인적인 것이다. 여러분이 좋으면 좋은 것이고, 어떤 사람에게는 자극적인 것이 다른 사람에게는 자극적이지 않을 수 있다.

탈취 기능이 있는 생리대에는 향료가 들어갔거나 흡수제에 휘발성 물질을 가두는 광물 입자가 들어갔을 수 있다. 피부에 닿는 부분에 향료가 입혀져 있으면 일부 여성들에겐 자극이 될 수 있다. 향료가 첨가된 월경용품은 피하는 것이 좋다. 특정 물질에 민감하거나 몸에 잘 맞지 않아 마찰이 발생해도 자극이 될 수 있다.

생분해되는 생리대가 있는데, 이 점도 구매 의사에 영향을 줄 수 있다.

팬티라이너

팬티라이너는 매우 흔하게 쓰인다. 북미 및 유럽 여성들의 약 50퍼센트는 팬티라이너를 탐폰이나 월경컵의 보조용품으로 사용하거나 월경량이 적은 날 착용하고, 10~30퍼센트는 매일 착용한다. 우리는 모두 분비물을 배출하며 그것을 속옷과 팬티라이너 중 어디에 묻힐지는 개인의 선택이다.

팬티라이너를 매일 사용하면 피부에 해가 될까 걱정하는 여성이 많다. 외음 피부에 문제가 생기는 건 보통 흠뻑 젖은 생리대나 젖은 속옷이 오랜 시간 피부에 닿아 있는 경우다. 여성들은 대개 속옷이나 생리대가 젖으면 얼른 교체하기 때문에, 플라스틱으로 뒷면을 방수 처리한 팬티라이너를 매일 사용하면 수분량이 증가하거나 피부의 pH가 바뀌는지 궁금해한다. 대부분의 연구는 별로 문제 되지 않는다고 밝히고 있는데, 생리대는 간헐적으로 사용하지 한 번에 몇 달씩 사용하진 않기 때문에 당연한 이야기다.

팬티라이너가 피부 온도와 표면의 수분감에 미미하지만 측정 가능한 영향을 미치더라도(소위 통기성 팬티라이너도 마찬가지다), 피부질환이 없는 여성들에 대해 임상적인 영향을 미치지는 않는 것 같다. 네 건의 연구에서 팬티라이너가 건강한 여성들에게 미치는 영향을 살펴보았으나 건강 문제와의 연관성을 찾지 못했다. 한 연구에서는 팬티라이너를 75일간 매일 10~12시간 착용한 집단을 속옷만 입는 통제 집단과 비교했는데 곰팡이, 질 pH, 염증, 그 밖의 건강 문제와 관련된 변화를 감지하지 못했다. 일부 질 낮은 후향적 연구가 팬티라이너와 질 감염증을 연결 지었지만, 감염증이 있는 사람이라면 회상편향으로 인해 증상과 관련 있다고 생각하는 것들을 더 쉽게 떠올린다. 게다가 감염증이 있어 분비물이나 자극감 때문에 팬티라이너를 착용하게 되었을 수도 있으므로, 둘이 인과관계가 있다기보다는 연관성이 있다고 하는 게 맞을 것이다.

하지만 이러한 연구 결과는 피부가 건강한 여성들에게만 적용된다. 피부질환이 있으면 피부 표면의 미세 환경이 수분이나 피부 온도의 미묘한 변화에 더 취약할 수 있어서 팬티라이너가 피부를 자극한다고 느껴질 수도 있다.

매일 팬티라이너를 사용하는 것을 선호하고 외음에 다른 문제가 없는 여성이라면, 팬티라이너 사용이 해로운 영향을 미친다고 말할 만한 데이터는 없다. 다만 향이 나는 제품 사용을 반대하는 이유는 팬티라이너가 얇아서 내부의 향료 성분이 피부에 닿을 수 있기 때문이다. 만약 자극이나 질 분비물이 비친다면 이 문제가 해결될 때까지 팬티라이너는 쓰지 않는 것이 좋다.

재사용 가능한 생리대와 팬티라이너

일회용 생리대를 사용할 수 없는 많은 나라에서는 여성들이 세탁 가능한 생리대를 쓰며 등교나 출근을 하고 피부 자극에 의한 합병증을 감소시켜 삶의 질을 극적으로 개선한다. 어떤 여성들은 감촉이나 환경적인 이유에서 이러한 제품들을 선호하기도 한다.

천 생리대와 일회용 생리대를 비교한 연구는 없다. 천 기저귀와 일회용 기저귀에 대한 연구를 대신 살펴보면, 일회용 기저귀가 피부 세균과 자극에 관련된 문제가 더 적은 편이지만 대소변을 월경혈처럼 해석할 수는 없다.

또한 편안함에 영향을 주는 '촉감'이라는 요소가 있다. 어떤 여성들은 천 감촉을 선호하고, 어떤 여성들은 수분 재유출을 막는 톱시트가 없는 천 생리대는 너무 축축하다고 느낀다.

지금 사용하는 생리대가 자극을 일으키지 않는다면 계속 사용해도 문제는 없을 것이다. 일회용 생리대의 느낌을 싫어하는 여성도 있고, 환경을 위해 세탁 가능한 생리대를 선호하는 여성도 있고, 재사용 생리대가 생각보다 더 축축하다고 느끼는 여성도 있다.

월경팬티

월경팬티는 최악의 탐폰 누출 사태로 끔찍하게 얼룩져버린 불쾌한 속옷을 말하는 게 아니라 생리대, 탐폰, 월경컵을 대신해 월경혈을 흡수하는 속옷이다. 월경팬티가 적어도 탐폰만큼은 액체를 흡수할 수 있다는 주장이 있지만, 탐폰의 흡수량은 재료의 흡수력에 따라 달라진다. 월경팬티의 흡수량은 5~25밀리리터다.

월경팬티는 초미세 합성섬유와 폴리우레탄(플라스틱)처럼 보이는 소재의 흡수층으로 만들어져 있지만, 기업들이 특허 성분이라고 둘러대는 까닭에 정확히 무엇이 들어가 있는지는 알 수 없다. 월경팬티는 비싼 편인데, 하루 평균 서너 개의 탐폰이나 생리대를 사용하는 사람이라면 하루 세 장의 속옷이 필요할 수 있다. 한 장에 40~50달러씩 하는 월경팬티를 내다 버리지 않으려면 월경혈이 묻었을 때 넣어 다닐 비닐봉투도 필요하다. 또한 생리대처럼 떼어내 버리는 것이 아니라 바지나 타이즈를 먼저 벗어야 하기 때문에 공중화장실 등에서는 때때로 교체하기가 번거로울 수 있다. 월경팬티를 이틀 연속으로 입으려면 여러 장을 구비하거나 빨래를 더 자주 해야 한다.

(『뉴욕타임스』계열) 와이어커터Wirecutter라는 웹사이트의 심층 리뷰는 다수의 브랜드를 시험해보고 디어케이트Dear Kate와 띵스Thinx에 최고점을 주었다. 월경팬티에 관심이 있다면 이 사이트를 즐겨찾기에 등록하고 살펴볼 것을 추천한다.

이 제품들은 가격과 흡수력 면에서 탐폰이나 월경컵의 대용품으로 쓰기니 월경량이 직은 닐 사용하기에 가상 석합할 것이다. 사춘기에 막

접어들어 월경주기가 불규칙한 소녀들과 호르몬 치료로 인해 월경량이 적은 트랜스남성들에게도 좋은 선택지가 될 수 있다.

이 제품들과 관련해서는 중대한 건강 문제로 여길 만한 사항이 없다. 피부에 닿는 소재는 여느 생리대의 톱시트와 비슷하고, 몇 건의 연구에서는 실금용 속옷(기본적인 섬유와 디자인이 동일함)을 시험한 후 피부 자극이 없다고 발표하기도 했다.

한편 땡스는 월경 중 섹스를 위해 흡수력 좋은 대형 수건을 만들기도 했는데, 가격이 369달러나 된다. 나라면 그 돈으로 감청색 수건을 여러 장 사겠다.

탐폰

여성들은 수백 년에 걸쳐 다양한 질 제품을 사용해왔다. 1933년 미국 최초로 특허를 획득한 탐폰은 탐폰tampon과 버자이널팩vaginal pack이라는 단어를 조합한 탐팩스tampax였다.

탐폰의 표준 디자인은 흡수용 거즈와 끈으로 구성된다. 요즘식 탐폰은 월경혈을 흡수해서 주로 세로 방향으로 팽창하는데, 가로 방향으로 팽창하면 뺄 때 통증뿐 아니라 미세외상을 야기할 수 있기 때문이다. 미국에서는 포장제와 삽입 기구도 탐폰의 일부로 여겨지며, 시판 전에 식품의약국의 허가를 받으려면 모든 구성 요소를 제출해야 한다.

원래 탐폰은 100퍼센트 순면이었지만, 면보다 저렴하고 흡수력도 좋은 인견(펄프로 합성한 섬유)이 나중에 추가되었다.

탐폰의 흡수력은 식품의약국에서 표준치를 제시하고 있으며(다음 표를 참조할 것), 혈액 1그램은 혈액 1밀리리터와 거의 같은 양이다.

탐폰이 누출 없이 월경혈을 머금을 수 있는 양은 실험실에서 측정할 때와 질 안에서 실제로 흡수할 때 차이가 있을 수 있다. 한 연구에서 실

흡수력	혈액량
초소형/소형	6그램 미만
중형	6~9그램
대형	9~12그램
초대형	12~15그램
울트라	15~18그램

탐폰의 표준 흡수력.

생활에서 탐팩스의 흡수력을 확인해보았는데, 완전히 젖은 중형, 대형, 초대형의 흡수량이 보고된 흡수력 범위 이하로 측정되었다.

탐폰에 관한 토막 상식

탐폰을 제대로 착용했다면 이물감이 느껴지지 않아야 한다.

   탐폰을 착용한 채 섹스를 하면 안 된다. 당사자뿐 아니라 ― 파트너가 남성이라면 ― 그에게도 고통스러울 수 있다. 외상으로 이어질 수도 있다. 오럴섹스 중에는 탐폰을 착용해도 괜찮다.

   탐폰을 착용한다고 해서 자궁내장치IUD가 빠져나올 위험성이 커지는 건 아니다.

골칫덩어리 탐폰

   탐폰은 체내에 남겨지기도 한다. 사람들은 어쩌다 탐폰을 꺼내지 못할 때가 있는데 그렇다고 의사를 찾아가기엔 너무 민망해서 그냥 잊어버리는 경우가 있다. 이런 일은 생각보다 자주 일어나니 제발 부끄러워하지 마라. 나도 실수로 두 번째 탐폰을 넣고 뭔가 걸리적거린다는 생각이 들 때까지 몇 시간씩이나 알아차리지 못했었다. 질 상부에는 생각보다 더 넓은 공간이 있다. 때로는 알코올 섭취도 탐폰의 존재를 잊게 만든다.

탐폰이 몸속에 남아 있을 때 가장 흔하게 보내는 신호는 악취를 풍기는 분비물이다. 탐폰은 세균이 과다 증식하기에 완벽한 장소를 제공한다. 탐폰 빼내는 것을 잊었다는 걸 집에서 알아차려 직접 제거했다면 의사를 찾아가 검사를 받아보는 것이 좋다. 남아 있던 탐폰을 응급실이나 진료실에서 빼내게 되었더라도 악취에 당황하지 마라. 이런 일은 심심찮게 일어나며, 우리 의료인은 당신의 걱정을 덜어주고 문제에 대비할 수 있도록 돕고 싶을 뿐이니까. 탐폰을 잊어버리는 경우가 너무 흔하다 보니, 내가 일했던 진료실과 응급실은 모두 최대한 냄새가 나지 않는 방식으로 탐폰을 제거하는 비공식 프로토콜을 갖춰두었을 정도였다.

탐폰 어플리케이터는 어떨까?

주로 북미에서 나타난 현상이기는 하지만, 탐폰 삽입용 어플리케이터는 원래 비위가 너무 약해서 질 안쪽을 만질 수 없는 여성들을 위해 고안되었다. 탐폰을 삽입하려면 손가락을 질 안으로 넣어야 하지만, 어플리케이터를 사용하면 월경혈과의 접촉을 줄일 수 있다. 그렇다고 월경혈이 아예 묻지 않거나 탐폰을 더 적절한 위치에 넣을 수 있는 것은 아니다. 북미 외 지역에는 어플리케이터가 있는 탐폰이 그렇게 흔하지 않다.

탐폰 초심자를 위한 팁

음경이나 손가락으로 삽입 섹스를 해봤다면 탐폰 사용이 좀더 쉬울 수 있지만, 그것도 개인 차가 있을 것이다. 화장실 변기에 한 발을 올리고 선 자세나 쪼그려 앉은 스쿼트 자세는 골반을 열어 탐폰을 착용하기 좋은 자세다. 몸이 긴장하면 골반 근육이 수축하여 벽으로 막힌 것처럼 느껴질 수 있고, 탐폰이 들어가지 않거나 들어갔다가도 빠져버릴 수 있다.

만약 조금이라도 긴장되거나 질 안에 무언가를 넣는 것이 처음이라면, 플라스틱 어플리케이터가 있는 가장 얇은 탐폰을 사용하는 것이 좋다. 플라스틱 어플리케이터는 말단부가 둥글고 탐폰 자체나 종이로 된 어플리케이터에 비해 더 매끈하다. 어플리케이터는 윤활제를 발라서 쓸 수도 있고, 얼마간 만지작거리거나 다음 단계로 넘어가는 데 한참이 걸려도 종이처럼 젖어서 흐물해지지 않는다.

탐폰이 들어가지 않으면 손가락을 질 안으로 미끄러지듯 슬며시 넣어보고 문제없이 들어간다면 다시 탐폰으로 시도해보자. (몸 상태가 괜찮고 아픈 곳이 없는데) 그래도 들어가지 않으면 침대에 누워 엉덩이 밑에 베개를 넣고 (개구리처럼) 다리를 벌려보라. 그리고 천천히 심호흡을 하면서 다시 시도해보자. 이렇게 해도 소용이 없다면 의사나 임상간호사를 만나라. 다 괜찮은데 요령이 없거나 긴장해서 혹은 근육 연축이 일어나서 그럴 수도 있고, 아니면 통로를 막는 질격막(추가적인 질입구 주름 조직)이 있을 수도 있다. 어떤 경우든 삽입이 고통스럽다면 즉시 멈추고 전문가에게 조언을 구하는 편이 낫다. 탐폰을 쓰기 위해 고통스러운 경험을 할 필요는 없으며, 어떤 질환이든 감별해 원인을 파악하는 것은 지극히 당연한 일이다.

17장   월경 위생

월경컵

거의 모든 사람이 해변으로 쓸려 온 생리대나 탐폰 어플리케이터를 본 적이 있을 정도이니, 많은 여성이 재활용할 수 있는 친환경 월경컵으로 돌아서는 것도 놀라운 일은 아니다. 월경컵은 실리콘이나 라텍스, 고무의 중합체인 탄성중합체로 만들어진다. 일반적으로 라텍스 알레르기가 있는 사람들에게 안전하다고 여겨지긴 하지만, 알레르기가 있다면 포장지의 권고 사항을 항상 잘 지키고 의사에게 문의해야 한다.

월경컵과 독성쇼크증후군은 15장에서 다루었다. 월경컵이 탐폰보다 더 안전하다고 넘겨짚지 말고, (세척하는 동안 임시 방편을 사용하고 싶은 것이 아니라면) 적절히 세척한 월경컵으로 교체할 수 있도록 두 개를 구비해놓을 것을 추천한다.

시중에 판매되는 월경컵의 안전성에 대한 연구는 발표된 적이 없다. 월경컵은 식품의약국이 자료 제출 규정을 바꾸기 훨씬 전부터 사용되었다. 예를 들어 타세트Tasette는 1950년대부터 사용되었고 지금의 월경컵들과 똑같이 생겼다. 탐폰과 월경컵의 유익함을 서술한 1959년의 한 논문에서 월경컵이 다이어프램의 변형이었다고 말하는 것으로 미루어 월경컵은 처음에 다이어프램과의 유사성을 근거로 판매 허가를 받았던 것 같다.

월경컵에 대한 연구 자료가 발표되는 경우는 매우 드물다. 보통은 탐폰의 안전성과 관련된 데이터가 더 많다. 월경컵이 안전하지 않다는 뜻은 아니지만, 소비자단체가 생리대와 탐폰을 생산하는 대기업들의 미비한 데이터와 부족한 투명성을 비판하는데도 월경컵에 관한 연구가 전무하다는 사실은 역설적으로 느껴진다. 월경컵을 며칠간 연이어 착용할 때 질조직이 어떻게 반응하는지를 살펴보는 연구도 없다. 물론 연구되지 않았을 뿐이지 어떤 문제를 목격한 적은 없다.

「여성을 위한 지속 가능한 선택지 찾기Finding Lasting Options for Women」, 일명 「플로FLOW」 연구에서 월경컵을 착용해본 여성의 91퍼센트가 월경컵을 계속 사용할 것이고 다른 사람들에게 추천할 것이라고 말했다. 또 다른 연구에서 생리대나 탐폰을 3주기, 그리고 월경컵을 3주기 사용한 여성은 대부분 월경컵이 편안함과 월경혈 수거 측면에서 더 우수하다고 응답했다. 1~2주기에는 자극과 넣고 뺄 때의 어려움이 가장 많이 보고되었고, 3주기에는 문제점이 거의 언급되지 않았다(여성용 콘돔을 사용할 때의 용이함과 비슷한 궤적을 보인다). 탐폰과 달리 월경컵에서는 질염이나 방광염의 발생 위험이 증가하지 않는다.

삽입하는 방법은 탐폰과 유사하지만 월경컵이 더 크기 때문에 앉아 있는 동안 이물감을 느끼지 않으려면 충분히 깊이 넣어야 한다. 화장실을 범죄 현장처럼 만들지 않고도 월경컵을 빼낼 수 있으려면 연습이 좀 필요하다. 월경혈을 처리할 수 있도록 변기 위에 앉아서 빼는 것이 가장 좋다. 지금은 아주 능숙하게 넣고 빼지만 나도 처음 두 번 정도는 난장판을 만들었다. 그러니 처음 넣고 뺄 때는 자기 집 화장실에서 해볼 것을 추천한다.

시중에 월경컵이 너무 많아서(20곳 이상의 제조사가 한 가지 이상의 종류와 다양한 크기의 월경컵을 생산한다) 특정 제품을 추천하기는 어렵다. 적절한 연구 자료도 없다. 대부분의 제조사가 치수를 적어놓고 있지만 아직 한참 부족하다. 월경컵을 처음 써본다면 사용 가능한 모든 월경컵의 크기를 비교해놓은 사이트를 둘러보는 걸로 시작해도 좋다. 많은 정보가 수집되어 있는 사이트 중 한 곳이 putacupinit.com이다.[*]

한 연구에서 초보자들에게 동일한 크기의 월경컵을 주고 써보게 한

• 우리나라에서 유통되는 월경컵 종류는 '모여라 월경컵' 웹페이지 https://cups.kr/cups에 잘 정리되어 있다.

결과 임신 경험이나 연령에 따라 성패에 차이를 보이지는 않았다. 물론 연구 목적은 이걸 확인하는 게 아니었기 때문에 질문에 적합한 방식으로 데이터를 살펴보지 않았을 수 있다. 일부 월경컵 제조업체들은 크기 선택 시 참고 사항에 30세라는 연령 기준을 언급하지만, 서른 살 생일에 마법처럼 넓어진 질과 함께 깨어나는 여자는 없다. 관련 연구를 밝히지 않는 한, 이것이 의학적 권고 사항인지 대충 감으로 하는 얘기인지 알 수 없는 노릇이다. 월경컵의 지름이 중요하다고 생각하는 사람도 많은데, 한 연구에서 살펴본 바로는 표준 크기(70밀리미터)의 월경컵이 의사에게 골반 검사를 받고 맞춘 월경컵과 거의 비슷하게 잘 맞았다. 월경컵은 편안하게 삽입할 수 있어야 하고 착용 중에 이물감이 느껴지지 않아야 하며 방광을 비울 때 어려움이 없어야 한다.

일부 제조사에서는 자궁 내 삽입형 피임기구(루프)가 월경컵과 함께 빠져나올 것을 우려하여 두 제품의 병용을 권하지 않는다. 실제로 한 친구는 탐폰을 잡아당기다 피임기구까지 꺼내기도 했지만(과도한 알코올 섭취로 인해 무엇을 움켜잡고 얼마나 세게 잡아당겨야 하는지 분간하지 못했다) 이런 일이 월경컵이나 탐폰을 사용할 때 흔히 발생하는 일은 아닌 것 같다.

일회용 월경컵

미국 시장에는 현재 플렉스Flex와 소프트디스크Softdisc라는 두 가지 제품이 있다. 두 제품은 단단한 링에 비닐 랩처럼 보이는 투명한 컵이 달려 있다. 둘 다 중합체가 원료라고 하는데, 중합체란 작은 분자 여러 개로 이루어져 있다는 뜻에 불과하다. 둘 다 같은 회사 제품이다. 나는 두 회사가 합병되기 전 원료에 관해 묻는 이메일을 각각 보냈는데, 한 곳은 특허받은 성분들이라고 답했고 다른 회사는 답하지 않았다. 제품 정보를 투명하게 공개하지 않는 것은 생리대와 탐폰만의 문제가 아니다.

시중에 나온 일회용 월경컵들은 1990년대 울트라펨Ultrafem에서 최초로 개발된 일회용 월경컵과의 유사성에 근거해 사용 허가를 받는다. 울트라펨 역시 다른 물질들과의 유사성에 근거해 허가를 받았다. 내가 아는 한 일회용 월경컵에 대한 연구는 발표된 적이 없다. 일회용 월경컵이 안전하지 않다는 의미가 아니라 ― 다이어프램과 충분히 비슷하다 ― 데이터가 없다는 의미다.

일회용 월경컵이 "체내에만 사용하는 제품이라 독성쇼크증후군과는 관련이 없다"는 주장은 사실인 동시에 사실이 아니다. 엄연히 말해 일회용 월경컵과 관련된 독성쇼크증후군이 보고된 적은 없지만, 일회용 월경컵이 월경용품 시장에서 차지하는 비중이 극히 일부분인 데다 독성쇼크증후군 사례도 연간 50건 이하에 불과하기 때문에 사용자 수가 위험성을 평가할 만큼 충분하다고 볼 수 없다. 다이어프램과 관련된 독성쇼크증후군 사례가 보고되는 걸로 미루어 위험성이 존재한다고 볼 수 있는데 이런 상황에서 얼렁뚱땅 넘어가는 것은 정직하지 못한 처사다.

일회용 월경컵은 월경 중에도 깔끔한 섹스를 할 수 있는 제품으로 홍보되곤 한다. 그러나 섹스는 원래 지저분하며 사정이 수반되면 더욱 그렇다. 침대보에 묻은 혈액은 지우기 어렵고, 월경혈이 너무 많이 흘러나오면 감각에도 영향을 줄 수 있다. 몇 가지 월경컵을 섹스할 때 사용해보니(어떤 월경용품이든 나처럼 월경량이 많은 40대가 체험단으론 제격이다) 그럭저럭 괜찮았다. 월경혈이 새어나올 때도 있고 아닐 때도 있었다. 계속 구매할 정도로 이거다 싶은 건 아니었지만 어떤 여성들에게는 유용할 수 있겠지 싶다. 나는 오래된 친구 감청색 수건으로 곧장 돌아갔다.

월경컵을 선호하지만 여행이나 캠핑을 가서 세척이 어려운 상황에 있는 여성들도 일회용 월경컵을 유용하게 사용할 수 있다.

꼭 알아두기

월경혈이 새는 걸 막을 수 없다는 건 여자들에게 혈액 손실보다 더 신경 쓰이는 일이다.

일회용 생리대는 일반적으로 무난하게 사용된다.

매일 사용하는 팬티라이너는 외음에 피부질환이 없다면 딱히 건강 문제를 일으키지 않는 것으로 보인다.

월경팬티는 안전성 측면에서 문제가 없는 듯하다. 월경량이 적은 날 사용하면 가장 좋지만 가격이 비싸다.

월경컵은 처음 한두 주기에는 사용하기가 약간 까다로울 수 있지만 3주기부터는 많은 여성이 매우 긍정적인 평가를 내린다.

5부

폐경

폐경
폐경생식비뇨기증후군의 치료

Менопаиле

18장   폐경   Menopause

6000만 명 이상의 미국 여성이 폐경기에 해당되며, 이는 마지막 월경으로부터 1년이 지났거나 폐경기가 시작되기 전 수술적으로 난소를 제거했다는 뜻이다. 여성이 비수술적 폐경(자연적인 폐경)을 맞는 평균 연령은 51세다. 폐경을 겪는 나이는 월경주기가 시작된 나이(의학적으로 '초경'이라고 부르는 시기)와 무관하다. 예외적으로 16세 이후에 월경을 시작하면 폐경이 살짝 지연될 수 있다.

폐경에는 생식 호르몬인 에스트로겐과 프로게스테론 수치가 극적으로 감소하는 특징을 보인다.

월경주기 복습하기

매 월경주기는 뇌, 난소, 자궁내벽(자궁내막)이 복잡한 상호작용을 한 결과다. 난포자극호르몬이라는 호르몬이 난소에 들어 있는 난포의 발달을 촉진하고, 난포는 에스트로겐을 생성하며 배란을 통해 수정할 난자를 배출한다. 그런데 노화에 따라 난포의 에스트로겐 생성 능력이 저하되면 뇌는 난소를 자극하기 위해 고농도의 난포자극호르몬을 생성한다(옆방에 있는 사람이 질문에 대답하는 소리가 들리지 않는다고 목소리를 살짝 높이는 것과 같다).

에스트로겐이 뇌에 피드백 신호를 줄 만큼 충분하지 않으면, 난포자극호르몬 농도가 높은 상태로 유지된다(어떤 면에서 이 상황은 뇌가 난소를 향해 에스트로겐을 생성하라고 계속 소리치는데 난소에게는 대답할 메커니즘이 없는 것과 같다. "미안해, 폐업 세일 마치고 가게 문을 닫아버렸어". 폐경기 난포자극호르몬 농도는 보통 밀리미터당 30나노그램 이상이라고 보지만, 일반적으로 폐경을 진단하기 위해 호르몬 검사를 할 필요까진 없다. 한 가지 예외는 자궁절제술을 받아서 마지막 월경주기를 특정할 수 없는 경우다. 40세 이전에 폐경 조짐이 나타나면 난소부전(흔히 조기폐경이라고 부르는 질환)을 의심해보고 호르몬 검사로 확인해야 한다. 난소부전은 별개의 질환이므로 그저 이른 폐경이라고만 여겨선 안 된다.

  40~50대 초반 폐경이 오는 과정은 구불구불한 내리막길과 비슷하다. 불규칙한 월경주기가 몇 년간 지속될 수도 있고, 시계처럼 규칙적이던 월경이 갑자기 뚝 끊길 수도 있다. 흥미롭게도 이러한 증상들은 호르몬 농도와 무관하며 오히려 유전, 내성, 지방조직의 에스트로겐 생성 ― 지방은 아로마타제라는 효소를 이용하여 다른 호르몬을 에스트로겐으로 변환시킨다 ― 등의 복잡한 조합을 통해 나타난다.

폐경생식비뇨기증후군

폐경기 외음과 질의 변화는 위축증 atrophy이라고 불리곤 했는데, 질조직이 더 얇아지고 오그라들기도 한다는 이유에서였다. 이 용어에는 몇 가지 문제가 있다. 위축증은 큰 그림의 일부일 뿐이고 다른 변화도 많다. 에스트로겐 수용체가 풍부한 질 하부 3분의 1 구간과 질어귀(질입구)가 폐경의 영향을 상당히 많이 받기는 하지만 음핵, 음순, 요도, 방광에도 에스트로겐 수용체가 있기 때문에 폐경 증상과 신체 변화는 질에만 국한되지 않는다. 또한 위축은 '오그라듦shrinkage'과 비슷한 뜻이다. 이성들은 나이 들어가면서 사회에서 권위가 떨어지는데 여성의 성기를 그런 이미지로 환기하는 용어를 쓰는 건 바람직하지 않다.

새로운 용어인 폐경생식비뇨기증후군genitourinary syndrome of menopause, GSM이 더 포괄적이며 질뿐만 아니라 외음과 방광도 떠올리게 한다. 약자가 기억하기 쉬운 편은 아니지만 폐경생식비뇨기증후군이 훨씬 더 정확하고 포괄적이며 혐오적 의미도 없는 용어다.

폐경이 외음에 미치는 영향

에스트로겐은 외음조직으로 흐르는 혈류량을 증가시키고 조직의 강도와 탄력을 유지하도록 돕는다. 에스트로겐 농도가 떨어지면 외음조직이 약해지고 신축성이 떨어진다. 피부도 더 얇아지고 건조해졌다는 느낌이 드는가 하면 지방조직이 재분배되기도 한다. 대음순이 쪼그라들거나 변형되기도 하고 소음순이 줄어들 수도 있으며, 질입구도 탄력이 떨어진다. 음핵에 있는 발기조직의 양도 노화에 따라 줄어든다. 이것이 에스트로겐과 관련된 현상인지, 아니면 정상적인 노화 과정의 일환인지(노화에 따른 근섬유의 오그라듦)는 알려져 있지 않다. 음핵 부피가 줄어드는 것이 폐경기와 그 이후 겪는 성적인 문제들에 어떤 기여를 하는지도 알려져 있지 않다.

음모에 나는 새치는 나이와 관련이 있으며 호르몬과는 무관하다. 털이 하얗게 세는 것은 멜라닌 생성량의 감소 때문이다. 노화와 음모의 털색에 관한 연구는 드물다. 표본이 64명에 불과했던 한 연구에서는 45세 미만 여성들에게선 음모 새치가 나타나지 않았다고 보고했다. 다년간 현장에서 얻은 임상 경험이나 여자 친구들과의 대화를 떠올려봐도 45세 이전까지는 음모 새치가 흔하지 않다는 주장에 일리가 있어 보인다. 머리카락과 달리 45세 이전 음모 새치에 대한 연구는 없지만 경험상 음모와 머리카락의 새치는 무관하다고 할 수 있다. 머리카락이 이른 나이에 하얗게 센다고 해서 음모도 그럴 거라거나 안 그럴 거라고 장담할 수는 없다. 다만 숱은 노화에 따라 줄어들 수 있다.

폐경이 질에 미치는 영향

에스트로겐 부족은 질 점막의 글리코겐 저장량에 영향을 준다. 세포의 용적이 감소하여 젖산균의 먹이인 글리코겐이 줄어들면 젖산균이 사멸하기 시작하고, 그 틈에 다른 세균들이 우세를 점한다. 그 결과 일부 여성들은 질 냄새의 변화를 감지하기도 한다. 또한 자궁경관 점액과 누출액(질에 분포하는 혈관에서 새어 나오는 체액)이 감소한다. 세균, 자궁경관 점액, 누출액의 변화에 따라 질이 더 건조하게 느껴질 수 있고 성적 흥분에 의해 분비되는 윤활액이 감소하기도 한다. 또한 질조직이 얇아지고 신축성이 떨어진다. 일부 여성들의 경우에는 질 크기, 특히 너비가 줄어들 수 있다. 시간이 흐르면서 질이 짧아지기도 한다. 분비물이 감소하는 동시에 조직이 얇아지고 탄력을 잃으면 성활동에 의한 미세외상, 심지어 눈에 보이는 외상을 입을 수도 있다.

조직의 지지 구조가 약화되면 요도 점막세포가 돌출돼 나온 카룬클(요도구 점막에 생기는 작은 융기)이 생겨 자극이 있을 수 있다. 불안감을 주는 생김새 때문에 많은 여성이 암이 아닐까 걱정한다(그 정도로 안 좋아 보일 수 있다). 요도언덕은 보통 지름이 1센티미터 이하이고 붉은색 살덩어리처럼 보인다. 질 내 세균의 변화와 방광과 요도를 강화해주는 역할을 하는 에스트로겐의 부족은 요로(방광)감염의 위험성을 높일 수 있다. 또한 50퍼센트에 달하는 많은 폐경기 여성에게 요실금 증상을

18장   폐경

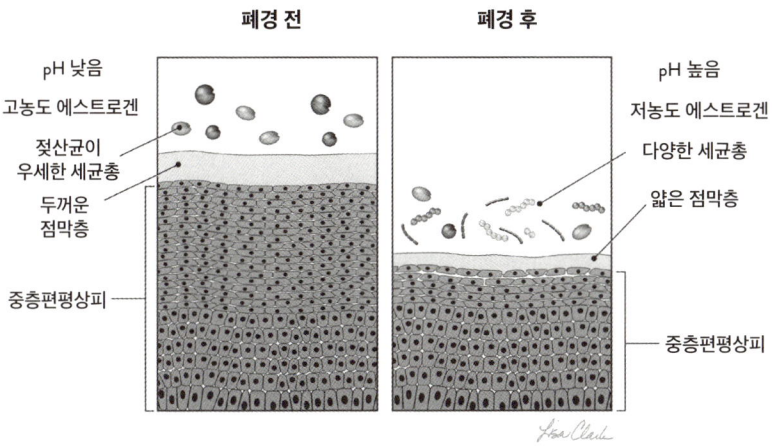

질 점막. Lisa A. Clark, MA, CMI 그림.

일으키기도 한다.

폐경생식비뇨기증후군

가장 중요한 증상인 질 건조증 외에도 질 안을 사포로 문지르는 듯한 느낌, 자극감, 분비물의 변화, 윤활액 감소, 성교통, 성교 후 출혈, 배뇨 시 작열감, 긴박뇨(당장 방광을 비워야 할 것 같은 느낌), 방광염 등이 나타난다.

여성의 15퍼센트가 폐경 전후로 증상을 보고하며, 폐경 후 3년까지 무려 50퍼센트의 여성이 폐경생식비뇨기증후군을 경험한다. 폐경생식비뇨기증후군 증상을 보이는 여성의 50퍼센트가 성생활에 방해를 받는다고 보고하며, 이는 폐경기 여성 전체의 25퍼센트에 해당된다! 이로 인해 45~64세 여성이 가장 큰 고통을 받는다. 폐경생식비뇨기증후군 증상이 실제로 시간 경과에 따라 감소하는지, 아니면 얘기해봤자 묵살되거나 무시하기 일쑤라 관리를 포기하는 건지, 다른 더 심각한 질환들 때문에 신경을 덜 쓰는 건지, 성적 파트너나 섹스를 할 수 있는 상대가 없기 때문에 우선순위에서 밀려난 건지는 알려져 있지 않다.

대부분의 여성은 증상을 몸소 느껴도 이를 폐경의 결과로 보지 않는데, 한 연구에 따르면 단 4퍼센트의 여성만이 증상을 폐경과 관련지어 생각했다. 노화와 관련된 증상이 있다는 걸 인정하고 싶은 사람은 아무도 없지만(쉰둘인 나는 이해한다), 여성들에게는 또 다른 문화적 장벽―사회가 나이 든 여성을 대하는 특유의 가혹한 방식―이 있다. 섹스에 관해 이야기하는 것은 누구에게나 어지간히 어려운 일이지만, 나이 든 여자가 감히 성적인 존재가 되려고 한다면? 우리에게는 나이 든 외음과 질에 대해 침묵하는 문화가 있다. 사회가 생각하는 나이 든 여성의 이미지란 인자한 할머니 아니면 괴팍한 의심쟁이뿐이다. 이러니 폐경기 증상에 대한 지식을 얻기란 요통이나 관절염 같은 여느 노화 관련 질환의 정보를 얻는 것보다 훨씬 더 어렵다.

여성들은 의학에 실망한다. 폐경생식비뇨기증후군이 있어도 대부분 의학적인 도움을 구하지 않는다. 그나마 치료를 받으려는 여성들도 성생활이나 성적 어려움에 대한 질문을 받지 못한다. 자기 의견을 말하는 게 중요하지만 그러기에는 난관이 너무 많다.

폐경생식비뇨기증후군에 의한 조직의 변화

세포 표본을 현미경으로 분석해보면, 폐경생식비뇨기증후군을 겪는 여성의 약 50퍼센트에서 변화가 발견된다. 폐경생식비뇨기증후군에 의한 현미경적 변화들 살펴본 한 연구에서는 변화가 심할수록 성활농에서의 윤활 문제도 (예상대로) 더 많이 보고하는 것으로 나타났지만, 폐경기의 조직 변화로 성교통을 예측할 수는 없었다. 조직 변화가 성교통을 야기하지 않는다는 의미가 아니다. 통증은 그보다 더 복잡하다. 예를 들어, 요통이 없는 사람들의 60퍼센트에서 자기공명영상MRI상의 이상 소견이 발견된다. 의학에서는 상황을 항상 개개인의 관점으로 보는 것이 중요하다. 폐경생식비뇨기증후군 증상은 심각한데 현미경적 조직 변화가 극히 적은 여성도 있고, 신경 쓰이는 증상은 없는데 심각한 현미경적 조직 변화를 겪는 여성도 있다.

800명 이상의 폐경 후 여성을 살펴본 연구는 질조직의 현미경적 변화에서 가장 중요한 보호 요인이 과체중임을 발견했고(호르몬을 사용하는 여성은 제외되었다), 이것은 지방조직이 다른 호르몬들을 에스트로겐으로 전환한다는 의학적 사실로 설명할 수 있다. 폐경생식비뇨기증후군 증상과 현미경적 조직 변화의 위험을 증가시키는 것으로 알려진 요인은 항에스트로겐 작용을 하는 흡연이다.

또한 이 연구는 아프리카계 미국인 여성의 경우 폐경생식비뇨기증후군에 의한 심각한 현미경적 조직 변화가 덜하다고 보고했다. 그 이유는 알려져 있지 않다. 유전적 요인, 질 마이크로바이옴(세균 구성)의 차이, 그 밖의 다른 요인이 있을 수 있다. 한 연구에서 백인 여성에 비해 아프리카계 미국인 여성의 혈중 에스트로겐 농도가 더 높았다는 사실이 밝혀졌다. 그러나 조직의 미시적인 변화는 물론 거시적인(육안으로 확인할 수 있는) 변화가 적다고 해서 증상이 없을 것이라고 오인해선 안 된다.

'안 쓰면 못 쓰게 된다'는 말은 사실일까?

이 말은 폐경 후 성생활이 활발하지 않은 여성들은 질이 구축되고(좁아지고) 심하면 영구적 폐쇄를 야기할 수도 있는 변화를 겪을 수 있다는 낭설이다. 굉장히 무시무시하게 들리지만, 조금만 깊이 들어가보면 수많은 억측과 시대에 뒤떨어지는 문헌, 그리고 (이번에도) 음경이 만병통치약이라는 속설을 발견할 수 있다.

음경을 이용한 성활동이 폐경생식비뇨기증후군으로부터 질을 보호한다는 발상은 늘 생물학적으로 터무니없고 비상식적이며 여성들의 경험을 무시하는 말처럼 들렸다. 어쨌든 섹스가 폐경기의 고통스러운 변화를 예방한다면, 폐경기에 접어든 여성들이 통증으로 섹스를 중단하는 이유는 무엇일까? TMI(과도하게 많은 정보)를 감수하고서라도 개인적인 경험을 이야기하자면 섹스는 내 질을 보호해주지 않았다. 나는 마흔아홉에 폐경을 겪었고, 주기적인 이성애 섹스는 아무런 보호 기능도 수행하지 못했다. 1년이 지나지 않아 약을 먹어야 했다.

주요 가설은 섹스에 의한 국소 외상이 혈류량을 증가시켜(손상이 생기면 우리 신체는 더 많은 혈액을 손상 부위로 보낸다) 질조직을 건강하게 유지시켜준다는 것이다. 또한 반복적으로 압박을 주면 조직이 늘어날 수 있다는 것이다. 음순을 주기적으로 잡아당기면 음순이 더 길어지긴 하겠지만 그렇다고 조직에 탄력이 붙는 건 아니다.

음경을 이용한 섹스가 질을 건강하게 유지시킨다는 발상은 성의학자인 매스터스와 존슨이 54명의 폐경기 여성을 대상으로 한 연구에서 섹스를 하는 세 명만이 성적 자극에 흥분한다는 사실을 확인한 게 계기가 된 것으로 보인다. 하지만 나머지 여성이 전부 심한 통증이나 다른 원인으로 인해 섹스를 하고 있지 않았을 수 있다. 관찰의 결과가 인과관계를 의미하는 것은 아니라는 걸 보여주는 적절한 예다.

18장   폐경

　1981년의 한 연구는 '안 쓰면 못 쓰게 된다'라는 명제에 내포된 섹스와 질 건강의 연관성을 살펴보기 위해 섹스를 하는 24명의 폐경기 여성과 섹스하지 않는 21명의 여성을 분석했다(물론 이런 연구를 하기에는 너무 적은 인원이다). 그들은 섹스를 하지 않는 여성이 포옹과 자위도 적게 한다는 것을 발견했다. 외음 변화에서는 통계적으로 유의미한 차이가 나타나지 않았는데(경향성은 있었지만 표본이 너무 적어 인정되지 않는다), 질조직을 현미경으로 살펴보지도 않았다! 섹스를 하는 여성에게서 남성 호르몬이 증가하기는 했지만, 섹스나 자위가 질을 보호한다는 결론을 내리려면, 성적 자극이 남성호르몬을 늘릴 것이고 그것이 질을 보호할 것이라는 몇 단계의 비약이 필요하다. 나는 섹스가 건강을 지켜준다는 근거로 이 논문을 인용하는 이유를 이해할 수 없다.

　앞서 논의한 것처럼 최근 연구(2017)는 800명 이상의 여성을 대상으로 질세포에 대한 폐경의 순수한 효과를 살펴보았고, 섹스를 하는 여성과 하지 않는 여성의 세포 변화에서 아무런 차이도 발견하지 못했다. 만약 섹스가 조직을 보호했다면 섹스를 하는 여성들에게서 변화가 더 적게 나타났을 것이다. 이 연구는 내가 다년간 목격한 사실과도 일치한다. 폐경기 질 증상은 많은 여성에게 성적 어려움을 야기하지만, 모두에게 그런 것은 아니다.

　극히 드물게 폐경으로 염증이 심각해져서 전문적인 치료를 요하는 질 구축이 생길 수 있다. 성생활이 활발하지 않은 여성은 이 증상을 알아차릴 수 없다. 이런 경우라면 확장기나 음경을 이용한 주기적 질 확장이 물리적으로 조직을 늘려 증상을 예방하는 데 도움이 될 수 있다. 하지만 이것도 세포 수준의 변화는 아니다. 이렇게 폐경기의 극심한 염증이 구축으로 이어지는 경우는 흔하지 않다. 성교통은 내 전문 분야 중 하나인데, 지난 30년간 이런 사례는 다섯 손가락에 꼽을 정도였다. 한편 폐경생식비뇨기증후군에 의한 극심한 통증은 질 주변을 둘러싸고 있는 골반저근육의 경련을 야기할 수 있다(질경련이라는 질환이며 34장에서 확인하라). 이러한 경련은 질입구를 수축시켜 벽이 있는 것처럼 느껴지게 하고 성교통을 악화시키며 질이 막힌 듯한 느낌을 줄 수 있다.

폐경기의 변화는 나이가 들수록 심해질까?

앞서 언급한 2017년 연구는 조직 변화의 심각성이 나이와 무관하다고 밝혔지만, 더 오래된(게다가 양질의) 연구는 연관성을 찾아냈다. 그러나 두 연구 모두 특정 시점에만 국한되었다. 다년간 질 면봉법으로 여성들을 추적한 연구가 등장하기 전까지는 최종적인 답을 얻지 못할 것이다.

어떤 여성들은 마지막 월경을 하고 10년이 넘어서야 폐경생식비뇨기증후군 증상을 처음 경험하고 어떤 여성은 월경이 끊기기도 전에 문제를 겪는데, 여기에는 분명 여러 요인이 관련되어 있다. 일부는 개인의 호르몬 수치나 통증의 역치와 관련된 생물학적 요인 때문일 수 있지만, 제대로 된 정보를 얻고 자기 이야기를 편하게 할 수 있게 되기까지, 또 그걸 들어줄 누군가를 찾기까지 오랜 시간이 걸려서 일 수도 있다. 따라서 치료에 대한 접근성 때문에 보고가 지연됐는지, 실제로 10년 이상 증상이 나타나지 않은 건지를 알기는 어렵다.

약물에 의해 유발되는 폐경생식비뇨기증후군

에스트로겐 생성을 중단시키거나 조직에 대한 에스트로겐의 영향을 차단하는 약물도 폐경생식비뇨기증후군을 유발할 수 있다. 가장 심각한 증상은 이고마다제 익제세라고 불리는 약물에서 비롯된다. 이것은 특정 유형의 유방암에 걸린 여성을 치료하기 위해 사용하는 약물이다. 아로마타제 억제제는 에스트로겐 생성에 필수적인 아로마타제라는 효소를 억제하여 모든 조직의 에스트로겐 생성을 저해한다. 대부분의 에스트로겐은 난소에서 분비되지만 지방조직과 같은 다른 분비원도 있으므로, 에스트로겐의 모든 분비원을 차단하면 에스트로겐 농도가 급격하게 떨어지게 된다.

에스트로겐 농도를 극적으로 감소시키는 또 다른 약물은 생식샘자극호르몬방출호르몬 작용제GnRH agonists(자궁내막증과 유방암 치료에 사용된다)라고 불리는 것들이다. 이 약물들은 뇌와 난소의 소통을 방해하여 여성들에게 심각한 영향을 미칠 수 있지만, 지방세포의 에스트로겐 생성을 억제하지 않아 혈중 에스트로겐이 조금은 유지되기 때문에 일부 여성들은 폐경생식비뇨기증후군 증상을 피할 수 있다.

또 다른 유방암 치료제인 타목시펜tamoxifen은 조직에 대한 에스트로겐의 영향을 차단한다. 타목시펜은 조직에 따라 항에스트로겐이나 에스트로겐처럼 작용할 수 있다. 예를 들어 유방에서는 항에스트로겐처럼 작용하지만(그래서 유방암에 사용된다), 자궁에서는 에스트로겐처럼 작용한다. 질에 대한 영향은 가변적이어서 어떤 여성들에게는 폐경생식비뇨기증후군 증상이 나타나고 어떤 여성들에게는 나타나지 않는다.

몇 가지 항암제는 난소 기능을 억제한다. 그 영향은 항암 화학요법의 유형과 약물 투여량, 치료 기간, 연령—40세 이상의 여성에게는 매우 위험하다—에 따라 달라진다. 메커니즘은 명확하지 않지만 일부 약물이 난소에 있는 난포의 사멸을 촉발한다고 여겨진다. 어떤 여성에게는 약물이 영구적인 영향을 미쳐 모든 난포를 사멸시킬 것이고, 어떤 여성에게는 회복 가능한 난포들이 남아 있다가 시간이 경과하면서 에스트로겐 생성을 재개할 것이다.

꼭 알아두기

폐경기의 신체 변화는 음핵, 음순, 질, 요도, 방광에 영향을 미친다.

여성의 50퍼센트가 폐경생식비뇨기증후군과 관련된 증상을 경험한다.

가장 흔한 증상은 질 건조증이다.

25퍼센트의 여성이 폐경과 관련된 성생활의 어려움을 보고한다.

의료인이 폐경생식비뇨기증후군 증상들에 관해 물어보는 경우는 극히 드물기 때문에 자기 의견을 말하는 것이 중요하다.

19장 폐경생식비뇨기증후군의 치료 — Treating GSM

폐경생식비뇨기증후군GSM의 증상들은 여성의 약 50퍼센트에 영향을 미친다. 폐경과 관련된 외음과 질의 변화에 대해 더 많은 정보를 알고 싶다면 18장으로 돌아가라. 이 장에서는 치료에 초점을 맞출 것이다.

여성들이 의학적인 도움을 필요로 하는 가장 흔한 증상은 건조증, 성교통, 자극이다. 그 밖의 신경 쓰이는 증상으로는 사포로 문지르는 듯한 느낌, 질 안쪽의 작열감, 질 분비물, 질 냄새의 변화가 있다. 일부 여성들은 방광염에 더 취약해진다.

폐경의 평균 연령은 51세이지만 호르몬 수치는 그 전부터 떨어지기 시작한다. 증상이 나타나는 시기는 다양할 수 있지만, 월경이 중단되거나 뜸해졌고 40세 이상이라면 외음이나 질에서 나타나는 모든 증상에 대해 폐경생식비뇨기증후군의 가능성을 고려해야 한다.

또한 폐경생식비뇨기증후군과 관련된 통증과 미세외상의 증가는 피부질환이나 외음부통(외음부의 신경통) 같은 외음과 질의 기존 질환을 악화시킬 수 있다. 어떤 증상이 폐경생식비뇨기증후군에 의한 것이고 어떤 증상이 다른 원인에 의한 것인지 파악하기 어렵기 때문에, 일단 치료를 시작하고 6~8주 후에 재검사하여 신경 쓰이는 증상이 남아 있는지 확인하는 것이 가장 합리적이다.

폐경생식비뇨기증후군이 있는 많은 여성이 충분한 치료를 받지 못하거나 아예 치료를 받지 못하고 고통에 시달린다. 앞 장에서 우리는 증상을 겪는 여성이나 의료인이 폐경생식비뇨기증후군을 의심하지 않거나 여성들의 걱정거리가 묵살되는 문제를 다루었다. 안타깝게도 폐경 생식비뇨기증후군 치료에는 다음과 같은 장애물이 더 있다.

- **비용** 어떤 여성들은 비용 때문에 자신에게 가장 필요한 제품을 구하지 못한다.
- **불만족스럽거나 불편한 선택지** 여성에 따라 형편없는 질 제품을 사용하는 것을 꺼릴 수도 있고 제품에 의해 자극을 받거나 무언가를 매일 사용하는 것을 원하지 않을 수도 있다.
- **결과를 확인하기까지 얼마나 오랜 시간이 걸리는지를 이해하지 못함** 보통 6주 이상이 걸리지만, 많은 여성이 치료가 효과적이지 않다고 생각해 그 전에 그만둔다.
- **호르몬에 대한 두려움** 많은 제품에 무시무시한 경고가 적혀 있다.

외음 관리의 주의점

노화에 의한 수분 손실이 증상을 악화시킬 수 있으므로 증상과 상관없이 외음 피부를 잘 관리하는 것부터가 치료의 중요한 토대다. 다음은 몇 가지 권장 사항이다.

- **비누 대신 세정제를 사용하라** 11장에서 다룬 것처럼 비누는 피부를 건조하게 만든다.
- **외출 시 실금 관리를 위한 외음 전용 물티슈는 제한적으로 사용하라** 나이가 들수록 피부는 이러한 제품들의 자극에 더 취약해질 수 있다.
- **요실금이 있다면 생리대가 아닌 요실금 패드를 사용하라** 실금의 평균 유출량은 보통 오버나이트 생리대의 흡수량보다 더 많다. 또한 소변은 24시간에 걸쳐 조금씩 나오는 게 아니라 한꺼번에 나온다. 생리대를 착용하면 피부가 소변에 계

속 젖어 있어서 자극과 손상이 증가할 수 있다.

- **매일 바르는 외음 보습제 사용을 고려하라** 14장을 보라. 코코넛오일, 올리브유, 바셀린은 저렴하고 훌륭한 대체품이다.
- **음모를 제모해왔다면 음순과 불두덩 부분의 체모를 다듬는 방식으로 바꿔보라** 음모는 습도를 높이고 외음 주변에 수분을 머금어준다.
- **흡연자라면 금연이 최고다** 흡연은 항에스트로겐 작용을 한다.

질 보습제

질 보습제는 질조직에 수분을 재공급하고 윤활액을 대체한다. 보습제는 섹스 중에만 사용하는 것이 아니라 주기적으로 사용하는 것이다. 연구들은 질 보습제가 일반적으로 무난하게 사용되고 여러 증상, 특히 건조한 느낌을 개선해줄 수 있음을 보여준다. 보습제는 신경 쓰이는 주요 증상이 한 가지일 때 가장 효과적이다. (유익균인) 젖산균을 대체하지 않으므로 냄새는 해결하지 못할 가능성이 높다.

질 보습제는 질 pH 균형을 맞추는 데 일시적인 효과를 제공하지만—제품이 물리적으로 pH를 낮춘다는 의미다—글리코겐(저장당)을 증가시키는 게 아니므로 젖산균을 증식시킬 순 없다. 현미경으로 관찰한 결과, 보습제가 질조직의 구조를 극적으로 개선하지는 않았다.

보습제는 수용성(일반적인 성분은 글리세린이다), 실리콘, 지용성, 히알루론산, 그리고 이것들이 혼합된 형태가 있다. 히알루론산은 피부세포 안팎에서 발견되며 세포에 윤활액과 수분을 공급하는 고분자물질이다.

질 보습제의 유효 성분은 질 점막에 달라붙도록 제조되며 며칠간 유지된다. 대부분은 2~3일 간격으로 질 안에 도포하도록 되어 있다. 이 제품들을 주기적으로 사용하면 상당한 효과를 볼 수 있다. 또한 질 내 호르몬 보충요법 연구에서 플라세보 물질로 자주 사용되며 때로는 저용량 에스트로겐과 동일하거나 비슷한 효과를 낸다. 그러나 투여를 중단하면 증상도 재발할 것이다.

시중에 있는 수용성 질 보습제 중 많은 제품이 pH나 삼투질 농도를 기재하지 않기 때문에 질조직에 대한 장기적 안전성, 특히 인간면역결핍바이러스HIV에 노출될 수 있는 여성들에 대한 안전성 평가는 이루어진 바가 없다. 그나마 수행된 몇몇 연구는 단기적 안정성—12주 동안 사용한 경우—에 관한 것이다. 삼투질 농도가 높은 제품이 시간이 흘렀을 때—12~24개월 사용했을 때—자극을 야기할 수 있는지 여부는 알려져 있지 않다. 기업이 제조법을 바꾸면 제품의 삼투질 농도와 pH도 통지 없이 바뀔 수 있음을 명심하라. 성매개감염 위험이 없고 제품이 자극적이지 않다면 무엇이든 사용해도 괜찮을 것이다.

윤활제는 9장에서 상세히 논의했다. 안타깝게도 폐경 후 여성들을 위

제품	성분	pH	삼투질 농도
히알로진 HYALO GYN	히알루론산	해당 없음	해당 없음
K-Y 리퀴비즈 K-Y Liquibeads	실리콘	해당 없음	해당 없음
모이스트 어게인 Moist Again	수용성	5.68	187
리플렌스 Replens	수용성	2.98	1491
버자이실 프로하이드레이트 내추럴 필 Vagisil ProHydrate Natural Feel	히알루론산	해당 없음	해당 없음
예스 VM 내추럴 버자이널 모이스처라이저 YES VM Natural Vaginal Moisturizer	수용성	4.15	250

일반적인 질 보습제의 pH와 삼투질 농도(2018년 자료).

한 윤활제 선택에 대해서는 연구가 거의 이뤄지지 않았다. 한 소규모 연구에서 에스트로겐을 사용할 수 없는 여성들의 통증 완화에 실리콘 윤활제가 수용성 윤활제보다 더 효과적이라고 밝힌 바 있다.

질 에스트로겐 보충요법

질 에스트로겐 보충요법은 폐경생식비뇨기증후군 치료제의 표준으로 여겨진다. 처방전이 있든 없든 선택 가능한 모든 치료제 중에서 질 에스트로겐 보충요법이 지금까지 가장 활발히 연구되었다.

그럼에도 몇 년 전 이 치료법에 대한 데이터를 검토하기 위해 1800건 이상의 연구를 확인했을 때, 검토해볼 가치가 충분하다고 여길 수 있을 만큼 질적으로 훌륭한 연구는 44건뿐이었다. 의학계에서는 44건도 많은 축에 들지만, 한편으로 얼마나 많은 의학 연구가 질적으로 형편없는지를 여실히 보여주는 수치이기도 하다.

질 에스트로겐은 질조직의 글리코겐을 증가시킴으로서 효과를 발휘한다. 글리코겐은 젖산균의 영양원이며, 젖산균은 pH를 낮추는 젖산을 생성한다. 또한 에스트로겐은 혈류량과 조직의 탄력성을 개선하고, 콜라겐(조직을 강화하는 단백질) 생성량을 증가시킨다. 그 결과 윤활액, 질 분비물, 조직의 탄력성, 회복력이 개선된다. 다수의 연구는 에스트로겐이 폐경생식비뇨기증후군의 모든 증상을 치료하는 데 매우 효과적이며 요실금 증상을 개선하고 요로감염의 위험을 낮출 수 있음을 보여준다.

미국에서 의약품 등급의 질 에스트로겐으로 사용되는 두 가지 호르몬은 에스트라디올estradiol과 접합마에스트로겐CEE이다. 에스트라디올은 난소에 의해 생성되는 주요 호르몬이며, 실험실에서 다른 스테로이드 호르몬을 이용하여 합성된다. 에스트라디올이 식물성이라고 홍보하는 사람들이 있는데, 엄밀히 말하면 사실이다. 실제로 실험실에서 식물로부터 추출한 콜레스테롤을 화학물질에 노출시켜 에스트라디올로 전환한다. 식물성이라고 해서 얌 페이스트* 같은 것은 분명히 아니다. 접합마에스트로겐은 임신한 말의 소변에서 추출하여 상품명이 임신한 암말의 소변*pregnant mare's urine*에서 딴 프레마린Premarin이다.

(2019년 현재) 질 에스트로겐은 크림, 링, 질정, 젤라틴 캡슐 등 다양한 형태로 출시된다.** 사용량은 일주일에 8~400마이크로그램까지 광범위하게 분포한다. 질 접합마에스트로겐은 크림으로만 나온다. 에스트로겐 크림의 장점은 사용량을 개인에 따라 조절할 수 있다는 것이다. 링, 정제, 질정은 1회 분량으로 제공된다.

가장 신경 쓰이는 증상이 성교통일 때는 에스트라디올을 일주일에 두 번씩 10마이크로그램 이상 도포하라고 권장하는 데이터가 있다. 최소량을 도포해보는 것도 나쁘지 않지만, 6~8주 안에 원하는 효과를 얻지 못한다면 용량을 늘리는 것이 바람직하다.

링을 제외한 모든 에스트로겐 요법은 2주간 매일 밤 투여하고 그 이후에는 일주일에 두 번씩 투여한다. 한 연구는 처음부터 일주일에 두 번씩 투여해도 무방하다고 주장한다. 그렇게 하면 증상이 완화되기까지 몇 주 이상 걸릴 수 있지만, 중간에 투약 방식을 변경하는 것이 혼란스러운 사람들에게는 처음부터 일주일에 두 번씩 투여하는 편이 더 용이할 것이다.

질 접합마에스트로겐의 용량은 에스트라디올 용법의 용량과 직접 호

---

* 미국의 자연치료 시장에서는 고구마의 일종인 얌을 갈아서 만든 크림을 질 보습제로 사용하기도 한다.

** 우리나라에서는 프레마린 질 크림 한 종류만 유통된다.

환되지 않기 때문에, 둘을 비교할 수는 없다. 일반적으로 처음 2주간은 매일 밤 0.5~1그램을 질 안에 도포하고 그 후에는 일주일에 두 번씩 도포한다.

처음 몇 주간 특히 크림(에스트로겐 투여량이 높다) 형태로 에스트로겐을 사용하면 초반에는 폐경생식비뇨기증후군에 의한 염증 때문에 더 많은 약물이 흡수되어 혈중 에스트로겐 농도가 일시적으로 증가할 수 있다. 그래서 어떤 여성들은 처음 몇 주간 유방압통을 보고하기도 한다. 질염이 치료되면 에스트로겐 농도도 떨어진다. 정제, 캡슐, 링, 또는 최소량의 크림(일주일에 두 번씩 0.5그램)을 투여할 때는 에스트로겐 농도의 증가가 보고되지 않았다.

외용 에스트로겐 제품들은 위험성이 낮다. 겉면의 경고 문구에도 불구하고 유방암, 심근경색, 뇌졸중의 위험은 증가하지 않는다. 모든 에스트로겐 제품에는 식품의약국의 요구에 따라 발생 가능한 부작용을 (대문자로) 기재한 다음과 같은 '블랙박스 경고'(미 식품의약국에서 의약품의 부작용을 환자와 의료인에게 알리기 위해 시행하는 가장 강력한 경고 표시제로 포장지나 설명서에 검은 테두리를 쳐서 부작용 정보를 적는다)가 붙는다. "경고: 자궁내막암, 심혈관계 질환, 유방암 및 치매를 유발할 수 있음." 무시무시하지 않은가? 이 경고는 에스트로겐이 전신으로 유입될 때(가령 알약이나 패치를 통해 혈류로 전달될 때) 그런 위험이 미미하게 증가한다고 밝힌 과거의 연구를 근거로 한다. 이런 부작용이 질 에스트로겐에서 나타난 적은 없지만, 식품의약국 규정에 따라 부작용 위험이 해당 약물 중 한 유형에서 나타나면 그 내용을 모든 유형에 반드시 표기해야 한다.

전신 에스트로겐 요법

에스트로겐은 홍조와 같은 일반적인 폐경기 증상이나 골다공증을 예방하기 위해 패치, 알약, 링, 외용 크림으로 투여할 수 있다. 흡수된 에스트로겐이 혈류로 유입되기 때문에 전신 요법이라고 부른다. 전신 에스트로겐 요법은 국소 도포만큼 효과적이지 않더라도 폐경생식비뇨기증후군을 겪는 많은 여성에게 도움을 줄 수 있다. 하지만 주요 증상이 폐경생식비뇨기증후군뿐이라면, 전신 요법을 쓰는 데 약간의 위험이 따르므로 국소 요법을 권한다. 예를 들면 전신 호르몬 요법을 받는 여성들 중에 매년 1000명 중 한 명이 추가적으로 유방암에 걸릴 수 있다(하루에 와인 한 잔을 마시는 것과 비슷한 정도의 위험성이다). 또한 자궁이 있는 여성은 자궁내막암(자궁내벽에 생기는 암)을 예방하기 위해 프로게스테론을 투여해야 한다.

다른 폐경기 증상들을 치료하기 위한 전신 호르몬 요법의 장단점에 대한 전반적인 논의는 이 책의 범위를 한참 넘어서는 것이다. 어쩌면 다음 책은 『폐경기 매뉴얼』이어야 하지 않을까?

질 디하이드로에피안드로스테론

프라스테론prasterone이 디하이드로에피안드로스테론DHEA이다.[*]

인체는 콜레스테롤로 테스토스테론과 에스트라디올 같은 성호르몬을 만든다. 디하이드로에피안드로스테론은 이 과정의 중간 호르몬이다. 다음 도표에서 양방향 화살표는 양쪽 방향으로 호르몬이 생성될 수 있다는 의미로, 에스트라디올과 에스트론은 상호 전환될 수 있다. 테스

---

[*] 2022년 현재 우리나라에는 아직 도입되지 않았다.

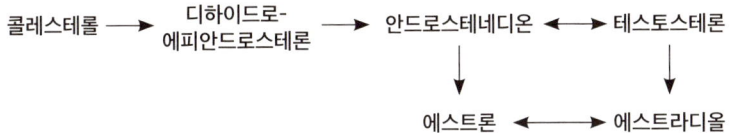

콜레스테롤에서 테스토스테론과 에스트라디올이 생성되는 과정.

토스테론은 에스트라디올로 전환될 수 있지만 역방향은 불가능하다.

이 과정은 아로마타제 효소가 있는 모든 세포에서 일어날 수 있으며, 질조직에도 아로마타제가 있다. 질에 디하이드로에피안드로스테론을 투여하면 점막으로 흡수되어 테스토스테론과 에스트라디올로 전환된다. 둘 중 어느 호르몬이 질 점막에 주요 작용을 하는지는 아직 정확히 밝혀지지 않았다. 혈중 테스토스테론과 에스트라디올 농도가 증가하지 않으므로 여기서 생성되는 호르몬은 전부 국부적으로 작용하는 것으로 보인다. 자궁내벽에는 아로마타제가 없기 때문에 자궁내막증식증(전암)이나 자궁내막암이 발생할 위험은 없다.

프라스테론은 매일 투여해야 효과적이다. 일주일에 두 번 투여하면 효과는 떨어지지만, 이 제품을 선호하면서도 매일 투여해야 하는 건 번거로워서 싫은 일부 여성들에게는 그나마도 도움이 될 수 있다. 가장 큰 부작용은 질 분비물인데, 모든 호르몬 제품이 질 내 젖산균을 증가시키기 때문에 미리 고려해야 할 부분이다. 프라스테론과 질 에스트로겐을 직접 비교한 연구는 없으므로 어느 제품이 더 낫다고 단언할 수 없다.

'생동일성 호르몬'이 더 안전할까?

생동일성bioidentical이란 의학적으로 무의미한 마케팅 용어다. 어떤 사람들은 인체에서 생성되는 호르몬과 화학적으로 동일한 호르몬을 설명하기 위해 이 용어를 사용하지만, 어떤 사람들은 식물에서 유래한 호르몬을 설명할 때도 이 용어를 사용한다.

'생동일성 호르몬'에 관한 유명한 낭설 중 하나는 얌 페이스트나 콩가루를 캡슐에 넣어 만든 제품이라는 것이다. 에스트라디올의 화학식은 난소에서 합성된 것이든 실험실에서 합성된 것이든 똑같이 $C_{18}H_{24}O_2$다. 난소는 콜레스테롤로 에스트라디올을 생성하며, 실험실에서도 화학작용을 통해 콜레스테롤(혹은 다른 스테로이드)을 에스트라디올로 전환한다. 분말 형태인 생호르몬은 제약회사나 조제약국*에서 의약품으로 제조된다. 생호르몬 제조 업체가 몇 군데 없기 때문에 큰 제약회사든 조제약국이든 동일한 제조사에서 생호르몬을 구할 것이다.

'생동일성 호르몬'이라고 해서 더 안전한 것은 아니다. 일부 데이터에 따르면 알려진 양보다 최대 30퍼센트 더 많은 에스트로겐을 함유하는 경우도 있어 오히려 더 위험할 수 있다. 에스트로겐이 과다하면 자궁내막암(자궁내벽에 생기는 암)의 위험이 커질 수도 있다. 게다가 초경을 일찍 시작한 여성은 난소에서 생성된 천연 호르몬에 더 오래 노출되기 때문에 유방암 발병률도 더 높다.

중요한 것은 약물이 안전하고 효과적인지 여부다. 투여량을 예측할 수 없다는 건 안전하다고 볼 수 없다. '생동일성 호르몬'보다 더 정확한 표현은 '의약품 등급에 못 미치는 호르몬'이다.

의사들이나 조제약사들 중에 인체에서 생성되는 세 가지 에스트로겐 — 에스트라디올, 에스트리올, 에스트론 — 의 조합 비율을 두고 호들갑을 떠는 이들이 있다. 그러나 어떤 에스트라디올을 복용하든 필요에

---

* 미국에는 조제약국compounding pharmacy이 있는데, 시판되는 일반의약품으로는 원하는 약을 구할 수 없는 환자의 필요에 따라, 원재료를 배합·조제해 맞춤형 의약품을 판매한다.

따라 에스트리올과 에스트론으로 전환된다는 점을 기억하자. 어떤 연구를 살펴봐도 조제 호르몬은 비용만 올릴 뿐, 추가 이득이 있다는 보고는 없다.

내가 조제 호르몬(맞춤형으로 조합한 호르몬이 아니라 에스트라디올만 있는 것)을 권하는 경우는 의약품 등급 약제가 너무 비쌀 때뿐이다. 미국에서는 에스트라디올이 터무니없이 비싸서 2019년 기준 42.5그램짜리 일반 에스트라디올 크림 하나가 325달러쯤 된다. 조제약국에서는 질 에스트라디올을 100달러 이하로 만들 수 있다. 비싸다는 이유로 아예 안 쓰게 될 바에야, 부정확한 농도로 투여될 가능성에 대해 충분히 설명받고 조제 호르몬을 사용해보는 것도 방법이다.

테스토스테론이 필요할까?

질 테스토스테론*의 유익함은 전혀 입증된 바가 없다. 질 테스토스테론은 혈류로 흡수될 수 있으며 음핵을 크게 확장시키는 등 다른 부정적인 영향을 초래할 수 있다.

비호르몬제

오스페미펜ospemifene(오스페나Osphena)은 선택적 에스트로겐수용체조절제SERM에 속하는 경구용 약제로서 어떤 조직에는 에스트로겐으로, 또 어떤 조직에는 항에스트로겐으로 작용한다. 질조직에 에스트로겐처럼 작용하는 오스페미펜은 식품의약국 승인을 받아 질과 관련된 폐경생

---

* 2022년 현재 우리나라에는 도입돼 있지 않다.

식비뇨기증후군 증상의 치료제로 쓰인다.

질 연고가 싫거나 통증을 느끼는 여성들은 경구용 오스페미펜 60밀리그램 복용을 고려해볼 수 있다. 오스페미펜은 자궁에 에스트로겐처럼 작용하기 때문에 자궁이 있는 여성들은 자궁내막암을 예방하기 위해 프로게스테론(또는 비슷한 약물)을 같이 투약해야 할 것이다. 레보노르게스트렐levonorgestrel을 분비하는 자궁내장치(호르몬 분비 자궁내장치)*도 자궁내막암을 예방할 수 있다. 질 문제에 약물을 두 가지나 사용하는 것 자체를 꺼리는 여성도 있고, 경구용 약물을 선택할 수 있다는 사실에 만족스러워하는 여성도 있다.

오스페미펜이 질 에스트로겐과 일대일 비교 연구된 적은 없다. (질 에스트로겐은 사용한 여성의 90퍼센트가 도움이 되었다고 보고했다.) 몇몇 연구에 따르면 오스페미펜은 위약과 비교할 때 성교통 경감 측면에서 통계적으로 유의미한 차이를 보여주었지만, 그러한 변화들이 임상적으로도 중요했는지—충분히 유의미한 방식으로 여성들에게 도움이 되었는지—는 불분명하다. 한 대규모 연구에서는 오스페미펜을 복용하는 여성의 30퍼센트만이 성교통이 없다고 보고했다. 도움이 되지 않는다고는 할 수 없지만 30퍼센트 정도면 성공률이 낮은 편이라고도 볼 수 있다.

오스페미펜과 관련해서는 다음과 같은 문제도 있다.

- 혈전 위험 증가
- 홍조 증가
- 약물 상호작용

---

* 우리나라에서는 미레나, 카일리나, 제이디스 등의 제품이 쓰인다.

식물성이나 '자연' 치료는 어떨까?

폐경생식비뇨기증후군이 있는 여성의 약 10퍼센트가 검은승마, 붉은토끼풀, 사자귀익모초, 외용 비타민E 등의 약초와 대체요법을 시도한다. 이런 대체요법의 효과를 뒷받침할 데이터는 없다. 한 소규모 연구는 비타민D가 폐경기 여성의 질세포 모양을 개선한다고 주장했지만, 통증이나 자극 면에서는 비타민D를 복용한 여성과 복용하지 않은 여성 간에 차이가 없었다.

유방암에 걸린 여성들

유방암 환자들은 일단 보습제와 윤활제부터 시도해봐야 한다. 이 방법이 안 들으면 최신 가이드라인에 따라 에스트로겐 링이나 10마이크로그램 질정제를 사용해볼 수 있는데, 혈류로 흡수되지 않아 유방암 과거력이 있는 여성에게 대체로 안전하기 때문이다. 질 디하이드로에피안드로스테론의 안전성에 대한 데이터는 없지만, 연구에 따르면 혈중 에스트라디올 및 테스토스테론의 농도를 증가시키지 않는 것으로 보인다.

질 에스트로겐 투여 시 혈중 호르몬 농도 측정은 권유되지 않는데, 유방암 과거력이 있는 여성은 불안해할 수 있기 때문이다(그럴 만도 하다). 어떤 사람들은 질 에스트라디올 보충요법을 시작하기 전에 혈중 에스트라디올 농도를 확인하고 치료 후에 흡수 여부를 재확인하며 안심하기도 한다.

아로마타제 억제제에 속하는 약물을 복용하는 유방암 환자들은 예외다. 이 약물들은 호르몬 반응성 암에 걸린 여성들의 몸에서 에스트로겐 분자를 전부 제거한다. 이런 상황에서는 극소량의 에스트로겐도 사용해서는 안 된다.

아로마타제 억제제를 복용하면서 이미 두 가지 유형의 보습제(나는 보통 히알루론산을 기반으로 한 제품을 추천한다)를 사용해본 여성들에게는 성교통을 피할 방법이 많지 않다. 어떤 여성들에게는 리도카인(질 입구에 바르는 마취제)이 유용하다. 항문조직은 아로마타제 억제제의 영향을 받지 않기 때문에 애널섹스를 고려해볼 수도 있지만, 이것도 모든 여성이 받아들일 수 있는 방법은 아니다.

이런 상황에서 모나리자Mona Lisa나 이와 유사한 레이저 치료기들(23장을 참조하라)을 써볼 수 있다는 얘기가 있어왔다. 연구가 충분하지 않아서 증거에 기반하여 안전한 추천을 하기는 어렵지만, 머지않아 더 많은 연구가 발표되어 이런 제품들을 여성들에게 제대로 소개할 수 있게 되기를 바란다. 아로마타제 억제제를 평생 투여할 예정이고 안전하게 중단할 가능성도 없으며 통증으로 인해 질 내 삽입이 불가능한 여성이라면 장기적인 위험이 거의 알려져 있지 않은 상황이라고 해도 그 정도의 위험은 감수할 수 있다고 여길 수도 있다.

꼭 알아두기

수분 손실이 발생하지 않도록 외음 관리에 주의를 기울이자.

증상이 질 건조증 하나뿐일 때는 보습제가 가장 유용하다.

질 에스트라디올 보충요법은 가장 많은 연구가 이루어졌다. 일주일 투여량이 20마이크로그램 이하라면 성교통에 효과가 없을 수도 있다.

질 디하이드로에피안드로스테론와 경구용 선택적 에스트로겐수용체조절제 같은 새로운 선택지를 고려해볼 수 있다.

유방암이 있는 여성들은 소량의 질 에스트로겐을 안전하게 사용할 수 있다.

6부

약물과 시술

대마
피임
항생제와 프로바이오틱스
미용시술

Medications and
Interventions

20장   대마   Cannabis

대마 합법화가 확대되면서* 질에도 대마가 쓰이는 것은 놀랄 일이 아니다. 일부 여성들은 대마가 성욕, 오르가슴, 만족감 등에서 성경험을 개선한다고 보고한다. 대마를 질에 바르면 고통스러운 월경통이나 골반저근육 경련(33장을 보라)과 같은 통증질환을 완화하는 데 도움이 될지 궁금해하는 여성들도 있다.

많은 '미래의 위대한 아이디어'처럼 여기에는 기본적으로 생물학적으로 그럴듯해 보이는 몇 가지 특성, 약간의 경성과학, 그리고 숱한 과대 광고가 깃들어 있다. 대마 합법화에 불만이 있다는 게 아니라, 정보 제공에 도움이 되지 않는 엉터리 주장과 충분히 검증되지 않은 제품이 우려스러울 뿐이다.

기본 개념

대마는 삼 Cannabis sativa L.이라는 식물 종으로 다양한 약리학적 활성물질을 가지고 있는데, 이들을 통칭해서 카나비노이드 cannabinoid라고 부른다. (가령 황홀감을 주는) 대표적인 향정신성 물질로 테트라히드로카나비놀 THC이 있고, 황홀감을 주지 않는 카나비노이드로는 카나비디올 CBD

---

* 우리나라에서는 2019년 3월 마약류관리법이 개정되어, 희귀·난치성 뇌전증 치료에 한해 제한적으로 의료용 대마 수입이 합법화되었다. 해외에서는 암성 통증, 항암 시 구역·구토 치료 등 다방면에서 의료용 목적으로 쓰이고 있다.

이 잘 알려져 있다. 둘을 비롯해 적어도 여섯 가지 유형의 카나비노이드가 있다. 관련 데이터가 없다시피 함에도 카나비디올이 통증 완화에 유용할 것이라고 믿는 사람이 많다. 대마 합법화에 힘입어 통증에 사용되는 다양한 카나비노이드에 관한 연구가 더 많이 수행될 것으로 기대된다.

주요 카나비노이드 수용체는 인간카나비노이드수용체 1$_{CB1}$과 인간카나비노이드수용체 2$_{CB2}$다. 우리가 카나비노이드 수용체를 가지고 있는 이유는 대마를 소비할 수 있도록 진화해서가 아니라, 인체가 직접 (또는 내인성으로) 엔도카나비노이드endocannabinoid라는 카나비노이드를 만들기 때문이다. 1992년에 최초로 확인된 엔도카나비노이드는 아난다미드anandamide였으며, 이 이름은 '지극한 행복'과 '기쁨'을 뜻하는 산스크리트어 아난다आनन्द, Ānanda에서 비롯되었다. 엔도카나비노이드는 저장되지 않고 필요에 따라 그때그때 만들어진다.

내 일의 상당 부분을 통솔하는 의학적 좌우명은 '모르는 것은 모르는 것이다'인데, 연구가 충분하지 않을 때는 더욱 그렇다. 대마의 경우, 아주 오랫동안 불법이었다는 사실이 연구를 방해해왔다. 상황을 복잡하게 만드는 또 다른 요인은 엔도카나비노이드 시스템인데, 기능과 메커니즘이 너무 복잡해서 완전히 이해되지 않고 있다. 자궁, 난소, 나팔관, (외음부처럼) 체모가 나 있는 피부, 그리고 근육에 엔도카나비노이드 수용체가 있다는 것은 알려져 있지만 질에도 있는지는 아직 알 수 없다. 산부인과의사들은 엔도카나비노이드 시스템이 수정과 임신에 중요하지만 다른 기능에도 역할을 할 수 있다고 여긴다.

20장 대마

대마는 섹스에 어떤 영향을 줄까?

일부 여성들은 대마가 성경험을 개선한다고 보고한다. 이에 관한 메커니즘은 밝혀지지 않았다. 몇 가지 가설은 질로 향하는 혈류를 증가시키거나, 질이나 뇌의 신경신호 전달을 개선하거나(예를 들어 지금 기분이 좋다는 것을 알려주는 화학물질을 증폭하거나), 불안과 압박감을 줄여주어 성적으로 이완하도록 돕는다는 것이다. 대마에 의해 발생할 수 있는 빈맥(심장박동의 증가)은 일부 여성들에게 흥분감을 줄 수 있다. 또한 뭔가 흥분에 도움이 된다고 생각하면 플라세보 효과에 의해 성접촉이 다르게 느껴지기도 한다.

대마가 실제로 성기능에 영향을 준다면 어떻게 작용하는지를 아는 것이 중요하다. 뇌에서 효과를 보이는 물질을 질에 사용하는 것은 말도 안 되기 때문이다.

한 연구 팀이 여성의 성기능에 대한 대마의 잠재적인 영향을 좀더 알아보기 위해 천연 엔도카나비노이드가 흥분감뿐만 아니라 흥분으로 인해 나타나는 신체적 변화까지도 일으키는지를 조사했다. 연구진은 (혈류량을 나타내는) 질 내 충혈 상태의 변화를 측정하는 장치를 질에 삽입하고 자극이 없는 영상(해변이나 새 영상 따위―탐조인들에게 악의가 있는 것은 아니다)과 에로틱한 영상을 보여주었다. 그리고 두 그룹의 혈중 천연 엔도카나비노이드 농도를 측정했다. 연구자들은 농도가 증가할 것이라고 예상했지만 실제로는 흥분도나 그로 인한 질의 물리적 변화와 함께 혈중 엔도카나비노이드 농도도 감소하는 것으로 나타났다.

이 연구는 엔도카나비노이드 시스템과 신체적 흥분의 연관성을 부정적인 방식으로 연결했다는 점에서 흥미롭다. 연구자들은 어떠한 물질을 썼을 때 당사자는 성적으로 흥분했다고 느끼지만 실제로는 신체적으로 성적 수행능력이 떨어져 있는 이 상태가 이미 잘 알려져 있는 현상이라고 지적한다. 가장 잘 알려진 예가 알코올이다.

현재 우리가 가지고 있는 제한적인 데이터를 근거로 생각해보면, 대마를 피우거나 복용하는 게 성적으로 도움이 된다고 느끼는 여성이 있더라도, 이는 질이나 외음에 신체적 변화가 일어나기 때문은 아닌 것 같다.

대마 윤활제는 어떨까?

테트라히드로카나비놀이나 카나비디올을 국소 도포하면 혈관이 확장되고 혈류가 증가하고 신경신호 전달 기능이 개선되어 성기능이 향상된다고 주장하는 윤활제들이 있다. 그러나 이러한 주장을 뒷받침하는 연구는 전무하다. 알려진 연구는 (방금 앞에서 언급한 바 있는) 물리적 흥분과 함께 천연 엔도카나비노이드가 감소한다는 사실을 밝힌 2018년 연구뿐이다. 또한 엔도카나비노이드가 혈관에 미치는 영향은 전신에서 매우 다양하게 나타난다 ― 상황에 따라 혈류를 증가시키기도 감소시키기도 한다 ― 고 알려져 있다. 2019년 현재 우리는 질 내 카나비노이드 수용체에 대해 아는 바가 없다.

정보가 부족하면 터무니없는 주장들을 끊어내지 못한다. 한 기업은 자사의 제품이 "열 명 중 여덟 명의 여성에게 더 길고 강한 오르가슴을 제공하는 데 효과적이라는 사실이 입증되었다"고 주장한다. 그러나 동료평가가 이뤄지고 누구든 읽을 수 있는 의학 저널에 발표된 게 아니라면, 그것은 효과가 입증되지 않은 연구다. "많은 사람이 외용 대마에 대해 궁금해합니다. 당신도 그중 한 명이라면 여기 우리 제품의 성분과 투여량을 보세요"와 같은 광고로는 제품을 팔 수 없을 것이다. 제품이 기업이 주장하는 것처럼 효과적이라면 ― 의료계에서 80퍼센트의 성공률은 정말 놀라운 수치다 — 왜 그것을 증명하지 않겠는가? 내가 광고나 마케팅 분야가 아닌 의료계에 종사하는 데는 그만한 이유가 있는 것 같다.

대마 윤활제는 황홀감을 가져다줄까?

관련 연구는 없지만 테트라히드로카나비놀이 직장에서 제법 효과적으로 흡수되는 것을 보면 질에서도 흡수될 수 있을 듯하다(많은 약물이 곧창자와 질에서 비슷하게 흡수된다). 곧창자에 테트라히드로카나비놀을 2.5~5밀리그램 도포했을 때 혈중 농도는 밀리리터당 1.1~4.1나노그램으로 측정된다. 그 밖의 윤활제 성분들도 흡수에 영향을 줄 수 있기 때문에 정확한 답을 얻으려면 윤활제 하나하나를 개별적으로 연구해야 한다.

여기서 혈중 농도란 무엇을 의미할까? 혈중 테트라히드로카나비놀 농도가 밀리리터당 5~10나노그램인 경우, 75~90퍼센트의 사람이 운전과 관련된 기술을 수행할 때 장애를 보인다.

대마가 영향을 미치는 정도는 사람에 따라 천차만별이다. 동일한 양을 사용하더라도 대마를 주기적으로 사용하는 사람들의 혈중 농도가 한 번도 사용해본 적 없는 사람들의 그것에 비해 더 높게 나타날 것이다. 이는 지방에 저장된 테트라히드로카나비놀 때문이며, 혈중 농도에는 먹거나 흡입한 대마뿐 아니라 지방에서 방출된 대마도 반영된다.

대마를 베이스로 만든 윤활제는 펌프질 한 번 분량에 1.5밀리그램의 테트라히드로카나비놀과 0.5밀리그램의 카나비디올이 들어 있다면서 5~10회, 즉 7.5~15밀리그램의 테트라히드로카나비놀을 사용할 것을 권장한다. 이론적으로 혈중 테트라히드로카나비놀 농도가 상당히 높아질 수 있는 양이다. 실제로 효과를 보기 위해 그만큼의 양이 필요하다면 약에 취하는 방식으로 작용할 가능성이 높아 보이며, 이는 뇌에서 작용한다는 의미다.

대마 윤활제로 국소적인 효과만 보고 싶다면(약에 취하는 것까지는 원하지 않는다면) 테트라히드로카나비놀 도포량을 5밀리그램 이하로 유지하라는 것이 내가 해줄 수 있는 최선의 조언이다. 이것도 용량이 제품에 표시된 대로 들어 있고, 제품이 의약품 등급이어서 펌프질을 할 때마다 동일한 양이 나온다는 가정하에나 유효하다.

대마 윤활제에 대해 조언한다는 건 마치 열 조각짜리 퍼즐에서 두 조각만 가지고 남은 그림을 예측하는 일과 같다. 아예 없는 것보다는 낫지만 근거로 삼기에는 부족하다. 결국 이렇게 데이터가 부족한 물질을 질에 넣을지 말지 선택하는 것은 각자의 몫이다.

질에 사용하는 의료용 대마는 어떨까?

일부 기업들은 월경통이나 골반통 치료제로 대마 질정을 판매한다. 대마로 만든 윤활제처럼 이 제품들에 대해서도 연구된 바가 없다. 자궁수축제를 경구로 복용하는 것보다 질에 투여할 때 조금 더 효과적인 것처럼, 경구용 월경통 치료제를 질에 투여하면 더 큰 효과를 보일 수 있다. 그러나 우리는 테트라히드로카나비놀이나 카나비디올을 얼마나 투여해야 자궁에 영향을 줄 수 있는지, 둘 중 하나면 되는지 아니면 둘 다 필요한지, 심지어 엔도카나비노이드 시스템이 월경통과 어떻게 관련되어 있는지조차 알지 못한다.

질정은 다량의 테트라히드로카나비놀을 함유할 수 있으며, 테트라히드로카나비놀과 카나비디올이 각각 60밀리그램당 10밀리그램, 즉 6대 1 비율로 들어간 제품도 있다. 다른 제품과 비교해보면, 캐나다와 영국에서 승인된 나비시몰스nabiximols(상품명은 사티벡스Sativex)라는 대마성 근육통 치료제에는 테트라히드로카나비놀과 카나비디올이 1대 1 비율로 들어가 있다. 일반적으로 카나비디올이 통증에 더 잘 듣는다고 여겨지므로(진위 여부가 확인되지 않은 가설일 뿐이다) 카나비디올보다 테트라히드로카나비놀을 더 많이 넣는 경우는 드물다. 곧창자에 테트라히드로카나비놀을 2.5~5밀리그램만 투여해도 혈중 농도가 운전을 할 수 없을 정도로 증가하는데, 질에 60밀리그램을 투여하면 혈중 농도가 지나치게 높아질 수 있다는 우려가 있다. 그렇다고 질 내 투여가 흡입이나 경구 투여와 달리 자궁에 뭔가 특별한 것을 제공하는지에 대해서도 알려진 바가 없다.

머지않아 이 분야의 연구들이 속속 발표되어 더 많은 지침을 제공할 수 있기를 바란다.

위험 요인이 존재할까?

질에 투여하는 대마에 대해서는 연구된 바가 전혀 없다.

저빌 및 래트 종 실험쥐에게 주기적으로 투여한 고용량의 대마는 자궁의 저장당인 글리코겐에 부정적인 영향을 미쳤다(유익균의 영양원이 되는 글리코겐의 중요성에 대해 더 알고 싶다면 2장을 보라). 이것이 질에도 같은 영향을 줄 수 있는지에 대해서는 알려지지 않았다. 지속적인 대마 투여는 에스트로겐 수치도 감소시켰다.

대마성 윤활제는 pH와 삼투질 농도가 검증되지 않았기에 안전성 측면에서 어떤 영향을 미치는지는 알 수 없다. 높은 pH나 삼투질 농도는 조직을 손상시키거나 자극을 줄 수 있고 인간면역결핍바이러스HIV에 노출되었을 때 감염 위험을 높일 수 있다.

곰팡이 감염의 위험 요인을 분석한 연구에 따르면, 4개월 이내에 대마를 사용한(흡입하거나 복용한) 여성은 사용하지 않은 여성에 비해 질 생태계에 곰팡이가 존재할 확률이 약 30퍼센트 더 높았다. 이것은 1년 동안 정기적으로 여성들에게 곰팡이 배양 검사를 시행한 믿을 만한 연구였다. 구강 건강을 살펴본 연구들에 따르면 대마 사용은 구강 내 곰팡이의 증가와 관련되어 있고, 장기적인 대마 사용은 곰팡이에 대한 면역체계의 반응에 부정적인 영향을 미치는 것으로 나타났다.

그 밖의 우려되는 점은 대마가 플라스틱에 들어 있는 비스페놀A와 마찬가지로 에스트로겐이 아니면서도 에스트로겐처럼 작용하는 내분비교란물질이라는 사실이다. 질 내에 도포할 경우 미칠 수 있는 영향이 검증되지 않았기 때문에 에스트로겐 수용체가 가득한 질에 내분비교란물질을 사용하는 것이 장기적으로 어떤 영향을 미칠지는 알 수 없다.

엔도카나비노이드 신호의 전달은 수정과 임신 초기에 매우 중요한데, 질에 사용하는 제품이 임신 과정이나 임신 초기에 어떤 영향을 미치는지에 대해서도 알려진 바가 없다.

꼭 알아두기

대마가 질에 미치는 영향에 대해서는 검증이 부족하다. 현재까지 발표된 빈약한 데이터는 곰팡이 감염 및 호르몬에 대한 부정적인 영향과 관련이 있을 수 있음을 강력히 시사한다.

질에 사용하는 대마 제품들이 의학적 검증을 거치지 않고 판매되고 있으므로 '소비자가 알아서 주의해야 하는' 상황이다.

대마성 윤활제를 성적으로 탐구하면서 다량의 흡수는 피하고 싶다면(약에 취하지 않는 정도로만 이용하고 싶다면), 내가 해줄 수 있는 최선의 조언은 데트리히드로기니비늘을 5밀리그램 이하로 투어하라는 것이다.

대마성 윤활제의 pH와 삼투질 농도, 그리고 젖산균에 대한 영향은 알려져 있지 않으니 인간면역결핍바이러스의 감염 위험성이 큰 경우에는 사용하지 마라.

통증 완화에는 카나비디올이 테트라히드로카나비놀보다 더 잘 듣는다고 여겨지므로, 둘 중 테트라히드로카나비놀이 더 많이 들어간 제품이라면 통증 조절을 위해 고안된 것이 아니라고 할 수 있다.

21장   피임   Contraception

피임법은 질 생태계에 영향을 미칠 수 있지만, 그렇다고 피임법을 선택할 때 질 생태계가 가장 중요하게 고려되는 요소여서는 곤란할 것이다. 매일 꼬박꼬박 약을 잘 챙겨 먹을 수 있는 사람이 아니라면 에스트로겐이 들어간 피임약이 젖산균에 얼마나 이로운지를 따져본들 그다지 의미가 없다. 여러분이 선택한 피임법은 실제로 여러분에게 효과적이어야 한다. 이 장에서는 여러분이 어떤 증상을 가지고 있는 경우 그것이 피임법 때문인지, 만약 그렇다면 어떻게 해야 할지를 일러줄 것이다. 질 관련 증상이 여럿 있는 상태에서 피임을 시작하거나 피임법을 바꿀 생각을 하고 있는 이들에게도 더 많은 정보에 근거하여 선택할 수 있도록 도움을 줄 것이다.

콘돔

우선 콘돔에서부터 시작한다. 파트너가 여성이든 남성이든 콘돔은 여성인 여러분이 질을 위해 할 수 있는 최고의 선택이기 때문이다. 다수의 연구는 성활동이 유익균에 해로울 수 있음을 보여준다. 남성 파트너를 한 번도 만나지 않은 여성은 세균성 질염에 걸리지 않는다. 여성 파트너와 질 분비물을 공유하는 여성들은 덜 튼튼한 젖산균종을 서로에게 옮길 수 있다. 또한 콘돔은 질 생태계를 망가뜨리거나 전암 내지 암으로 이어지는 성매개감염의 위험을 낮춰준다.

21장　　　　　　　　　　　　　　　　　　　　　　　　　　　　　　**피임**

　콘돔은 여러 피임법 가운데 질 수비 측면에서 명실상부 최강자다.

　다수의 연구는 남성 파트너가 콘돔을 지속적으로 사용하면 여성의 질 내 세균 군집이 더 건강해진다는 것을 보여준다. 이것은 특히 파트너가 여러 명인 여성들에게 중요한데, 인원이 추가되면 유익균에 미치는 영향도 늘어나기 때문이다. 남성 파트너가 여러 명의 여성 파트너를 만나는 사람이라면 질 생태계에 더 큰 위험을 초래할 것이다. 건강한 질 내 세균은 성매개감염에 맞서는 1차 방어선이기도 하다. 유익균이 적거나 없는 여성들은 임질이나 인간면역결핍바이러스HIV에 노출되었을 때 네 배나 더 높은 감염률을 보인다.

　콘돔을 살정제(보통 노녹시놀9nonoxynol-9)와 병용해서는 안 된다. 피임법을 추가하면 직관적으로 더 도움이 될 것 같아 보이지만 그렇지 않다. 살정제는 콘돔의 유통 기한을 단축할 뿐 아니라(살정제가 없으면 대부분 5년이고, 살정제가 있으면 라텍스가 분해되기 때문에 2년 정도다) 비용을 증가시키고 여성의 요로감염 위험을 높이며 질 내 유익균을 해친다. 노녹시놀9를 비롯한 모든 살정제는 성매개감염 예방에 효과적이지 않다.

　콘돔이 질을 자극한다면, 살정제와 윤활제가 들어 있지 않은 제품을 고르고 윤활제를 따로 추가해서 사용하라. 효과가 없다면 다른 브랜드를 써보거나 라텍스 대신 폴리우레탄을 사용해보라. 그래도 효과가 없으면 의사를 만나보라.

에스트로겐이 함유된 피임법과 질

에스트로겐이 들어간 경구피임약은 젖산균에 유익한 영향을 미친다. 에스트로겐이 질 상피에 글리코겐 축적을 야기하여 질 내 세균에 영양분을 제공하기 때문이다. 여러 연구에서 질 분비물이 보통 때보다 많아질 수 있지만 질 pH에 부정적인 영향을 주지는 않는다는 것이 밝혀졌다. 질 피임링을 사용하는 여성의 약 10퍼센트는 분비물이 증가했다고 보고한다.

몇몇 연구는 에스트로겐이 들어간 피임약이 세균성 질염을 예방한다는 것을 보여주었고, 그것은 아마 유익균이 증가했기 때문일 것이다. 또한 에스트로겐을 함유한 피임약이 곰팡이 감염의 위험성 증가와 관련되어 있음을 보여주는 데이터도 있다. 그것이 건강한 젖산균이 감당할 수 있는 것보다 더 빠른 곰팡이의 증식을 야기하는지, 질 면역체계에 어떤 영향을 미치는지, 기타 다른 메커니즘이 존재하는지에 대해서는 알려져 있지 않다. 피임약을 먹어서 곰팡이 감염이 생긴다는 의미는 아니지만, 재발성 곰팡이 감염으로 고생하고 있다면 고려해봐야 한다.

세균과 바이오필름

바이오필름은 세균과 곰팡이가 만드는 보호막이며, 이것을 통해 면역체계의 감시를 피하고 항생제와 항진균제(곰팡이 치료제)로부터 벗어날 수 있다. 투명 망토라고 생각하면 된다. 치료가 끝나면 미생물이 다시 출현해 빠르게 재감염을 일으킬 수 있다.

이물질이 있는 경우 바이오필름이 더 잘 생기며, 특정 균주(칸디다크루세이 *Candida krusei* 등)가 바이오필름을 더 잘 형성하기도 한다. 바이오필름은 질 피임링뿐 아니라 구리와 레보노르게스트렐 자궁내장치에서도 확인되었다. 자궁내장치를 오래 장착할수록 바이오필름이 형성될 가능성도 높아진다. 안타깝게도 시중에서 이용 가능한 질 바이오필름 검사는 없다.

이것은 무엇을 의미할까? 증상이 없는 사람에게는 아무 의미도 없다. 그러나 세균성 질염이나 곰팡이 감염 같은 재발성 감염증이 있는 사람이라면, 치료 전에 피임링(폐경기라면 에스트로겐 링)을 제거하고 치료 후에 새 장치를 삽입하는 방식을 생각해볼 수 있다. 당연히 비용과 함께 적절한 예비용 피임법을 고려해야 한다. 미국에서는 보험도 안 되는 누바링NuvaRing 하나가 100달러를 훌쩍 넘는다.

만약 자궁내장치를 설치한 상태로 곰팡이 감염이나 세균성 질염을 반복적으로 겪고 있다면, 의료인에게 바이오필름 형성을 억제할 수 있는 방법을 묻고 싶을 것이다(더 자세한 정보는 곰팡이 감염(31장)과 세균성 질염(32장)에 관한 장에서 살펴보라). 당연히 기구 제거를 고려해야 한다. 한 연구에서는 곰팡이 감염이나 세균성 질염이 있는 여성들이 기구를 제거하자 바이오필름 문제가 해결됐다고 밝혔다. 질염을 의심하는 여성의 70퍼센트가 오진을 경험하기 때문에 우선 확실한 진단이 내려져야 하며, 바이오필름에 대해 잘 아는 의료인을 만나는 것도 도움이 된다.

호르몬성 자궁내장치는 세균 상태에 영향을 미칠까?

초기 연구들에선 영향을 주지 않는다고 밝혀졌지만, 이것은 12주짜리 단기 데이터다. 호르몬(프로게스틴)성 자궁내장치는 질 생태계의 일부인 자궁경부 점액을 변화시키는 방식으로 작용하는데, 이러한 메커니즘에 의해 질 분비물 성분 중 하나가 바뀌는데도 영향을 주지 않는다는 주장은 믿기 어렵다!

일부 데이터는 세균성 질염과 관련된 세균이 호르몬성 자궁내장치와 함께 군집을 형성할 위험이 증가할 수 있음을 보여주지만, 연관성을 단정할 수는 없다. 자궁내장치 중에서도 특히 호르몬성 장치를 사용하는 사람들에게 세균성 질염의 발생 위험이 전반적으로 증가할 수 있지만, 이것이 세균의 변화 때문인지, 아니면 지속적인 점상출혈(pH를 변화시키고 젖산균의 농도에 영향을 줄 수 있다) 때문인지는 알려져 있지 않다.

자궁내장치를 사용하는 여성의 약 7퍼센트는 자궁경부 세포진 검사로 확인되는 방선균을 가지고 있을 것이며, 이 세균은 피임기구 제거용 실에 형성된 바이오필름과 관련이 있을 수 있다. 이 세균은 골반에 감염이 있을 수 있음을 시사한다. 그러나 세포진 검사로 우연히 발견됐지만 증상은 없는 상황이라면 무시하고 넘어가도 된다. 항생제를 처방하거나 자궁내장치를 제거하지 않아도 된다는 뜻이다.

호르몬 피임법과 질-음경 섹스에 의한 인간면역결핍바이러스 감염

호르몬 피임법은 인간면역결핍바이러스 감염에 어떤 영향을 미칠까? 몇 가지 이론에 따르면 호르몬 피임법은 젖산균, 점액, 질 상피, 면역체계, 그리고 삽입에 의한 미세외상을 감소시키는 윤활액에 영향을 준다. 일부 초기 데이터가 가능성 있는 관련성을 제시하면서 그 영향을 실제로 확인하기 위한 다양한 노력이 있었다. 그러나 호르몬 피임법을 사용하는 여성들은 섹스를 더 자주 더 다양하게 하고 있을 수 있으므로, 인과관계('날이 화창해서 선글라스를 썼다'처럼 직접적인 원인과 결과로 연결되는 관계)보다는 상관관계('오늘은 날이 화창하고, 나는 신문을 읽는다'처럼 같은 날에 일어났지만 인과로 연결되지는 않는 두 사건)를 보여주는 것일 수도 있다.

세계보건기구는 인간면역결핍바이러스의 감염 위험성과 다양한 호르몬 피임법과의 관련성을 광범위하게 조사한 후 후 다음과 같은 결론을 내렸다.

- 에스트로겐이 함유된 경구피임약 관련 없음.
- (에스트로겐은 없고) 프로게스테론만 함유된 경구피임약* (데이터의 공신력이 조금 떨어지기는 하지만) 관련 없음.
- 레보노르게스트렐 자궁내장치 관련 없음.
- 에토노게스트렐etonogestrel 피하삽입형 피임장치 관련 없음.
- 피임 주사(데포프로베라Devo-Provera 등 프로게스틴) 다수의 연구에도 불구하고 실제로 연관성이 있는지 여부는 여전히 알려지지 않았거나 불확실한 측면이 있다. 세계보건기구는 위험성보다 유익성이 더 클 것이라고 밝혔지만, 인간면역결핍바이러스 감염 위험성이 높은 여성이라면 생각해볼 문제다.

프로게스틴 단독 피임법과 질 자극, 분비물, 그리고 성교통

임상 경험으로 보면 프로게스틴만 사용하는 피임법을 써온 여성들 가운데 성교 중 질 자극이나 건조증을 보고하는 이들이 있다. 심각하지는 않지만 미세한 염증을 비롯하여 폐경기나 에스트로겐 농도가 낮을 때 나타나는 증상과 비슷해 보이는 변화들이 검사상에서 나타난다. 프로게스테론은 일부 조직에 대한 에스트로겐의 영향을 차단할 수 있고 질세포는 호르몬에 민감하므로 이러한 가설은 타당해 보인다. 프로게스틴만 사용하는 피임법이 질내벽을 얇아지게 할 수 있는지 살펴보았으나 아무런 영향을 발견하지 못한 연구가 있기는 했지만, 피험자 수가 23명에 불과했다(조직 검사가 포함된 연구이다 보니 피험자를 모집하기가 쉽지 않았을 것이다). 또 다른 연구에서는 질 안에 있는 글리코겐(유익균의 먹이가 되는 저장당)의 변화가 발견되었다. 따라서 이것을 하나

---

* 우리나라에서는 시판되지 않는다.

의 메커니즘이라고 볼 수도 있을 것이다.

꼭 알아두기

콘돔은 질 내 유익균 보호에 매우 효과적이다.

에스트로겐이 들어 있는 피임약과 피임링은 질 분비물을 증가시킬 수 있다.

에스트로겐이 들어 있는 피임약은 건강한 질 내 세균을 증가시키지만, 곰팡이 감염의 위험이 소폭 증가하는 것과도 관련이 있을 수 있다.

자궁내장치 때문에 질 문제를 겪는 경우는 드물지만, 곰팡이 감염과 세균성 질염이 계속 재발한다면 바이오필름 때문일 가능성을 고려해야 한다.

호르몬 피임법은 피임 주사를 제외하고는 ― 이것도 실제로 관련이 있는지 여부는 확실하지 않다 ― 인간면역결핍바이러스 감염 위험성 증가와 무관한 것으로 보인다.

22장 항생제와 프로바이오틱스

Antibiotics and Probiotics

항생제와 프로바이오틱스가 질 생태계에 미치는 영향과 관련하여 근거 없는 뜬소문이 많다. 나는 자칭 '웰니스' 전문가라는 사람들이 "항생제는 네이팜탄(제2차 세계대전, 베트남전 등에서 쓰인 가연성 액체 폭탄)이나 다름없다" 또는 마늘이나 에키나시아 같은 몇몇 식품이나 식물이 항생제를 대체할 수 있다고 주장하는 것을 들어왔다.

이 주장들은 죄다 거짓일 뿐만 아니라 해롭기까지 하다.

항생제가 필요하다면 필요한 것이고, 필요하지 않다면 필요하지 않은 것이다. 그러나 많은 사람이 이러한 파괴적인 메시지로 인해 항생제의 영향을 걱정하고, 적게 투여하면 질 생태계에 미치는 피해도 줄어들 것이라고 생각해 항생제 복용을 섣불리 중단하기도 한다. 하지만 필요한 치료를 다하지 않으면—환자의 43퍼센트가 이런저런 사유로 치료를 중단한다—감염이 부분적으로 치료되었다가 재발하여 상태가 더 악화될 수 있을 뿐 아니라 역설적으로 본인과 다른 사람들에게 피해를 주는 항생제 내성균이 생겨날 수 있다.

실제로 미국 내 불필요한 항생제 처방은 수천만 건(전체의 약 30퍼센트에 해당되는 4700만 건)에 이른다. 불필요한 항생제 노출은 곰팡이 감염뿐 아니라 항생제로 인한 설사 및 심각한 항생제 내성 문제에 기여한다. 상황이 이러니 과잉 처방되는 항생제의 영향에 대해 우려하는 것도 이해가 간다.

가장 적절한 의학적 조치는 먼저 이런 항생제들이 정말 필요한지를 확인하는 것이다(이것을 항생제 스튜어드십 antibiotic stewardship〔항생제를 사용하며 효과는 유지하되 내성 유도는 줄이는 관리 체계〕이라고 부른다). 예를 들어 인구의 3분의 1이 항생제가 감기에도 들을 거라고 잘못 생각하지만, 감기의 원인은 바이러스이므로 치료에 항생제가 필요 없다. 인후염에 걸린다면? 단 5~10퍼센트만이 항생제를 쓸 필요가 있는 세균 감염이다. 기침이 나고 탁한 황녹색 가래가 나온다면? 유색 가래가 세균 감염을 의미한다는 설이 있지만 급성기관지염에는 항생제가 권장되지 않는다. 방광염에 걸린 것 같다면 조금만 기다려라. 36장 전체가 항생제를 처방받아야 할지, 아니면 검사를 받고 기다려야 할지를 선택하는 데 도움을 주는 조언이다.

항생제를 복용하면 곰팡이에 감염될까?

두 건의 연구는 23퍼센트의 여성이 항생제 치료 후 증상이 나타나는 곰팡이 감염에 걸린다고 밝혔다. 두 연구가 다른 방식으로 다른 연구자들에 의해 다른 나라에서 수행되었다는 사실은 믿을 만한 데이터임을 보여준다. 둘 중 한 연구에 따르면 일단 항생제에 의한 곰팡이 감염을 경험한 여성들에게는 항생제 치료 후 곰팡이 감염 위험이 더 높게 나타났다. 곰팡이가 군집을 형성할(곰팡이가 있지만 증상을 일으키지는 않는 상태일) 가능성도 항생제 치료 기간이 길어질수록 커졌다.

항생제가 원래 치료하고자 했던 병원균(유해균)뿐 아니라 질 내 젖산균(유익균)도 함께 제거해 이것이 곰팡이 감염으로 이어진다는 믿음이 지배적이다. 젖산균의 일시적인 감소는 정상적이던 곰팡이의 과잉 증식을 촉진한다. 젖산균을 죽이지 않으면 곰팡이 감염 위험을 높일 까닭도 없다는 사실이 이 이론을 뒷받침한다.

적절한 항생제 치료를 받은 모든 여성에게 향진균제를 복용하라고 권하기는 어렵다. 이로 인해 77퍼센트의 여성이 불필요한 약물에 노출되고, 부적절한 향진균제 사용으로 내성 문제가 악화되고 있기 때문이다. 만약 항생제 복용 후 주기적으로 곰팡이에 감염된다면, 검증되지는 않았지만 항생제 치료를 시작한 시점이나 2~3일 후부터 곰팡이 치료를 병행하는 것이 합리적인 전략일 수 있다. 배양 검사를 통해 과거 항생제로 인해 발생한 곰팡이 감염 중 적어도 하나 이상이 발견되는지를 확인하는 것이 가장 바람직하다(중요한 사항이므로 31장에서 더 자세한 내용을 참조하라).

곰팡이 감염을 일으킬 가능성이 가장 낮은 항생제가 있을까?

사람들은 항상 감염 치료에 가장 효과적이면서, 항생제 내성 문제를 일으키거나 항생제로 인한 설사를 유발할 위험이 가장 낮은 최적의 항생제를 원한다.

다양한 종류의 세균을 죽이는 광범위 항생제가 있는가 하면, 특정 유형의 세균만을 죽이는 좁은 범위의 항생제도 있다. 알 수 없는 원인에 의한 심각한 감염처럼 광범위 항생제가 처방되는 경우도 분명히 있다. 그러나 많은 임상 지침에서 말하듯 의학적으로 가능한 한 좁은 범위에 쓰는 항생제를 사용하자. 항생제를 처방받을 때는 해당 감염증에 효과가 있되 좁은 범위의 항생제인지 물어보라. 의사들은 대부분 이 질문에 무척 감격할 것이다! 항생제 스튜어드십에 따라 특정 감염에 적합한 항생제를 선택하는 것이 모든 사람에게 유익하므로, 의사들은 모두의 동참을 이끌어내야 한다.

어떤 항생제가 질 생태계에 최악인지를 알려주는 이렇다 할 연구는 없으므로, 아래 항생제들이 감염증 치료를 위해 사용 가능한 범위에 있다는 가정하에 질에 미치는 악영향을 최소화하기 위한 몇 가지 고려 사항을 소개한다.

- **니트로푸란토인**nitrofurantoin 방광염에만 사용할 수 있다. 조직을 통과하지 않으며, 최근의 방광염 연구에서 단 1퍼센트의 여성만이 질 관련 증상을 보고했다 (노세보, 즉 부정적인 플라세보 효과 때문인 걸로 보인다). 니트로푸란토인은 단순 방광염에 우선적으로 권장된다.
- **포스포마이신**fosfomycin 역시 방광염에 사용되며, 최근의 방광염 연구에서 질 분비물과 자극이 발생할 위험이 1퍼센트 미만으로 보고되었다. 곰팡이 배양 검사가 시행되지 않아서 증상의 원인은 알 수 없다.
- **트리메토프림·설파메톡사졸**trimethoprim-sulfamethoxazole, **메트로니다졸** metronidazole, **노르플록사신**norfloxacin 젖산균은 이 항생제들에 대해 자연적으로 내성을 가지고 있다. 한 연구에서 노르플록사신을 엄밀히 살펴보았으나 곰팡이균 군집 형성의 위험성 증가를 발견하지 못했다. 메트로니다졸은 세균성 질염과 트리코모나스증에 사용되므로 곰팡이 치료제와 함께 처방하는 것은 바람직하지 않다. 트리메토프림·설파메톡사졸은 (다른 감염증 중에서) 요로 및 피부 감염에도 사용될 수 있다.

의사가 이 항생제들을 처방하지 않았다면, 이 항생제들이 적합하지 않다고 판단한 이유가 있었을 것이다. 젖산균을 손상시킬 가능성이 가장 낮다는 사실은 항생제를 사용할 때 고려해야 할 많은 요소 중 하나일 뿐이다.

질에 투여하는 항생제는 어떨까?

질에 가장 흔히 사용되는 항생제가 메트로니다졸 젤과 클린다마이신

clindamycin 크림이다. 클린다마이신 크림 및 질정은 미네랄오일이 들어 있으므로 라텍스 콘돔과 병용할 수 없다. 질병 예방이나 피임을 위해 콘돔을 사용한다면 클린다마이신을 사용하는 기간을 포함해 사용 후 72시간까지는 섹스를 하면 안 된다. 제품이 질에서 사라지는 데까지 걸리는 시간이 연구되지 않았기 때문에 72시간으로 추정하는 것이 최선이다. 마지막 사용 후 48시간 동안은 대부분의 제품에서 현미경상으로 작은 방울들이 관찰되지만, 약 72시간이 지나면 대부분 사라지는 것 같다.

이 항생제들은 대체로 경구용 항생제와 달리 비교적 최근에 만들어졌기 때문에 곰팡이 감염의 위험성과 관련해 믿을 만한 데이터가 나와 있고, 유명 치료제들의 제조사가 식품의약국에 허가용으로 제출한 연구 결과에도 곰팡이 감염의 위험성이 기재되어 있었다. 이 제품들에 의해 곰팡이 감염이 발생할 확률은 다음과 같다.

- 질 메트로니다졸 1퍼센트(위약으로 쓴 젤보다도 덜 위험하다!)
- 질 클린다마이신 크림 7일 10퍼센트
- 질 클린다마이신 크림 3일 8퍼센트
- 클린다마이신 질정 3일 3퍼센트(크림과 질정에서 차이가 나타나는 이유는 알려져 있지 않다)

프로바이오틱스는 어떨까?

유엔 식량농업기구FAO와 세계보건기구에 따르면, 프로바이오틱스는 적절한 양을 섭취했을 때 숙주의 건강에 유익한 영향을 주는 살아 있는 미생물이다. 프로바이오틱스는 전 세계적인 대규모 산업이고, 이에 대한 관심은 계속 커지고 있다. 2012년에는 2007년보다 네 배 더 많은

1.6퍼센트의 미국인이 프로바이오틱스를 섭취하고 있었다.

　미국에서만 매년 엄청난 돈이 프로바이오틱스에 소비된다. 이처럼 막대한 비용을 소비하는데도 불구하고 양질의 연구는 극히 드물다. 너무 많은 사람이 너무 많은 비용을 소비하고 있지만 지침으로 제공할 만한 유용한 정보는 터무니없이 적다는 사실이 무척 안타깝다. 사람들이 프로바이오틱스 회사에 쓰려던 돈을 연구비로 대준다면, 얼마 만에 프로바이오틱스가 어떤 질환에 어떤 도움을 줄 수 있는지 알아낼 수 있을까?

건강한 사람들을 위한 프로바이오틱스

　건강 상태가 좋고 별다른 증상이 없다면 프로바이오틱스가 장내 세균을 강화하거나 개선할 것 같지는 않다. 좋은 소식은 프로바이오틱스와 항생제를 함께 사용하면 항생제에 의한 설사를 완화하는 데 도움이 될 수 있음을 시사하는 데이터가 있다는 것이다. 그러나 최근 한 소규모 연구에서는 항생제 복용 후 프로바이오틱스가 위장관에서 유익균의 재증식을 지연시킨다는 사실이 발견되었다. 따라서 프로바이오틱스와 장내 세균의 관계에 대해서는 아직 완전히 이해되지 못한 부분이 많다고 보는 것이 타당하다.

외음·질과 프로바이오틱스

　산부인과에서 프로바이오틱스의 효과로 주로 홍보하는 세 가지 증상은 재발성 세균성 질염, 재발성 곰팡이 감염, 재발성 방광염이다. 젖산균의 결핍이나 부족은 세균성 질염과 관련되어 있고 곰팡이 감염과 요로감염에 영향을 줄 수 있으므로 타당한 가설이다. 장이 건강한 세균으로 채워진다면 일부는 질로 들어가는 방법을 찾을 수 있지 않을까?

몇몇 연구에서 면밀히 분석했지만 프로바이오틱스가 위의 세 질환 중 어디에도 유익하다는 증거는 찾지 못했다. 데이터의 질이 낮은 데다 프로바이오틱스가 질 내 젖산균을 증가시키는지 여부를 다룬 연구도 없다.

프로바이오틱스에 관한 데이터가 실망스러웠던 이유는 잘못된 균종을 연구하거나(질 건강에 가장 중요하다고 여겨지는 균종들은 질 외부에서 증식하기 어렵다), 여성들의 각기 다른 상재常在균이나 질환에 따라 균종을 개별화하지 않았기 때문이다. 또한 검사한 제품에 라벨을 잘못 붙여서 실제로 무엇을 검사했는지 확인하지 못하는 경우도 있다.

개인적으로는 어떠한 유익함도 확인하지 못했다. 정식 연구는 아니지만, 내가 15년 전에 열렬히 추천했던 프로바이오틱스는 다년간 수많은 여성에게 도움이 되지 못했다. 이 비싼 제품을 몇 년씩 복용했는데도 여전히 증상이 있는 여성들을 보면 매우 안타깝다.

프로바이오틱스에 위험성이 있을까?

가장 큰 문제는 효과는 못 보고 돈만 낭비한 데다 한 가지 치료법에만 전념해왔다는 사실에 낭패감까지 느낄 수 있다는 것이다. '뭐, 해로울 건 없잖아!'라는 식의 비과학적 권고 때문에 세탁 세제를 바꾸고 면 속옷을 입고 거품 목욕을 포기하다 보면 좌절감만 쌓여간다. 여성들은 건강을 위해 너무 많은 노력을 하고 있다고 느끼고 실제로도 그렇다. 실제로 도움이 된다고 입증된 게 없을 뿐, 여성들은 정상적인 상태를 유지하는 데만도 엄청난 노력을 쏟아붓고 있다.

'뭐, 해로울 건 없잖아'라는 생각은 우리를 옭아매는 멍에가 된다. 가설에 지나지 않는 주장을 근거로 하는 치료법과 권고를 따르느라 좌절감만 쌓이고, 증상이 호전되지 않으면 영원히 낫지 않을 것만 같다(여성들은 강한 믿음을 가지고 이런 방법들을 시도하기 때문에 호전되지 않으면 치료가 불가능할 것 같지만, 사실은 효과가 없는 치료법을 쓰니 낫지 않는 것뿐이다). 이로 인해 효과적이지도 않을뿐더러 해로울 수도 있는 대체요법을 시도하거나 치료를 아예 포기하는 여자들도 있다.

   프로바이오틱스와 관련하여 가장 위험한 건강 문제는 세균이 우연히 혈류로 들어가 심각한 감염을 일으키는 것이다. 면역체계가 제대로 작동하지 않거나 심각한 장염이 있거나 장으로 향하는 혈류가 감소했을 때 이런 일이 발생하는 경우가 있다(두 번째와 세 번째는 세균이 장에서 혈류로 더 쉽게 유입될 수 있다). 면역체계에 심각한 문제가 있거나 면역체계를 억제하는 약물을 복용하고 있다면, 프로바이오틱스 복용을 시작하기 전에 의사와 상담해야 한다. 장염이나 심각한 심장질환이 있는 경우에도 마찬가지다.

   장을 위해 만들어진 프로바이오틱스 중에는 맥주효모균인 사카로미세스세레비지애*Saccharomyces cerevisiae*가 있다. 맥주효모균으로 인한 만성 곰팡이 감염이 있는 드문 경우에 해당된다면, 동일한 곰팡이균이 들어 있는 프로바이오틱스를 사용하지 않는 편이 최선일 것이다. 맥주효모균을 함유한 프로바이오틱스가 실제로 질염을 일으킬 수 있는지 여부는 알려져 있지 않지만, 질염을 예방하기 위해 노력하고 있다면 곰팡이균이 들어 있는 프로바이오틱스는 복용하지 않는 것이 적절하고 상식적인 행동일 것이다.

   마지막으로 여러분은 자신이 무엇을 복용하고 있는지 모른다. 최근의 한 연구에 따르면 33퍼센트의 프로바이오틱스에 라벨에 표시된 것보다 더 적은 세균 군집이 들어 있었으며, 42퍼센트는 균종이 잘못 기재되거나 누락되는 등 표시 사항이 부정확했다. 안타깝게도 표시 성분이 잘못되거나 일부 성분이 누락되는 일은 건강기능식품 산업에서 익시 흔히 볼 수 있다. 2015년 뉴욕 검찰총장실의 지시를 받은 수사 팀은 검증된 건강기능식품(프로바이오틱스는 아니지만 동일한 방식으로 규제되는)의 21퍼센트만이 라벨에 표시된 성분들을 포함한다고 밝혔다. 미표기 오염물질만 들어 있는 경우도 많았다. 2013년 한 연구에서는 생약 성분 건강기능식품에 들어 있는 성분이 오염되거나 대체되는 경우가 비일비재하다는 사실이 발견되기도 했다. 프로바이오틱스를 비롯하여 미국에서 판매되는 건강기능식품의 성분, 순도, 복용량은 소비자가 알아서 주의해야 하는 자율시행제도하에 있다.

프로바이오틱스를 시도해보고 싶은 이들을 위한 추천

데이터에 근거하여 강력히 추천하는 것은 불가능하지만, 사용 금지 사유에 해당되지 않는다면 질 생태계에 중요하다고 여겨지는 락토바실루스람노수스 *Lactobacillus rhamnosus*, 락토바실루스루테리 *Lactobacillus reuteri*, 락토바실루스가세리 *Lactobacillus gasseri*를 포함한다고 적힌 제품을 선택하라는 것이 근거에 기초한 (별거 아니지만) 최선의 조언이다. 2~3개월 후에도 아무런 효과가 나타나지 않는다면 계속 사용하는 것은 돈 낭비일 수 있다.

나는 질 프로바이오틱스를 권장하지 않는다. 프로바이오틱스를 살아 있게 하려고 캡슐에 넣었는데 그것이 오히려 유해균의 먹이가 되는 바람에 복용한 여성들에게 예상보다 많은 감염증이 나타났고 연구를 중단해야 했다고 어느 유명 연구원이 말해주었기 때문이다. 기본적으로 영양원이 증가하면 꽃보다 잡초가 더 빨리 자란다. 또한 이 일화는 부정적인 결과가 도출된 연구들이 더 적게 발표되기 때문에 우리가 놓치는 정보도 있음을 보여준다. 모든 사람이 치료제를 찾고 싶어하고 결과가 부정적이든 긍정적이든 양쪽 다 매우 중요한 정보임에도 불구하고 부정적인 결과는 잘 공개되지 않는다.

나는 여성들에게 값비싼 프로바이오틱스를 사기 전에 식단이 건강한지부터 확인하라고 조언한다. 몇 가지 기본 원칙을 소개하자면 트랜스지방과 패스트푸드를 피하고 일주일에 한두 번 생선류를 먹고, 하루 25그램의 섬유질을 섭취하는 것이다. 건강하고 균형 잡힌 식단을 실천하는 것이 프로바이오틱스를 복용하는 것보다 훨씬 더 유익하다. 만약 한 달에 40달러 이상을 프로바이오틱스에 쓸 여력이 있는데 식단에 약간이라도 개선의 여지가 있다면, 여윳돈을 차라리 식단 개선에 쓰는 편이 낫다.

질 pH를 관리하기 위해 일주일에 한 번 붕산을 사용해도 될까?

안 된다!

붕산이 질을 산성화해서 효과가 나타나는 것이 아니다. 세포에 유독하기 때문에 효과가 나타나는 것이다. 붕산은 질조직에도 해롭지만 곰팡이 세포와 바이오필름(세균 군집)에 더 유독하기 때문에 쓰는 것이라 질에도 여전히 해롭다. 2~3주간 사용하면 질에 발적과 염증이 뚜렷하게 나타난다.

항생제와 항진균제는 세균이나 곰팡이 세포에서만 보이는 효소나 구조물을 표적으로 삼기 때문에 보통 인간 세포에는 아무런 영향도 주지 않는다. 반면 붕산은 가는 길에 만나는 거의 모든 것을 죽인다.

붕산이 질 생태계에 미치는 영향에 대한 정보는 없지만, 2~3주간 붕산을 도포한 후 현미경으로 살펴보면 극소량의 젖산균만 남아 있는 것이 관찰된다. 산성물질을 질 내에 도포하더라도 한두 시간이면 질 pH에 미치는 영향이 깊어들기 때문에, 질 내부를 pH4.5 이하로 유지하기 위해서는 젖산을 생성하는 세균이 필요하다.

질에 붕산을 쓰는 경우는 아래 두 가지에 한한다.

- 처방약과 일반의약품에 내성을 가진 것으로 밝혀진 칸디다 질염이 있는 경우
- 재발성 세균성 질염 치료의 일환으로 바이오필름을 제거하기 위한 경우

이처럼 붕산은 의학적으로 다른 대안이 없는 경우에만 사용되어야 한다.

꼭 알아두기

항생제 스튜어드십을 생활화하고 항생제를 복용할 때는 질환에 적합한 좁은 범위의 항생제인지 의사에게 직접 확인하자.

약 23퍼센트의 여성이 항생제 복용 후 곰팡이에 감염되는 듯하다.

일부 항생제들은 질 곰팡이 감염을 일으킬 위험이 매우 낮거나 없다. 기억해야 할 항생제는 니트로푸란토인, 포스포마이신, 메트로니다졸, 트리메토프림·설파메톡사졸이다.

질 건강 또는 방광염 예방을 위한 프로바이오틱스에 관한 연구는 질적으로 형편없기 때문에 프로바이오틱스가 도움이 되는지를 따져볼 만한 타당한 근거가 없다.

붕산이 효과를 보이는 것은 질을 산성화해주어서가 아니라 세포에 유독한 영향을 미치기(세포를 죽이기) 때문이다.

23장   미용시술

Cosmetic Procedures, Injections, and 'Rejuvenation'

미용시술과 외음부 '가꾸기' 시장은 계속 성장하고 있다. 이와 관련한 많은 제품과 시술이 불충분한 검증을 거치거나 아예 검증을 받지 않는다. 일부는 가부장제가 덧씌운 성기에 대한 수치심과 노화에 대한 두려움을 이용한 공격적인 마케팅으로 놀라운 효과들을 약속한다. 여자들은 반나체나 알몸을 하고 가장 취약한 상태로 의사의 진료실에 앉아서 외음부 미용시술과 질 '회춘'을 광고하는 포스터들을 보며 이런 생각이 든다고 한다. '혹시 나한테 무슨 문제가 있나?' 실금 때문에 수술을 받았는데 추가적으로 '미용시술'을 받도록 강요당한다는 얘기도 들었다.

   시술과 관련하여 '회춘'이나 '재생'과 같은 단어는 의학적으로 무의미하다. 나라면 이런 말들로 홍보되는 시술은 전부 피할 것이다. 무지에서든 무관심에서든 거짓된 용어를 사용한다면, 또 어떤 거짓말을 꾸며 낼지 누가 알겠는가?

   나는 개인적으로 한 명의 외과의사가 의학적으로 필요한 수술과 미용시술을 동시에 진행해서는 안 된다고 본다. 내가 환자를 위해 자궁절제술을 계획하는 동안, 환자가 성형외과의사를 찾아가 복부성형술 tummy tuck에 대해 문의하고, 성형외과의사는 동시 수술 일정을 조정하기 위해 내게 연락을 했다 치자. 이렇게 되면 성형외과의사는 자궁절제술을 권하는 내 외과적 결정에 영향을 줄 수 없다. 하지만 만약 내가 복부성형술을 병행한다면 어떨까? 추가 시술은 외과의사에게 자궁절제술 이상의 보상을 제공한다. 자궁절제술을 더 많이 권하고 싶어지면서,

환자들에게 복부성형술도 받을 수 있다고 제안하게 되지 않을까? 그러면 상황이 너무 복잡해지며, 환자가 이런 상황에서 의료인의 모든 저의를 알아차리기란 어려운 일이다.

소음순성형

소음순의 크기를 줄이거나 모양을 바꾸는 소음순성형labiaplasty이 증가하고 있다. 2015년에서 2016년 사이에만 이 수술을 받는 사람이 39퍼센트 증가했고, 오스트레일리아의 1차 진료 의사 중 97퍼센트가 음순에 대해 불만을 표하는 여성들을 진료한 적이 있다고 보고한다.

관련 연구는 없지만 내 경험과 이 문제를 함께 논의했던 다른 산부인과의사들의 경험에 비추어볼 때, 소음순축소술을 고려하는 경우는 대개 질식분만이나 심한 체중 감소로 인해 한쪽 소음순이 지나치게 넓어져 양쪽의 크기가 현격하게(3~4센티미터 정도) 차이 나는 여성들에 국한되었다. 나는 아기 코끼리 덤보의 귀처럼 늘어진 한쪽 소음순을 말아 올려 속옷 안으로 밀어 넣어야 했다거나 섹스 중에 긴 음순이 질로 말려 들어갔다는 이야기를 듣곤 한다. 이런 상황들이 괴롭다는 걸 알기 때문에 해부학적 대칭 구조를 회복시켜주고 싶다.

우리는 소음순에 '정상적인' 크기란 없다는 걸 안다. 별다른 불편함이 없는 여성들의 경우, 소음순 길이는 2~10센티미터고 너비는 0.7~5센티미터다. 또한 우리는 소음순이 크다고 해서 가려움이나 자극이 생기는 게 아니라는 것도 안다. 그러나 장기간에 걸쳐 긁고 잡아당겨대면 소음순이 더 커질 수 있다. 아프리카에는 일상적으로 음순을 늘리는 문화가 있는데, 부정적인 증상이나 성생활의 불편함과 무관하게 그것이 성적으로 매력적이라고 여겨지기 때문이다.

약물과 시술

가끔 축소술을 원하는 여성들 중에 소음순 아랫부분이 넓어 속옷 입기가 불편하다거나 섹스 중에 걸리적거린다고 호소하는 이들이 있지만, 이런 경우에도 소음순 크기는 대부분 정상 범위에 해당된다. 음순축소를 고려하는 영국 여성들에 대한 연구에 따르면, 모든 여성의 소음순 너비가 5센티미터 이하였고 좌우 평균 너비는 각각 2.7센티미터, 2.5센티미터였다.

여성의 절반이 대음순 밖으로 튀어 나온 소음순을 가지고 있는데, 그 중 75퍼센트가 그런 형태를 비정상이라고 생각한다. 게다가 음모를 제모하기라도 하면 음순이 튀어나와 있다는 걸 더 잘 알아채게 되고, 인터넷과 포르노에 나오는 벌거벗은 여성의 모습에 영향을 받아서인지 대체로 작은 음순을 선호한다. 변형된 생식기를 봄으로써 정상성에 관한 18~30세 여성들의 인식도 변화하기 때문에, 포르노에서 수술로 축소했거나 원래부터 작은 소음순을 보면 전형적인 형태에 대한 인식이 바뀔 수 있다. 또한 소음순 성형을 고려해본 적 없는 여성의 3퍼센트만이 자신의 음순에 대한 부정적인 언급을 기억하는 반면, 성형을 고려하는 여성은 약 3분의 1이 이런 언급을 기억하는 것으로 나타났다.

일부 여성들은 10대 딸의 소음순 크기를 걱정한다. 내가 해줄 수 있는 조언은 딸의 소음순을 그만 쳐다보라는 것이다. 지금 당장 그만두라. 뭔가를 언뜻 봤는데 이상하게 느껴지더라도 호들갑 떨지 마라. 딸이 어떤 증상 때문에 괴로움을 호소하지 않는다면 십중팔구 정상일 것이다. 그래도 정 불안하다면 소아과의사나 부인과의사를 찾아가보라. 소녀들에게는 신체상과 관련된 장애가 매우 쉽게 나타나기 때문에 그것을 반복적으로 언급하지 않는 것이 중요하다. 의사가 딸의 음순이 정상이니 안심하라고 하면 그 말을 믿어라. 극단적인 필요 상황을 제외하면 18세 이하 여성에 대한 음순축소술은 미국에서 여성생식기훼손으

23장 미용시술

로 여겨지는 범죄다.

 소음순축소술을 고려하기 전에 소음순이 성적으로 반응하는 구조물임을 기억하는 것이 중요하다. 소음순은 발기조직과 특화된 신경종말을 가지고 있고 충혈되며, 음핵덮개 끝에 붙어 있어서 당겨지면 음핵에 더 강한 자극을 준다. 또한 소음순은 질어귀(질입구)를 보호해주는 중요한 역할을 한다. 소음순의 외과적 축소는 음경의 외과적 축소와 동일하게 여겨져야 한다.

 미용 목적으로 소음순성형을 선택한 여성들은 대체로 결과에 만족하지만, 일부는 수술 후 음핵덮개가 더 커진 것 같다며 불만을 표시하기도 한다. 한편 소음순축소술에 뒤따르는 장기적인 의학적 영향에 대해 알려진 바가 없다는 점도 충분히 강조되지 않는다. 소음순축소술이 감각이나 성기능에 미치는 영향은 아직 충분히 연구되지 않았다. 알다시피 소음순은 노화에 따라 조금씩 수축하며, 소음순의 외과적 축소가 노화에 의한 변화와 맞물려 증상을 야기하는지 여부에 관해서도 알려져 있지 않다.

 나는 이른바 "레깅스를 입어도 매끈해 보이도록" 소음순성형을 해준다는 성형외과의사들에 대해 읽었다. 어떤 사람들은 이걸 '낙타 발굽〔캐믈토〕camel toe'이라고 부르지만 나는 '음열'이라는 용어를 선호하며, 음열이 보일 때 필요한 건 수술이 아니라 몸에 잘 맞는 운동복이다. 몸을 숙이는 바람에 뒤춤이 내려갔든, 궁둥이가 중력을 거슬러 바지를 먹었든 나는 남자들의 엉덩이 골(둔부열)을 본 기억이 훨씬 더 많다. 그런데 남자들도 성형외과에 가서 엉덩이 골을 꿰매야 한다는 얘기는 단 한 번도 들어보지 못했다. 꽉 끼는 청바지를 입었을 때 더 맵시 있게 보이도록 음경을 외과적으로 성형해 이윤을 얻는 산업도 상상할 수 없다.

 그러니 요가복을 판매하는 헬스장이나 운동복 가게들은 이런 안내판을 내걸어볼 만하다. "당신의 음열을 사랑하세요."

소음순성형을 고려할 때 만나는 의사의 성별과 전문성에 따라 수술을 권하는지 여부도 달라진다. 부인과의사보다는 성형외과의사가, 여성보다는 남성이 소음순축소술에 더 많이 동의한다. 일부 성형외과 논문은 소음순의 너비가 3센티미터 이상 — 절반에 가까운 여성에 해당되는 수치다! — 만 돼도 소음순성형을 권유할 수 있다고 말한다. 반대로 누군가 남성 절반이 음경축소술 대상에 해당된다고 주장하는 것은 상상도 할 수 없는 일이다.

내가 줄 수 있는 최선의 조언은 가려움이나 자극과 같은 증상이 있다면 비뇨부인과의사 등 전문가를 만나보라는 것이다. 음순은 이런 증상들을 일으키지 않는다. 기억하라, 인구의 절반이 다리 사이에 — 어떤 음순보다도 더 큰 — 음경을 매달고 있지만 그것을 속옷 안에 붙잡아두지 않고도 자전거를 타거나 편안하게 앉을 수 있다는 걸.

크기 차이가 걱정된다면 소음순이 성적으로 반응하는 부위라는 점을 떠올려보고, 그래도 수술을 하고 싶다면 이 장의 지식을 바탕으로 소음순을 대칭에 가깝게 만들어줄 최소한의 축소술을 선택하라(완벽한 대칭은 드물며, 양쪽 음순은 쌍둥이가 아니라 자매라는 점을 기억하라). 만약 음순의 너비가 5센티미터를 훌쩍 넘을 정도로 크거나 그보다 작지만 딱딱하다면 수술을 해야 하고, 수술 전에 두 명의 전문가에게 조언을 구하되 적어도 한 명 이상의 부인과의사를 포함할 것을 추천한다.

소음순성형을 위한 최고의 외과 기술은 쐐기절제술 wedge resection 이다. 이 기술은 음순 아랫부분을 쐐기 모양으로 제거하되 음핵복합체와의 섬세한 연결부는 남겨둔다. 그 밖의 수술은 기본적으로 가장자리를 다듬는 과정을 포함한다. 더 간단한 것처럼 들리지만, 특화된 신경종말을 제거하고 음순 상단의 오대와 음핵덮개가 만나는 부위를 손상시킬 수 있는 수술이다. 음핵덮개와 가까운 부근에서는 몇 가지 까다로운 성형술이 필요할 수도 있다.

지숏

지숏 G-Shot은 질 전벽에 콜라겐을 주사하는 시술인데, 일부 의사들은 이곳에 '지스폿 G-spot'이 존재한다는 잘못된 믿음을 가지고 있다. 2장과 4장을 읽었다면 명확한 지스폿이란 없다는 사실을 알 것이다. 질 전벽의 민감한 부위는 음핵복합체의 연장선이다. 또한 이 부위에서 느껴지는 자극은 충혈과 흥분 정도에 따라 변할 수 있기 때문에 진료실에서 대부분의 여성이 특정 부위를 가리키며 "바로 여기, 여기가 결정타예요"라고 말할 수 있는 방식은 아니다(그럴 수 있는 사람이 있기는 할까?). 그 부위에서 강한 자극을 느끼는 여성도 있고 그보다 약한 자극을 느끼는 여성도 있다. 다 괜찮다. 우리는 모두 조금씩 다르게 설계되어 있다.

  콜라겐과 히알루론산 같은 필러는 세포와 콜라겐 섬유 사이사이를 채워 조직을 탱탱하게 만든다. 기본적으로 지숏은 단열 완충제를 채워 넣는 것과 같은 원리다. 그렇게 해서 성적 쾌감을 증가시킬 수 있다는 발상은 생물학적으로 터무니없다.

오숏

오숏 O-Shot은 혈소판이 풍부한 혈장(기본적으로 혈액에서 적혈구와 백혈구를 제외한 나머지라고 생각하면 된다)을 체내에서 빼내 음핵에 주입하는 시술이다. 성적 쾌감을 높이겠다고 생각해낸 방법인데, 갈수록 가관이라 어디서부터 시작해야 할지조차 모르겠다.

유일한 연구는 질환의 철자도 반복해서 틀릴 정도로 허술하고 형편없는 수준이라 종이째 파쇄해서 새장 바닥에 깔아주기 딱이다. 우리는 이 주사가 음핵이나 질 점막에 어떤 영향을 미칠지, 휴면기인 인유두종바이러스HPV를 재활성화하지는 않는지 전혀 알지 못한다. 질이나 외음 조직에 어떤 영향을 주는지 알려주는 데이터도 없다.

오숏은 노숏no shot이다.

줄기세포

줄기세포는 분화하거나 다른 세포로 전환될 수 있는 세포로, 탯줄, 골수, 심지어 지방(지방조직)에서도 채취할 수 있다.

외음이나 질에 적합한지 여부에 관해서는 아직 연구가 부족함에도 불구하고 여성들은 질 건조증, 실금, 오르가슴의 어려움, 경화태선과 같은 피부질환에 줄기세포 주사를 권유받는다. 미국 여성들은 자기 지방에서 채취한 줄기세포를 주사하는 지방흡입술을 권유받는다. 줄기세포는 보통 외음에 주입된다.

외음을 새것으로 교체하고 지방을 줄여준다는데 누가 마다하겠는가? 하지만 너무 좋아서 실제로 이루어질 것 같지 않은 일이라면 — 이를테면 어려진 외음과 줄어든 지방 — 대개 이루어지지 않는다.

다섯 명의 환자를 대상으로 한 연구(일부는 음경·음낭과 외음을 똑같은 '성기'로 취급하는 음경 주사를 맞은 남성들이었다)에서는 해석할 수 없는 결과가 도출됐다. 그나마 시행된 몇 건의 연구도 질적으로 형편없는 수준이라 심히 우려스럽다.

줄기세포 주사와 관련해 가장 우려스러운 점은 통제 불능의 세포 증식을 야기할 수 있다는 것이며, 여러 신체 부위에 이 주사를 맞은 사람들에게 끔찍한 종양과 그 밖의 심각한 합병증이 나타났다는 데이터가 보고되고 있다.

질 회춘

정의되지 않은 시술이라 설명하기 어렵지만, 범위가 모호한 두 가지 수술이 제공되는 것 같다. 하나는 질입구의 근육을 절개한 후 더 조이게 봉합하는 회음성형술perineoplasty이고, 다른 하나는 질조직의 탄력을 높이기 위한 것이지만 때로 질조직을 '꽉 조이는'(탄력 있는 것과 꽉 조이는 것은 다르다!) 시술로 홍보되는 레이저다.

    회음성형술은 필요한 수술이다. 질식분만에 의해 열상이 발생했을 때 근육이 너무 벌어져 있으면 제대로 낫지 않기 때문에 해부학적 구조를 회복시키기 위해 이 수술을 시행할 때가 있다. 또한 골반장기탈출증 수술의 일환으로 행해지기도 한다. 회음성형술을 한다고 해서 섹스가 더 나아지지는 않는다. 골반장기탈출증을 치료할 순 있지만 너무 공격적으로 시행하면 질입구가 지나치게 좁아져 음경을 삽입할 때 빈번하게 통증을 야기할 것이다. 고통스러운 근육 연축을 촉발할 수도 있다.

    분만 후 질이 느슨해진 것 같다면 그 해결책은 대체로 수술이 아닌 케겔운동과 물리치료다.

    레이저 시술에는 문제가 더 많다. 이 기술은 가벼운 손상을 입히고 그것이 치유되는 과정에서 혈류를 증가시켜 콜라겐의 성장을 자극해 어떤 식으로든 글리코겐을 축적함으로써 젖산균와 함께 세균 군집을 개선한다는 주장을 근거로 한다. 어떤 시술은 효과가 6개월 이상 지속된다고 주장하기도 하는데, 새로운 질 점막(피부세포)이 96시간 간격으로 채워진다는 점을 감안하면 이러한 변화들이 얼마나 오래 지속될지는 확인하기 어렵다.

　의료기기 업체들은 레이저 시술이 폐경생식비뇨기증후군과 실금을 치료한다고 홍보해왔다. 레이저와 관련해서는 치열한 마케팅이 펼쳐지고 있으며, 모 유명인사는 이 수술이 자신의 질을 방금 딴 '복숭아처럼' 만들어주었다고 공개적으로 발언하기도 했다.

　이건 질이지 과일이 아니다.

　레이저 기기들은 폐경생식비뇨기증후군이나 실금 치료를 위한 용도로 식품의약국 승인을 받은 게 아니므로 업체 측에서 이런 식으로 홍보하는 건 불법이다. 이 기기들은 다른 용도로 승인을 받은 제품들이다. 게다가 모나리자 기기는 승인 후 질 안쪽에 삽입되는 프로브(탐촉자)가 변경되었지만 식품의약국은 그 사실을 인지하지 못했다.

　식품의약국에 질 손상 사례가 몇 차례 보고되었고, 나도 개인적으로 미국 전역의 산부인과의사들에게 몇 가지 사례를 전해 들었다. 그들은 기기 조작이 어렵고 설정을 잘못했다가 손상을 입히기 쉽다고 했다. 기기는 문제없는데 부적절하게 사용해 손상을 입힌 건지, 환자를 부적절하게 선택했는지(외음과 질에 피부질환이 있어 레이저 시술로 인해 외상이 생기면 악화될 수 있는 경우), 아니면 기기를 정말 완벽하게 사용했는데도 그런 손상이 생긴 건지는 알 수 없다.

　미국산부인과학회는 이런 기기들이 (2019년 초반을 기준으로) 충분히 연구되지 않았다는 점을 언급하며 주의할 것을 권고했고, 연구 목적 이외에는 사용을 권장하지 않고 있다. 짐작했겠지만 나는 거창한 약속과 제한적인 데이터만 가지고 출시되는 비싸고 요란스러운 기구들을 싫어한다. 여성들은 충분히 검증되지 않은 기기들을 사용하는 것보다 더 나은 대접을 받아야 하며, 회당 수천 달러의 비용을 지불하고 있다면 더더욱 그래야 마땅하다.

어떤 기기가 그렇게나 획기적이라면 기업들이 발 벗고 나서서 기기 시술과 질 에스트로겐 보충요법의 적절한 투여를 비교하는 다기관 무작위 이중맹검 위약 대조 연구 multicenter randomized, double-blinded placebo-controlled trial를 지원해야 한다. 현재 이런 시술을 에스트로겐 처방과 비교한 유일한 연구는 효과적이지 않은 에스트로겐 농도로 실험한 것으로 밝혀졌다. 기기를 이용한 시술은 부적절한 농도를 쓴 에스트로겐 처방과 비슷한 효과를 보였다.

빠른 시일 내에 질 좋은 연구가 새롭게 발표되어서, 이러한 치료법들이 폐경과 실금으로 인한 질 증상을 보이는 여성들에게 얼마나 적합한지를 확인할 데이터를 얻을 수 있기를 바란다.

꼭 알아두기

- 소음순축소술은 음순의 너비가 5센티미터 이상이거나 양쪽 음순의 크기가 3센티미터 이상 차이 나서 모양이 신경 쓰이거나 음순이 걸리적거리는 등의 증상이 있는 여성들을 위한 것이다.

- 소음순축소술을 받으려는 여성들은 반드시 상담을 통해 음순이 성감을 느끼는 부위임을 인지해야 한다. 음순 축소가 성기능에 어떤 영향을 주는지는 알려져 있지 않다.

- 여성 외과의가 남성 외과의보다 음순 축소를 덜 권하는 편이다.

- 나는 어떤 상황에서도 지숏, 오숏, 줄기세포 주사를 권하지 않는다.

- 폐경생식비뇨기증후군과 실금을 치료하기 위한 레이저 시술은 충분히 연구되지 않았고, 질을 '꽉 조이는' 레이저 시술도 연구된 바가 없다.

7부

성매개감염

성매개감염 기본 상식
성매개감염 예방
인유두종바이러스
헤르페스
임질과 클라미디아
트리코모나스증
사면발니

Sexually Transmitted Infections, STIs

24장 성매개감염 기본 상식

General STI Information

남성과의 성경험이 있는 여성의 약 80퍼센트가 적어도 한 가지 이상의 성매개감염에 노출된다. 질을 가지고 있는 동성애·양성애 여성과 트랜스여성·트랜스남성은 의료계에서 소외되기도 했고 질병의 위험성에 대해 선입견을 갖고 있거나 오해하는 경우도 있어 많은 사람이 연구에서 배제되었기 때문에 LGBTQ+의 성매개감염률은 파악하기가 더 어렵다.

여러 성매개감염이 (성기사마귀 같은) 성가신 증상부터 (난임이나 암처럼) 매우 심각한 증상까지 폭넓은 범위에서 건강에 심대한 영향을 미친다. 논의는 많이 이뤄지지 않았지만 거의 모든 성매개감염이 인간면역결핍바이러스HIV의 감염 위험성을 높이기 때문에 성매개감염을 줄이는 것이 전 세계적으로 인간면역결핍바이러스 감염과 맞서 싸울 중요한 무기라는 점도 매우 중요하다.

나도 성매개감염병에 걸릴 수 있을까?

누군가와 성관계를 하고 있거나 질 삽입 섹스, 애널섹스, 오럴섹스를 해본 적이 있는가? 그렇다면 걸릴 수 있다. 일부 성매개감염은 성기를 비비는 것과 같은 삽입 없는 성행위에 의해서도 일어날 수 있다.

사실 성매개감염병에 걸린 사람과 단 한 번만 접촉해도 감염될 수 있지만, 위험성을 높이는 몇 가지 요인을 소개하자면 다음과 같다.

- **25세 이하인 경우** 특정 성매개감염은 이 연령대에서 더 많이 발생하며, 젊은 여성들의 자궁경부는 감염에 더 취약할 수 있다.
- **파트너가 여러 명인 경우**
- **파트너가 최근에 바뀐 경우**
- **콘돔을 사용하지 않는 경우**
- **세균성 질염이 있는 경우** 보호 역할을 하는 유익균이 적다는 것을 시사한다. 세균성 질염에 걸린 여성은 임질이나 인간면역결핍바이러스의 감염 위험성이 그렇지 않은 여성에 비해 네 배 더 높다.
- **애널섹스를 받는 경우** 미세외상이 많이 생겨 세균이나 바이러스에 더 쉽게 감염된다. 항문관 내벽은 감염에 더욱 취약하다.
- **양성애자인 남성 파트너를 만나는 경우** 남성과 섹스하는 남성들에게서 일부 성매개감염의 감염률이 더 높게 나타난다.
- **테스토스테론을 투여하면서 질-음경 섹스를 하는 트랜스남성** 테스토스테론과 관련된 변화들은 성매개감염의 위험성을 높일 수 있다.

다수의 연구에서 일부 여성들의 경우 인종이 위험 요인일 수 있다고 말한다. 이는 대체로 적절한 의료서비스에 대한 접근을 어렵게 하는 사회경제적 요인들 때문이지만, 질의 다양한 미생물 군집에 대해 더 많이 알게 된다면 다른 원인들도 찾을 수 있을 것이다.

위험 요인을 알면 검사가 좀더 필요할지 결정할 때 유용하다. 예를 들어, 미 당국에서는 64세 이하의 여성들에게만 인간면역결핍바이러스 검사를 시행하라고 권고한다. 인구 집단 수준에서 65세 여성은 26세 여성보다 평균적으로 더 적은 섹스 파트너를 만나기 때문에 그렇게 하는 편이 비용 면에서 효과적일 것으로 보인다. 그러나 이 책이 출간될 때쯤이면 나는 53세일 테고(나이를 기록해두면 영원히 53세일 것 같은 느낌이 살짝 드는데, 솔직히 그것도 그리 나쁘지 않다), 곧 65세가 될 텐데 그때 혼자여서 새로운 파트너를 찾는다면(내 목표는 최대한 오래 성생활을 하는 것이다) 인간면역결핍바이러스 검사를 받고 싶을 수도 있다.

여러 성매개감염이 증가 추세다

명확한 원인을 찾기는 어렵지만 아래 요인들의 일부 또는 전부가 작용했을 가능성이 높다.

- **공공의료 자금 지원의 부족** 보건소에서는 저가로 또는 무료로 검사를 제공하며, 파트너 알림partner notification을 돕고 신고 의무가 있는 감염병을 치료해준다. 그러나 인력이 부족하고 많은 보건소가 문을 닫고 있어 검사와 치료를 받는 사람이 주는 추세다.*
- **데이팅 앱** 모든 사람이 실명을 사용하는 것은 아니어서, 데이팅 앱으로 메시지를 주고받다 연락처 교환도 없이 가볍게 만나서 논 상대라면 접촉 정보를 보건 당국에 전달하기 어렵다. 끝나고 후딱 떠나는 편이라면 지난한 추적을 해야 한다는 게 영 내키지 않을 수도 있다. 데이팅 앱은 사람들이 성적으로 관계 맺는 방식을 변화시키기도 한다. 처음 만나는 사람과는 콘돔을 쓴다는 원칙을 가지고 있어도 메시지를 주고받다 보면 상대에 대해 안다는 착각이 들어 이미 데이트를 열 번은 한 사람처럼 느껴지고, 그런 까닭에 콘돔을 안 쓰게 될 수도 있다.
- **콘돔 사용의 감소** 콘돔 사용이 줄어드는 원인은 복잡하며 여성마다 그 이유도 천차만별이다. 음주를 해서 잊었을 수도 있고 자궁내장치나 피하삽입형 피임장치처럼 매우 신뢰할 만한 피임법을 써서 임신 위험이 낮다고 생각해 콘돔 사용

---

* 우리나라는 감염병의 예방 및 관리에 관한 법률에 따라 각 시군구 보건소에서 인간면역결핍바이러스, 매독, 임질, 클라미디아 검사를 무료로 받을 수 있다.

을 줄였을 수도 있다.

- **콘돔에 대한 과도한 의존** 콘돔은 '면책특권'이 아니다. 안전벨트가 교통사고 사망률을 낮추듯 감염 위험을 낮출 뿐이다. 감염률을 낮춘다고 해서 100퍼센트 안전한 건 아니다.
- **음모 제모** 사면발니 감염은 줄겠지만, 제모로 인한 미세외상으로 몇 가지 성매개감염의 감염률이 높아지기도 한다.
- **이른 시기에 접하는 포르노** 남성 콘돔은 이성애 포르노의 약 3퍼센트 분량에 등장하며, 덴탈댐dental dam(치과 치료와 오럴섹스에 사용되는 라텍스 재질의 얇은 막)은 거의 나오지 않는다. 일부 데이터에 따르면, 성경험이 적은 사람들은 콘돔에 대해 어느 정도 알거나 제대로 된 성교육을 받은 사람들에 비해 포르노 시청 후 콘돔을 덜 사용하는 경향을 보인다.

발병률과 유병률

성매개감염을 논의할 때 많이 언급되는 이 두 용어를 들어봤을 것이다. 발병률incidence은 새로운 사례의 수이고, 유병률prevalence은 총 사례의 수다. 물이 채워진 욕조라고 생각해보면, 욕조에 든 물은 유병률이고 수도꼭지에서 나오는 물은 발병률이다. 배수구를 통해 항상 물이 조금씩 빠져나가고 있으므로(치료를 받아 완치가 된다든지, 면역체계가 작동해 감염을 처리한다든지) 유병률은 결코 100퍼센트에 도달하지 않는다.

어떤 검사가 필요할까?

표준 검사 목록 같은 건 존재하지 않으므로 연령, 거주지(성매개감염은 지역에 따라 다르게 나타난다), 임신 여부, 그리고 의료인의 판단에 따라 다양한 검사를 제공받을 수 있다. 검사에는 클라미디아, 임질, 매독, 트리코모나스증, 인간면역결핍바이러스, B형간염HBV, 헤르페스 등이 포함된다. 클라미디아, 임질, 트리코모나스증, 헤르페스는 각 장에서 따로 소개할 테니 검사에 대한 권고 사항은 해당 장에서 읽어보도록 하자. 임신하지 않은 여성들에 대한 매독 검사는 위험도가 얼마나 되는지를 고려해 시행한다. 주州 보건 당국은 해당 지역의 매독 검사에 대한 권고 사항을 확인하기에 좋은 장소다. 성생활이 활발한 사람들은 65세까지 매년 인간면역결핍바이러스 검사를 받는 것이 좋다.

성매개감염에 노출되었을까 봐 걱정된다면 검사를 받는 게 좋겠지만, 보통은 파트너가 한 명 이상이거나 전년도에 새로운 파트너를 만났거나 파트너가 여러 명인 파트너를 만나는 여성들에게 권장된다.

성매개감염을 검사하는 몇 가지 방법이 있다. 미생물 자체를 살펴보기도 하고 미생물에 대한 신체 반응을 살펴보기도 한다.

다음은 몇 가지 기본 검사다.

- **핵산 검사** 감염에서 비롯된 유전물질의 조각을 식별한다. 건초 더미에서 바늘을 찾는다고 생각하면 된다. 이 검사는 바늘에 자석이 붙어 있는 것과도 같아 식별이 용이할 뿐 아니라 자석과 바늘의 조합을 수백만 배로 복제하여 발견하기도 쉽다. 또한 매우 정확하다.
- **배양 검사** 세균이나 바이러스를 실험실에서 증식시키는 검사다. 표본이 증식하면 100퍼센트 정확한 검사 결과를 얻을 수 있지만, 증식하지 않는다고 항상 음성인 것은 아니다. 몇몇 세균과 바이러스는 질에서 쉽게 증식하지만 실험실에서는 그렇지 않기 때문이다.
- **현미경 검사** 피부, 자궁경부, 질에서 표본을 채취하여 현미경으로 감염 증상이나 감염의 징후를 찾아보는 검사. 보통 트리코모나스증(29장)에만 활용한다.

- **항원 검사** 세균이나 바이러스의 표면에 있는 단백질을 식별한다. 감염에 따라 혈액이나 감염 부위의 표본을 채취하여 시행된다. 혈액 검사는 매우 정확하지만, 감염 부위에 대한 면봉법은 신뢰성 높은 핵산 검사에 밀려 거의 사용되지 않는다.
- **항체 검사** 세균 또는 바이러스에 대한 면역 반응을 확인하는 혈액 검사. 감염에 따라 양성 반응이 나오기까지 1~6개월이 걸릴 수 있다.

성매개감염 검사는 식품의약국 승인을 받았을까?

식품의약국 승인을 받았다는 건 식품의약국이 기업에서 보낸 데이터를 살펴보고 정확성을 평가했다는 의미다. 승인을 받지 않은 검사도 사용될 수 있다. 미승인 검사도 시행할 순 있지만, 결과가 부정확해 해석 방식이 달라질 수 있다.

검사는 어디서 받을 수 있을까?

성매개감염 검사는 병원 진료실, 성매개감염 전문 클리닉*, 보건소, 심지어 가정에서도 시행할 수 있다. 여러 검사에 소변이나 혈액 샘플이 사용될 수 있기 때문에 진료 예약 없이 곧장 실험실로 검체를 보낼 수도 있다. 어디서 검사를 받아야 할지 모르겠거나 주치의가 아닌 다른 의사에게 받고 싶다면, 질병통제예방센터 홈페이지 gettested.cdc.gov에서 찾아보는 것이 가장 좋다.**

다양한 가정용 진단키트를 이용하여 직접 채취한 검체를 실험실에

---

* 미국 전역에는 성매개감염 검사와 피임 상담, 임신중단 서비스를 무료로 혹은 저가에 이용할 수 있는 비영리 민간단체 가족계획연맹에서 운영하는 전문 클리닉이 있다.

가져가거나 우편으로 보내기도 한다. 가정용 인간면역결핍바이러스 검사도 있다. 진료실 밖 검사로 자칫 모르고 지나쳤을 수 있는 수많은 성매개감염을 진단해 가려낼 수 있다. 볼티모어의 한 프로젝트는 무료 진단키트를 우편으로 보내 참여자의 10퍼센트가 클라미디아 양성이고 1퍼센트가 임질 양성임을 확인했고, 진단키트를 보내 온 여성의 86퍼센트는 다시 사용할 용의가 있다고 밝혔다. 일부 여성들, 특히 의료인이나 공무원과 부정적인 경험을 한 적이 있는 이들은 공공서비스를 불편하게 여긴다. 가정용 검사는 스웨덴, 덴마크, 영국, 네덜란드 등 많은 나라에서 일상적으로 사용된다. 미국에서 자가 진단키트를 구입하면 보통 신용카드사에서 일반명으로 결제되는데, 만약 이게 신경 쓰인다면 주문 전에 제조사에 문의하거나 설명서를 확인해보는 것이 현명한 방법이다.

가정용 검사에는 돈이 많이 든다. 검사는 각각 60~170달러 정도이고, 관련 사이트들은 보통 헤르페스와 (미국에서는 더 이상 성매개감염으로 여겨지지 않는) C형간염을 확인하는 혈액 검사 등 불필요한 항목도 판매하려고 한다. 여러 검사를 포함한 가정용 진단 패키지는 800달러 정도다. 보건소에서는 대부분의 성매개감염 검사를 무료로 혹은 매우 저렴한 가격으로 받을 수 있다. 가족계획연맹Planned Parenthood이나 다양한 지역 클리닉도 저렴한 검사나 가격대별 검사 옵션을 제공한다.

** 앞서 말한 것처럼 지자체 보건소를 찾아 무료 검사를 받아도 되고, 대부분의 산부인과나 비뇨부인과에서도 보험이 적용되는 검사를 제공한다. 증상이 있어 의료인이 필요하다고 판단한 경우 보험이 적용되는데, 2022년 기준 본인부담금이 3~4만 원 정도 나온다. 가정용 진단키트도 있는데, 편의점이나 온라인에서 구입해 직접 검체를 채취한 다음 회사에 보내면 인근 제휴 병원에서 결과지를 받고 의사에게 이에 대한 설명을 들을 수 있다. 비용은 진료비를 포함해 10만 원 정도가 든다.

미성년자인데, 양육자 모르게 검사와 치료를 받을 수 있을까?

대부분의 주에서는 12~14세도 양육자의 동의 없이 검사를 받을 수 있지만, 몇몇 주에서는 미성년자가 성매개감염 검사를 문의하거나 받는 경우에 의료인이 환자의 동의 없이 양육자에게 그 사실을 알릴 수 있다.* 많은 청소년이 양육자에게 알리는 것을 꺼리기 때문에 이 점은 분명히 우려스러운 부분이다. 미성년자들이 양육자의 개입 없이 성매개감염 검사와 치료를 받는다고 해서 더 나쁜 결과가 초래되지는 않는다. 오히려 양육자의 강제적인 개입이나 그에 대한 두려움이 검사를 기피하게 만든다.

양육자에게 알리는 것을 허용하는 주는 (2019년 기준) 앨라배마, 아칸소, 델라웨어, 조지아, 하와이, 일리노이, 캔자스, 켄터키, 루이지애나, 메인, 메릴랜드, 미시간, 미네소타, 미주리, 몬태나, 뉴저지, 오클라호마, 텍사스 등이다. 법이 계속 바뀌므로 알림 여부가 신경 쓰인다면 재생산 보건의료에 관한 법률reproductive health care law과 관련해 다양한 정보를 제공하는 guttmacher.org에서 최신 정보를 찾아보라.

신고 의무가 있다는 건 무슨 의미일까?

신고 의무가 있는 감염에 대한 검사 결과가 양성이면 보건 당국과 질병통제예방센터로 그 정보가 전달된다.** 성매개감염뿐 아니라 결핵과 어

---

* 우리나라는 청소년의 건강권과 자기결정권을 존중하는 제도와 문화가 미비한 상황이다. 미성년자 진료에 관한 명시적인 법률도 없다. 민법상 19세 미만 청소년은 법적 효력이 있는 계약을 할 수 없기에 의료 계약도 맺을 수 없다는 보수적 해석에 따라 보호자 동의가 없는 소아·청소년 진료를 거절하는 의료인이 있는가 하면, 환자에게 최선의 이익을 제공해야 한다는 의료법의 취지에 따라 진료를 제공하는 의료인도 있다.

린이의 혈중 납 농도 증가처럼 성활동과 무관한 여러 감염병과 질환도 의무적으로 신고해야 한다. 이것은 질병의 동향을 추적하여 대유행을 예방하거나 줄이기 위한 조치다. 감염병이나 질환을 통제하려는 노력이 효과적인지를 확인할 수 있는 좋은 방법이기도 하다. 현재 미국에서 의무적으로 신고해야 하는 성매개감염은 다음과 같다.

- 무른궤양軟性下疳(미 전역에서 2012년부터 2016년까지 해마다 6~15건이 남성들에게만 발생했으므로, 이만큼만 언급한다)
- 클라미디아
- 임질
- B형간염
- 인간면역결핍바이러스
- 매독

만약 검사 결과가 양성이면 검사실에서 그 결과를 보건 당국과 질병통제예방센터에 자동으로 통지할 것이다. 보건 당국 관계자는 피검자에게 연락하여 검사 결과를 받았는지 확인하고 임질, 클라미디아, 매독의 경우 치료를 받았는지 여부도 확인할 것이다. 그다음 파트너에 대해 질의하고 성매개감염에 노출된 사실을 그들에게 알릴 것이다. 파트너

** 우리나라는 성매개감염 7종 — 무른궤양, 클라미디아, 임질, 매독, 생식기 헤르페스(성기단순포진), 첨규콘딜롬(인유두종바이러스에 의해 생기는 성기사마귀), 인유두종바이러스감염증 — 에 대한 표본감시 체계를 마련해두고 있다. 이에 따라 전국 보건소 및 주요 의료기관 588곳에서 감염이 확인되면 의료기관이 보건소를 통해 질병관리청에 보고하게 되는데, 개인정보 없이 환자가 몇 명 발생했는지만 보고된다. 표본감시의 문제점은 정확한 유병률을 알 수 없다는 것이다. 인유두종바이러스와 B형간염, C형간염은 전수감시 체계에 속하는 감염병으로, 모든 보건소 및 의료기관에서 감염이 확인되면 이를 보고해야 하며, 마찬가지로 개인정보는 보고되지 않는다.

알림은 기밀 사항이므로 실명이 드러나지는 않는다. 보건 당국은 파트너에게 직접 알릴 수 있는 기회를 주기도 한다. 가정용 진단키트를 사용했다면, 추적을 위해 질병통제예방센터에 양성 결과가 보고되지만 피검자의 개인정보는 제공되지 않으므로 센터에서 연락을 해오는 일은 없을 것이다.

신고 의무가 없는 검사나 가정용 진단키트 검사에서 양성 반응이 나왔지만, 파트너에게 알리기 두렵다면

관할 보건 당국에 연락해 도움을 요청할 수 있다. 그들은 기꺼이 연락을 대신해주거나 파트너 알림을 시작하는 데 유용한 안내문을 제공해준다. 안전이 걱정된다면 — 안전이 최우선이다 — 익명으로 도움을 받을 수도 있다. 인스폿inspot.com이나 STD체크STDcheck.com처럼 파트너에게 익명으로 검사 결과를 통지해주는 서비스도 있다. 전화번호나 이메일 주소를 기재하고 성매개감염에 노출되었음을 알리는 기본 메시지를 보내면 된다. 이 사이트들은 보통 성매개감염 진단키트도 판매하니 광고에 주의하자.

해결할 수 없는 문제가 생겼을 경우, 나라면 일단 지역 성매개감염 클리닉을 찾아갈 것이다. 내가 오랫동안 일했던 캔자스시티의 와이언도트카운티 성매개감염 클리닉은 지역 내 유일한 성매개감염 클리닉으로 모든 사례를 담당했고 창의적인 방식으로 많은 사람을 도왔다. 컨퍼런스에 참석해 여러 지역의 성매개감염 클리닉 관계자들과 대화를 나누어보니, 모두가 놀라운 열정으로 주민들에게 헌신하고 있었다.

꼭 알아두기

성경험이 있다면 누구든 성매개감염에 노출될 수 있지만, 다수의 파트너를 만났거나 최근 파트너가 바뀌었거나 콘돔을 사용하지 않는 24세 이하 여성이 좀더 위험하다.

질 내 세균 불균형으로 인한 세균성 질염은 성매개감염의 위험성을 높인다.

병원 진료실, 보건 당국, 심지어 집에서도 성매개감염 검사를 할 수 있다.

관할 보건소와 가정용 진단 검사는 사생활 침해를 걱정하는 사람들에게 좋은 선택지다.

미국에서는 18세 이하여도 보호자 동의 없이 검사를 받을 수 있지만, 몇몇 주에서는 의료인이 필요에 따라 합법적으로 양육자나 후견인에게 연락할 수 있다.

25장 성매개감염 예방　　STI Prevention

성매개감염 예방이라고 하면 많은 사람이 금욕적인 생활이나 콘돔만 생각한다. 유감스럽게도 매우 협소한 시각이다. 금욕 생활은 많은 여성이 바라는 전략도 아니거니와, 콘돔이 유용한 것은 사실이지만 다양한 보완적·대체적 접근법이 충분히 활용되지 않는 것도 문제다.

　어디에 사는지 어느 학교를 다녔는지에 따라 성교육의 질이 제각각이기 때문에 여성들은 모든 선택지를 배우지 못한다. 일부 학교에서는 여전히 금욕적인 교육 방침을 고수하는데, 이는 효과적인 방식이 아니다. 많은 여성이 부당한 비난을 받았거나, 질문하려고 해봤지만 무시당한 경험 때문에 전문 의료인과 성생활에 대해 상의하는 것을 주저한다는 사실이 문제를 더 악화시킨다. 어떤 의료인들은 다양한 선택지에 대해 잘 모르거나 그것에 대해 논의하는 것 자체를 불편해할 수 있다. 이로 인해 많은 여성이 스스로 얼마나 큰 위험에 처해 있는지 알지 못한다. 파트너의 외부 성접촉 이력이나 성매개감염 여부를 모두가 알고 있는 건 아니다.

성매개감염에도 백신이 있다!

B형간염과 인유두종바이러스HPV에는 대단히 효과적인 백신이 있다. 인유두종바이러스는 자궁경부와 질, 외음, 항문에서 다양한 암을 유발하고 B형간염은 간암을 일으키기 때문에 이들 백신을 항암 백신이라고

오인할 수 있다. 캔서 문숏cancer moonshot(2016년 버락 오바마 미국 전 대통령이 인류가 달 착륙에 성공했듯이 암을 정복하겠다는 취지로 시행한 보건의료 정책)에 대해 여러 이야기를 들었겠지만, 우리는 이미 백신을 두 개나 가지고 있다. 정말 잘된 일이다. 유감스러운 것은 모든 여성이 그 혜택을 받지는 못했다는 사실이다.

B형간염 백신

B형간염바이러스HBV는 간질환을 일으키는 성매개 바이러스다. 질, 외음, 직장에 직접적인 영향을 주지 않으므로 감염과 관련된 세부 사항까지 여기서 다루진 않을 것이다. 산부인과적 측면에서 알아야 할 것은 생식기가 침입 경로라는 사실이다(주삿바늘을 공유해도 감염될 수 있다). B형간염바이러스는 치사율이 1.5퍼센트인 급성간염을 일으킬 수 있다. 청소년기나 성인기에 B형간염바이러스에 감염되는 경우, 간을 손상시키고 간암을 유발할 수 있는 만성감염으로 이어질 확률이 약 10~12퍼센트로 나타난다.

B형간염바이러스는 사물의 표면에서 일주일간 전염성을 유지할 수 있고, 전염성이 매우 강해서 칫솔에 묻은 극소량의 혈액만으로도 감염될 수 있다. 섹스 파트너가 여러 명이거나 정맥주사용 약물을 사용하는 사람들이 고위험군이지만, B형간염에 걸린 성인의 약 50퍼센트는 주요 위험 요인이 없었음에도 불구하고 감염되었다. 이런 상황에서 백신은 병원체에 어떤 식으로 노출되든 여러분을 보호해준다.

질병통제예방센터는 모든 신생아에게 B형간염바이러스 백신을 접종할 것을 권고하지만, 일부 양육자는 신생아에게 성매개감염 백신을 접종하기를 꺼리며 미루다가 아예 놓쳐버리는 경우도 많다. 성매개감염에 불필요하게 노출되지 않도록 성생활을 시작하기 전에 백신을 맞는 것이 좋다. 캘리포니아를 예로 들자면 13~17세 청소년의 약 10퍼센트가 B형간염바이러스 예방접종을 받지 않는데, 19세까지 10대의 39퍼센트가 성경험을 하고, 고등학생의 19퍼센트는 네 명 이상의 파트너와 섹스를 하며, 어린이의 4퍼센트는 13세 이전에 삽입 섹스를 경험한다. 그렇다, 13세 이전이다.

백신 접종 이력을 모르겠다면, 의사에게 B형간염바이러스 항체를 확인할 수 있는 혈액 검사를 해줄 수 있는지 물어보라. 검사 결과가 음성이면 백신을 맞자. 백신은 매우 안전하며 대단히 효과적이다.

인유두종바이러스 백신

다음 장에서 심도 있게 다루겠지만, 그에 앞서 인유두종바이러스가 자궁경부암을 비롯하여 여성의 질암, 외음암, 항문암의 원인이라는 사실부터 알아야 한다. 미국에서는 인유두종바이러스 백신을 45세 이하인 사람에게만 접종한다. 이것은 안전과 무관하며, 식품의약국에 제출된 연구 자료들에 적힌 연령 범위일 뿐이다.

시중에 유통되는 인유두종바이러스 백신은 다음 세 가지다.

- 가다실9 Gardasil 9 인유두종바이러스 중 암을 유발하는 일곱 가지 유형(16, 18, 31, 33, 45, 52, 58)과 성기사마귀를 유발하는 두 가지 유형(6, 11)을 포함한다.
- 가다실4 Gardasil 4 (암을 유발하는) 16, 18형과 (성기사마귀를 유발하는) 6, 11형을 포함한다.
- 서바릭스 cervarix 16형과 18형을 포함한다.

인유두종바이러스 백신의 이상적인 접종 연령은 9~12세다. 인유두종바이러스 백신이 도입되기 전에는 여성 청소년의 33퍼센트가 19세

이전에 이미 한 가지 유형의 인유두종바이러스에 노출되었다. 일단 인유두종바이러스에 노출되어 항체가 생성되면 백신도 보호를 해주기 어렵다. 조기 접종의 또 다른 장점은 더 강한 면역 반응을 보인다는 것이다. 15세 이하는 2차 접종으로 충분하지만 15세를 넘기면 3차 접종까지 필요하다.

이 백신들은 대단히 효과적이다. 자궁경부암, 자궁경부전암, 항문전암을 예방한다. 또한 6형과 11형을 포함한 백신은 성기사마귀에도 매우 효과적이다. 이 백신들은 머지않아 인유두종바이러스와 관련된 외음암과 질암의 발병을 감소시킬 것으로 기대된다. 암 예방의 유익함은 대부분의 사람에게 명확하게 인식되는 반면, 비정상적인 결과에 따른 스트레스, 조직 검사로 인한 신체적·정신적 고통, 전암 병변 제거 수술의 고통은 알아차리지 못하는 경우가 많다. 바이러스에 감염된 많은 여성이 검사를 몇 년씩 반복해야 하는 상황이 초래될 수 있다. 그런 걱정과 고통을 해소해서 거두는 이득을 수치화하기란 어려운 일이다.

인유두종바이러스 백신은 매우 안전하다. 전 세계적으로 2억 회 이상 접종되었고, 15년간 많은 추적 연구가 진행되었다. 인터넷에 떠도는 백신 부작용은 장기적인 연구에서 단 한 번도 언급되지 않았다. 증상이 나타나지 않았다는 뜻이 아니라 그런 질환이 백신의 결과가 아니라는 뜻이다. 여러 연구에서 인유두종바이러스 백신과 자가면역질환 또는 조기 난소부전 사이에 관련이 없음이 증명되었다.

또 다른 인터넷 유언비어는 인유두종바이러스 백신이 아프리카계 미국인 여성들은 보호해주지 못한다는 주장인데, 사실이 아니다. 가다실9으로 억제되는 일곱 가지 바이러스를 살펴보면, 백인 여성에게 발병하는 자궁경부암의 79퍼센트, 아프리카계 여성들에게 발병하는 자궁경부암의 82퍼센트, 히스패닉계 여성들에게 발병하는 자궁경부암의

81퍼센트를 일으키는 바이러스들이다. 인유두종바이러스 백신은 모든 여성에게 암 예방 효과를 보인다.

미국에서는 인유두종바이러스 백신이 충분히 활용되지 않는다. 13~17세 여성의 57퍼센트만이 1차 접종을 받았고, 그중 약 3분의 1만이 접종을 완료했다. 접종을 한다고 해서 더 많은 청소년이 위험한 섹스를 하지는 않는다(청소년에게 안전벨트 착용을 가르치면 난폭 운전을 할 거라고 걱정하는 사람은 없다). 이러한 사실은 다수의 연구를 통해 입증되었다.

백신이 걱정돼요

인터넷에 백신에 관한 괴담이 너무 많아서 그에 관한 책을 쓴 사람들도 있다(그 예가 세스 므누킨이 쓴 『패닉 바이러스The Panic Virus』다). 백신에 대한 우려와 그것이 B형간염바이러스 및 인유두종바이러스 백신과 갖는 관련성을 간략히 정리해보면 다음과 같다.

- **백신은 포름알데히드를 함유한다** 포름알데히드는 일부 백신의 제조 과정에 사용되며, 다량으로 사용하면 암을 유발할 수 있다. 대부분의 물질은 사용량에 따라 위험할 수도 안전할 수도 있다. 과량의 산소는 실명을 초래하고 폐에 손상을 줄 수 있지만, 산소가 20퍼센트인 공기는 아무리 마셔도 상관없다. 포름알데히드도 마찬가지다. 우리는 누구나 DNA와 단백질의 구성 요소인 아미노산 생성을 돕는 극소량의 포름알데히드를 체내에 가지고 있다. 체중이 50킬로그램인 여성의 체내에는 약 8.75밀리그램의 포름알데히드가 순환하며, 청소년 및 성인에게 투여하는 B형간염바이러스 백신에 들어 있는 포름알데히드는 0.015밀리그램 이하, 즉 50킬로그램인 사람 몸에 있는 포름알데히드 양의 0.002퍼센트에 불과하다. 포름알데히드는 여러 음식에도 들어 있다. 사과에는 B형간염바이

러스 백신보다 63배 더 많은 0.945그램의 포름알데히드가 들어 있다.
- **수은** 몇몇 백신에는 수은중독을 일으킬 수 있는 메틸수은과는 다른 에틸수은이 들어 있다. 두 수은은 비슷하게 들리지만 화학적으로 매우 다르다. 에틸수은은 이미 안전한 것으로 입증되기도 했지만, B형간염바이러스나 인유두종바이러스 백신에 들어 있지도 않으므로 더 논의할 필요가 없다.
- **알루미늄** 알루미늄은 백신의 효과를 끌어올리고 인체가 더 많은 방어 항체를 만들도록 도와주는 보강제. B형간염바이러스나 인유두종바이러스 백신 둘 다 알루미늄이 들어 있다. 알루미늄은 100년 가까이 광범위하게 연구되었고, 백신에 들어 있는 양은 안전한 수준이라고 알려져 있다. 알루미늄은 인체에 필수적이지 않지만, 토양에 들어 있다 보니 거의 모든 음식에 들어간다. B형간염바이러스 및 인유두종바이러스 백신의 알루미늄 함유량은 약 0.5밀리그램이다. 이는 알루미늄 성분의 제산제를 이틀간 복용했을 때 혈류에 흡수되는 양과 동일한 양이다.
- **백신은 면역체계에 너무 세다** 백신은 항원(단백질 또는 탄수화물)을 이용하여 면역 반응을 자극한다. 면역체계는 백신의 항원을 감염원으로 착각하여 방어용 항체 생성을 촉진한다. 내가 1966년에 태어나서 맞았던 천연두 백신에는 약 200개의 항원이 들어 있었다. B형간염바이러스 백신은 1개, 인유두종바이러스 백신인 서바릭스는 2개, 가다실4는 4개, 가다실9은 9개의 항원을 가지고 있다. 감기에 걸리면 4~10개의 항원에, 패혈성 인후염에 걸리면 25~50개의 항원에 노출된다.

콘돔

성교육이든 가족이나 의료인을 통해서든 올바른 콘돔 사용법에 대한 정보를 얻는 경우는 매우 드물다. 영화나 텔레비전, 포르노에서도 거의 찾아볼 수 없다는 점에서 이 정보가 문화적으로 얼마나 무가치하게 여겨지는지를 쉽게 확인할 수 있다.

또한 모든 여성이 콘돔에 대한 선택권을 갖지 못한다는 사실을 기억해야 한다. 성폭력이나 물리적 폭력이 예상되는 상황에서 위험을 무릅쓰고 남성에게 콘돔을 착용하라고 요구할 수 있는 여성은 많지 않다. 혹시라도 그런 상황에 처한다면 의료인에게 알리거나 국가 가정폭력 핫라인 1-800-799-SAFE(7233)으로 전화하라. 온라인 상담이 더 편하다면 핫라인 홈페이지 thehotline.org를 이용하라.*

마지막으로 아무리 열성적인 콘돔 이용자라도 꼬박꼬박 빼놓지 않고 사용하기는 어렵다. 나도 충분히 이해하지만 콘돔은 정말 중요한 안전 수단이다. 파트너에게만 의존하지 말고 직접 가지고 다니는 것이 콘돔을 지속적으로 사용할 수 있는 좋은 방법이다.

남성용 (외부형) 콘돔

남성용 콘돔은 음경이나 섹스토이에 씌워서 사용할 수 있고 라텍스, 폴리우레탄, 또는 양피라고 불리는 양의 창자로 만들어진다. 양피 콘돔은 바이러스가 통과할 수 있을 만한 구멍이 나 있어 성매개감염 예방에 효과적이지 않다. 신축성이 우수한 라텍스 콘돔은 잘 맞기 때문에 성매개감염 예방 측면에서 폴리우레탄보다는 나은 편이다. 콘돔으로 인해 자극이나 염증이 나타나는 것 같거나 콘돔이 질에 어떻게 유익한지를 더 알고 싶다면 21장으로 돌아가 복습해보자.

콘돔의 감염 예방 효과에 대해 정확한 통계를 얻기란 어려운 일이다. 연구하면서 누가 감염되고 누가 감염되지 않는지를 확인하겠다고 특

---

* 우리나라는 여성가족부에서 운영하는 여성긴급전화 '1366'에서 가정폭력, 성폭력, 성매매, 데이트폭력, 스토킹 관련 신고와 상담을 진행하고 있다.

정 그룹에 콘돔을 사용하지 말라고 요구하는 것은 비윤리적인 일이다. 게다가 연구자들도 피험자 파트너(들)의 감염 상태까지 실시간으로 확인할 순 없기 때문에 누가 성매개감염에 노출되었는지를 즉각적으로 알 수 없다.

임질이나 클라미디아에 노출된 상태에서 콘돔을 지속적으로 사용하면 감염률이 약 90퍼센트까지 감소한다. 연구되진 않았지만 트리코모나스증 감염률 역시 비슷한 비율로 감소할 것이다. 콘돔은 인간면역결핍바이러스HIV 감염률을 약 85퍼센트까지 감소시키고, 헤르페스와 인유두종바이러스의 감염률을 70~80퍼센트까지 감소시킨다. 헤르페스와 인유두종바이러스는 음경만 감염시키는 것은 아니며, 섹스 중에 외음이나 음낭의 접촉으로도 감염되기 때문에 감소율이 적은 걸로 보인다. 매독(여성의 발병률이 남성보다 현저히 낮다), B형간염, 미코플라스마에 관한 데이터는 발표된 게 없다. 콘돔은 사면발니 감염은 예방해주지 못한다.

유기농 라텍스 콘돔이 필요할까?

소위 '유기농' 또는 '천연' 콘돔을 판매하는 사이트들은 이런 제품들이 '더 안전하다'고 홍보해왔다. 사실, 라텍스 생산자가 누구인지까지 알 필요는 없다.

콘돔에 대한 대중의 두려움으로 이득을 얻는 사람들(보통 더 안전하다며 값비싼 콘돔을 파는 사람들이나 [피임에 반대하는] 특정 종교 집단)은 니트로사민nitrosamine이라는 화학물질에 대한 우려를 조장한다. 니트로사민은 고무로 라텍스를 제조하는 과정에서 생성될 수 있다. 이것은 라텍스 콘돔뿐 아니라 맥주, 치즈, 가공육은 물론 다양한 화장품에서도 발견된다. 니트로사민은 단 1그램만으로도 암을 유발한다고 여겨지며, 삽입 섹스 중에는 0.6나노그램 정도가 콘돔에서 질로 옮겨갈 수 있다. 30년 동안 콘돔을 일주일에 한 개씩 사용하면 약 0.9마이크로그램의 니트로사민을 흡수하게 되는데, 이것은 암을 유발할 수 있는 용량의 100만분의 1에 불과하다.

니트로사민이 들어 있지 않은 콘돔을 찾는다고 해서 그것이 장인이 만든 고급 콘돔일 필요는 없다. 참고로, 2014년의 한 연구는 아래 콘돔들에서 니트로사민이 발견되지 않았다고 밝혔다.

- 듀렉스 엑스트라센시티브 Durex Extra Sensitive
- 라이프스타일 스킨 LifeStyles Skyn
- 트로전 베어스킨 Trojan BareSkin

남성용 콘돔 사용법 제대로 사용할 경우 콘돔이 훼손될 확률은 2퍼센트이지만, 현실에서는 최대 29퍼센트가 손상되고 13퍼센트는 벗겨진다. 복잡한 착용 단계와 기대감으로 한껏 들뜬 순간의 열기를 감안하면 정확한 사용이 얼마나 어려운지 십분 이해할 수 있다. 나도 "사랑하니까 괜찮아, 그냥 계속해"라고 말했던 순간이 있으니까. 사용법에 능숙해지고 콘돔과 윤활제를 늘 소지하면 많은 변수를 통제할 수 있다. 남성 파트너로 하여금 콘돔을 쓰게 해 자신과 파트너를 보호하는 자신감 있는 여성들은 데이트에서 가산점을 받을 만하다. 또한 우리에게는 여성용 콘돔도 있다(더 알고 싶다면 계속 읽어라).

눈앞에 닥쳤을 때 부담을 느끼면서 알아보기는 쉽지 않으니, 연습이 중요하다. 음경으로 연습해보기 어렵다면 오이나 바나나를 이용해도 좋다. 물론 능숙한 사용자도 실수를 한다. 나도 20대와 30대 초반에는 매우 능숙한 콘돔 사용자였지만, 이혼 후 첫 데이트 상대에게 콘돔을 거꾸로 씌웠다. 그냥 그랬다는 얘기다.

다음은 '음경에 콘돔 씌우는 법'에 대한 거의 최종적인 체크리스트다.

1. 콘돔 한 개를 지갑이나 핸드백에 한 달 이내로 보관한다.
2. 사용 기한을 넘기지 않도록 주의한다.
3. 콘돔이 찢어질 수 있으니 포장을 뜯을 때는 이가 아닌 손으로 뜯는다.
4. 육안으로 훼손 여부를 확인한다.
5. 콘돔을 뒤집지 말고 똑바로 씌운다. 포장을 뜯은 직후 끝부분을 집어 꺼낼 때 그 상태가 바로 바깥쪽이다.
6. 끝부분을 잡아 정액을 받을 공간을 남겨두고 말려 있는 콘돔을 펴 내린다.
7. 43퍼센트의 남성이 삽입을 몇 번 한 후에 콘돔을 착용한다고 보고하는데, 섹스를 시작하기 전에 콘돔을 착용하도록 한다.
8. 콘돔이 음경 위에 완전히 펴져 있는지 확인한다. 이 과정을 빠뜨리는 게 콘돔 착용의 대표적인 열 가지 실수 중 하나다.
9. 윤활제를 사용한다. 윤활제를 쓰면 콘돔 훼손도 덜하고 여성의 섹스도 더 편안해진다. 수용성이나 실리콘 윤활제는 라텍스에 사용해도 괜찮지만 미네랄오일, 베이비오일, 코코넛오일과 같은 지용성 제품은 라텍스를 녹일 수 있다. 폴리우레탄 콘돔에는 어떤 윤활제든 쓸 수 있다.
10. 섹스 중에 콘돔이 제거되지 않았는지 확인한다. 이를 '스텔싱stealthing'이라고 부르는데, 콘돔 착용을 고의적으로 회피하는 행위로 최대 9퍼센트의 남성이 스텔싱을 하고 있는 걸로 밝혀졌다. 이런 짓을 용납할 수 없다면 사전에 확실히 이야기하라.
11. 콘돔을 뺄 때는 안에 든 것이 새지 않도록 입구 쪽을 잘 잡고 빼낸다.
12. 남성 파트너가 이 모든 단계를 알고 있으리라고 넘겨짚지 마라.

여성용 (내부형) 콘돔

여성용 콘돔은 섹스 전 질 안에 삽입한다. 파트너의 참여가 필요하지 않기 때문에 더 주도적으로 통제할 수 있고, 착용을 위해 음경이 완전히 발기될 필요도 없다. 발기부전은 많은 남성의 콘돔 사용을 어렵게 만든다. 발기부전의 발병률은 노화에 따라 증가하니, 40세 이상의 파트너와 피임을 하고 싶다면 여성용 콘돔을 마련해두도록 하라. 여성 파트너와 섹스토이를 공유하려는 여성들도 이 콘돔을 사용할 수 있다. 애널 섹스에도 사용할 수 있다.

여성용 콘돔은 양 끝에 링이 달린 폴리우레탄 재질의 콘돔이다. 어떤 윤활제를 사용해도 상관없고 라텍스 알레르기를 걱정할 필요도 없다. 여성용 콘돔은 남성용 콘돔보다 (최대 두세 배) 더 비싸다. 일부 가족계획연맹 클리닉에서 여성용 콘돔을 무료로 혹은 저가로 제공한다. 단, 남성용 콘돔과 여성용 콘돔을 동시에 사용하지 않도록 하라. 더 많은 마찰을 일으켜 콘돔이 훼손될 수 있다.

여성용 콘돔을 착용하려면 연습을 해야 하지만, 일단 사용법을 익히면 실패(찢어지거나 옆으로 새서 체액이 교환될 수 있는 상황)할 확률이 매우 낮아진다. 탐폰을 끼우는 것보다는 어렵지만 월경혈이 채워진 월경컵을 제거하는 것보다는 쉽다. 여성용 콘돔의 실패율은 처음 착용했을 때 7~8퍼센트, 두 번째로 이용할 때 3.2퍼센트, 그리고 네 번째는 1.2퍼센트로 나타난다. 스무 번쯤 사용하면 실패율은 0.5퍼센트로 낮아진다.

착용법을 보여주는 유용한 영상들이 인터넷에 올라와 있다. 착용법에 능숙해지려면 여러 번 연습해봐야 하므로, 안달 난 파트너를 보며 부담을 느낄 필요 없이 집에서 혼자 몇 번 시도해볼 것을 추천한다.

덴탈댐

덴탈댐은 오럴섹스나 아닐링구스anilingus(항문이나 그 주위를 구강으로 애무하는 것)를 할 때 쓰는 물리적 보호막으로, 관련 정보가 너무 없다 보니 잘못된 정보조차 얻기 어려운 실정이다.

덴탈댐은 오럴섹스 전에 외음이나 항문 피부에 붙이는 라텍스 재질의 네모난 시트다. 원래는 치과에서 사용하던 것으로 이름도 여기서 유래됐다. 라텍스 콘돔을 잘라서 사용할 수도 있는데, 덴탈댐이나 자른 콘돔의 효과를 비교한 연구는 없다. 덴탈댐을 사용해본 여성은 10퍼센트에 불과하고, 그나마도 대부분은 정기적으로 사용하지 않는다.

덴탈댐은 올바른 위치에 놓여야 하는데, 하네스 등 고정용 보조 기구를 구매해서 함께 사용해도 된다. 라텍스에서 살짝 약품 맛이 날 수 있기 때문에 맛을 첨가하기도 한다. 애무할 부위에 윤활제를 바르면 느낌이 더 좋아진다. 덴탈댐은 한 번만 사용해야 한다. 뒤집어서 다시 사용하지 않도록 하자.

약국에서는 찾기 어렵지만 대부분의 성인용품점과 인터넷 사이트에서 언제든 구입할 수 있다.

인간면역결핍바이러스에 대한 노출전예방요법

노출전예방요법PrEP은 인간면역결핍바이러스를 예방하기 위해 매일 약을 복용하는 방법이다. 이 방법은 여러 면에서 백신과 비슷하다. 백신은 인체의 면역체계를 자극하여 바이러스나 세균을 제거하는 방식이고, 노출전예방요법은 약물이 인체를 순환하며 바이러스를 제거하는 방식이다. 백신은 두세 차례의 접종으로 간편하게 끝나지만, 노출전예방요법은 매일 약을 복용해야 한다. 약 먹는 것을 잊어버리면 약물의 혈중 농도가 바이러스와 싸우기에 불충분할 정도로 떨어질 수 있다.

이 방법은 인간면역결핍바이러스 고위험군이면서 음성인 사람들을 위한 것이다. 약물을 쓰면 인간면역결핍바이러스에 노출되었을 때 감염 예방률이 무려 90퍼센트 이상이다(일부 새로운 데이터는 적절한 처방과 복용을 통해 100퍼센트에 가까운 예방 효과를 거둘 수 있음을 보여준다). 그러나 대상자의 10퍼센트 이하만이 약을 복용하며, 이성애자 여성들의 복용률은 동성애자 남성들에 비해 훨씬 더 낮다. 노출전예방요법은 미국에서 2012년에 승인을 받았지만 의사를 비롯한 많은 사람이 이 사실을 (들어는 봤어도) 잘 알지 못한다.

노출전예방요법은 항인간면역결핍바이러스 약물인 테노포비르tenofovir와 엠트리시타빈emtricitabine이며, 트루바다Truvada라는 약품명으로 판매된다. 가장 흔한 부작용은 메스꺼움이지만 한 달이 지나면 대부분 사라진다. 복제약이 승인되어 많은 나라에서 사용할 수 있지만, 트루바다 제조사가 복제약 제조사를 상대로 소송을 제기해 미국에서는 사용할 수 없다. 미국에서 트루바다를 한 달간 복용하려면 (보험 없이) 2000달러가 든다. 이처럼 터무니없이 높은 가격이 책정된 이유는 약품 개발의 많은 부분에서 정부와 사설 재단의 자금 지원을 받았기 때문이다. 미국인들은 대부분 개인 의료보험과 메디케이드를 통해 이 비용을 감당한다. 캐나다에서는 일부 의료보험만 복제약 비용을 부담해준다. 캐나다에서 한 달간 복제약을 복용하려면 200달러가 든다. 그 밖의 나라에서는 대부분 한 달 치 약을 100달러 이하로 구입할 수 있고 그보다 훨씬 더 저렴한 경우도 많다.

노출전예방요법을 시작하려면 인간면역결핍바이러스 검사 결과가 음성이어야 하고 3개월에 한 번 검사를 받아야 한다. 양성 반응이 나왔다면 다른 약으로 치료를 시작한다.

체중이 35킬로그램 이상이고 바이러스 검사 결과가 음성이며 아래에 해당되는 여성은 노출전예방요법을 고려해야 한다.

- 인간면역결핍바이러스 양성인 파트너를 만나는 여성.
- 인간면역결핍바이러스 감염 여부를 알 수 없는 파트너와 섹스를 하면서 콘돔을 정기적으로 사용하지 않는 이성애자 여성. 특히 애널섹스를 받는 것은 인간면역결핍바이러스 감염의 가장 큰 위험 요인이다.
- 양성애자인 남성 파트너를 만나는 여성.
- 남성 파트너를 만나는 남성과 질 섹스 또는 애널섹스를 하는 트랜스남성.

꼭 알아두기

스스로 B형간염바이러스 백신을 맞았는지 확인하고, 파트너에게도 백신 접종 여부를 물어보자.

26세 이하라면 인유두종바이러스 백신을 맞아라. 27~45세라면 백신 접종이 유익할 수 있고, 개인적인 위험 요인과 세포진 검사 이력에 따라 가다실9을 고려하는 것도 합리적일 수 있다.

남성용 콘돔을 정확히 사용하면 사면발니를 제외한 거의 모든 성매개감염의 위험성을 낮출 수 있다.

여성용 콘돔과 덴탈댐도 있음을 잊지 마라.

노출전예방요법은 인간면역결핍바이러스의 감염 위험을 줄이는 데 매우 효과적이다.

26장 인유두종바이러스 The Human Papilloma Virus, HPV

인유두종바이러스HPV는 전 세계에서 가장 흔한 성매개감염이다. 200종 이상의 인유두종바이러스가 있고, 그중 40여 종은 생식기조직을 감염시킨다. 생식기 인유두종바이러스는 감염 사실도 모르는 채로 1년 안에 완치되는 가볍고 일시적인 감염부터 자궁경부암, 외음암, 질암, 항문암을 유발하는 경우까지 감염 양상이 다양하다. 또한 생식기 인유두종바이러스는 성기사마귀와 구강암 및 인후암을 유발할 수 있다.

생식기 인유두종바이러스 감염은 매우 흔하다

섹스를 하면 십중팔구 인유두종바이러스에 노출된다. 더럽거나 나쁘거나 문란해서가 아니라 그저 인간이라서 그런 것이다.

북미 지역 여성의 최대 80퍼센트가 살면서 적어도 한 번(혹은 그 이상)은 인유두종바이러스에 감염된다. 총 감염자 수를 의미하는 인유두종바이러스 유병률은 국가마다 다르게 나타난다. 정확한 이유는 알려져 있지 않지만, 아마도 생물학적 요인(질 마이크로바이옴은 지역에 따라 다양한 차이를 보인다), 유전적 요인, 남성의 포경수술(여성 파트너에게 바이러스를 옮길 가능성을 줄일 수 있으며, 감염되더라도 더 쉽게 회복할 수 있다) 등이 복잡한 조합으로 작용한 결과일 것이다. 콘돔에 대한 접근성, 안전한 섹스에 대한 교육, 인유두종바이러스 백신의 유효성에 영향을 주는 건강의 사회적 결정 요인, 그리고 백신 접종 의지 등이 큰 영향을 미치는 것은 분명하다.

인유두종바이러스의 항체 농도를 살펴본 연구들은 유병률이 노화에 따라 감소한다고 밝히고 있다. (이전에 양성이었는데 음성으로 나오는 경우 중에 위음성인 경우가 있는데, 인유두종바이러스 16형에 대한 항체는 나이에 따라 감소하지 않는 반면 다른 유형에 대한 항체는 감소할 수 있다.) 나이에 따른 항체 감소가 바이러스가 제거되어서인지 성활동을 덜 하게 되어서인지는 아직 밝혀지지 않았다.

경감할 수 있는 인유두종바이러스의 최대 위험 요인은 파트너 수이며, 평생 세 명 이상의 파트너를 만날 경우 고위험군 인유두종바이러스에 감염될 확률이 여섯 배 증가한다. 클라미디아 감염 과거력은 인유두종바이러스 감염률을 두 배 가까이 높인다. 클라미디아 자궁경부염이 있으면 인유두종바이러스에 노출되었을 때 감염에 더 취약해진다.

인유두종바이러스 감염의 이해

바이러스는 유전물질과 그것을 둘러싼 보호막으로 구성된 작은 유기체로서, 영양원과 에너지를 얻고 번식하기 위해 숙주에 기생한다. 바이러스는 기생, 즉 생존을 위해 숙주에게 의존하지만 진짜 기생충은 아니다. 기생충은 세포 외부에서 번식하는 반면, 바이러스는 전 생애주기를 세포 안에서 서식한다. 바이러스는 우리를 둘러싼 모든 환경에 존재하며 식물, 동물, 인간, 세균은 물론 심지어 기생충도 감염시킬 수 있다!

인유두종바이러스는 피부세포의 생애주기에 맞춰서 진화해왔다. 인유두종바이러스는 피부세포의 기저층을 감염시키고 세포의 지휘 본부인 세포핵으로 침투한다. 새로운 피부세포를 만드는 기저층이 인유두종바이러스에 감염되면 새 피부세포의 핵에 인유두종바이러스가 존재하게 된다.

새로운 피부세포는 미성숙한 상태다. 피부세포의 DNA에는 성숙한 피부세포로 발달하는 방법에 대한 지시 사항이 프로그래밍되어 있다. 인유두종바이러스는 세포의 DNA에 숨어들어 자신의 DNA를 더 많이 만들어내고 그것을 조립하여 새로운 바이러스 입자를 만든다. 남의 집에 침입해서 자기 필요에 따라 프린터와 봉투를 써대는 것과 같다. 피부세포가 사멸할 때 인유두종바이러스는 더 많은 세포를 감염시킬 준비를 마친 새로운 바이러스 입자를 방출한다. 인유두종바이러스는 유형별로 각각의 피부세포에 탁월하게 적응되어 있기 때문에 발바닥사마귀(이것도 인유두종바이러스 때문이다)는 외음에서 자라지 않고 성기사마귀는 발바닥에서 자라지 않는다.

세포의 기저층을 감염시켜야 하는 인유두종바이러스 입장에서 외상—미세외상이라 할지라도—은 매우 훌륭한 조력자다. 그래서 성기사마귀는 섹스 중에 미세외상이 가장 많이 발생하는 질어귀(질입구) 아래쪽에 가장 많이 나타난다. 미세외상을 수반하는 음모 제모가 외음 인유두종바이러스 감염 및 외음 전암 병변의 위험성 증가와 연관성을 갖는 이유도 이 때문일 수 있다.

인유두종바이러스 감염은 어떻게 암을 유발할까?

몇 가지 유형의 인유두종바이러스는 암을 유발하는 고위험군 바이러스다. 16형과 18형이 자궁경부암의 약 70퍼센트를 유발하고 나머지는 31, 33, 35, 39, 45, 51, 52, 56, 58, 59, 68, 69, 82형에 의해 유발된다. 외음, 질, 항문에 암을 발생시키는 인유두종바이러스 유형에 대한 분석 결과는 잘 알려져 있지 않지만 전암 병변을 가장 많이 촉발하는 유형은

16형과 18형이다. 또한 고위험군 바이러스는 구강암과 인후암을 야기할 수 있다.

건강한 세포가 분열할 때 DNA에서 정상적인 뒤얽힘과 돌연변이가 나타나는데 그중 일부가 암이 될 수 있다. DNA는 맞춤법 검사기처럼 작동하며 오류를 찾아 수정하는 다양한 검수 메커니즘을 가지고 있다. 이 안전장치는 검수가 불가능한 오류가 나타나면 세포를 죽이기도 한다. 이때 고위험군 인유두종바이러스가 특정 수선기작을 손상시키면 돌연변이가 억제되지 않아 암으로 발전하기 쉽다.

발암성 인유두종바이러스에 감염된다고 무조건 암에 걸리는 것은 아니다. 다만 그만큼 위험하다는 뜻이다. 대부분의 경우 면역체계가 바이러스를 처리하기 때문에 감염 후 2년이 지나면 90퍼센트의 여성이 완치되거나 감염과 관련된 증상을 보이지 않는다. 문제가 되는 건 그 이후에도 인유두종바이러스가 제거되지 않을 때다. 바이러스가 계속 남아 있으면 암 발병의 위험이 높아진다.

고위험군 바이러스에 의한 감염이 암 발병까지 진행되려면 오랜 시간이 걸린다. 첫 단계는 보통 감염 7년 차에 나타나는 이형성증, 즉 전암 병변이다. 초기 전암 병변은 면역체계에 의해 제거될 수도 있다. 감염에서 암 발병까지는 보통 10년 이상이 걸린다.

대부분의 성기사마귀가 인유두종바이러스 6형과 11형에 의해 생긴다. DNA를 침탈하는 메커니즘은 동일하지만, 종양 억제에 영향을 미치는 대신 DNA 변화가 세포를 사마귀로 변형시킨다.

자궁경부암의 주요 위험 요인 가운데 경감이 가능한 것이 흡연이다. 담배를 피우면 인유두종바이러스 감염이 암으로 발전할 위험성이 크게 증가한다.

인유두종바이러스와 관련된 암은 얼마나 흔할까?

자궁경부암은 전 세계 여성들에게 네 번째로 많이 발병하는 암이며, 가임기(15~44세) 여성들에게는 두 번째로 많이 발병하는 암이다. 전 세계 50만 명의 여성이 자궁경부암 진단을 받고, 매년 25만 명의 여성이 자궁경부암으로 사망한다. 자궁경부암으로 인한 피해는 대부분 인유두종바이러스 백신, 자궁경부암 검진, 전암 병변 및 암 치료에 접근할 수 없는 국가에 사는 여성들의 몫이다. 외음, 질, 항문의 암은 자궁경부암만큼 흔하지 않다. 인유두종바이러스와 관련된 항문암은 발병이 느는 추세다.

인유두종바이러스 검사는 무엇일까?

자궁경부암 검진은 암을 유발하는 고위험 바이러스나 초기 전암 병변을 확인하여 암 예방이 필요한 경우 추적 관찰 및 치료를 하기 위한 것이다. 자궁경부 표면의 세포를 살짝 긁어내어 병리학자가 현미경으로 모양을 확인하는 세포진 검사와, 고위험군 바이러스 DNA가 있는지를 확인하는 면봉법이 있는데 둘 중 하나를 시행하거나 둘 다 시행한다.

미국에서는 21세부터 65세까지 자궁경부암 검진를 받는다. 인유두종바이러스 백신을 맞았다고 해서 자궁경부암 검진 일정이 달라지진 않는다. 승인된 몇 가지 검사 알고리즘을 소개하자면 다음과 같다.

- 21~29세 여성은 세포진 검사를 3년에 한 번 받아야 한다. 30~65세 여성은 세포진 검사를 3년에 한 번 받거나 세포진 검사와 인유두종바이러스 검사(공동 검사)를 5년에 한 번 받아야 한다. 액상 세포진 검사를 받았다면 한 번 채취한 검체로 세포진 검사와 인유두종바이러스 검사를 동시에 진행할 수 있다

• 25세 이상 여성이라면 고위험군 인유두종바이러스 검사를 3년에 한 번만 받아도 된다. 질경을 사용하지 않아도 되므로 좀더 편하게 느낄 것이다.

검사 결과가 계속 음성이었던 여성들은 65세 이후부터 검사를 중단해도 된다.

고위험군이 아닌 인유두종바이러스 검사는 필요하지 않다. 인유두종바이러스 양성인 여성들을 위한 치료법이나 권장 사항은 나와 있는 게 없다. 의료계에는 유용한 불문율이 있다. 검사 결과가 치료 계획을 바꾸지 않을 거라면 검사 처방을 내리지 말아야 한다는 것! 25세 이하 여성에 대한 고위험군 바이러스 검사도 권장되지 않는다. 양성 반응이 흔하게 나타나는 데다 자궁경부암 발병까지 평균적으로 걸리는 시간을 고려하면, 이 검사로 인해 걱정을 하게 되고 또 다른 검사로 이어져 도움보다는 피해를 줄 가능성이 훨씬 더 높기 때문이다.

(세포진 검사나 인유두종바이러스 검사 중 하나에서) 비정상적인 결과가 나왔다면 좀더 알아볼 필요가 있다. 따라서 세포진 검사와 인유두종바이러스 검사를 재검하거나 자궁경부를 살펴보는 질 확대경 검사를 실시할 수 있다. 자궁경부조직을 약간 떼어내는 조직 검사를 한 차례 이상 진행할 수도 있다. 검사 결과에 따라 수많은 경우의 수와 선택지를 조합할 수 있는데, 이 책에서 다룰 수 있는 범위를 넘어서기 때문에 여기까지만 언급한다. 저등급 병변은 암 발병의 위험성이 매우 낮으므로 1년간 꾸준히 추적 관찰하며 관리한다. 고등급 병변은 암으로 발전할 위험성이 첫 12개월간 4퍼센트에서 시간이 지날수록 높아지므로 대부분 치료가 필요하다.

고등급 병변의 비정상 세포를 제거하는 방법은 다양하며, 이를 선택할 때는 몇 가지 요인이 고려되어야 한다. 병변 제거는 자궁경부를 변형시킬 수 있고 임신 상태나 임신 계획에 영향을 줄 수 있으므로, 암이 발병할 가능성이 현저히 높은 게 아니라면 21~24세 여성이나 임신한 여성에게는 권하지 않는다.

인유두종바이러스가 양성이었다가 음성이 됐다면, 바이러스가 숨어 있을 수도 있을까?

잠복은 바이러스가 숨어 있다가 어느 시점에 재활성화될 수 있음을 뜻한다. 잠복 중인 인유두종바이러스가 감염증을 일으킨다는 직접 증거는 존재하지 않는데, 사실 세포 안에 숨어 있는 바이러스를 찾아내기가 어려워 이를 증명하기가 쉽지 않다. 그것이 가능함을 보여주는 몇 가지 간접적인 데이터가 있기는 하다. 예를 들어 인유두종바이러스 검사 결과가 줄곧 음성이었는데 임신 기간에 감염증이 나타날 수 있다. 임신이 면역체계를 억제하여 잠복 중이던 바이러스를 다시 활성화하기 때문이다.

　인유두종바이러스 검사 결과가 양성이었다가 음성으로 바뀌었다면, 다시 양성이 나올지는 알 수 없다. 다만 DNA 검사 결과가 음성이면 활성 감염이 아니므로 전염될 위험성은 없다. 잠복 중인 인유두종바이러스 감염이 있는지를 알려주는 검사는 없으므로 이러한 궁금증은 그냥 넘길 수밖에 없다.

항문암은 어떨까?

항문암은 흔히 인유두종바이러스에 의해 발병한다. 남성 파트너에게 애널섹스를 받는 것이 가장 큰 위험 요인이라고 여겨져왔지만, 실제로는 그렇지 않다는 것을 보여주는 새로운 연구들이 등장하고 있다. 자궁경부나 음순에 있는 인유두종바이러스는 전계 효과*를 보이기도 해서 생식기 부위에 있는 모든 세포에 영향을 미칠 수 있다.

만약 항문에 지속적인 가려움이나 자극과 같은 증상이 나타난다면 곧창자·항문 검사를 받아야 한다. 그렇다고 항문 인유두종바이러스가 있다는 뜻은 아니다. 흔하디흔한 질환 중에서도 항문에 가려움증과 자극을 유발하는 질환이 많다. 인간면역결핍바이러스HIV 양성이거나 인유두종바이러스에 의한 자궁경부 전암 병변이 있었던 여성이라면 항문 세포진 검사를 권유할 수 있겠지만, 유감스럽게도 2019년 초반인 현재까지 조언해줄 만한 명확한 지침이 없다. 지금으로서는 잘 알려진 위험 요인이나 항문암 증상이 없는 건강한 여성들에게 항문암과 항문의 고등급 병변에 대한 정기검진을 권하지 않고 있다.

출산 중 인유두종바이러스에 감염될 수도 있을까?

이런 경우를 주산기 감염perinatal transmission이라고 부르며, 간단히 답하자면 '그렇다'이지만 무척 드문 경우다.

출산 중 인유두종바이러스 감염은 주로 질식분만과 제왕절개 과정에서 기록되었다. 감염이 일어나면 신생아의 성대에 사마귀가 생길 수 있는데, 소아호흡기유두종증이라고 부르며 (감염자 수가 대략 10만 명 중 2~4명으로) 드물게 나타난다. 심하면 수차례 수술을 받아야 할 수도 있다. 생식기 인유두종바이러스에 감염된 여성의 수와 소아호흡기유두

---

* 자궁경부암이 있는데 항문이나 음순, 질에도 암이나 전암 병변 및 사마귀가 생기는 증상을 말한다. 재발일 수도 있고, 바이러스 감염이 제거되지 않고 남아 있어서일 수도 있고, 바이러스가 여러 부위에 감염되었기 때문일 수도 있다.

종증의 희귀성을 고려할 때, 단순히 바이러스에 노출되는 것만을 발병 사유로 보기에는 무리가 있다. 분만 중에 모체의 생식기에서 아기의 생식기로 감염이 일어날 수 있는지 여부는 확실하지 않다.

인유두종바이러스에 감염되면, 파트너에게 뭐라고 말해야 할까?

인유두종바이러스 감염으로 세포진 검사 결과가 비정상이거나 DNA 검사 결과가 양성으로 나왔다는 것은 바이러스를 배출해 파트너를 감염시킬 잠재적 위험이 있음을 의미한다. 남성들은 생식기 인유두종바이러스 검사가 권고되지 않으므로 남성 파트너를 만나는 여성 중 일부는 자신만 감염 사실을 공개해야 한다는 것을 부당하다고 여긴다. 이럴 때는 보통 정직이 최선의 방책이다.

파트너와 이미 성관계를 하고 있었다면 그 역시 이미 인유두종바이러스에 노출되었을 것이며, 감염이 지금의 파트너에게서 비롯된 건지, 과거 다른 사람에게서 비롯된 건지는 당연히 알 수 없다. 여성 파트너들은 최근까지 자궁경부 검진을 받고 있는지 확인해야 한다. 원한다면 콘돔을 보호 수단으로 사용할 수 있다. 만약 파트너가 인유두종바이러스 백신을 맞지 않았다면, 예방접종도 고려해볼 만한 좋은 전략이다.

섹스토이로 인유두종바이러스에 감염될 수 있을까?

이론적으로 인유두종바이러스는 삽입 섹스, 비비는 행위, 오럴섹스 외에 섹스토이를 통해서도 감염될 수 있다. 한 연구에서 여성들에게 열가소성 탄성중합체와 실리콘으로 만들어진 두 종류의 바이브레이터와 함께 세척액과 세척법에 관한 지시 사항을 제공했다. 그리고 인유두종

26장   인유두종바이러스

바이러스 검사를 위해 사용 전후 바이브레이터와 질에서 직접 면봉으로 샘플을 채취해달라고 요청했다.

이 연구는 소규모로 진행됐다. 단 아홉 명의 여성이 인유두종바이러스 양성이었고 검사 결과를 제출했다. 열가소성 탄성중합체 바이브레이터('토끼' 모양)의 본체는 사용 직후 89퍼센트가 인유두종바이러스 양성이었고, 세척 직후 56퍼센트가 양성이었으며, 40퍼센트는 세척 후 24시간이 지나고도 여전히 양성이었다. 손잡이도 별반 다르지 않았다. 실리콘 바이브레이터는 사용 및 세척 직후에는 양성이었지만 24시간 후에는 양성 반응이 전혀 나타나지 않았다. 다만 평가한 샘플이 네 개뿐이었다.

이와 같은 소규모 연구에서 결론을 도출하기는 쉽지 않지만, 바이브레이터를 사용한 후 인유두종바이러스가 발견된 것은 분명한 사실이고, 이 바이러스는 사물의 표면에서 7일간 생존할 수 있기 때문에 놀라운 결과는 아니다. 파트너 간의 감염을 예방하는 데 도움이 되는 섹스토이 세척법과 바이러스의 존속 시간이 실리콘 표면에서 상대적으로 더 짧은지에 관해서는 더 많은 연구가 필요하다. 그 해답을 찾을 때까지 인유두종바이러스 양성인 여성들은 파트너와 공유하는 섹스토이를 생식기 인유두종바이러스 감염증의 잠재적 매개체로 여겨주기 바란다.

성기사마귀는 어떨까?

사마귀는 납작할 수도 튀어나와 보일 수도 있다. 바이러스가 단백질인 케라틴의 추가 생성을 촉진하여 두툼해지기도 한다. 성기사마귀는 인구의 약 1퍼센트에서 발생하며 인유두종바이러스 6형과 11형에 의한 감염증으로 발병한다.

사마귀는 암으로 발전하지 않지만, 비슷한 외형 때문에 외음이나 질의 전암을 사마귀로 착각하는 경우도 있다. 인유두종바이러스 6형이나 11형과 같은 저위험군 바이러스에 감염된 여성들도 암을 유발할 수 있는 고위험군 인유두종바이러스에 걸릴 수 있으므로, 성기사마귀가 있으면 비정상적인 세포진 검사 결과가 나타날 수 있는 위험 요인이 있다고 본다.

40세 이하 여성에게 전형적인 사마귀가 나타난다면 조직 검사는 필요 없다. 사마귀가 검게 착색된 궤양처럼 보이거나 비정상적으로 보이는 경우, 40세 이상이거나 면역 저하 상태인 경우(예를 들어 장기이식이나 관절염 치료를 위해 면역억제제를 복용하는 경우), 사마귀가 치료 후 재발했거나 치료가 효과적이지 않은 경우에는 전암 또는 암을 감별하기 위해 조직 검사를 해보아야 한다. 항문 주변에 있는 사마귀(항문사마귀)는 치료를 요하는 내부 사마귀의 유무도 확인해야 하기에 (항문 안을 들여다보는) 항문경 검사를 할 수 있는 의료인이 검진해야 한다.

성기사마귀는 저절로 사라지기 때문에 기다리면서 지켜보는 접근법을 적용할 수 있다. 성기사마귀가 1년 이상 존속한다면 자연적으로 사라지기를 기대하기는 어렵다. 다양한 치료법이 많이 있으나 탁월하다고 입증된 치료법은 없다. 치료법 선택은 사마귀의 개수와 크기, 비용, 임신 시 위험 요소, 그리고 환자의 선호도를 비롯한 여러 요인에 따라 달라진다.

선택 가능한 치료법은 환자가 도포하는 것(집에서 직접 약을 바르는 것)과 의료인이 도포하는 것으로 나뉜다.

환자가 도포하는 치료법으로는 다음이 있다.

- 이미퀴모드imiquimod* 면역체계를 자극하여 사마귀와 싸우도록 한다. 5퍼센트

크림은 일주일에 세 번, 3.75퍼센트 크림은 16주간 매일 환부에 바르고 6~10시간 후에 씻어낸다. 자극, 발적, 궤양 등의 부작용이 나타날 수 있다. 약물은 환부 외의 피부에 닿아도 괜찮다. 임신한 여성에 대한 안전성을 판단할 데이터는 없지만, 어쩌다 노출되어도 그렇게 위험하지는 않을 것이다. 사마귀의 개수가 많은 경우, 환자가 도포하는 치료법 중에서는 가장 나은 선택지다.

- **포도필로톡신**podophyllotoxin 인유두종바이러스 DNA의 (더 많은 복제세포를 만드는) 복제 능력을 차단한다. 부식성이 있어 주변 피부에 자극이 되므로 정확한 양을 도포하는 것이 중요하다. 용액을 면봉에 묻히거나 젤을 손가락에 묻혀서 3일간 하루 두 번 환부에 바르고 4일간 쉰다. 이 주기를 네 차례 반복한다. 하루 사용량은 0.5밀리리터로 제한되어 있다. 처음에는 의료인이 바르면서 어떻게 발라야 하는지 일러주고 모든 사마귀에 제대로 바를 수 있는지 확인하는 것이 좋다. 선천성 기형을 야기할 위험이 있으므로 임신 기간에는 사용해선 안 된다.
- **시네카테킨**sinecatechin 녹차 추출물로 최대 16주간 하루 세 번 환부에 바른다. 발적, 작열감, 궤양이 부작용으로 나타날 수 있다. 면역 기능이 저하된 상태인 인간면역결핍바이러스 감염자나 생식기 헤르페스 감염자에게는 권하지 않는다. 임신한 여성에 대한 안전성은 알려져 있지 않다.

의료인이 시행하는 성기사마귀 치료법은 다음과 같다.

- **냉동요법** 액체질소 또는 특수 기구로 사마귀를 냉각시킨다. 냉동과 해동이 반복되면서 바이러스에 감염된 세포가 죽는다. 이 치료는 보통 진료실에서 시행한다. 대개는 마취 없이 견딜 만하지만, 필요하다면 통증 완화를 위해 국소마취제(주사)를 쓸 수 있다. 이와 함께 몇 가지 치료가 병행되기도 한다.

---

* 우리나라에서는 알다라가 판매된다.

- **외과적 제거술** 진료실, 처치실, 수술실에서 제거가 필요한 사마귀를 크기와 개수에 따라 메스, 가위, 레이저, 전기소작기로 절제한다. 수술의 장점은 병리학자에게 떼어낸 조직을 보내 전암 또는 암을 감별할 수 있다는 것이다. 단점은 마취가 필요할 수 있고, 통증이나 출혈이 있을 수 있으며, 부정확한 수술 또는 합병증으로 인해 흉터가 생길 수 있다는 점이다. 일반적으로 가장 비싼 선택지다.
- **트리클로로아세트산TCA 또는 바이클로르아세트산BCA** 사마귀의 단백질을 화학적으로 파괴한다. 부식성이 매우 강하기 때문에 반드시 사마귀에만 발라야 한다. 보통 면봉의 나무 끝부분이나 이쑤시개로 소량 도포하고 건조시킨다. 조직이 하얗게 변하기 때문에 의료인은 사마귀에만 도포되었는지를 확인할 수 있다. 멀쩡한 피부에 조금이라도 닿으면 즉시 씻어내야 한다. 장점은 매우 저렴하며 임신 중에도 사용할 수 있다는 것이고, 단점은 한 번 치료로 낫지 않아 매주 추가적인 치료를 해야 하는 경우가 종종 있으며 정확히 바르지 않으면 주변 피부에 발적과 물집을 야기할 수 있다는 것이다.

꼭 알아두기

발암성, 즉 암을 유발하는 인유두종바이러스를 제거하지 못하면 자궁경부암의 위험 요소가 될 수 있다.

자궁경부암 검진은 21세에 시작한다.

저위험군 바이러스 검사는 권장하지 않으며, 고위험군 바이러스 검사는 25세 이후부터 받도록 한다.

최적의 항문암 검사법은 아직 알려져 있지 않다.

인유두종바이러스는 섹스토이를 세척한 후에도 남아 있을 수 있다.

27장   헤르페스   Herpes, HSV

100여 종 이상의 헤르페스바이러스가 있지만 단 8종만이 인간에게 감염된다. 그중 단순포진바이러스 1형HSV-1과 단순포진바이러스 2형 HSV-2은 성적으로 감염되는 질환이다.

  헤르페스바이러스를 규정하는 특징 중 하나는 안정적인 잠복 능력으로, 최초 감염 시 바이러스가 완벽히 제거되지 않으며, 세포 안에 숨어 있다가 나중에 재활성화될 수 있다.

  세포조직에 들어가 잠복하는 바이러스는 많은 사람을 괴롭히지만, 이 문제는 단순포진바이러스 1형과 2형에만 국한되지 않는다. 수두(수두대상포진바이러스VZV)와 감염단핵구증(엡스타인바바이러스EBV)도 감염을 일으킨 후 재활성화되는 헤르페스바이러스다. 수두는 지극히 고통스러운 대상포진으로 재활성화된다. 엡스타인바바이러스의 재활성화는 증상을 일으키지 않기 때문에 사람들은 구강으로 바이러스를 내뿜으면서도 그 사실을 알지 못한다. 거의 모든 사람이 체내에 한 가지 이상의 헤르페스바이러스를 가지고 있다.

  단순포진바이러스 1형과 2형 감염은 피부에서 시작된다. 생식기 헤르페스(성기단순포진)는 외음, 질, 항문에서 나타난다. 바이러스는 미세외상을 통해 체내로 들어온다. 이성애 섹스에서 여성이 남성보다 미세외상을 더 많이 입고 질 점막이 음경보다 감염에 더 취약하기 때문에 성접촉을 통해 헤르페스에 걸릴 가능성도 남성보다 여성이 더 높다.

  단순포진바이러스는 피부로 들어가 복제되고 번식하며 더 많이 증식한다. 이것이 고통스럽고 가시적인 물집이나 궤양의 증상으로 이어질 때도 있지만, 감염 초기에는 무증상인 경우가 많다. 바이러스는 자가복제를 하며 일단 감염 상태가 안정되면 신경으로 침입해 신경을 타고 척수와 가까운 세포체로 이동한 후 휴면기에 들어간다. 이렇게 해서 신경에 염증이 생기는데, 감염 초기나 바이러스가 재활성화되었을 때 헤르페스가 굉장히 고통스러운 이유가 여기에 있다.

재활성화된 바이러스는 신경을 타고 되돌아와 더 많은 복제 바이러스를 만들어낸다. 바이러스가 복제되는 동안에는 전염성이 있는데, 이러한 과정을 바이러스 흘림이라고 부른다. 재활성화는 처음 감염되었던 부위 근처에 고통스러운 물집이나 궤양을 야기할 수 있지만, 증상 없이 바이러스 흘림만 나타날 수도 있다.

최초 감염과 재활성화를 이해하는 것이 중요한데, 처음 생긴 궤양(포진)은 최초 감염을 의미하는 게 아니라, 감염이 처음 가시화되었음을 의미한다. 처음 나타난 궤양은 새로 감염된 것일 수도 있지만 몇 개월, 심지어 몇 년 전에 감염된 바이러스가 재활성화되어 처음으로 가시화된 것일 수도 있다. 그러나 궤양이 초기 감염으로 나타난 것인지 재활성화 때문인지를 육안으로 구별하기란 불가능하다.

두 가지 바이러스에 관한 기본 개념

한때 단순포진바이러스 1형은 구강을 통해, 2형은 성기를 통해 감염된다고 여겨졌지만, 지금은 북미에서 발생하는 생식기 헤르페스 신규 감염의 약 50퍼센트가 1형 때문이라는 사실이 알려져 있다. 보육시설이나 놀이터에서 유년기에(아이들과 구강 분비물은 떼려야 뗄 수 없는 관계다) 단순포진바이러스 1형에 노출되는 사람들이 점점 줄면서, 오럴섹스를 받다가 첫 노출을 겪게 되는 것이다.

만약 유년기에, 혹은 활발한 성생활을 하기 전에 구강으로 단순포진바이러스 1형에 감염되면 보호 항체가 형성되어 생식기 단순포진바이러스 1형 감염은 나타나지 않을 것이다. 구강과 생식기 모두에 단순포진바이러스 1형이 있을 수 있는 시나리오는 두 가지뿐이다. 첫째, 구강과 생식기가 둘 다 바이러스와 접촉하는 경우. 둘째, 항체가 형성되지 않은 감염 초기 바이러스가 다른 신체 부위로 전파되는 경우. 이를 자가감염autoinoculation이라고 부른다.

단순포진바이러스 1형은 구강을 선호한다. 재발성 입술포진은 흔하지만, 고통스러운 재발성 생식기 단순포진바이러스 1형의 발발은 드물다. 그래서 생식기 헤르페스의 유형을 아는 것이 도움이 된다. 발발을 일으킨 것이 단순포진바이러스 1형이라면 고통스러운 발발이 나타날 가능성이 낮고, 바이러스를 흘린 곳에서 재발할 가능성도 낮으며, 생식기 간의 감염도 드물게 일어난다. 일부 데이터는 처음 감염에서 눈에 보이는 생식기 궤양을 일으킬 가능성이 단순포진바이러스 1형에서 2형보다 더 높게 나타남을 보여준다.

구강이든 생식기든 단순포진바이러스 1형에 감염되었던 과거력이 2형을 예방하지는 않는다. 그러나 2형보다 1형에 먼저 감염된다면, 여전히 바이러스를 전파하긴 하겠지만 생식기 단순포진바이러스 2형의 고통스러운 발발이 가시화될 가능성은 낮아진다. 따라서 1형 감염이 2형 감염의 심각성을 완화한다고 할 수 있다.

얼마나 많은 사람이 헤르페스에 걸렸을까?

전 세계 인구의 약 67퍼센트가 단순포진바이러스 1형 항체를 가지고 있는데 이는 이전에 감염된 적이 있다는 것(유병률)을 보여주는 증거다. 북미에서는 유병률이 약 50퍼센트로 나타난다. 단순포진바이러스 2형 항체의 전 세계 유병률은 약 11퍼센트인데, 여성의 유병률이 남성의 두 배에 달한다(각각 15퍼센트, 8퍼센트). 미국에서는 14~49세의 15.5퍼센트가 2형에 대한 항체를 가지고 있으며, 이 가운데 20.9퍼센트가 여성, 11.5퍼센트는 남성이다. 이 비율은 시간이 지나면서 서서히 감소해왔는데, 주로 예방 보건 관리에 대한 접근성이 높은 인구에서 이런 추세가 나타났다.

생식기 헤르페스 감염은 어떤 영향을 줄까?

헤르페스바이러스 양성인 사람의 약 80퍼센트는 감염 사실을 모른다. 전형적인 헤르페스 포진의 증상은 수포가 터져 궤양이 되고 거기에 딱지가 앉는 형태다. 사타구니의 림프절이 부어오르고 근육통과 고열이 있을 수 있다. 그러나 많은 사람, 특히 여성들에게는 증상이 나타나지 않으며 간혹 병변이 생기더라도 질에 생기기 때문에 다른 감염증으로 쉽게 오인된다. 포진이나 헤르페스 병변은 매몰모 같은 증상으로 오진될 수도 있다.

  포진은 감염이 현재 활성 상태―새로운 바이러스가 생성되고 있고 전염성이 있음―라는 것을 의미하지만, 증상이 없을 때도 이따금 바이러스가 생성되는데 이것을 흘림이라고 한다. 증상이 활성 상태일 때는 대부분의 사람이 통증 때문에 섹스를 하지 않으므로 헤르페스의 전형적인 전염 방식은 흘림이다. 흘림은 생식기 단순포진바이러스 1형보다 생식기 단순포진바이러스 2형에서 더 자주 일어난다. 이성애 성관계에서 콘돔을 사용하지 않을 경우 전반적인 헤르페스 전염 및 감염 위험성은 매년 약 10퍼센트로 나타난다.

단순포진바이러스 2형이 여성에게 미치는 중요한 영향은 인간면역결핍바이러스HIV에 노출될 때 감염 위험성이 증가한다는 것이다. 궤양에 의한 피부 손상도 위험하지만, 단순포진바이러스 2형의 흘림 자체가 국소적인 변화를 야기하여 인간면역결핍바이러스의 감염 위험성을 높이기에 주의해야 한다.

생식기 단순포진바이러스에 감염된 여성들이 임신을 하면 특수한 문제들이 발생한다. 가령 질식분만 중에 바이러스를 흘리면 아이가 신생아포진에 걸릴 수 있다. 매년 미국에서 이런 식으로 약 1500건의 감염이 발생하며 감염된 신생아의 50퍼센트는 신경계에 영향을 주는 심각한 감염증을 앓는다. 공격적으로 치료하더라도 예후가 치명적일 수 있으며, 심하면 사망에 이를 수도 있다.

신생아포진의 약 75퍼센트는 여성이 임신 중 생식기 헤르페스에 접촉한 경우 발생하고, 나머지는 과거에 감염된 바이러스의 재활성화에 의한 것이다. 위험을 최소화하는 전략들이 있는데, 이 책의 범위를 넘어서는 것들이라 여기까지만 언급한다. 생식기 헤르페스에 감염된 적이 있다면 산부인과의사, 주치의, 조산사에게 정확히 알리고 생식기에 나타나는 새로운 증상을 보고하여 적절한 검진과 치료를 받아야 한다.

헤르페스의 진단

임상적 진단이란 의료인이 증상을 살펴보고 "헤르페스인 것 같네요"라고 말하는 것을 의미한다. 이런 방식은 부정확한 경우가 많으므로 병변을 면봉법으로 검사해볼 것을 권장한다(고통스럽겠지만 몇 초면 끝난다). 가장 일반적인 검사는 결과가 매우 정확한 DNA 검사다. 배양 검사도 고려해볼 수 있지만 바이러스를 놓칠 수 있고, 상처에 딱지가 앉기 시작했다면 놓칠 가능성이 더욱 높아진다. DNA 검사와 배양 검사 둘 다 단순포진바이러스 1형과 2형을 구분할 수 있다. 이것이 중요한 이유는 1형이 2형에 비해 재발성 병변과 바이러스 흘림이 훨씬 더 적게 나타나는 경우가 있기 때문이다.

혈액 검사는 항체를 식별하여 감염 과거력을 알려준다. 권고 사항이 천차만별이어서 검사에 반대하는 의료 단체도 있고, 질병통제예방센터는 동의했거나 반대가 없는 경우에 고려될 수 있다고만 언급한다.

헤르페스 항체 검사는 단순포진바이러스 1형과 2형에 대한 항체를 구분해서 알려줄 수 있어야 한다. 미국에서도 몇 가지 항체 검사가 시중에서 판매되고 있다(헤르페셀렉트HerpeSelect나 유니골드 HSV-2 Uni-Gold HSV-2 등이 있다). 가장 대표적인 항체 검사는 워싱턴대학에서 제공하는 웨스턴 블롯western blot이다.

헤르페스 항체는 면역글로불린M과 면역글로불린G로 나뉜다. 면역글로불린M 항체는 감염 후 빠르게 생성되고 면역글로불린G 항체는 몇 개월 후에 생성되기도 한다. 지금으로서는 신뢰할 만한 헤르페스 면역글로불린M 검사가 없으므로 의료인은 이를 지시해서는 안 된다.

혈액 검사의 시행 여부는 검사 결과에 따라 당사자나 의료인이 어떤 조치를 취할지에 달려 있다. 결정을 내릴 때는 검사 결과가 행동을 어떻게 변화시킬지에 대해 생각해보라. 혈액 검사가 유용할 수 있는 몇 가지 시나리오는 다음과 같다.

- **진료 예약을 잡을 때쯤이면 어김없이 사라지는 재발성 생식기 궤양** 단순포진바이러스 2형 면역글로불린G 혈액 검사 결과가 음성이라면 헤르페스가 아닐 확률이 높다. 결과가 양성이라고 해서 무조건 헤르페스인 것도 아님을 명심하자.

- 여자든 남자든 파트너가 생식기 헤르페스 감염 과거력을 털어놓는 경우 혈액 검사를 해서 단순포진바이러스 2형 음성으로 나왔다면, 현재는 감염되지 않았다는 뜻이다. 항상 콘돔을 사용하고 약물을 복용하는 등 바이러스 감염 가능성을 줄이기 위한 조치를 취하라고 파트너에게 요청할 것인가?
- 새로운 궤양이 생기고 단순포진바이러스 2형 DNA 검사 결과가 양성인 경우 이것이 새로운 감염인지 무척 궁금할 것이다. 혈액 검사 결과는 음성이라면 비교적 최근에 바이러스와 접촉했을 가능성이 높다.
- 그냥 알고 싶은 경우 단순포진바이러스 1형에 대한 혈액 검사 결과가 양성이라면, 구강 감염인지 생식기 감염인지 알 수 없다. 2형 검사 결과가 양성이라면, 거의 대부분 생식기 감염이다. 이 사실을 파트너에게 알릴 것인가? 콘돔을 꼬박꼬박 사용할 것인가? 헤르페스 감염 가능성을 줄이기 위해 항바이러스 약물을 복용할 것인가?

치료법

매우 유사한 세 가지 약물인 아시클로버aciclovir, 팜시클로버famciclovir, 발라시클로버valaciclovir 중에서 선택할 수 있다. 인간면역결핍바이러스 양성이 아닌 한, 이들 약물에 대한 내성이 생길 위험은 매우 낮다.

헤르페스가 가시화되었을 때, 즉 처음 증상이 나타났을 때 다음 중 하나를 선택한다.

- 아시클로버 400밀리그램 7~10일간 하루 3회 경구 복용한다.
- 아시클로버 200밀리그램 7~10일간 하루 5회 경구 복용한다.
- 발라시클로버 1그램 7~10일간 하루 2회 경구 복용한다.
- 팜시클로버 250밀리그램 7~10일간 하루 3회 경구 복용한다.

이 약물들은 재발성 헤르페스가 발병했을 때도 복용할 수 있으며, 병변이 발생한 지 하루 이내, 혹은 병변이 나타나기 전 가려움이나 작열감이 있을 때부터 복용을 시작해야 한다. 약물 복용으로 병변의 지속 기간을 약 24시간까지 단축할 수 있다. 약물과 복용량에 따라 1~5일 사이에 다양한 방식으로 투약할 수 있다.

재발을 기다리지 않고 매일 약물을 복용하는 억제요법을 선택할 수도 있다. 이 전략은 헤르페스의 발병을 70~80퍼센트 낮춰주고 흘림과 감염 위험성을 약 50퍼센트 감소시킨다.

억제요법의 복용량은 다음과 같다.

- **아시클로버 400밀리그램** 하루 2회 경구 복용한다.
- **발라시클로버 500밀리그램** 하루 1회 경구 복용한다(재발이 1년에 10회 이상 나타나는 경우라면 효과가 떨어질 수 있다).
- **발라시클로버 1그램** 하루 1회 경구 복용한다.
- **팜시클로버 250밀리그램** 하루 2회 경구 복용한다.

그 밖의 예방 전략으로는 콘돔이 있는데, 남성보다 여성에게 더 효과적이다. 지속적인 콘돔 사용은 여성의 단순포진바이러스 2형 감염을 매년 30만 건씩 감소시킬 수 있다. 한편 음모 제모도 생식기 단순포진바이러스 감염 증가와 관련이 있을 수 있다.

심리적인 여파

환자와 대화하면서 가장 어려운 일 중 하나가 생식기 헤르페스 감염 진단을 내리는 것이다. 많은 여성이 이 진단을 받으면 헤르페스의 H가 주

홍글씨처럼 새겨지는 듯한 느낌을 받는다. 그렇기에 혈액 검사를 받기 전 양성 반응이 나오면 어떤 기분일지를 미리 생각해보는 것이 중요하다. 충격이 가신 후에도 심리적인 여파가 오랫동안 지속되는 경우는 드문 것으로 나타났다. 또한 헤르페스는 암을 유발하지 않고, 재발성 증상도 흔하지 않으며, 재발과 전파를 줄여주는 처방이 있고, 임신 중 피해를 최소화하는 약물들도 있다는 사실을 이야기해주면 많은 여성이 안심한다.

나는 길거리에서 단순포진바이러스 1형일 가능성이 매우 높은 입술 포진이 있는 사람을 마주친다고 해서 모든 사람이 그를 손가락질하며 비난하지는 않는다는 사실을 항상 짚으려 한다. 대부분의 사람은 그걸 신경 쓰지 않으며, 신경을 쓰더라도 안타까움에 "아이고 어쩌나!" 짧은 탄식을 내뱉을 뿐이다.

꼭 알아두기

단순포진바이러스 1형은 구강 및 생식기 포진을 야기하며, 생식기에서 재발은 흔하지 않다.

미국 여성의 20퍼센트는 단순포진바이러스 2형에 대한 항체를 가지고 있다.

단순포진바이러스 2형 혈액 검사 결과가 양성인 사람들 가운데 80퍼센트는 증상이 가시화되지 않은 상태다.

생식기 헤르페스 감염의 가장 심각한 영향은 인간면역결핍바이러스의 감염 위험성 증가와 질식분만 중 발생할 수 있는 위험 요소들이다.

항바이러스 약물들이 재발과 전파를 줄이는 데 효과적이다.

28장   임질과 클라미디아   Gonorrhea and Chlamydia

임질(임균 *Neisseria gonorrhoeae*)과 클라미디아(클라미디아트라코마티스 *Chlamydia trachomatis*)는 세균성 성매개감염이다. 클라미디아는 미국에서 가장 많이 보고되는 감염질환이고, 임질은 두 번째다. 매년 약 160만 건의 클라미디아 발병 사례가 질병통제예방센터에 보고되며, 보고되지 않은 사례도 약 100만 건에 이를 것으로 보인다. 클라미디아는 젊은 사람들에게 더 많이 발병한다. 신규 감염자의 3분의 2가 15~24세이며, 질병통제예방센터는 성생활을 하는 24세 이하 여성 20명 중 1명이 클라미디아에 감염되었을 것으로 추정한다. 임질은 그보다 더 적긴 하지만 매년 50만 건이 발병하며 안타깝게도 계속 증가하는 추세다. 2018년의 임질 감염률은 2016년에 비해 20퍼센트 더 높았다.

   아프리카계 미국인 여성들의 임질 발병률은 백인 여성들의 발병률에 비해 무려 17배 더 높다. 이는 양질의 의료서비스에 대한 접근성에 영향을 주는 사회경제적 환경이 불평등하기 때문인 것으로 여겨진다.

   임질과 클라미디아는 둘 다 원주세포와 이행세포라고 불리는 특정 피부(상피)세포에서만 살 수 있다. 이 세포들은 자궁경부, 질입구의 분비샘, 요도, 곧창자에서 발견된다. 이로 인해 자궁경부를 제거하는 자궁절제술을 받으면 질염이 급감하며, 양성 반응은 대부분 요도나 질입구의 분비샘에서 나온다. 또한 인후에서 발견되는 원주세포는 구강을 눈꺼풀의 원주세포는 분만 시 신생아의 안구를 감염시킬 수 있다.

   여성은 임질에 매우 쉽게 감염되는데, 보균자인 남성 파트너와 한 번의 질-음경 섹스로 여성이 감염될 확률은 50~70퍼센트다. 반면 보균자가 여성인 경우 한 번의 질-음경 섹스로 남성이 감염될 확률은 20퍼센트다. 또한 펠라티오(남성이 받는 오럴섹스)가 쿤닐링구스(여성이 받는 오럴섹스)보다 더 쉽게 감염을 일으킨다. 여성들 간의 핑거플레이나 섹스토이 공유로 감염될 위험성에 대해서는 알려져 있지 않다.

무증상자가 너무 많다 보니 클라미디아 감염에 관한 통계는 충분하지 않지만 최대한 추정해보자면, 질-음경 섹스 1회당 약 10퍼센트이고 여성의 감염률이 남성보다 더 높을 것으로 예상된다. 또한 여성들은 쿤닐링구스보다 펠라티오를 통해 구강 클라미디아에 더 많이 감염될 수 있다. 24세 이하 여성들(클라미디아 고위험군)을 살펴본 한 연구에서 남성과 섹스하는 여성들, 여성과 섹스하는 여성들의 감염률이 비슷하다는 사실이 확인되었다.

클라미디아는 분비물 노출을 통해 더 쉽게 감염될 수 있다. 곧창자 내 감염은 임질의 경우 애널섹스가 원인이라고 여겨지지만, 클라미디아는 피부에 묻은 자궁경부의 분비물을 항문 쪽으로 닦아낼 때 묻어나며 감염되기도 한다고 보고되어왔다. 분만 중에 감염된 질 분비물에 노출된 아기도 질 클라미디아와 곧창자 클라미디아에 걸릴 수 있다.

임질과 클라미디아는 어떤 증상을 야기할까?

대부분 무증상이므로 검사가 매우 중요하다. 질에서 자극이나 작열감이 느껴질 수 있지만, 임질에 감염된 여성의 20퍼센트만이 이러한 증상을 보이며 클라미디아는 유증상자가 더 적다. 고름처럼 보이는 탁하고 끈적끈적한 녹황색 또는 누런색 분비물이 비치기도 하는데, 정말 고름(백혈구로 가득 찬 분비물)이 생겨서 그런 것이다. 또한 클라미디아는

성매개감염

삽입 섹스 후 점상출혈을 일으킬 수 있는 자궁경부염을 야기하기도 한다.

임질과 클라미디아를 치료하지 않고 방치하면 자궁과 나팔관의 심각한 감염증인 골반염을 일으킬 수 있다. 골반염으로 인한 나팔관의 손상은 자궁외(난관) 임신, 난임으로 이어질 수 있고 만성 골반통의 발병률을 증가시킬 수 있다. 클라미디아는 드러나지 않는 경우가 많기 때문에 무증상으로 난임을 야기하는 심각한 나팔관 손상까지 이어질 수 있다.

임질과 클라미디아 검진을 받아야 하는 경우는?

조기 발견해서 조기 치료하면 심각한 골반염으로 진행될 위험을 줄일 수 있으므로 성생활을 하는 24세 이하 여성이라면 1년에 한 번씩 검진을 받아야 한다. 이 검진은 모든 여성 — 이성애·양성애·동성애 여성과 트랜스여성 — 을 대상으로 한다. 질 섹스를 하는 트랜스남성도 검진을 받아야 한다.

일반적으로 임질과 클라미디아의 발병률은 24세 이후부터 크게 낮아지며, 고위험군의 경우에도 마찬가지다. 감염이 일어나지 않는다는 의미는 아니지만, 여성들의 성생활 패턴이 24세 이후로는 좀더 안정화되는 듯하다. 젊은 여성은 감염 위험이 높은 자궁경부의 원주세포가 더 돌출되어 있어서(외반이라고 부른다) 임질과 클라미디아에 노출될 때 생물학적으로 더 쉽게 감염될 수 있다.

24세 이상 여성들 중 1년 내에 새로운 파트너 또는 다수의 파트너를 만났거나, 클라미디아 및 임질에 감염된 적이 있는 여성들은 반드시 계속 검진을 받아야 한다. 일부 전문가들은 성생활이 활발한 19세 이하의 여성들은 6개월마다 검진을 받아야 한다고 말한다. 클라미디아의 임질 모두 임신과 신생아 합병증에 영향을 미치므로 임신한 여성들도 검진을 받아야 한다.

임질과 클라미디아는 다른 성매개감염과도 관련되어 있기 때문에(감염질환들은 무리지어 다니는 경향이 있다) 검사 결과가 양성이라면 매독, 트리코모나스증, 인간면역결핍바이러스HIV 검사도 받아보고 자궁경부 검진도 제때 받고 있는지 확인하는 것이 좋다.

언제 걸린 걸까?

모든 사람이 이 질문에 대한 답을 알고 싶어한다. 임질이나 클라미디아에 노출된 시점부터 양성 반응이 나올 때까지의 기간을 의미하는 잠복기에 대해서는 명확하게 알려져 있지 않다.

휴면기 클라미디아가 존재할까?

이성애 관계를 맺는 많은 여성이 무증상 클라미디아 양성 상태가 얼마나 오래 이어질 수 있는지를 콕 집어 묻는다(파트너도 본인도 증상이 없는 데 양성이 나온 경우 이것이 현재 파트너에게 옮은 건지, 과거에 옮은 게 잠복되어 있었던 건지 궁금해하는 여성이 많다는 의미다). 임질에 감염된 남성은 80~85퍼센트가 유증상자인 데 비해 클라미디아에 감염된 남성은 30퍼센트만이 유증상자이기 때문에 임질에 관해서는 이 질문을 자주 하지 않는 것 같다.

여성이 얼마나 오랫동안 증상 없이 클라미디아를 보균할 수 있는지를 알려주는 양질의 연구는 많지 않다. 이런 연구를 시행하는 것 자체가 비윤리적이기 때문이다. 연구자들은 과거의 연구들에서 데이터를 수집했고, 처음에 양성이 나왔지만 치료를 받지 않았을 때 이후의 검사 결과가 여전히 양성으로 나올 확률은 1년 차에 50퍼센트, 2년 차에 17퍼센트, 3년 차에 8퍼센트, 4년 차에 5퍼센트라는 매우 관대한 결론(의학적인 "지식과 경험을 바탕으로 한 추측")이 도출되었다.

여기서 확인된 클라미디아는 새로운 감염, 즉 관계 밖에서 성접촉을 가졌다는 의미일 수도 있다. 이른바 독점적 이성애 관계에서 약 23퍼센트의 남성과 19퍼센트의 여성이 성적으로 파트너를 배반했음을 인정한다.

클라미디아에 감염된 시점이 최근인지, 한 달 전인지, 아니면 1년 전인지를 알아내는 것은 불가능하다. 위에서 언급한 통계를 감안해 감염 경위를 어떻게 해석할지는 여러분에게 달려 있다.

어떻게 검사를 받아야 할까?

임질과 클라미디아 검사는 모두 핵산 검사로 시행된다(22장을 보라). 소변 검사, 질경으로 골반 검사를 하면서 면봉으로 채취한 표본, 심지어 질에서 직접 면봉으로 채취한 표본으로도 검사가 가능하다.

곧창자에 시행할 수 있는 검사는 몇 가지뿐이다. 애널섹스를 받기만 해왔다면 적절한 검사를 할 수 있도록 그 사실을 의료인에게 알리자.*

클라미디아의 치료법은 무엇일까?

가장 많이 사용하는 두 가지 치료법은 항바이러스제인 아지트로마이

---

* 질주름(이른바 '처녀막')을 보존해야 한다는 강박 때문에, 임신에 대한 공포 때문에, 또는 질경련과 같은 의학적 문제로 애널섹스만 하는 여성들이 있는데, 이들도 성매개감염에는 똑같이 취약하므로 검사를 받아야 한다.

신azithromycin 1그램을 1회 복용하거나 독시사이클린doxycycline 100밀리그램을 7일간 하루에 2회 복용하는 것이다. 이 약물들을 구할 수 없거나 다른 이유로 복용할 수 없다면 다른 선택지에 대한 질병통제예방센터의 지침을 참고하라.

임질은 어떻게 치료할까?

임질 치료는 좀더 복잡하다. 임균은 항생제 내성을 가장 쉽게 획득하는 균이기 때문이다. 1930년대에 설폰아미드계 항생제가 처음 소개된 뒤로 임질은 설파제, 페니실린, 테트라사이클린, 몇 가지 세팔로스포린, 퀴놀론 등 다수의 항생제를 무력화시켰다. 내성이 나타나는 속도도 무척 빨라서 몇몇 항생제는 약이 듣지 않게 되기까지 20년도 채 걸리지 않았다. 임균이 항생제를 물리치는 속도는 우리가 새로운 종류의 항생제를 개발하는 능력을 훨씬 앞지른다.

현재는 선택할 수 있는 임질 치료법이 몇 가지 없다. 나라마다 내성 패턴이 다를 수 있으므로 지역에 따라 효과적인 치료법을 아는 것이 중요하다. 미국에서 권장되는 치료법은 같은 날에 가급적이면 잇달아서 세프트리악손ceftriaxone 250밀리그램을 주사하고 아지트로마이신 1그램을 1회 경구 복용하는 것이다. 세프트리악손을 구할 수 없다면 세픽심cefixime 400밀리그램으로 대체할 수 있지만, 치료 효과가 떨어져 선호되지는 않는다.*

---

* 질병통제예방센터의 지침은 2021년 개정되었다. 임균은 아지트로마이신에도 내성을 가지게 되어 현재 권고안은 세프트리악손 500밀리그램 근육주사를 1회 맞는 것이다. 주사를 구할 수 없다면 세픽심 800밀리그램을 경구로 1회 복용한다. 우리나라는 마지막 성매개감염 진료 지침 개정이 2016년이라 미국의 지침을 참고로 치료하는데, 항생제 내성, 특히 다제내성(다양한 약제에 내성을 가진) 임균이 점차 증가하고 있어 주의가 필요하다.

후속 조치

임질과 클라미디아 모두 치료 중에는 물론 치료가 끝나고 일주일간 성관계를 하지 말아야 한다. 지난 60일간 성관계를 가진 사람도 치료를 받아야 하고, 60일간 관계가 없었다면 마지막 파트너가 치료를 받아야 한다. 몇 개 주에서는 파트너에 대한 신속한 클라미디아 치료를 법적으로 권장하여 파트너를 위한 처방전도 함께 발부한다. 임질에 노출되었을 때는 반드시 내원해야 한다.

임질과 클라미디아에 대한 DNA 검사는 치료 후 14일간 양성일 수 있으므로 이 기간에는 절대 검사를 지시하지 않는다. 재감염 여부를 확인하고자 한다면 3개월 후 다시 검사해볼 것을 추천한다.

꼭 알아두기

성생활이 활발한 24세 이하 여성들은 임질과 클라미디아 고위험군이다.

임질은 다량의 분비물과 배뇨 시 작열감을 야기할 수 있지만, 20퍼센트의 여성만이 이러한 증상을 보인다.

섹스 후 점상출혈은 클라미디아 증상일 수 있다.

임질과 클라미디아는 증상이 잘 나타나지 않는 데다 감염을 치료하지 않으면 심각한 결과가 초래되므로 반드시 정기검진을 받아야 한다.

임질은 항생제 내성 문제가 심각해서 선택할 수 있는 치료법도 제한적이다.

29장 트리코모나스증   Trichomoniasis

트리코모나스증은 단세포 미생물인 원충에 의해 발생하는 감염증이다. 줄여서 트리코모나스 또는 '트리크Trich'라고 부르기도 하지만 공식적으로는 트리코모나스 질염으로 알려져 있다.

트리코모나스(편모충)는 편모라고 불리는 다섯 개의 작은 채찍을 프로펠러처럼 돌려 움직이는데, 현미경으로 보면 작은 오징어 같기도 하다. 트리코모나스는 인체 세포 밖에서 번식하기 때문에 기생충이 아니지만, 트리코모나스증은 숙주로부터 영양분—질에서 발견되는 저장 당인 글리코겐—을 얻기 때문에 기생충 감염이다. 트리코모나스는 꼬리의 미늘(갈고리)을 이용해 세포에 달라붙어 심각한 염증 반응을 야기한다.

트리코모나스는 유독 질에 잘 적응해서 요도까지는 감염시킬 수 있지만(남성의 경우 요도와 전립선을 감염시킨다) 구강이나 항문은 감염시킬 수 없다. 트리코모나스는 높은 pH에서 생존하고 성장한다. 보통 질의 pH는 3.5~4.5이므로 세균성 질염과 같은 질 감염 상태나 에스트로겐 수치가 떨어져 질 내 pH가 높아지면 트리코모나스에 노출될 때 더 쉽게 감염될 수 있다.

트리코모나스증은 얼마나 흔할까?

트리코모나스증은 신고 의무가 있는 감염증이 아니기 때문에 실제 발병률은 알려져 있지 않다. 일부 집단에서는 감염률이 여성의 최대 20퍼센트까지 나타나기도 하지만, 전 세계적으로 약 8퍼센트의 여성이 감염되어 있다고 본다. 미국에서는 가임기 여성(14~49세)의 약 2~3퍼센트가 트리코모나스증 양성이다. 대부분의 성매개감염에서 신규 감염 사례를 뜻하는 발병률은 연령이 높아질수록 감소하지만 트리코모나스증은 그렇지 않다. 트리코모나스증의 발병률은 예상대로 젊은 여성들(15~24세)에게서 높게 나타나고 나이가 들며 감소하다가 40대 여성들에게서 엄청나게 급증한다는 점에서 차이가 있다. 한 가지 가설은 에스트로겐 농도가 떨어지고 질 pH가 높아진 그 나이대 여성이 트리코모나스에 노출될 때 더 쉽게 감염된다는 것이다. 질 섹스를 하는 트랜스남성들 역시 테스토스테론을 투여하고 있다면 에스트로겐 농도가 떨어져 더 위험할 것이다.

트리코모나스증의 증상은 무엇일까?

트리코모나스증의 잠복기(병원체에 노출된 시점부터 감염증이 나타나기까지의 기간)는 4~24일이다.

가장 흔한 증상은 녹황색 분비물, 배뇨통, 냄새, 가려움, (외음 또는 질의) 자극감이다. 염증이 너무 심한 경우에는 질벽에 소량의 출혈, 즉 점상출혈이 나타날 수 있다. 트리코모나스증에서 가장 흔하게 나타나는 증상들은 다른 질환에도 많이 나타나는 비특이적 증상이기 때문에 증상에 근거하여 원인이 트리코모나스증인지 다른 질환인지를 판단하기는 매우 어렵다.

트리코모나스에 감염된 여성들의 85퍼센트가 무증상이고 6개월까지 봐도 증상을 보이는 경우는 40~50퍼센트에 그치기 때문에 증상이로만 트리코모나스증을 식별하기엔 부족한 측면이 있다. 이 사실을 아는 것이 중요하다. 양성 판정을 받기 전까지 무증상 트리코모나스증이 지속되는 기간이 얼마나 되는지에 대해서는 알려져 있지 않다.

트리코모나스증은 어떤 영향을 미칠까?

트리코모나스증은 그 밖의 성매개감염과 골반염의 발병률을 높인다. 특히 트리코모나스증에 의한 심각한 염증은 감염 위험을 높인다. 미국에서는 여성의 인간면역결핍바이러스HIV 감염 사례 중 6.5퍼센트가 트리코모나스증에 의해 발생된다고 추산한다.

또한 트리코모나스증은 조산 및 저체중아 출산과도 관련이 있다.

검진은 언제, 어떻게 받아야 할까?

트리코모나스증은 보통 성매개감염 정기검진에 포함되지 않기 때문에 '모든 검사'를 받고 싶다면 구체적으로 어떤 검사가 포함되는지를 관계자에게 물어보도록 하라. (임질이나 클라미디아와 달리) 증상이 없을 때도 트리코모나스 검사를 받아야 하는 경우에 대해서는 따로 권고 사항이 없다. 다량의 분비물이나 냄새 또는 염증 같은 증상이 있다면 반드시 진단 검사를 받아야 한다.

몇 가지 트리코모나스증 검사가 있고 그중 일부는 다른 검사들보다 더 정확하므로, 검사를 받을 때는 어떤 검사인지 아는 것이 중요하다.

- **현미경 검사** 이 검사는 '젖은표본(습식표본)고정wet mount'이라고도 불리며 기술이 매우 중요하다. 의료인은 면봉으로 질 분비물을 채취하여 현미경으로 살펴

본다. 이 검사로 트리코모나스증을 놓칠 확률은 30~50퍼센트다. 염증이 보인다면 트리코모나스증을 의심해야 한다. 검사 결과가 음성이어도 트리코모나스증을 배제하지는 않는다.

- **질 pH 검사** 트리코모나스가 성장하려면 pH가 높게 나타나야 한다. pH를 높이는 요인은 여러 가지가 있으며, 정상 pH에서는 트리코모나스를 보기 어렵다. 질 pH가 정상이면 트리코모나스증에 걸리지 않을 확률이 약 95퍼센트다.
- **아민 검사** amine test 트리코모나스균이 있으면 질 분비물에 수산화칼륨을 떨어뜨렸을 때 생선 비린내가 난다. 아민 검사에서 양성 반응이 나오는 또 다른 원인은 세균성 질염(30장을 보라)이다. 양성은 더 정확한 검사가 필요하다는 뜻이고, 음성은 트리코모나스증일 확률이 낮다는 뜻이다.

만약 의사가 이 세 가지 검사 결과를 종합하여 정상이라고 판단한다면, 즉 발적이나 염증이 없고 현미경에서 정상적인 질 분비물이 관찰되며 질 pH가 4.5보다 낮고 아민 검사 결과가 음성이라면, 트리코모나스증일 확률은 매우 낮다.

그 밖의 트리코모나스증 검사

앞서 설명한 검사들(젖은표본고정, pH 검사, 아민 검사, 진찰)은 비용 면에서 많은 여성에게 효과적인 선택지다. 검사 결과가 음성이면 트리코모나스증일 가능성은 낮다. 그러나 모든 의사에게 젖은표본고정과 pH 검사를 시행할 능력이 있는 것은 아니다. 이 검사들이 최종적이지 않을 때도 있다. 예를 들어 pH가 높아져도 트리코모나스증이 현미경으로 관찰되지 않을 수 있다. 트리코모나스증 고위험군 여성들은 진료실 검사를 통해 음성 판정을 받고도 결국 추가 검사를 필요로 하는 경우가 생길 수 있다.

아래 소개하는 몇 가지 트리코모나스증 검사는 매우 정확하며 현미경이나 질 pH 검사를 하지 않아도 된다.

- **오솜**OSOM 10분 만에 끝나는 진료실 검사. 약 83퍼센트의 트리코모나스증을 식별한다. 위양성(감염이 없는데 감염으로 나오는 경우) 결과가 나오는 경우도 드물다.
- **어펌 III** Affirm III 채취한 표본을 실험실로 보내는 면봉법, 35퍼센트의 트리코모나스증을 놓칠 수 있지만 검사 결과가 음성인 경우 감염일 가능성은 낮다.*
- **인파우치**InPouch 배양 검사, 트리코모나스는 실험실에서 배양하기 어렵기 때문에 20~30퍼센트의 트리코모나스증을 놓칠 수 있다. 검사 결과가 양성이면 감염이 확실하다.
- **DNA 검사** 가장 정확하지만 가장 비싸다. 면봉을 이용하여 질이나 자궁경부에서 표본을 채취해야 한다. 현재 시중에 판매되는 두 가지 제품은 트리코모나스증만 검사하는 앱티마Aptima, 그리고 곰팡이 감염과 세균성 질염을 함께 검사하는 BD 맥스BD Max다.
- **세포진 검사** 액상 샘플은 매우 정확한 반면 세포를 슬라이드에 직접 도말하는 구식 세포진 검사는 정확도가 떨어진다. 후자의 경우 트리코모나스증 고위험군이 아니라면 DNA 검사로 다시 검사해볼 것을 권장한다.

성매개감염 종합검진을 원하는 모든 무증상 여성이 DNA 검사를 받아야 하는지에 대해서는 아직 확답할 수 없다. 그래도 트리코모나스증이 걱정되거나 모든 검사를 확실하게 받고 싶다면 DNA 검사를 받는

---

* 우리나라에서도 '질편한' '체크N케어' 등의 자가 검사키트가 판매되긴 하지만, 어차피 결과 상담을 위해 산부인과를 다시 방문해야 하고 위음성·위양성에 대한 정보도 없으므로 병원 진료를 받기를 권한다.

것이 바람직할 것으로 보인다.

변기 등 성적이지 않은 경로로도 트리코모나스증에 걸릴 수 있을까?

인터넷 시대 이전에는 변기를 통해 트리코모나스증에 걸릴 수 있다는 괴담이 떠돌았다. 이것은 유독 트리코모나스증만을 둘러싸고 나오는 괴담으로, 헤르페스나 임질 등 다른 성매개감염이 변기를 통해 옮는지 묻는 사람은 없었던 것으로 기억한다.

트리코모나스는 질이나 요도 밖에서 몇 시간 동안 살아 있을 수 있다. 트리코모나스가 좌욕기나 대야를 공유하는 젊은 여성들 사이에서 감염된다는 보고가 있다. 바이브레이터나 질 내 삽입용 섹스토이를 공유하는 여성들 사이에서도 감염될 가능성이 높다.

변기설은 아주 오래전에 시작된 것으로 보인다. 1950년의 한 연구는 트리코모나스증에 감염된 여성들의 질 분비물을 (변기와 같은) 에나멜 표면에 묻히고 건조시켰다. 한 시간 후에는 96퍼센트의 트리코모나스가 활성 상태(감염을 유발할 수 있는 물질로 간주되었다)였고, 세 시간 후에는 56퍼센트가 활성 상태였다. 일곱 시간이 지나자 활성 상태인 트리코모나스는 확인되지 않았다. 일반적으로 질입구와 요도가 변기에 닿는 건 아니기 때문에 이런 식으로 감염이 일어날 수 있는지에 대해서는 확인된 바가 없다.

한 연구에 따르면 어느 지역 수영장에서 뜬 염소 소독물 500밀리리터에 트리코모나스를 넣어두었더니 몇 시간은 살아 있었던 걸로 확인되었지만, 수영장(또는 강)에서 희석되는 비율을 고려할 때 수영으로 전염되지는 않을 것이다.

분만 중에 트리코모나스가 딸의 질에 옮아갔다는 여성들의 보고가 있어왔는데, 이는 신생아의 질입구와 요도가 엄마의 질 분비물에 직접 노출되어 그럴 것이다.

만약 성생활을 하지 않았는데도 트리코모나스증 진단이 나왔다면, 대부분의 검사에서 위양성 결과가 나올 수 있다는 사실을 기억하자. 다만 DNA 검사에서는 위양성 결과가 나올 확률이 1퍼센트 이하이고 배양 검사에서는 0퍼센트다.

치료와 후속 조치

권장하는 치료법은 항생제인 메트로니다졸 2그램을 1회 경구 복용하거나 티니다졸tinidazole 2그램을 1회 경구 복용하는 것이다. 후자가 조금 더 효과적이고 메스꺼움도 덜할 수 있지만 더 비싼 편이다. 또 다른 선택지는 메트로니다졸 500밀리그램을 7일간 하루 2회 경구 복용하는 것이다. 외용 메트로니다졸은 효과적이지 않다. 그리고 약물을 복용하는 동안에는 음주를 피해야 한다.

파트너들도 치료를 받아야 하며, 신속한 파트너 치료(항생제를 파트너에게도 제공할 수 있다)가 가능한 지역에 산다면 의료인에게 문의하라. 이렇게 하면 파트너에 의한 재감염을 예방하는 데도 도움이 된다. 감염 당시 사용했을 수 있는 바이브레이터나 섹스토이는 충분히 세척하여 사용하도록 한다.

내성을 보이는 트리코모나스증이 증가하고 있으므로 치료 후 증상이 지속된다면 재검사를 받아야 한다. DNA 검사는 위양성 결과가 나올 수 있으니 치료 후 14~21일 내에 반복해서는 안 된다. 치료 후 3개월이 지났을 때 다시 검사하여 재감염 여부를 확인하는 것이 좋다. 한 연구에 따르면 3개월 후 17퍼센트의 여성이 재감염된 것으로 나타났다.

치료에 실패했을 경우 생각해볼 수 있는 원인은 두 가지다. 치료는 효과적이었지만 재감염되었거나 항생제 내성이 있는 트리코모나스에 감염된 경우. 본인도 주치의도 재감염이 아니라는 것을 확신한다면, 질병통제예방센터의 지침을 따르거나 치료하기 어려운 트리코모나스증을 경험해본 의료인을 찾아가보는 게 도움이 될 것이다.

꼭 알아두기

14~49세 미국 여성의 약 3퍼센트가 트리코모나스증에 감염돼 있다.

다른 성매개감염과 달리 트리코모나스증의 감염 위험성은 40세 이상 여성에게서 증가 추세를 보인다.

트리코모나스증에 걸리면 분비물 양이 많아지거나 자극감이 있을 수 있지만 대개는 무증상이다.

트리코모나스증 검사는 보통 성매개감염 정기검진에 포함되지 않으므로, 검사를 원한다면 구체적으로 요청하는 게 좋다.

엄밀히 말하면 성적이지 않은 경로로도 트리코모나스증에 감염될 수 있는데, 외음 세척용 대야를 공유하는 것처럼 아주 긴밀하고 물기가 많은 접촉이 위험하다.

30장 사면발니 Pubic Lice

사면발니는 프티루스푸비스*Pthirus pubis*라고 불리는 곤충이며, 현미경으로 관찰한 모습이 게와 비슷해서 흔히 크랩crab이라고 부른다. 엄밀히 말하면 사면발니는 전 생애주기를 숙주(이 경우에는 인간)에 의탁하는 기생충이다. 사면발니는 음모 사이사이 틈이나 그 주변에서 서식하며 눈썹, 속눈썹, 겨드랑이 털, 가슴 털, 턱수염 등 굵고 거친 체모가 있는 곳이라면 어디서든 무리지어 살 수 있다. 사면발니는 모낭 사이의 공간 때문에 특정 체모를 선호한다. 뒷다리 간격이 2밀리미터 정도 벌어져 있는데, 음모(혹은 다른 성긴 체모)의 모낭도 딱 그 간격이라 털 사이를 기어 다닐 수 있다. 게다가 습한 환경을 좋아해서 음모는 이상적인 서식지다.

사면발니는 기어서 이동하므로 밀접한 성기 접촉에 의해 옮는다(오럴섹스 중에 발생하는 밀접한 접촉을 통해 눈썹과 속눈썹으로도 옮아간다). 또한 사면발니는 옷이나 침구를 공유했을 때도 전염될 수 있다. 매끄러운 표면을 움켜잡지 못하기 때문에 변기로는 전염될 수 없고, 반려동물에게서 옮는 경우도 없다. 반려동물한테 옮은 건 아닌지 물어보는 사람들이 있는데 왜 그러는지 모르겠다.

또한 사면발니가 더럽거나 불결한 상태와 관련되어 있다는 그릇된 믿음이 있다. 역시 사실이 아니다.

산부인과의사인 나는 한밤중 비상사태로 허둥대는 친구들로부터 자주 상담 요청을 받는데, 가장 많은 지지가 필요했던 사람이 사면발니에 감염되었던 친구였다. 많은 사람이 체내의 세균이나 기생충보다 체외의 기생충을 더 성가시게 여긴다.

정말, 정말 지독한 가려움

이는 혈액을 영양원으로 삼는데, 이에 물리면 극심한 가려움증 — 기본적으로 알레르기 반응 — 이 나타난다. 이 글을 읽는 것만으로도 가려울 수 있다. 가려움은 이런 식으로 전염된다.

처음 이가 생기면 최대 4주간 증상이 없을 수 있는데, 첫 노출 후 몇 주가 지나야 민감해지고 반응이 나타나기 때문이다. 이에 물린 자리가 청회색으로 변하는 것은 타액에 대한 반응 때문일 수 있다. 이에 물린 상처로 인해 속옷에 미세한 핏자국이 비치기도 한다.

간혹 머리에서 (약 1~2밀리미터 길이의) 성체를 발견하는 이들도 있지만, 대부분은 가려움증으로 병원을 찾는다. 알(서캐)은 더 작아서 보통 0.5~0.8밀리미터로 체모에 붙어 있으며 진주빛의 자잘한 쌀 알갱이처럼 생겼다. 서캐 빗(서캐를 걸러내는 참빗)으로 빗어내지 않고서는 육안으로 확인하기 어렵다.

유일하게 감소하고 있는 성매개감염

사면발니의 발병률은 한때 2퍼센트 내외였지만, 신규 감염률이 극적으로 하락하면서 현재는 0.1퍼센트 미만이다. 나도 15년이 넘도록 단 한 건 목격했을 뿐이다. 그 전에는 한 달에 몇 건씩 봤으니 내 임상 경험에도 데이터가 그대로 반영되고 있다고 할 수 있다. 이런 감소세를 설명할 수 있는 요인 중 하나는 음모 제모의 유행이다. 서식지를 제서하면

이에 감염될 수도, 이를 퍼뜨릴 수도 없다.

이 제거하기

사면발니 치료법은 성체를 죽이고 서캐를 제거하는 것이다. 질병통제예방센터가 권고하는 약물은 퍼메트린permethrin(미국에서는 닉스Nix라는 약품명으로 판매된다) 1퍼센트 크림 린스 또는 피레트린pyrethrin·피페로닐부톡사이드piperonyl butoxide(약품명 리드RID)다. 질어귀(질입구), 질, 항문 쪽에는 바르지 않도록 해야 한다.

 약물을 씻어낸 후 서캐 빗으로 빗질이 필요한 모든 부위를 확인하고 구석구석 빗질하면서 남아 있는 알과 서캐를 모조리 제거한다. 이는 매우 어려운 작업일 수 있으며 실수로 놓친 서캐가 성체로 자라 알을 낳기 전에 전부 없애려면 일주일 내에 또 한 차례 치료하는 것이 효과적이다. 감염 기간에 따라 수백 개의 서캐가 있을 수 있다. 닉스는 서캐까지 죽이는 것으로 알려져 있긴 하지만 그럼에도 불구하고 많은 사람이 치료를 두 번 반복한다. 리드는 서캐를 죽이지 않으므로 일주일 후에 두 번째 치료까지 하는 것이 좋다.

 다른 치료법으로 0.5퍼센트 말라티온malathion 로션이 있다. 이 약물은 방금 설명한 10분짜리 치료법들과 달리 8~12시간 동안 환부에 발라두어야 하기 때문에 상당히 불편하다. 냄새도 고약하다. 이버멕틴ivermectin이라는 경구용 약물은 서캐를 확실히 죽이지 않기 때문에 2주 후 치료를 반복해야 한다.

 사면발니에 감염되면 다른 성매개감염에 노출될 위험이 높아진다는 연구 결과가 있으므로 치료적인 측면에서 다른 성매개감염 검사도 받아보는 것이 중요하다.

성매개감염

눈썹이나 속눈썹에 이가 있는 것 같아도 의사를 찾아가보라. 임신이나 모유 수유 중인 경우에는 치료를 시작하기 전에 그 사실을 의사에게 알려야 한다.

집에 있는 사면발니는 어떻게 죽일 수 있을까?

이런 경우 살짝 과잉 대응하기 쉽다. 아이들이 처음 머릿니를 옮아 왔을 때 나는 잔뜩 흥분해서 물건들을 내다 버리고(의학적으로 불필요한 일이었지만 봉제 인형들을 처분한 건 잘한 일이었다), 카펫 위에 떨어져 잠복하며 우리를 다시 감염시키려고 벼르고 있을 머릿니를 죽이기 위해 가루약을 샀다.

어쨌든, 이런 가루약을 파는 데는 다 이유가 있지 않겠는가? 우리는 상점 진열대에서 본 것에 너무 쉽게 동요된다. 나중에 알고 보니 전혀 필요 없는 것들이었다.

의류, 수건, 침구에 있는 이를 죽이려면 2~3일간 입고 잤던 모든 것을 세탁기에 넣고 뜨거운 물(섭씨 50도)로 빨거나 고온 건조해야 한다. 드라이클리닝도 하나의 선택지다. 세탁할 수 없는 의류나 침구는 비닐 봉투에 넣고 3일간 밀봉하라(유럽의 지침이다). 미국에서도 세척 불가능한 물건들을 2주간 따로 보관하라고 권고하지만, 사면발니는 혈액 없이는 2일 이상 살 수 없기 때문에 과도한 조치로 보인다.

꼭 알아두기

사면발니는 특별히 음모에 적응한 기생충이다.

발병률이 크게 감소하고 있는데, 음모를 제모하는 사람이 많아졌기 때문인 듯히디.

가장 흔한 증상은 외음부의 극심한 가려움증이다. 감염 후 증상이 나타나기까지 4주가 걸릴 수 있다.

처방전 없이 살 수 있는 치료제가 몇 가지 있다. 이를 죽이는 것뿐 아니라 서캐도 전부 잡아야 한다.

재감염을 방지하기 위해 침구, 수건, 의류를 뜨거운 물로 세탁하거나 고온 건조한다.

8부

질환

곰팡이 감염

세균성 질염

외음부통

골반저근연축과 질경련

피부질환

요로감염과 방광통증후군

골반장기탈출증

Conditions

| 31장 | **곰팡이 감염** | Yeast |

곰팡이 감염(칸디다 질염)은 아마도 가장 오해받는 질·외음 질환 중 하나일 것이다. 과잉 진단이 잦다 보니 곰팡이가 없는 여성들도 곰팡이가 있다는 얘기를 듣는다. 많은 여성이 실제로는 다른 원인으로 고통을 받으면서 치료가 불가능해 보이는 곰팡이 감염 때문에 몇 년씩 괴로워한다. 그런가 하면 역설적으로 과소 진단되기도 하는데, 이는 의료인들이 검사 과정에서 놓칠 가능성이 있기 때문이다.

거대 제약사와 건강보조식품 제조사에서 곰팡이 치료 관련 산업은 대규모 비즈니스로, 이것이 우리가 접하는 정보를 더욱 혼란스럽게 만든다. 일반의약품으로 분류되는 곰팡이 치료제가 과도하게 홍보되고, '천연' 곰팡이 치료법은 항칸디다 식이요법과 디톡스부터 건강보조식품과 질정까지 어떤 부인과질환 치료법보다 더 다양하다. 인터넷에 떠도는 잘못된 정보는 경악스러운 수준인데, 몇 가지는 좋은 의도일 수 있겠으나 대부분은 물건을 팔아먹기 위한 나쁜 정보다.

해결책은 무엇일까? 당연히, 진실이다.

곰팡이와 질의 연관성

곰팡이균은 단세포 미생물이며, 많은 종이 체내에서 해를 끼치지 않으면서 정상적으로 살고 있다. 길거리에서 질과 관련된 증상이 없는 여성 100명을 무작위로 선정하여 질 배양 검사를 하면, 약 20퍼센트는 곰팡이균을 가지고 있을 것이다. 더 적은 양의 곰팡이까지 발견할 수 있는 DNA 기술을 사용하여 동일한 여성들의 표본을 조사하면, 65퍼센트가 곰팡이균을 가지고 있을 것이다.

　곰팡이의 군집 형성(곰팡이가 존재하지만 증상은 없는 경우)은 폐경기와 함께 감소한다(에스트로겐 보충요법을 받는 여성들은 예외다). 폐경기에 흔히 나타나는 젖산균(문지기 세균)의 손실이 곰팡이의 과잉 증식에 유리할 것이라는 생각 때문에 처음에는 반직관적으로 보일 수 있다. 이것은 질 생태계의 복잡성을 보여주는 좋은 예다. 폐경생식비뇨기증후군이 곰팡이를 억제할 수 있는 이유는 pH의 상승이 곰팡이 감염을 더 어렵게 만들기 때문이다. 글리코겐 저장량이 줄면 곰팡이는 굶주리게 된다(글리코겐은 젖산균뿐 아니라 곰팡이균에도 에너지원이 된다). 유아들은 질 내 에스트로겐 농도가 낮아 곰팡이에 의한 피부 감염증인 기저귀 발진이 나도 질이 곰팡이에 감염되지 않는다.

　폐경을 앞둔 여성들에게 곰팡이가 있는 것은 정상이다. 중요한 것은 곰팡이의 유무가 아니라 곰팡이가 증상을 야기하는지 여부다. 곰팡이 검사가 양성일 때는 전부 이 같은 맥락으로 고려해야 한다. 어떤 여성들은 수치가 낮은데도 증상이 나타날 수 있고, 어떤 여성들은 수치가 높은데도 증상이 없을 수 있다.

　곰팡이에 감염된 여성들에게는 군집이 형성될 가능성이 높은데, 어떤 여성들에게는 군집이 형성되고 어떤 여성들에게는 형성되지 않는 이유는 잘 알려져 있지 않다. 또한 어떤 피해도 주지 않던 정상적인 곰팡이균이 극심한 염증과 가려움증을 유발하게 되는 이유도 알지 못한다. 이에 관해 다음과 같은 몇 가지 이론이 있다.

- 질의 방어 기저을 피할 수 있는 공격저인 곰팡이

- **약해진 질 마이크로바이옴으로 인해 정상적인 곰팡이가 과잉 증식** 젖산균이 곰팡이 또는 다른 메커니즘을 통제하지 못하기 때문일 수 있다.
- **곰팡이 증식에 유리한 질환** 예를 들어 소변의 높은 당 수치나 고농도 에스트로겐은 곰팡이 증식에 유리하다.
- **면역체계의 문제** 면역체계를 억제하는 약물을 복용하거나 후천성면역결핍증 AIDS 진단을 받은 여성들은 곰팡이 감염의 고위험군이다.
- **미세외상** 긁는 행위나 섹스에 의해 발생한다. 곰팡이가 증상을 야기하려면 방어기전을 피해 세포에 붙어 있어야 한다. 미세외상은 곰팡이균의 부착을 막는 표면 방어 기전을 손상시킨다.
- **정상적인 곰팡이 양에 대한 이상 반응** 계절성 알레르기에 대한 반응 차이가 좋은 예다. 어떤 사람들은 아무리 꽃가루가 날려도 견딜 수 있고 콧물도 흘리지 않지만, 어떤 사람들은 가끔씩 괴로워하기도 하고, 또 어떤 사람들은 극소량에도 즉각적인 반응을 보인다.
- **철분 부족** 몇몇 연구는 낮은 철분 농도를 곰팡이 감염과 연관 지었다. 두 가지 가능성은 철분 부족이 가려움증을 야기하여 긁는 바람에 상처(외상)가 생겨 감염을 유발하거나 일부 면역체계에 직접적인 영향을 미친다는 것이다.

재발성 감염증에는 몇 가지 추가적인 요소가 있을 수 있다.

- **내성** 일부 곰팡이는 주로 사용하는 처방약이나 일반의약품으로 치료할 수 없다.
- **바이오필름** 곰팡이나 세균이 막을 형성해 조직뿐만 아니라 자궁내장치와 피임링 같은 이물질에 부착하도록 만드는 복잡한 구조물이다. 면역체계나 약물의 탐지 및 포획을 피할 수 있게 해 재감염의 원인이 되기도 한다.

곰팡이 군집 형성을 야기하는 다른 이유로는 담배와 대마가 있다. 속옷의 영향(또는 문제)에 대해 더 많은 정보를 얻고 싶다면 8장을 보라.

곰팡이는 얼마나 흔할까?

약 70퍼센트의 여성이 일생에 적어도 한 번은 곰팡이에 감염되고, 5~8퍼센트는 1년에 4회 이상 감염되는 재발성 곰팡이 감염을 경험한다. 가장 흔한 균종은 칸디다알비칸스 Candida albicans (전체 감염의 약 90퍼센트)다. 그 밖에 증상을 일으킬 수 있는 곰팡이 종을 한데 묶어 비알비칸스 non-albicans 라고 부르며, 칸디다글라브라타 Candida glabrata (두 번째로 흔하다), 칸디다파라프실로시스 Candida parapsilosis, 칸디다트로피칼리스 Candida tropicalis, 칸디다크루세이 Candida krusei 등이 이에 속한다. 이들이 질과 외음에서 증상을 야기할 가능성은 낮다. 감염이 확인되어도 약 50퍼센트는 증상을 야기하지 않는다.

그러나 비알비칸스 종은 계속 증가하고 있다. 많은 곰팡이 종이 일반적인 곰팡이 치료제에 내성을 보이며 곰팡이 치료제의 광범위한 사용이 군집 형성의 패턴을 변화시키면서 이 치료제들에 대한 내성을 타고난 곰팡이가 더 쉽게 증식할 수 있게 됐다.

곰팡이 감염이란 무엇일까?

곰팡이가 과잉 증식하면 부종, 발적, 가려움, 작열감, 통증을 야기하는 염증 반응이 나타난다. 질 건조증과 성교통도 흔히 나타나는 증상이다. 일부 여성들은 걸쭉하게 응고된 흰색 분비물이 나온다고 설명하는데 그것을 감염의 징후라고 여기기는 어렵다. 한 연구는 곰팡이에 감염되지 않은 여성들에게도 걸쭉하게 응고된 흰색 분비물이 비친다는 것을 보여주었다.

  곰팡이에 감염되면 극심한 가려움증이 나타날 수 있다. 만약 환부를 긁고 싶거나 잠결에 긁고 있다면 곰팡이 감염을 의심해야 한다. 어떤 여성들에게는 가려움보다 작열감이 더 두드러질 수도 있다.

  곰팡이 감염을 확인하는 자가 진단은 부정확하기로 악명 높다. 곰팡이 감염의 대표적인 증상들은 자극성 반응, 알레르기 반응, 그리고 몇 가지 피부질환의 전형적인 증상들과 같다(35장을 보라). 세균성 질염에 감염된 여성들 중에도 냄새를 전혀 감지하지 못하고 질에서 느껴지는 자극감과 작열감을 곰팡이 감염 때문으로 오인하는 이들이 있을 수 있다.

  한 연구에서 처방 없이 살 수 있는 곰팡이 치료제를 구입하려던 여성들을 검사해봤더니, 그들 중 40퍼센트만이 실제 곰팡이 감염이었던 것으로 확인됐다. 불필요한 곰팡이 치료제에 반복적으로 노출되면 비용도 문제이지만 내성이 생겨 그런 치료제들로 죽일 수 없는 곰팡이균이 출현할 수 있다. 이러한 자가 치료가 효과 없이 자주 반복되면 증상이 더 악화될 수 있다. 이 치료제들을 다년간 빈번히 시도했던 많은 여성은 효과를 기대한 치료법이 듣지 않으면 마음이 무너져내린다고 털어놓는다.

곰팡이 감염의 진단

피부의 곰팡이는 발적을 일으켜 닿으면 가렵거나 따가울 수 있다. 발적은 통상 위성병변—큰 발적 주위의 작은 섬들—이라고 부르는 것을 동반한다. 이것은 피부를 살펴보고 진단하는데, 매우 이례적인 발적이 아니라면 조직 검사(피부세포에서 작은 조직을 떼어내 검사한다)는 하지 않아도 된다.

의료인이 질에서 부종과 발적을 발견할 수 있지만, 여성마다 다른 반응을 보이기 때문에 사람에 따라 검사에서는 경미한 염증 소견이라 하더라도 상당히 불편한 증상을 호소할 수 있다. 의료인은 질 pH가 4.5 이하인지 검사해야 한다.

곰팡이 검사에는 다음과 같은 것들이 있다.

- **면봉으로 채취한 표본을 현미경으로 살펴보기** 매우 저렴하며 결과를 즉각적으로 얻을 수 있는 검사다. 칸디다알비칸스는 식별할 수 있지만, 비알비칸스 종들은 서로 매우 유사해서 구분이 어렵다. 단점은 숙련된 의료인도 30~50퍼센트의 곰팡이를 놓칠 수 있다는 것이다.
- **배양 검사** 면봉으로 채취한 표본을 실험실로 보내면 곰팡이를 증식시켜 식별한다. 이것이 전형적인 배양 검사다. 균종을 식별하는 배양 검사는 치료 효과가 없거나 재발성 감염증이 있는 여성에게 유용할 수 있다. 배양 검사는 현미경 검사보다 더 비싸긴 하지만 현미경을 다루는 기술이 필요 없다. 결과는 3~5일 후에 확인할 수 있다.
- **DNA 검사** 시중에 BD 맥스와 누스와브NuSwab 같은 검사가 있다. 두 검사는 몇 가지 균종을 식별할 수 있다. 장점은 면봉으로 채취한 표본들을 필요에 따라 트리코모나스증이나 세균성 질염과 같은 다른 감염증 검사에 활용할 수 있다는 것이다. 현미경 기술도 필요하지 않다. 단점은 일반적으로 배양 검사보다 더 비싸고 일부 보험이 적용되지 않아서 75~100달러 정도의 비용이 들 수 있다는 것이다. 결과를 확인하는 데는 며칠이 걸릴 수 있다.

당신은 곰팡이 검사를 받을 필요가 없다

많은 여성이 곰팡이 검사를 받아보고 싶어하지만 검사는 증상이 있는 경우에만 받아야 한다.

검사를 받을 수 없을 때

이상적인 세상이라면 모든 여성이 치료를 시작하기 전에 의료인으로부터 정확한 진단을 받을 것이다. 그러나 현실에서는 이런 원칙이 모든 여성에게 적용되지 않는다. 다음 조건에 해당된다면 처방이 필요 없는 곰팡이 치료제를 구입하거나 처방전을 받는 것이 합리적일 수 있다.

- 폐경기가 아니거나 폐경기이지만 에스트로겐을 사용하는 경우. 에스트로겐을 사용하지 않는 폐경기 여성들은 곰팡이에 감염될 확률이 매우 낮다.
- 질의 극심한 가려움. 안쪽 깊숙한 곳을 긁고 싶다.
- 냄새는 없다.
- 분비물에 혈액이 섞여나오지 않는다.
- 성매개감염 검사를 위해 진찰받을 필요가 없다.
- 재발성 감염이 없다. 즉 1년에 3회 이하로 감염된다.
- 과거에 같은 증상을 치료했을 때 일주일 내에 나았고 2개월 안에 재발하지 않았다.

칸디다알비칸스의 치료

칸디다알비칸스에는 아졸azole계 치료제를 쓰는데, 일반의약품으로 크림과 질정 제제가 있다. 용량에 따라 1일, 3일, 7일 요법으로 나오는데 모두 똑같이 효과적이다. 많은 여성이 뛰어난 진정 효과를 경험하지만, 염증이 심하면 어떤 제품을 도포해도 작열감을 느낄 수 있다. 일부 낮은 근거 수준의 데이터는 클로트리마졸clotrimazole을 가장 덜 자극적인 약물로 제시하기도 한다.

광범위하게 사용되는 경구용 치료제는 플루코나졸fluconazole(약품명은 디푸루칸Di-flucan인데, 복제약(제네릭 의약품)을 사용해도 된다)이다. 경도에서 중등도 감염증에는 150그램을 1회만 복용해도 괜찮다. 발적과 부종이 심각한 경우에는 72시간 간격으로 2회 복용하는 것이 더 효과적일 수 있다. 이 약물은 효과가 72시간 지속되므로 그사이에 다음번 약을 복용할 필요는 없다.

경구용 치료제와 외용 치료제는 똑같이 효과적이며 칸디다알비칸스에 의한 곰팡이 감염을 90퍼센트 치료한다. 많은 여성과 의료인이 이 사실을 믿기 어려워한다는 걸 알지만, 어떤 치료제가 우월한지를 증명한 연구는 없다. 질병통제예방센터는 경구용 치료제든 외용 치료제든 둘 중 하나는 적절할 것이라는 입장이다. 그러나 북미감염학회IDSA는 장내세균에 영향을 주지 않는 외용 치료제를 우선적으로 권장한다. 나는 학회의 접근법을 선호하며, 이용 가능하고 실용적이며 다른 조직에 대한 부수적 피해를 최소화하는 약물로 치료하는 것이 가장 바람직하다고 생각한다.

경구용 플루코나졸에는 약물 상호작용이 많이 나타나므로, 치료법을 선택할 때 이 점을 숙지해야 한다. 플루코나졸은 일부 항응고제에 영향을 줄 수 있고, 수면제로 흔히 사용되는 트라조돈trazodone뿐 아니라 일부 콜레스테롤 치료제와도 심각한 약물 상호작용을 일으킬 수 있다. 복용 중인 약물이 있다면 반드시 의료인과 약사에게 알리도록 하자. 질에 직접 투여하는 약물은 흡수량이 적으므로 심각한 약물 상호작용을 일으키지는 않을 것이다.

나는 여성들에게 북미감염학회의 권장 사항을 일러주긴 하지만, 야물 상호작용에 대한 우려가 없는 한 기본적으로 직접 선택하게끔 한다. 크림을 사용하기 어려워하는 여성들이 있는가 하면, 어떤 여성들은 알약을 먹으면 메스꺼움을 느낀다.

그 밖에도 다음과 같은 치료법이 있다.

- **경구용 항히스타민제 복용** 세티리진cetirizine(지르텍Zyrtec)이나 로라타딘loratadine(클라리틴Claritin), 그 외에 이들과 성분이 같은 복제약도 괜찮다. 가려움증을 신속히 완화하는 데 도움을 줄 것이다.
- **외용 스테로이드 도포** 염증과 가려움증을 완화하는 데 도움이 된다.

증상이 완화되는 데 얼마나 걸릴지를 현실적으로 가늠해보자. 72시간쯤 후부터 나아지기 시작해야 하지만, 염증이 완전히 가라앉기까지는 일주일이 걸릴 수도 있다.

재발성 칸디다알비칸스

재발성 칸디다알비칸스는 보통 플루코나졸 150밀리그램을 6개월간 일주일에 한 번씩 복용하면 무난히 치료할 수 있다. 곰팡이를 억제함으로써 곰팡이를 발생시키는 모든 메커니즘을 개선할 시간을 주는 방법이다. 치료 중에는 대부분의 여성이 호전되고 증상을 보이지 않는다. 그러나 치료를 중단하면 30~50퍼센트의 여성에게 재발한다. 이런 경우에는 전문가를 찾아가야 한다.

곰팡이 치료제를 사용했는데도 증상이 없어지지 않을 때

이러한 사례가 흔한 이유는 곰팡이 감염으로 자가 진단한 여성의 50~70퍼센트가 실제로는 다른 질환을 가지고 있기 때문이다.

중요한 문제이므로 좀더 자세히 살펴보자. 자가 진단한 여성들 중에 넉넉잡아(계산하기도 쉽다) 50퍼센트가 정확하다고 가정해볼 것이다. 알다시피 처방이 필요 없는 치료제와 처방받은 플루코나졸은 90퍼센트의 여성에게 효과를 보인다.

곰팡이에 감염되었다고 생각해 처방이 필요 없는 치료제든 전화 처방이든 집에 있던 플루코나졸을 사용했든 자가 치료를 시도한 100명의 여성이 있다고 하자. 그중 50명만 실제로 곰팡이를 가지고 있다. 곰팡이가 있는 50명 중 45명은 나아질 것이고 5명은 약물 치료에 실패할 것이다. 애초부터 곰팡이에 감염된 적이 없는 50명도 나아지지 않을 것이다. 그러므로 55명의 여성에게 여전히 증상이 나타날 것이고, 그중 다섯 명(9퍼센트)이 곰팡이를 가지고 있다. 만약 이 9퍼센트에 속한다면 앞서 복용한 약물로 치료할 수 없는 균종에 감염되었을 가능성이 있기 때문에 의사를 만나야 한다. 진찰을 받고 배양 검사도 해야 한다. 곰팡이에 감염되지 않았을 확률도 91퍼센트이므로 정확한 진단을 받으려면 의사에게 보여야 한다. 어느 쪽이든 검사는 필요하다.

나는 치료에 실패한 여성들에게 늘 DNA 검사가 아닌 배양 검사를 추천한다. 내성이 있는 칸디다알비칸스에 감염되면, 이와 관련된 정보는 배양 검사를 통해서만 얻을 수 있다. 검사에 따라 모든 균종을 구별하지 못하는 검사노 있으므로, 이러한 치료법—실패한 시나리오—에는 배양 검사가 중요할 수 있다.

비알비칸스 종

비알비칸스 종 가운데 적어도 50퍼센트는 증상을 야기하지 않으므로, 치료를 위한 첫 단계는 증상의 다른 원인들을 감별해 이를 배제하는 것이다. 이 단계에서는 전문가의 도움이 필요하다.

종에 따라 플루코나졸을 경구 복용하거나 국소 도포하기도 하고, 젤라틴 캡슐에 들어 있는 붕산 600밀리그램 질정을 2주간 하루 한 번 질에 투여하여 치료하기도 한다. 완치율은 약 70퍼센트다. 만약 담당의가 비알비칸스 종을 치료하는 것을 어려워한다면 다른 의료인을 만나보는 것이 좋다.

붕산은 22장에서 더 자세히 다뤘다. 곰팡이와 관련하여 붕산은 아졸계 약물에 내성을 가진 칸디다알비칸스와 특정 비알비칸스 종처럼 매우 특수한 상황에서만 제한적으로 사용되어야 한다.

전신성 진균 감염에 걸린 걸까?

지금 이 책을 읽고 있다면, 아니다.

전신성 진균 감염은 혈류에 곰팡이가 있다는 뜻이고, 그런 상황이라면 굉장히 위중한 상태라 병원에 있어야 한다. 집중치료실에 있어야 할 수도 있다.

곰팡이 감염에 효과가 없거나 권장되지 않는 치료법

곰팡이 감염을 집에서 자가 치료하는 것은 의학적으로 두더지 잡기─모든 치료법을 접해봤다고 생각하면 또 다른 치료법이 튀어나온다─에 비유할 수 있다. 다음은 내가 들었던 치료법 중에 시도해서는 안 되는 것들이다.

- **마늘** 염증이 있는 조직의 작열감을 악화시키는 것은 둘째 치고 일단 검증된 적이 없는 방법이다. 알리신allicin이라는 화학물질이 항균작용을 하지만 그것을 방출시키려면 마늘을 찧거나 다져야 하므로 통마늘은 소용이 없다. 토양의 세균을 함유한 마늘을 찧어서 질에 투여한다면 그 부작용은 수습이 거의 불가능할 것이다. 내가 작열감이 들 거라고 언급했던가? 마늘을 거즈에 싸서 사용하라는 얘기가 있지만 알리신은 액체가 아니라서 조직에 스며들지 않으므로 말도 안 되는 소리다.
- **티트리오일** 질 점막에 끔찍한 알레르기 반응을 일으킬 수 있다. 또한 이것은 내분비교란물질이며 질 내 곰팡이 감염에 대한 효과도 검증되지 않았다.
- **동종요법 제품** 일반적인 예로 겨우살이 잎과 향등골나무를 들 수 있다. 어떤 성분도 연구된 적이 없지만 그런 것은 중요하지 않다. 동종요법 제품들은 유효 성분을 포함하지 않으며 돈 낭비에 불과하다.
- **항칸디다 식단** 당 섭취가 질 내 당 농도를 증가시킨다는 잘못된 전제를 바탕으로 한다. 전부 엉터리다. 더 자세한 내용은 7장에서 확인하라.

프로바이오틱스는 어떨까?

22장에서 자세히 다루었지만, 들어 있다고 한 성분이 들어 있지 않을 수도 있는 값비싼 제품이라고 요약할 수 있으며, 정말 곰팡이 감염을 예방하는지도 심히 의심스럽다.

꼭 알아두기

곰팡이는 정상적인 질 마이크로바이옴의 일부다.

곰팡이가 과잉 증식하고 증상을 일으키는 이유는 알 수 없지만, 70퍼센트의 여성이 적어도 한 번 이상 감염을 경험하며 5퍼센트의 여성은 재발성 감염을 겪는다.

대부분의 곰팡이 감염은 칸디다알비칸스 때문이지만, 감염률의 증가는 비알비칸스 종 때문이다.

경구용 치료제나 외용 치료제나 똑같이 효과적이다.

곰팡이 치료제로 치료에 실패했다면, 치료만 받지 말고 배양 검사를 받아보는 게 좋다.

32장   세균성 질염   Bacterial Vaginosis

세균성 질염은 질 내 세균의 불균형 상태를 말한다. 이는 젖산을 생성하는 세균(주로 젖산균)이 감소한 결과이며, 가르드네렐라바지날리스 *Gardnerella vaginalis*, 모빌룬쿠스쿠르티시*Mobiluncus curtisii*, 미코플라스마호미니스*Mycoplasma hominis*와 같은 병원균의 과잉 증식으로 이어진다.

엄밀히 말하면 세균성 질염에 감염되어도 무증상일 수 있지만, 질 분비물 증가부터 냄새와 자극까지 다양한 증상이 나타나기도 한다. 특히 남성 파트너가 사정한 후 냄새가 난다는 보고가 많다. 세균성 질염은 사향 냄새와 생선 냄새를 풍기는 카다베린과 푸트레신이라는 화합물을 생성하는 세균의 증가와 관련되어 있기 때문이다. 이 화합물들이 알칼리성(pH가 높은)의 정액과 섞이면 휘발성으로 변하여 악취를 훨씬 더 쉽게 풍긴다.

세균성 질염은 여성의 약 30퍼센트가 평생 한 번 이상 경험할 정도로 가장 흔한 급성 질염의 원인이지만, 대부분의 산부인과의사는 질염의 원인을 곰팡이 탓으로 돌릴 것이다. 임질, 클라미디아, 인간면역결핍바이러스HIV 같은 성매개감염의 감염률도 함께 증가할 수 있으므로 세균성 질염을 치료하는 것이 중요하다. 게다가 세균성 질염에 감염된 여성들은 자궁과 나팔관에 심각한 영향을 주는 골반염에 걸릴 가능성도 높다. 또한 세균성 질염은 임신중절과 자궁절제술 후 자궁의 감염 위험성을 증가시킨다.

어떤 여성들은 세균성 질염에 걸리고 어떤 여성들은 걸리지 않는 이유는 마이크로바이옴과 환경적 요인의 복잡한 조합 때문일 것이다. 몇 가지 이유를 들자면 다음과 같다.

- **낮은 젖산 생산량** 일부 여성들은 보호 기능을 하는 젖산을 충분히 생산할 수 없는 마이크로바이옴을 가지고 있어서 (해로운) 병원균이 과잉 증식할 수 있다.
- **환경적 요인** 질염, 살정제, 일부 항생제, 질에 사용하는 각종 제품, 질 세정, 흡연은 모두 젖산균에 영향을 미칠 수 있다. 특히 질 세정은 세균성 질염과 밀접하게 연관돼 있다.
- **월경혈** 젖산균은 적혈구와 결합한다. 많은 여성이 젖산균 수가 가장 적은 월경 직후에 증상이 반복된다고 보고하는 것도 이 때문일 수 있다. 월경량이 많은 여성들은 이런 식으로 더 많은 젖산균을 잃어버릴 수 있다. 불규칙한 출혈이 젖산균 수에 장기적인 영향을 주기도 하고, 혈액에 만성적으로 노출되다 보면 pH가 높아지거나 병원균의 먹이가 되는 영양분을 제공하게 되기도 한다.
- **공격적인 병원체의 군집 형성** 몇 가지 유형의 가르드네렐라와 기타 유해균은 죽이기 어렵다.
- **바이오필름** 바이오필름은 비닐 랩과 같은 막을 생성하여 항생제를 비롯해 젖산과 기타 자연적인 방어 기전으로부터 스스로를 보호하는 복잡한 세균 군집이다. 바이오필름은 재감염을 일으키는 균 저장소 역할을 한다. 세균성 질염이 있는 여성의 90퍼센트가 바이오필름을 가지고 있을 수 있음을 시사하는 연구가 있다.

몇 가지 연구들은 에스트로겐을 이용한 피임법(알약, 링, 또는 패치)이 세균성 질염을 예방한다는 것을 보여주었다. 정확한 메커니즘은 알려져 있지 않지만, 에스트로겐이 글리코겐의 저장량을 증가시켜 젖산균이나 젖산을 생산하는 다른 유익균에 더 많은 영양분을 제공하기 때문일 것이다. 호르몬 피임법은 일반적으로 월경량을 감소시키므로 출혈에 의한 젖산균 손실도 줄어든다.

섹스와 세균성 질염

세균성 질염은 주로 섹스와 관련되어 있어서 성경험이 없으면 걸리지 않는다. 성경험이 없는 여성들이 성활동에 노출될 때 어떤 영향을 받는지를 추적한 연구들은 여성의 성생활이 활발해지면 젖산균이 안 좋은 영향을 받기 시작한다는 것을 보여준다. 원인은 명확하지 않다. 정액이나 pH의 일시적인 상승이 젖산균에 직접적인 영향을 줄 수도 있고 다른 메커니즘이 있을 수도 있다.

   남성 파트너가 많을수록 세균성 질염의 발생 위험도 커진다. 또한 많은 여성이 특정 남성 파트너를 만나기 전까지 세균성 질염 문제를 보고하지 않는다. 일부 남성들은 음경에 가르드네렐라바지날리스와 기타 병원균으로 이루어진 바이오필름을 가지고 있을 수 있으며, 이론적으로 세균이나 바이오필름, 또는 바이오필름을 만드는 능력을 여성 파트너에게 옮길 수 있음을 암시하는 데이터들이 있다. 남성 파트너들에게 항생제 치료를 시도한 연구들은 바이오필름 때문에 항생제 효과가 나타나지 않아서였는지 비관적인 결론을 내놓았다.

   콘돔이 세균성 질염을 예방하므로, 남성 파트너를 만나면서 세균성 질염으로 고생하는 여성이라면 콘돔 사용을 고려해야 한다. 이것이 정액과 바이오필름, 또는 다른 무언가의 영향으로부터 젖산균을 보호하는지 여부는 알려져 있지 않다.

   여성과 섹스하는 여성들도 세균성 질염에 감염될 수 있다. 질 분비물을 공유하여 바이오필름이 옮겨가거나 젖산이 부족한 마이크로바이옴에 노출되어 새로운 세균 군집이 형성될 수 있기 때문이다.

우리는 1950년대 가드너 박사의 원논문이 발표됐을 때부터 세균성 질염에 감염되려면 세균에 노출되는 것 외에 다른 조건이 더 필요하다는 사실을 알고 있었다. 그는 지금이라면 허용되지 않을 끔찍한 실험을 통해 훗날 자신의 이름을 따게 될 가르드네렐라바지날리스를 여성들의 질에 투여했다. 이 여성들은 세균성 질염에 걸리지 않았다. 그러나 세균성 질염에 감염된 여성들의 질 분비물을 건강한 여성들의 질에 투여했을 때는 세균성 질염에 걸렸다.

그들은 모두 가드너 박사의 개인병원에 다니던 백인 여성들이었으며 가드너가 어떻게 동의를 구했는지, 세균성 질염 분비물을 투여한 결과를 여성들이 정말 속속들이 이해했는지는 알 수 없다.

임신과 세균성 질염

임신 합병증, 구체적으로 유산과 조산에서 세균성 질염이 어떤 역할을 하는지에 대해서는 자세히 알려져 있지 않다. 몇몇 연구가 한 가지 관련성을 제시하긴 했지만, 치료를 한다고 해서 유산과 조산이 유의미하게 줄지는 않았다. 조산 위험성이 낮은 여성들에게는 검사가 권장되지 않는다. 조산 위험성이 경도에서 중등도인 여성들, 예를 들면 조산 경험이 있는 여성을 위한 몇 가지 상충되는 권고 사항이 있다. 조산 위험이 있다면 의사와 상의하고 조언을 구하는 게 좋다.

세균성 질염의 진단

세균성 질염을 진단하는 몇 가지 방법이 있다. 질병통제예방센터에서 홍보하는 방법들은 다음과 같다.

- **암셀 진단기준**Amsel's criteria 세균성 질염 진단을 받으려면 네 가지 검사 중 세 가지에서 양성이 나와야 한다. 진단기준은 전형적인 분비물, 아민 검사 양성 반응(분비물이 수산화칼륨과 섞일 때 나는 냄새), 4.5보다 높은 질 pH, 그리고 현미경 검사상 세균이 질 상피세포 주변에 모여 있는 단서세포를 확인하는 것이다. 현미경상에서 염증이 확인되면 세균성 질염을 배제한다.
- **누겐트 진단기준**Nugent's criteria 면봉으로 채취한 표본을 실험실로 보내 젖산균과 세균성 질염균의 비율을 측정한다. 누겐트 진단기준은 연구에 사용되는 표준 검사라 널리 이용되지는 않는다.
- **어펌 VP III**Affirm VP III 이 검사는 가르드네렐라바지날리스 농도가 높을 때 시행한다. 트리코모나스증도 검사할 수 있다.
- **오솜 세균성 질염 블루테스트**OSOM BV Blue test 이 검사는 세균성 질염균에 의해 생성되는 효소인 시알리다제를 감지한다.
- **DNA 검사** 누스와브와 BD 맥스는 곰팡이 감염과 트리코모나스증도 식별할 수 있다. 검사 비용이 가장 비싸다. 세균성 질염과 관련된 몇 가지 유형의 세균을 검사한다.

세포진 검사는 세균성 질염 검사로서 신뢰할 수 없고, 가르드네렐라바지날리스 배양 검사도 신뢰도가 떨어지기 때문에 권장하지 않는다.

세균성 질염 검사를 받다 보면 좌절감이 들기도 한다. 암셀 검사는 가격대비 효율이 좋지만 현미경이 필요해 모든 의료인이 제공할 수 없고, 현미경이 필요 없는 다른 몇몇 검사는 검사비가 매우 비싸기 때문이다.

좋은 전략은 질 pH를 기준으로 검사를 선택하는 것이다. 나는 질 pH를 검사하지 않는 의료인은 질염을 치료하면 안 된다고 생각한다. 이 검사는 쉽고 저렴하며 많은 정보를 제공한다. 아민 검사에도 특별한 기술이 필요하지 않다.

질 pH가 4.5 이하이고 아민 검사 결과가 음성이라면, 세균성 질염에 감염되었을 확률은 거의 제로에 가깝다. 이 검사들은 비특이적이어서 다른 원인에 의해서도 pH가 증가하고 냄새가 날 수 있지만, 현미경 검사를 선택할 수 없는 상황이라면 가격 대비 효율이 높은 방법이다. 만약 질 pH가 4.5 이하이고 아민 검사 결과가 음성이라면, 비싼 세균성 질염 검사는 자원 낭비일 수 있다.

세균성 질염에 감염된 여성의 최대 50퍼센트는 무증상이다. 만약 성매개감염 검사를 받고 있다면 위험 요인인 세균성 질염 검사를 추가하는 것도 좋은 방법이다. 다시 말하지만 이런 추가 검사는 돈이 많이 들고, 질 pH 검사와 아민 검사만으로도 여러 정보를 얻을 수 있다. 자궁절제술이나 임신중절을 계획하고 있다면 세균성 질염 검사를 받아보고 양성일 때 치료하는 것이 좋다.

세균성 질염의 치료

세균성 질염 치료는 병원균(유해균)을 죽이는 것을 기본으로 한다. 다음 항생제 요법 중 하나를 선택할 것을 권장한다.

- 메트로니다졸 500밀리그램을 7일간 하루 2회 경구 복용 알코올과 함께 복용하면 심각한 반응(구토)을 야기할 수 있으므로, 치료 기간과 치료 후 24시간까지는 음주를 피하라.
- 메트로니다졸 0.75퍼센트 질 크림을 5일간 하루 1회 5그램씩 질 내 도포 알코올 섭취와 질 크림 사용의 상관관계에 대해서는 연구된 바가 없다. 메트로니다졸 질 크림은 경구약에 비해 혈중 농도가 약 2퍼센트로 낮은 편인데, 이것이 알코올과 반응을 일으킬 정도의 양인지도 알려져 있지 않다. 질 크림을 사용하면

덩어리진 분비물이 나오는데 곰팡이 감염과 혼동될 수 있다. 실제 곰팡이에 감염되었을 위험은 낮지만, 의심된다면 검사를 받아보도록 하자.
- **클린다마이신 2퍼센트 질 크림을 7일간 취침 전 하루 1회 5그램씩 질 내 도포** 이 방법은 질 내 곰팡이 감염을 야기할 위험성이 가장 높다(22장을 보라). 지용성이라 사용 후 72시간 동안 콘돔 병용에 주의해야 한다.

그 밖의 선택 가능한 치료법은 다음과 같다.

- **세크니다졸 과립제 2그램을 1회 경구 복용** 알약을 삼키지 못하고 질 내 치료를 원하지 않는 여성들이 선택할 수 있다.
- **티니다졸 2그램을 2일간 하루 1회 경구 복용하거나 1그램을 5일간 하루 1회 경구 복용** 티니다졸은 혈류에 오래 머물기 때문에 복용 후 72시간 동안 음주를 피해야 한다. 일부 (근거 수준이 낮은) 연구들은 일반적으로 더 비싼 티니다졸이 병원균에 더 효과적일 수 있음을 시사한다. 치료 후 얼마 지나지 않아 세균성 질염이 재발한다면 티니다졸도 고려해볼 수 있다.
- **클린다마이신 300밀리그램을 7일간 하루 2회 복용** 항생제와 관련된 설사와 곰팡이 감염을 야기할 가능성이 가장 높다.
- **클린다마이신 질정 100밀리그램을 3일간 취침 전 1회 질 내 투여** 지용성이라서 콘돔을 녹일 수 있다.

재발성 세균성 질염

세균성 질염은 재발률이 높아서 치료 후 3개월 내에 20~40퍼센트의 여성에게서 재발하며, 몇몇 연구는 12개월째까지 봤을 때 60퍼센트에서 재발한다고 보고한다. 치료 효과가 없어서가 아니다. 항생제가 병원균을 감소시켜주지만 젖산을 생산하는 세균의 수를 늘려주지는 않기 때문이다. 또한 항생제는 바이오필름을 뚫고 들어가서 숨어 있는 유기체를 처리하거나 바이오필름 자체를 파괴하지 못한다.

재발성 세균성 질염을 치료하는 전략은 젖산을 생산하는 세균의 증식을 촉진하면서 병원균을 억제하는 것이다. 12개월 동안 세균성 질염이 세 번 이상 재발한 여성들에게는 다음 두 가지 치료법을 권장한다.

- 메트로니다졸 또는 티니다졸 500밀리그램을 7일간 하루 2회 경구 복용한 후에 0.75퍼센트 메트로니다졸 젤 5그램을 4~6개월간 주 2회 질 내 투여 나는 4개월 차부터 메트로니다졸 젤을 주 1회로 줄이고 6개월 차에 중단한다.
- 메트로니다졸 2그램과 플루코나졸 150밀리그램(곰팡이 감염 예방 치료)을 한 달에 한 번 경구 복용

치료가 듣지 않거나 치료를 중단하면 즉시 세균성 질염이 재발하는 여성들은 바이오필름 때문일 가능성이 높으므로, 경구용 약물(첫 번째 치료법)을 복용하고 질용 메트로니다졸을 도포하기 전에 붕산 600밀리그램을 21일간 매일 질 내 투여할 것을 권장한다. 붕산은 질 pH를 변화시키는 것이 아니라 바이오필름을 파괴함으로써 효과를 발휘한다. 붕산을 주 1회 투여하거나 붕산만 사용하는 것은 권장하지 않는다.

그 밖에 재발성 세균성 질염의 증상을 완화하거나 예방할 수 있는 대체 요법은 다음과 같다.

- **남성 파트너를 만나는 여성들을 위한 콘돔** 콘돔을 사용하면 도움이 된다. 최소 6개월이지만 가능하면 더 오래 사용하라. 살정제가 들어 있는 제품은 피해야 한다.
- **여성 파트너를 만나는 여성들** 섹스토이를 공유하지 말고 필요에 따라 파트너도

세균성 질염 검사와 치료를 받게 하라.
- **에스트로겐을 이용한 피임법** 알약, 링, 패치 등이 있다. 몇몇 연구에서 에스트로겐의 세균성 질염 예방 효과가 밝혀졌다. 만약 이것들 중에 하나를 선택한다면 지속적으로 써서 월경을 하지 않도록 하자.
- **자궁내장치를 사용하고 있다면 그 영향을 고려하라** 몇몇 연구가 한 가지 연관성을 제시했다. 자궁내장치에서 바이오필름이 확인되었고, 자궁내장치가 한자리에 오래 있을수록 위험성이 커진다. 이것은 내 경험과도 일치하는데, 여성들은 몇 년 동안 괜찮다가 자궁내장치를 사용하고 4~5년쯤부터 재발성 세균성 질염이 나타났다고 보고했다. 물론 확실한 것은 아니므로 인과관계가 아닌 상관관계일 수 있다. 자궁내장치로 인한 점상출혈도 재발성 세균성 질염의 위험을 높이는 또 다른 요인이다(보통 레보노르게스트렐 자궁내장치에서 나타난다). 자궁내장치의 가격이 비싼 데다 많은 여성이 삽입을 고통스러워하기 때문에, 제거를 권유하기 전에 전문가와 심도 있는 논의를 해봐야 할 것이다. 자궁내장치를 제거한 후에 질 내 바이오필름이 완전히 제거되기까지 얼마나 걸리는지는 알 수 없다. 새 장치를 삽입하는 것이 의학적으로 권장되는 시기도 불명확하다.
- **질 위생** 젖산을 생산하는 세균을 손상시키는 질 세정, 바셀린, 살정제, 윤활제 사용은 피해야 한다(9장을 보라).
- **월경컵** 나는 어떠한 연관성에 대해서도 알지 못하지만 다이어프램에서 바이오필름이 확인되었으므로, 재발성 세균성 질염이 있고 혈액의 영향까지 감안한다면 월경컵을 재감염의 원인으로 의심해보는 것도 그렇게 터무니없는 추론은 아닐 것이다. 일시적으로 생리대나 탐폰을 사용하면서 연관성을 확인해보는 것도 방법이다.

꼭 알아두기

세균성 질염은 질염의 가장 흔한 원인이며, 전형적인 증상은 자극, 분비물, 냄새다.

몇 가지 세균성 질염 검사가 있는데, 검사마다 장단점이 있다.

세균성 질염은 재발률이 높다. 그 이유는 잘 알려져 있지 않지만 젖산을 생산하는 세균과 바이오필름 때문일 수 있다.

콘돔과 에스트로겐을 포함하는 피임법은 세균성 질염을 예방한다.

재발성 세균성 질염은 치료가 까다로울 수 있으므로 경험이 풍부한 전문가를 만나야 한다.

33장   외음부통   Vulvodynia

외음부통은 통증질환이며, 이 통증은 질어귀를 비롯해 외음부 어디에서든 나타날 수 있지만 질입구주름에서는 나타나지 않는다. 통증이 외음부 전체에 퍼지면 외음부통이라는 용어를 사용하고, 질어귀에 국한되면 질어귀통(과거에는 외음전정염 vulvar vestibulitis이라고 불렀다), 음핵귀두와 음핵포피에 국한되면 음핵통이라고 한다. 외음부통이 어떤 느낌인지 묘사할 때 여성들이 가장 흔하게 사용하는 말은 '작열감 burning'이지만 자극, 통증, 성교통과 같은 증상들도 수반된다.

유발성 외음부통은 해당 부위가 어떤 식으로든 접촉되거나 자극을 받을 때까지 통증이 뚜렷하지 않은 경우다. 삽입 섹스나 탐폰이 통증을 유발하는 자극이 될 수 있으며, 옷이나 속옷과 가볍게 닿는 것만으로도 유발될 수 있다. 자발성 외음부통은 접촉과 상관없이 통증이 지속적으로 있거나 간헐적으로 있는 경우다.

외음부통이 신경통이라는 가설이 있다. 검사에서는 명확하고 가시적인 원인이 나타나지 않지만, 현미경 수준의 요인이 통증을 유발하도록 신경을 자극한다는 것이다. 통증이 진짜가 아니라는 의미가 아니다. 통증은 복잡 미묘한 과정이며 염증과 신경전달물질에 의한 교신 오류가 세포 수준에서 나타나는 것이다. 많은 통증질환에서 육안으로 확인 가능한 신체적 원인이 발견되지 않는다. 편두통 통증이 알맞은 예다.

외음부통은 오작동을 일으키는 음향 시스템과 같다. 가벼운 접촉이나 속옷이 닿는 느낌처럼 일반적으로 통증을 야기하지 않는 신호들이 증폭되거나 잘못 해석된다. 이런 일이 벌어지는 이유에 대해서는 알려져 있지 않고 신경계 어느 부위에서 혼선이 일어나는지도 아직은 알 수 없다. 외음부의 통증 신호가 신경종말에 의해 감지되어 신경과 척수, 척수신경을 거쳐 뇌로 전달되면 특정 뇌 영역이 그 신호를 처리하여 통증이라는 감각으로 전환하고, 뇌에서는 다시 비슷한 전달 방식으로 약화된 신호를 돌려보내 통증을 감소시킨다. 문제는 이 경로 어디선가, 또는 여러 군데서 다발적으로 발생할 수 있다. 또한 만성 통증이 이 경로를 통증 쪽으로 치우치도록 변화시킬 수도 있다.

얼마나 많은 여성이 외음부통을 겪을까?

약 8~15퍼센트의 여성이 외음부통 증상을 겪었거나 겪고 있다. 이 여성들이 심각한 외음부 통증을 항상 느낀다는 뜻은 아니다. 통증이 어떤 여성들에게는 몇 개월이나 몇 년 동안 나타날 수 있고 어떤 여성들에게는 잠깐 나타났다가 사라지기도 한다. 신규 감염 사례를 뜻하는 연간 발병률은 약 4퍼센트이고, 젊은 여성들 사이에서 더 많이 발생한다. 히스패닉계 여성의 발병률이 가장 높고 백인 여성이 그 뒤를 이으며 아프리카계 미국인 여성의 발병률이 가장 낮다.

많은 여성이 침묵 속에서 고통받는다. 외음부통을 앓는 여성의 약 70퍼센트가 최근 2년간 통증 때문에 의료인을 찾았지만 진단을 받지 못한 것으로 밝혀졌다. 외음부통을 앓는 여성의 50퍼센트 이상은 적어도 세 명의 의료인을 만나고 나서야 제대로 된 진단을 받았다.

몇 년씩 만성 곰팡이 감염으로 오진되는 경우도 많다. 곰팡이에 감염되어도 외음부통처럼 작열감이 있을 수 있지만, 대부분 가려움과 관련되어 있다는 점에서 외음부통과 다르다. 외음부통을 곰팡이 감염으로 착각하지 않기 위해서라도 정확한 진단—배양 검사와 같은 검사(31장 참조)—이 반드시 필요하다. 외용 곰팡이 치료제의 다수가 진정작용도 있기 때문에, 외음부통을 앓는 여성들도 항진균제를 써서 증상이 일시적으로 완화되는 경험을 하면 곰팡이 감염 진단이 맞았다고 오인할 수 있다.

외음부통인지 어떻게 알 수 있을까?

배제적 진단, 즉 통증의 다른 원인들을 감별해 배제하고 남은 원인과 증상이 일치한다면 외음부통으로 진단하는 방식을 사용한다.

외음부통을 의심해볼 수 있는 증상들은 다음과 같다.

- 적어도 3개월간 지속되는 질입구 통증
- 외음부의 작열감
- 칼에 베이는 듯한 외음부 통증
- 탐폰 삽입, 자위, 병원 검진, 섹스와 같은 접촉에 의한 통증

가려움증이 외음부통일 가능성은 낮지만 한 가지 주의해야 할 점이 있다. 외음부통이 있으면 신경이 민감해져서 곰팡이 감염의 증상에 더 민감해질 수 있다는 것이다. 즉, 대부분의 여성에게는 증상을 야기하지 않는 소량의 곰팡이균도 외음부통을 앓는 여성들에게는 강력한 통증의 신호가 될 수 있다. 이는 얼마간 통증을 복잡하게 만드는 원인이기도 하다. 많은 경우 통증은 여러 원인에 의해 발생하기 때문이다.

외음부통의 다른 원인들을 감별하려면 세심한 신체 검사가 필요하다. 가장 흔한 원인은 폐경생식비뇨기증후군, 곰팡이 감염, 피부 질환이

다. 폐경생식비뇨기증후군이 발견되면 대부분의 의료인은 외음부통 진단을 내리기에 앞서 우선 증상을 적절히 치료할 것을 권유한다.

신체 검사에서 가장 신뢰할 만한 외음부통의 징후는 면봉 끝부분으로 질어귀(질입구)를 건드려보는 면봉 검사다. 이렇게 했을 때 피부질환으로 설명할 수 없을 정도의 극심한 통증을 느끼고 곰팡이 감염 검사 결과가 음성이라면, 외음부통 진단이 고려되어야 한다. 일부 여성들은 음순이나 음핵귀두에서만 통증을 느끼기 때문에 이 방법이 100퍼센트 정확하지는 않지만, 외음부통이 있는 여성은 대부분 면봉 검사에서 양성 판정을 받을 것이다.

또한 외음부통이 있는 여성들에게 많이 병발하는(어떤 질환의 경과 중에 새로 발병하는) 골반저근육 연축(34장 참조)을 확인하는 것이 중요하다. 간혹 골반저근육 연축에 의한 통증이 피부에서 비롯된 것처럼 느껴질 수 있기 때문이다.

몸과 마음은 강력하게 연결되어 있으므로 우울과 불안은 통증의 중요한 보조 요인이다. 우울과 불안은 통증을 유발하지 않을지언정 촉진할 수는 있다. 통증이 불, 통증을 유발하는 원인이 성냥이라고 생각해보자. 우울과 불안은 연료다. 누군가가 거기에 휘발유를 들이붓고 있으면 불을 끄기가 어렵다. 그러므로 외음부통을 앓는 여성이라면 불안과 우울에 대한 심리 검사를 받아보고 필요에 따라 적절한 치료법을 찾는 것이 좋다.

외음부통의 근본 원인은 무엇인가?

어떤 여성들은 통증이 수술이나 재발성 곰팡이 감염과 같은 고통스러운 사건에 의해 촉발되었다고 보고한다. 또 다른 여성들은 통증의 시작이 스트레스가 많은 상황과 관련되어 있었다고 보고한다. 스트레스는 신경계에 다양한 화학적 변화를 일으켜 통증의 역치를 낮춤으로써 모든 질환에 악영향을 준다. 그러나 대부분의 여성은 통증을 촉발할 만한 사건이 없었다고 보고한다.

이 독특한 통증질환이 왜 외음부에 발생하는지는 알려져 있지 않다. 외음부에는 수많은 감각신경이 분포한다. 그러나 만성 통증은 유전적 요인의 영향을 받는 경우가 많다. 질식분만 중에 흔히 발생하는 외음부 열상과 같은 신체적 외상도 고려해볼 수 있다. 그러나 심각한 손상을 입은 여성을 비롯해 대부분의 여성이 이런 외상을 입는다고 해서 만성 외음부 통증을 겪지는 않는다. 나 역시 교통사고로 골반에 매우 심각한 외상을 입고, 심지어 골절까지 당하고도 살아남은 여성들이 만성 통증을 겪지 않는 것을 두 눈으로 확인했다. 곰팡이 감염처럼 사소해 보이는 계기로 삶에 지장을 주는 심각한 통증이 생기기도 한다. 어떤 이는 잘못된 식단으로 고지혈증이 생기고 다른 이는 평생 건강한 식단을 고수하고도 고지혈증이 생기듯이, 만성 통증도 별다른 이유 없이 발생할 수 있다.

외음부통을 겪는 많은 여성이 만성 곰팡이 감염 과거력을 보고한다. 이 여성들이 소량의 곰팡이에도 민감하게 반응하는 것인지, 곰팡이가 외음부통으로 이어지는 염증과 통증의 단계적 연쇄 반응을 촉발하는지, 곰팡이와 외음부통의 공통된 증상들 때문에 수년간 곰팡이 감염으로 오진을 받았던 것인지는 알 수 없다.

경구피임약이 외음부통에 어떤 영향을 줄 수 있는지 알아보려는 연구가 있었다. 연구진은 경구피임약의 에스트로겐이 테스토스테론을 억제해 통증을 촉발한다는 가설을 내놓았다. 이런 주장을 하는 연구들은 근거 수준이 낮다. 제대로 된 대규모 연구기 진행된 적이 있지만, 경구피임약과 외음부통의 연관성을 발견하지는 못했다.

호르몬이 통증에 어떤 역할을 하는 것은 사실이다. 이것은 만성통증 증후군이 남성들보다 여성들에게 더 많이 발병하는 이유이기도 하다. 또한 많은 여성이 월경 직전에 통증의 변화를 보고한다. 호르몬 피임법으로 피임을 하고 있었다면 그것을 중단했을 때 통증에 변화가 있는지 살펴보는 것도 방법일 순 있지만, 이 방법을 뒷받침하는 높은 근거 수준의 데이터는 없다. 여성들이 이 정도 정보를 가지고 호르몬 피임이 통증을 야기했을까 봐 걱정해서도 안 될 일이다.

만성 방광통이나 과민성대장증후군 등 생식기에 인접한 부위에 통증질환을 가진 여성들에게는 외음부통이 나타날 가능성이 더 높다. 측두하악관절〔턱관절〕 통증이나 편두통처럼 외음부와 신경을 공유하지 않는 부위의 통증질환을 앓는 여성들, 극도의 피로를 동반하는 전신성 통증질환인 섬유근육통을 앓는 여성들도 높은 외음부통 발병률을 보인다.

또한 일부 연구에 따르면, 외음부통이 있는 여성들은 외음부 통증에 더 민감할 뿐 아니라 외음부와 연결되어 있지 않은 부위, 예를 들면 손가락에 고통스러운 자극을 가했을 때도 예상보다 더 높은 수준의 통증을 보고한다. 이 모든 것은 외음부통이 외음부에 국한된 질환이 아니며, 신경계가 통증을 처리하는 방식에 광범위한 변화가 생겼다는 사실을 암시한다. 이 변화들이 통증의 원인인지 결과인지는 알려져 있지 않다.

질어귀에 국한된 통증인 질어귀통이 있는 여성들은 예외일 수 있다. 이 여성들 중 일부는 통증의 원인이 국소적인 변화 때문일 수 있다.

치료법

외음부통이 있는 여성들은 진단만으로도 도움을 받을 수 있다. 한 연구는 이 장에서 언급된 종류의 정보를 제공하는 수업만으로도 통증 지수를 낮출 수 있다는 것을 발견했다. 고통스러운 증상을 겪는데도 의료인이 "아무것도 아니에요"라는 말을 하거나 만성 곰팡이 감염으로 오진을 받는 경험은 당사자를 무력하게 만들고 괴로움을 안긴다. 병명을 알려주고 그 실체를 인정하는 것은 여성의 주도권을 강화하며, 질환 자체에도 도움이 된다.

외음부통을 앓는 여성들은 제품에 매우 민감할 수 있기 때문에 비누나 물티슈 같은 자극제를 사용하지 않는 것이 중요하다(9, 11, 12장을 보라).

외음부통의 일반적인 치료법은 다음과 같다.

- **외용 리도카인** 마취제. 통증 신호를 일시적으로 차단하여 단기적인 통증 완화 효과를 가져다준다. 통증이 줄어들수록 신경계에 대한 자극도 약해지므로 장기적으로도 도움이 될 수 있다.
- **질어귀에 사용하는 에스트로겐 크림** 질어귀통이 있는 일부 여성에게 도움이 될 수 있다.
- **경구용 신경통 치료제** 신경전달물질의 불균형 및 이로 인한 통증에 효과가 있다. 편두통이나 섬유근육통과 같은 다른 통증 증후군에 사용하는 치료제들에 관한 여러 데이터가 있으며, 외음부통에 권장하는 처방의 상당 부분도 이 데이터를 근거로 한다. 이 치료제들은 원인 불명의 통증에 시달리는 여성들에게 더 효과적이다. 흔히 사용되는 치료제로 노르트립틸린nortriptyline, 벤라팍신venlafaxine, 가바펜틴gabapentin, 토피라메이트topiramate, 프레가발린pregabalin이 있다. 어떤 치료제가 더 나은지를 보여주는 데이터는 없다. 개개인에게 가장 잘 맞는 신경

통 치료제를 알아보는 검사를 제공하는 서비스도 있지만, 임상 실험을 거친 서비스는 없다. 치료제를 사용할 때 가장 많이 하는 실수는 충분한 용량을 복용하지 않는다는 것이다.

- **골반저근육 물리치료** 근육통이 있는 여성들에게 큰 도움을 줄 수 있다.
- **신경차단술** 마취제와 스테로이드제를 신경 주변에 주사하는 치료법이다. 그러나 사용법에 대한 적절한 데이터가 매우 부족하고, 대부분의 권고 사항은 질적으로 우수한 연구보다는 전문가의 견해만을 근거로 한다. 마취제가 일시적으로 통증을 없앤다는 것은 해당 신경들이 어떤 식으로든 관련되어 있음을 의미하므로 일부 여성들에게 진단상 도움을 줄 수 있다. 세포 수준의 통증은 대개 염증성인데(신경염증이라고 부른다) 스테로이드로 염증을 줄일 수 있다. 음부신경차단술 pudendal nerve block과 홑신경절차단술 ganglion impar block이라는 두 가지 신경차단술이 사용된다.
- **바이오피드백** 신체 기능, 일반적으로 심박수와 호흡을 통제하는 법을 배우는 기술. 신체 신호를 감지하는 센서를 연결한 채 생물학적 피드백을 확인하며 근육을 이완하거나 통증을 완화한다.
- **질 확장기를 함께 사용하기** 탈감작화 요법의 일종이다. 진동은 통증보다 빨리 뇌에 도달하고 뇌는 빠른 신호를 우선적으로 처리하기 때문에 진동 확장기도 유용할 수 있다. 일부 여성들은 섹스할 때 진동을 더하는 것이 도움이 된다고 생각한다. 그러나 모든 여성이 확장기를 견딜 수 있는 것은 아니다.
- **통증심리학** 통증이 머릿속에 존재한다는 의미가 아니다. 통증심리학자에게 치료를 받는 것이 통증으로 인한 고통을 감소시키는 것으로 나타났다. 또한 통증심리학자는 우울, 불안, 외상후스트레스장애와 같은 촉진 인자를 찾아내는 데 도움을 줄 수 있다. 외음부통 환자 중 성학대 경험이 있는 일부 여성들에게는 심리치료사의 지원을 받는 것도 도움이 된다. 만성통증에는 급성통증과 다르게 접근해야 하기에, 통증심리학자는 장기적으로 더 도움이 되는 방법들을 제시할 수

있다. 통증심리학자는 통증의 측면에서 장기적으로 더 유용할 수 있는 방법들을 제시해준다. 예를 들어 토끼보다는 거북이처럼 사는 인생의 기술인 완급 조절을 생각해보자. 기분이 좋을 때 무리하지 않고 여유를 가지면 좌절을 예방하여 결국 더 많은 것을 성취할 수 있다. 반보씩 끊임없이 나아간다고 생각하라. 통증심리학자는 이 같은 인지행동치료도 제공한다.

- **수술** 질어귀에 국한된(섹스를 하거나 탐폰을 사용할 때만 느끼는) 통증이 있는 여성들에게는 질어귀에서 해당 부위를 외과적으로 제거하는 수술이 도움이 된다. 질어귀통이 나타나기 전까지는 통증 없이 섹스를 했던 유발성 통증 환자들이 이 수술로 가장 큰 효과를 본다.

저수산염 식단

가장 흔한 식단 제한법인 저수산염 식단은 외음부통 치료에도 널리 병행된다. 한 연구에서는 만성 외음부 통증을 겪는 여성의 41퍼센트가 저수산염 식단을 시도하고 있다고 보고했다. 이 식단이 주류가 되다시피 한 과정은 증거 부족, 환자의 절박함, 불충분한 증거에 기반반 치료법, 뱀기름 같은 잘못된 민간요법, 그리고 오류적 진실 효과(거짓이어도 반복해서 이야기하면 진실로 착각하게 되는 효과)의 해악을 반증한다. 기본적으로 유사과학의 퍼펙트 스톰(개별적으로는 위력적이지 않지만 동시다발적으로 발생하여 어마어마한 파괴력을 발휘하는 태풍)이라고 할 수 있다.

수산염이 외음부통에 영향을 준다는 생각은 1991년에 발표된 보고서의 한 사례에서 비롯되었다. 난치성 외음부통을 앓던 한 여성에게 고수산뇨증이 주기적으로 나타났고, 수산염과 소변에서 결합되는 구연산칼슘을 치료제로 사용했더니 피부 자극이 억제되고 증상이 완화된 사례였다.

과학은 외음부통을 앓는 여성들의 음식을 통한 수산염 섭취량 및 소변의 수산염 농도는 만성 외음부 통증이 없는 여성들의 그것과 비교해 차이가 없다고 말한다. 여러 연구에서 저수산염 식단은 2.5~24퍼센트의 여성에게 도움이 되었고, 이 반응률은 위약과 같거나 그보다 더 낮았다.

무엇이 해로울까? 효과가 없거나 플라세보 효과에 의해 일시적 효과를 보일 뿐인 시도를 수차례 반복하다 증상이 악화되는 경우가 적지 않다. 그런 피해에 비하면 식단에 변화를 주거나, 요리책을 보거나, 권고도 없고 보험도 안 되는 24시간 수산염 소변 샘플에 쓴 돈은 아무것도 아니다. 또한 많은 환자가 지극히 제한적인 저수산염 식단을 엄수하느라 스트레스를 받거나 실천하기 어려워 낙담한다.

꼭 알아두기

외음부통은 흔한 증상이나, 외음부 통증의 원인으로 진단되지 않는 경우가 많다.

외음부 통증이 있다면 원인을 목록화하고 의료인을 찾아가 확인하라. 모든 원인을 소거할 수 있다면 외음부통일 가능성이 높다(41장 참조).

골반저근연축도 함께 진단되는 경우가 많다.

우울증과 수면 부족은 통증을 악화시킬 수 있는 촉진 인자다.

가장 흔한 외음부통 치료법으로는 신경통 치료제와 국소마취제가 있다.

34장 골반저근연축과 질경련

Pelvic Floor Muscle Spasm and Vaginismus

골반저근육(질 주변을 감싸고 있는 근육을 말한다. 복습하려면 2장을 보라)이 연축을 일으키면 통증질환이 나타날 수 있다. 이것을 골반저근연축이라고 하는데, 골반저근육이 지속적으로 수축하며 질 통증, 성교통, 절박한 요의尿意를 유발한다. 한편 삽입을 떠올리만 해도 근육이 수축하는 것을 질경련이라고 하고, 유일한 증상은 성교통이다. 질경련도 골반저근연축의 일환으로 여겨진다.

꽉 쥔 주먹을 생각해보라. 골반저근연축은 거의 항상 주먹이 꽉 쥐여 있는 것이고, 질경련은 누군가가 악수를 하려고만 해도 주먹이 꽉 쥐이는 것이다.

골반저근연축에 대해서는 충분한 연구가 이루어지지 않고 있다. 수년간 의료계는 이것을 통증질환으로 강조하지 않았다. 많은 의사가 검사에서 명백하게 나타나는 근육의 연축을 비정상으로 인식하는 법을 배우지 못했거나 무시한다. 어떤 의사들은 이것이 정신과적 문제라거나 단지 여성이 '긴장을 풀지 못하는' 상황이라고 배웠다.

공개적으로 논의되는 일이 매우 드물기 때문에 여성들이 골반저근연축이나 질경련 진단을 받았을 때 이런 질환에 대해 한 번도 들어보지 못했다고 하는 것도 놀라운 일은 아니다.

골반저근연축은 어떻게 생길까?

골반저근연축은 크게 처음 삽입(삽입 섹스, 핑거링, 탐폰 사용 등)을 시도할 때부터 시작되는 연축과 통증이 없는 삽입 경험을 한 이후에 나타나는 연축으로 분류된다.

골반저근연축의 원인에 대해서는 몇 가지 이론이 있다.

- **혐오감을 불러 일으키는 성적 메시지** 섹스는 아프고 부끄러운 것이며 출산만을 위한 것이라는 믿음.
- **의료와 관련된 고통스러운 경험** 통증은 신경계에 시동을 걸어 더 강한 통증을 일으킨다.* 이는 신경계의 미시적 변화에 따른 결과이기도 하고 통증 예상의 결과이기도 하다. 통증이 머릿속에만 존재한다는 의미가 아니다. 뇌에서 통증이 구성되면 두려움이나 불안과 같은 감정이나 반응이 화학적 신호 전달 방식과 통증에 대한 경험을 변화시킨다.
- **고통스러운 성경험(합의하에 이루어졌다 해도 문제가 될 수 있다)** 많은 여성이 파트너에게 통증에 대해 말하지 않고 무작정 참는다. 이것은 통증 예상으로 이어져 통증을 더 악화시킨다. 만약 내가 여러분에게 초콜릿을 주면서 줄 때마다 망치로 때린다면, 여러분은 초콜릿만 봐도 움찔할 것이다. 심지어 초콜릿을 싫어하게 될 수도 있다. 이처럼 부정적인 경험에 대한 예상은 근육의 연축을 야기하고 신경계에 시동을 걸어 통증을 악화시킨다.
- **의료 시술이나 수술** 자궁절제술처럼 큰 수술일 수도 있고 질식분만, 또는 자궁내장치 삽입이나 자궁경부 조직 검사처럼 의학적으로 간단해 보이는 것일 수도 있다. 신경 자극은 예상치 못한 방식으로 통증을 야기한다.
- **만성 변비** 장을 비우려고 무리하게 힘을 주다 보면 통제가 불가능한 근수축을

---

* 통증이 감각수용기의 변화를 가져와 이후에 발생하는 작은 통증에도 과도하게 반응하게 되는 것을 통각 과민성 시동 효과 hyperalgesic priming 라고 한다.

불러올 수 있다. 그 반대 상황도 가능하다. 배변 활동을 위해 근육을 이완시키기가 어려워지면 골반저근연축이 변비로 이어질 수 있다.
- **그 밖의 골반통증후군** 외음부통(외음부의 신경통으로 33장을 참조하라), 월경통, 자궁내막증(자궁내막이 골반 내부에 증식하는 질환으로 월경통과 골반통을 유발한다), 방광통증후군(36장을 보라)과 같은 골반통증후군을 가진 여성의 골반저근연축 발병률이 더 높다. 이는 같은 부위의 신경들이 다른 기관으로 통증이 전해지는 것을 허용하기 때문일 수 있다. 뿐만 아니라 어떤 부위에 통증이 있으면 방어 기전으로 반사적인 연축이 일어나기도 한다.
- **과거의 성적 트라우마** 성적 트라우마는 많은 여성에게 파국을 초래할 수 있다.

골반저근연축은 여러 요인이 복합적으로 작용해서, 때로는 모든 요인이 결합되어 나타날 수 있으며, 한두 가지 근본 원인에 의해 나타나기도 한다. 이 질환이 까다로운 이유 중 하나다.

골반저근연축의 증상

증상은 우리가 여전히 이해하지 못하는 여러 요인에 따라 다양하게 나타난다. 예를 들어, 어떤 여성은 항상 탄탄한 골반저근육을 유지하면서 삽입할 때만 통증을 느끼는 데 반해 어떤 여성은 매일 통증을 느낄 수 있는데, 그 이유는 알려져 있지 않다. 통증은 매우 복잡하고, 통증 경험—당사자가 어떻게 느끼는지를 의미한다—의 많은 부분은 신경계가 통증 신호를 어떻게 처리하느냐에 달려 있어 의료진이 검사나 엑스레이, 초음파와 같은 영상 연구로 발견할 수 있는 것이 아니다.

골반저근연축의 통증 경험은 다음의 일부 또는 전체를 포함할 수 있다.

- **지속적이거나 간헐적인 질 통증** 여성들은 이 통증을 보통 압박감이나 경련, 밑이 빠져나오는 느낌, 질 안에 막대기나 볼링공이 들어 있는 느낌이라고 설명한다.
- **성적 삽입에 의한 통증** 첫 삽입이나 깊은 삽입을 할 때 나타난다.
- **월경통** 질을 감싸는 첫 번째 근육층인 민무늬근은 월경 기간에 수축하여 혈액을 질입구로 밀어내는 것을 돕는다. 이 근육의 활동이 통제되지 않으면 통증을 유발할 수 있다. 또한 두 번째 근육층인 골반저근육에서 연축을 촉발할 수 있다.
- **과도하게 조이는 느낌** 경련은 질입구를 좁아지게 만들어 삽입을 방해할 수 있다.
- **벽에 가로막히는 듯한 느낌** 깊은 부위에서 발생하는 연축은 질을 과도하게 수축시켜 삽입 시 있지도 않은 벽에 가로막힌 것처럼 느껴질 수 있다.
- **오르가슴 시 통증** 오르가슴은 골반저근육이 수축함으로써 느끼는 것이다.
- **흥분감** 오르가슴은 골반저근육의 수축이므로, 근육이 조여 있는 상태는 흥분을 유발할 수 있다. 성적 흥분이 지속되는 희귀 질환인 지속성성기흥분장애가 있는 여성들은 골반저근연축 검사를 받아야 한다.
- **탐폰이나 월경컵을 편안하게 사용할 수 없음** 어떤 여성들은 탐폰이나 월경컵을 아예 삽입하지 못하고, 어떤 여성들은 탐폰이 다시 빠져 나온다거나 제대로 들어가지 않은 듯한 느낌이 든다고 보고한다(제대로 착용했다면 이물감이 느껴지지 않아야 한다).
- **변비** 일부 여성은 배변을 끝마칠 만큼 골반저근육을 충분히 이완시키지 못한다.
- **배뇨 지연** 잔뇨감이 있거나 배뇨를 시작하기가 어렵다.
- **골반 검사 또는 세포진 검사 시 통증** 검사 스트레스나 통증에 대한 예측이 통증을 더 악화시킬 수 있다. 골반저근연축이 있는 일부 여성들은 검사를 위해 다리를 벌리는 것조차 힘들어한다.

골반저근연축의 진단

위의 증상 중 하나라도 보인다면 골반저근연축을 의심해야 한다.

골반저근연축 검사에서 가장 중요한 부분은 연축과 통증의 촉발을 최소화하는 것이다. 통증이 심할수록 더 많은 통증을 예측할 것이고, 검사 시 고통이 커지면 통증 경험을 강화할 수 있다. 이런 경험은 많은 여성에게 심리적인 트라우마를 남기고, 이로 인해 근육의 연축이 발생하면 검사를 해서 얻을 수 있는 정보도 그만큼 줄어든다. 게다가 고통스러운 검사는 비열한 짓이다.

의학적으로 병력이라고 부르는 환자의 통증 경험을 청취하면 골반저근연축에 대해 많은 단서를 얻을 수 있다. 질이 너무 작거나 심하게 조이는 느낌이라든지, 내부가 떨어져 나오거나 질 안에 볼링공이 들어 있는 느낌이라든지, 질 안에 장벽이 쳐진 느낌이라고 묘사한다면 골반저근연축이 거의 확실하다.

현실에서 골반저근연축을 진단하는 데는 많은 게 필요하지 않다. 성교통으로 부인과에 검사를 받으러 간 경우, 의료인은 불편해 보이거나 멈추고 싶어하면 검사를 중단할 것이라고 환자를 안심시켜야 한다. 그만큼의 통제권도 부여하지 않는 이라면 여러분을 돕기에 적합한 의료인이 아닐 것이다. 골반저근연축을 진단하고 치료할 때는 질경 검사도 거의 필요하지 않다. 검사 전에 이 사실을 얘기하면 많은 여성이 상당히 덜 불안해한다.

만약 월경을 한 번이라도 했다면, 내부가 막혀 있을 가능성은 매우 낮다. 한 번도 하지 않았다면 의료인은 이 책의 범위를 벗어나는 다른 질환들도 고려해봐야 한다.

의사는 검사를 진행하면서 통증의 원인이 골반저근연축인지, 아니면 다른 통증질환인지를 확인하기 위해 몇 가지 사항을 고려해야 한다.

- **피부질환 감별하기** 경화태선과 편평태선은 고통스러운 피부질환이다(35장을 보라). 성매개감염(29장)인 트리코모나스증은 성교통을 수반하는 심각한 염증을 야기할 수 있다. 섹스를 할 때마다 아팠다면 위 질환들일 가능성은 낮다. 피부질환은 외음부를 살펴보는 것만으로 대부분 감별할 수 있고, 필요에 따라 트리코모나스증을 감별하기 위해 면봉법을 시행할 수 있다.
- **폐경생식비뇨기증후군 확인하기** 폐경생식비뇨기증후군에 의한 통증이 골반저근연축을 촉발할 수 있다. 폐경생식비뇨기증후군 때문인지를 판단하는 데 검사가 도움이 되겠지만 필수는 아니다(18장과 19장을 보라).
- **외음부통 확인하기** 외음부통은 외음부의 신경통 질환이다(33장). 골반저근연축으로 착각할 수 있고, 어떤 여성들에게는 둘 다 나타나기도 한다. 질 내부 검사는 외음부통 진단에 필요하지 않다.
- **근육 연축 확인하기** 검진대에서 다리를 벌리거나 엉덩이를 들기가 어렵다면 골반저근연축이 확실하므로 더 검사할 필요가 없다. 다리를 벌리고 있을 수 있다면 의사는 환자의 동의하에 장갑을 끼고 손가락으로 질입구를 만져보아야 하고, 이 과정도 견딜 수 있다면 다시 한번 동의를 구한 뒤 안쪽 근육까지 확인해야 한다.

만약 의료인이 피부질환을 감별하지 못하거나 선천성 질막폐쇄증 또는 다른 내부 유착의 가능성이 의심되는 상황에서 진료실 검사를 도저히 견딜 수 없다면, 진료실에서 통증과 트라우마를 감수하느니 차라리 수술실에서 진정제를 투여하고 검사를 진행하는 편이 더 낫다. 그럴 때 사용하라고 현대적인 마취제가 있는 것이다.

섹스가 고통스러워도 계속해야 할까?

이 질문에 답할 수 있는 이는 오직 자기 자신뿐이다. 고통이 심한 섹스는 통증이 근육 연축으로, 연축이 통증 예상으로 이어지는 악순환을 유발하기 쉽다. 섹스는 즐길 수 있는 것이어야 한다. 육체적 유대감을 위해 통증을 감수할 수 있다고 말하는 여성들도 있지만, 많은 여성이 파트너에게 통증에 대해 말하지 못한다. 성치료사나 심리학자가 파트너에게 통증 상황을 설명하는 데 도움을 줄 수 있다.

골반저근연축을 치료하는 동안에도 섹스를 계속한다면 전희가 충분한지 확인하라. 섹스가 '젖꼭지를 비틀고 음경을 쑤셔 넣는' 식이라면 대부분의 여성이 고통을 느낄 것이다. 윤활제를 충분히 사용하고 음핵 귀두나 음순처럼 아프지 않은 부위에 집중하라. 삽입 전 (한 번 이상의) 오르가슴을 목표로 하라. 남성 파트너가 있다면 제목 자체가 훌륭한 조언인 『여자가 먼저다 She Comes First』(동사 'come'은 (순서나 지위상 어떤 자리에) 온다는 뜻으로도 쓰지만, 오르가슴을 느낀다는 뜻도 있어서 여성이 먼저 오르가슴을 느끼도록 하라는 중의적인 의미가 담긴 제목이다)라는 책을 선물해보라. 어떤 여성들은 오르가슴을 한두 차례 느낀 후부터 골반저근육이 이완되기 시작해 삽입이 한결 수월해진다.

남성 파트너를 만나는 여성의 경우 삽입이 고통스러울지라도 자위와 오럴섹스는 그렇지 않을수 있다. 골반저근육을 치료하는 동안에는 삽입을 완전히 배제해버리면 통증이 없거나 훨씬 덜한 상태로 만족스러운 성접촉을 할 수 있다.

선택 가능한 치료법

치료법을 선택할 때는 다양한 사항을 고려해야 하며, 해당 시역에서 어떤 치료법을 사용할 수 있는지와 각자 어떤 치료법을 편안해하는지에 따라 효과적인 치료법도 달라질 수 있다.

질 확장기는 신경과 근육의 탈감작을 돕는다. 침실에서 부담을 느낄 필요 없이 자기 페이스에 맞춰 진행하면 된다. 질 확장기는 보통 네댓 가지로 구성돼 있다. 가장 작은 것부터 시작해, 최대한 깊이 삽입하다가 통증이 느껴지면 멈추고 그 상태를 5분간 유지한다. 골반저근육이 이완되도록 천천히 심호흡하는 데 집중하라. 확장기 중에는 많은 여성이 유용하다고 생각하는 진동형 확장기도 있다. 확장기 운동은 근육의 기억 형성에 달려 있으므로 주 1회 30분씩 하는 것보다 5~10분씩 매일 하는 것이 더 효율적이다.

골반저근육 물리치료도 크게 도움이 된다. 고난도 훈련을 포함하는 특수 물리치료로, 다양한 기술이 동원된다. 삽입을 조금도 견디지 못하는 여성들은 체외에서부터 치료를 시작해야 한다. 어떤 경우에는 컴퓨터 화면에 근육 연축을 시각화해 보여주는 바이오피드백 장치를 사용하는데, 일부 여성을 치료하는 데 매우 유용한 방식이다. 물리치료사는 장갑 낀 손가락을 질 안에 넣을 것이고, 집에서 할 수 있는 운동요법을 일러줄 것이다. 골반저근연축을 치료할 수 있다고 주장하는 관리사들이 있지만, 미국물리치료사협회APTA의 인증을 받은 물리치료사가 아니면 만나지 않는 것이 좋다.

심리치료사와 트라우마나 불안, 관계 문제를 다루는 것도 치료 계획의 일부가 될 수 있다. 통증이 머릿속에만 존재한다는 뜻이 아니라 이런 요소가 삶에 영향을 미친다는 뜻이다. 이 영향을 다루는 게 통증 완화에도 도움이 된다. 삽입에 대해서 생각하거나 시도하기만 해도 극도의 불안 반응을 보이는 여성이라면 치료사와 함께 문제를 다루는 것이 훨씬 더 수월할 것이다.

질환

    골반저근육을 혹사시키고 있다면, 변비 관리도 중요하다. 변비 때문에 배변 시 무리한 힘주기를 계속하다 보면 연축의 악순환을 유발할 수 있다.

    또 다른 선택지는 보툴리눔독소 주사다. 그렇다, 질 보톡스다. 질 보톡스는 아프기 때문에 수면마취 후 진행한다. 보툴리눔독소는 자체적인 작용 기제를 통해 근육 연축을 치료한다. 몇 가지 유형의 연축 치료가 식품의약국 승인을 받았지만, 골반저근연축은 해당되지 않았다. 보툴리눔독소 주사는 일부 여성들에게 나타나는 통증과 연축의 악순환을 끊어내는 데 도움이 될 수 있다. 이 약물은 10~12주면 사라지므로 확장기 치료 및 물리치료와 병행할 때 가장 효과적이다.

효과가 없다면?

경구용 근이완제는 대체로 효과가 없다. 간혹 급성 근육 연축 치료에 사용되긴 하지만(급작스러운 요통을 생각해보라), 만성적인 근육 연축에는 그다지 효과가 없다. 어떤 사람들은 질 디아제팜 diazepam(발륨 Valium)을 치료제로 제시하지만, 두 건의 연구에 의하면 효과적이지 않다. 디아제팜은 척수와 뇌에 작용하는데 질에는 디아제팜 수용체가 없기 때문에 효과가 조금이라도 느껴진다면 약물이 혈류로 흡수되었기 때문이며 질에 사용하는 것은 무의미하다.

꼭 알아두기

골반저근연축은 질 통증과 성교통의 일반적인 원인이다.

많은 여성이 질이 너무 꽉 조이거나 떨어져 나가는 것 같다고 이야기한다.

진단과 치료를 받는 데 필요한 검사법이란 거의 없다.

질 확장기와 물리치료로 골반저근육을 재활하면 많은 도움을 받을 수 있다.

불안이나 과거의 트라우마, 관계 문제가 있는 여성이라면 심리치료사나 성치료사와 함께 문제를 다루는 것도 도움이 될 수 있다.

35장   피부질환   Skin Conditions

외음부 피부질환에 대한 위험이 증가하고 있다. 외음부는 자극성 반응을 쉽게 일으키며, 외음부에만 유일하게 혹은 우선적으로 영향을 미치는 몇 가지 독특한 피부질환이 있다.

외음부 피부질환은 정확한 진단이 어려울 수 있다. 증상이 비특이적이어서 여러 질환에서 공통적으로 나타나는 증상을 보일 때는 숙련된 의료인도 명확한 진단을 내리지 못한다는 뜻이다. 몇 가지 피부질환은 다른 질환으로 오인되기도 한다. 증상이나 몸 상태에 대한 우려가 완전히 무시당하는 경우도 있다.

바로 이럴 때 자기주장이 필요하다(여러분의 생각을 의학적으로 피력하는 방법에 대해 더 많은 정보를 얻으려면 38장을 보라). 이런 피부질환들이 존재한다는 사실을 알고 여기서 읽은 내용이 여러분의 경험과 비슷하게 보인다면, 진단 과정이나 그동안 논의해보지 않았던 치료법에 대해 의료인에게 구체적인 질문을 던져볼 수 있다. 나는 환자들이 자기 질환에 대해 조사해올 때 뿌듯하다. 내 진단에 대한 재논의도 환영이다. 자기가 내린 진단을 확신하는 의료인이라면 자신감을 가지고 환자를 안심시킬 수 있어야 한다. 그것이 의료인의 역할 중 하나다.

수련 기간에 외음부 피부질환을 다양하게 다뤄보지 못한 부인과의사가 많은데 대부분의 피부질환이 1~3퍼센트 이하의 여성에게만 영향을 미치기 때문이다. 일반 산부인과의사는 이런 질환들을 한 해에 몇 번 접할 수 있을 뿐이지만, 전문의는 하루에도 두세 번씩 접한다. 그리니 증상이 호전되지 않는다면 머뭇거리지 말고 전문가를 소개해달라고 요구하자.

조직 검사에 대하여

피부질환은 전형적인 양상을 띠기 때문에 조직 검사 없이 진단을 내릴 수 있는 경우가 많다. 이런 상황에서는 보통 치료를 시작하고 결과를 평가하는 접근법이 권장된다. 만약 초기에 시도한 치료가 예상했던 결과를 가져오지 않으면 조직 검사를 통해 더 많은 정보를 고려해볼 수 있다.

조직 검사로 확진을 내리지 못할 때도 있다는 사실을 아는 사람은 많지 않다. 그래야 한다고 생각하겠지만—어쨌든 현미경으로 조직을 살펴보니까—피부질환에 관해서만큼은 조직 검사도 '예' '아니오'라는 이분법적인 답을 주지 않는다. 병리과의사는 조직 검사를 통해 조직을 살펴보고 임상의사가 거시적으로 검사하는 과정과 같은 작업을 미시적으로 수행한다. 나는 외음부를 살펴볼 때 발적 양상과 피부 두께를 보고, 궤양이나 미란(표피조직이 허는 것)이 있는지 확인한다. 그리고 모든 정보를 종합하여 말한다. "이건 ○○○라는 질환처럼 보이네요." 병리학자도 염증세포의 유형과 분포, 표피의 두께와 양상, 그 밖의 여러 특징을 살펴봄으로써 미시적일 뿐 우리와 동일한 작업을 한다. 가끔 전형적인 증상—어떤 증상을 보이면 어떤 질환이라고 말할 수 있는 증상—도 볼 수 있지만 대개는 내가 진료할 때처럼 이 증상 조금, 저 증상 조금 하는 식으로 나타난다. 게다가 두 가지 피부질환이 병존하면 문제는 더 복잡해진다.

조직 검사는 전체 그림이 아닌 퍼즐 조각이라고 생각하면 된다. 한 피부병리학자(피부를 전문으로 하는 병리학자)는 피부에 전형적인 소견이 보이더라도 조직 검사를 해보면 최대 50퍼센트가 비특이적인 결과를 보일 수 있다고 말했다. 조직 검사가 유용하지 않다는 뜻이 아니라, 검사의 한계를 아는 것이 중요하다는 뜻이다. 많은 여성이 조직 검사를 받은 후 실망하는데, 이는 검사 결과가 질환을 입증해주지 않아서가 아니라 검사에서 얻은 정보가 진단의 근거나 확정적인 증거로 쓰이지 않을 수 있다는 얘기를 사전에 듣지 못해서다.

암이 의심될 때는 무조건 조직 검사를 지시한다. 암을 감별하기 위해 조직 검사를 지시하는 몇 가지 일반적인 지침은 다음과 같다.

- **40세 이상 여성에게 나타나는 의심스러운 곤지름(사마귀)** 초기 피부암은 사마귀처럼 보일 수 있다.
- **치료 후 재발하는 사마귀** 사마귀 치료법으로도 가시적 부위를 없앨 수 있지만, 불완전한 치료이기 때문에 암이 재발한다.
- **돌출되었거나 크기가 1센티미터 이상인 착색 병변** 피부암에는 색소가 있을 수 있다. 한 가지 예외는 지루각화증이라고 불리는 전형적인 돌출형 병변인데, 꼭 바닥에 눌어붙은 껌 딱지처럼 생겼다.
- **치료되지 않는 궤양** 이것 역시 암의 잠재적 신호다.

만성단순태선

만성단순태선은 습진과 같은 외음질환이나. 대개 어떤 제품이나 성분이 피부의 산성 보호막이나 상층의 세포들을 자극하거나 손상시키는 자극접촉피부염에서 시작된다. 한 번 노출되거나 반복해서 노출되었을 때 발생할 수 있다. 흔한 자극성 물질로는 많은 피부 관리 제품에 들어 있는 용매제와 알코올이 있다. 세정제나 식물성 제품도 자극성 물질이 될 수 있다. 곰팡이 감염 등 기타 감염증 역시 촉발 요인이 될 수 있다. 음모 제모는 미세외상을 야기하고 물리적 보호 장벽인 체모를 제거해 자극성 반응의 위험을 증가시킬 수 있다. 요실금 패드 대신 생리대를 착용하는 요실금 환자들에게도 자극이 나타날 수 있다.

그다음에는 가려움증이 나타나서 긁거나 문지르는 행동으로 이어진다. 이런 행동은 피부에 더 많은 손상을 입히고 가려움도 더 많이 느끼도록 신경계에 시동을 건다. 긁기나 문지르기는 외음 피부에 발적〔붉어짐〕과 비후화肥厚化〔두꺼워짐〕를 야기할 수 있다. 가려움증이 극심해지면 긁는 행위에 의해 열창처럼 심각한 피부 외상이 나타난다. 가려움증은 보통 밤에 더 심해지므로 잠결에 긁을 수도 있다.

만성단순태선은 질과 관련되어 있지 않기 때문에 증상이 질 안쪽 깊은 곳이 아닌 외부나 질입구에 나타날 것이다.

긁어서 생긴 피부 변화가 암을 감별하기 위한 조직 검사가 필요할 정도로 심각하게 나타나는 경우도 있다. 이와 같은 깊은 상처는 피부세포의 바닥층(기저층)을 손상시킬 수 있다. 이곳에 흉이 지면서 멜라닌 색소가 분비돼 어둡고 편평한 흑색증으로 이어지기도 한다. 이것은 피부암인 흑색종처럼 보일 수도 있다.

치료법은 가능한 모든 자극 촉발 원인을 제거하고 염증을 치료하면서 해당 부위를 긁거나 문지르지 않는 것이다. 말은 쉽지만 막상 실천하기는 굉장히 어려울지도 모른다. 세정제나 비누, 실금 패드의 사용을 전면 중단하고 헐렁한 속옷을 착용하고(아주 가벼운 마찰도 가려움증을 유발할 수 있다), 제모를 중단할 것을 권장한다. 경우에 따라 손에 양말을 끼우고 자야 할 수도 있다.

보통 가려움증과 염증을 완화하기 위해 고농도 외용 스테로이드 연고를 사용한다. 가려움증은 일단 제어되고 나면 점차 잦아들다가 사라질 것이다. 코코넛오일이나 바셀린이 수분 증가와 피부 장벽 보호에 도움이 된다. 경구용 항히스타민제는 가려움증을 완화하고 진정시키는 데 도움이 될 수 있으므로, 밤에 복용하면 가려움을 줄일 수 있다. 일단 긁는 행위를 멈추면 가려움이 사라지고 약물도 줄일 수 있다. 일부 여성들은 가려움을 없애기 위해 외용 스테로이드를 주 2~3회 사용해야 할 수도 있다.

초기 치료가 효과적이지 않았다면, 다음 단계는 외음부 피부질환을 치료한 경험이 있는 부인과의사나 피부과의사를 만나는 것이다. 때로는 외용 스테로이드 사용 기간을 늘리거나 스테로이드 주사 치료를 병행해야 할 수도 있다. 그 외에도 가려움증 완화에 도움을 주는 칼시뉴린 억제제calcineurin inhibitor라는 외용 약물 등이 있다. 때에 따라 신경계 수준의 가려움증을 완화하는 데 신경통 치료제가 필요할 수도 있다.

경화태선과 편평태선

경화태선과 편평태선은 1~3퍼센트의 여성들에게 영향을 주는 자가면역 피부질환이다. 경화태선은 외음부에만 영향을 미치므로 질입구까지만 나타난다. 편평태선은 점막을 포함할 수 있으므로 외음부와 질에 영향을 줄 수 있다(구강에도 영향을 줄 수 있다). 경화태선이 편평태선보다 더 흔하다.

경화태선과 편평태선은 가려움, 통증, 성교통, 궤양, 열창 및 피부 변화를 야기한다. 성생활은 물론 미용적인 측면에서 외음을 어떻게 느끼는지에도 지대한 영향을 준다. 두 질환 모두 외음부에서 편평세포암이 발생할 위험을 증가시키며, 10년 이상 지속될 경우 편평세포암 발병률은 약 6퍼센트다. 편평세포암에 걸릴 거라는 뜻이 아니라, 초기 변화를 감지하여 암이 퍼지기 전에 진단과 제대로 된 치료를 받을 수 있도록 면밀히 추적해야 한다는 뜻이다.

나는 늘 여성들에게 피부 변화를 직접 보고 싶은지 묻는다. 그리고 막대 거울을 이용해 진찰 부위를 설명하고 약을 어디에 발라야 하는지 보여준다. 무슨 일이 일어나고 있는지, 어떻게 하면 외용 치료제를 정확한 위치에 바를 수 있는지를 알려주는 데 매우 유용한 방식이다. 그러나 이 방식을 무척 불편해하는 여성들도 있다. 직접 보고 싶다면 의사에게 알리되, 보고 싶지 않다고 해도 괜찮다.

경화태선은 피부를 허옇고 얇게 만든다. 전형적인 양상은 외음(소음순)과 항문 주변에 숫자 8 모양으로 나타난다. 병이 진행되면서 소음순이 위축되거나 사라지기도 하고, 음핵덮개가 들러붙어 음핵을 가둘 수 있으며, 그대로 방치하면 질입구를 막을 정도로 흉터가 심해져 삽입에 방해가 되고 더욱 심해지면 배뇨가 불가능해지기까지 한다.

편평태선은 경화태선과 달리 대체로 피부가 허옇게 변하는 증상을 야기하지 않으며, 항문 부위를 포함하지도 않는다. 미용 및 기능에 있어서는 동일한 변화, 즉 소음순 손실과 음핵포피의 유착이 일어날 수 있다. 편평태선은 질의 미란과 궤양을 초래하여 극심한 통증을 유발할 수 있고 흉이 지면서 질을 심각하게 구축하거나 완전히 막아버릴 수도 있다.

편평태선이 있는 여성들에게는 갑상선질환이 더 많이 발생하므로 반드시 검사를 받아봐야 한다. 경화태선이나 편평태선이 있는 여성들은 곰팡이에 감염될 위험도 더 높다. 그 이유는 잘 알려져 있지 않지만 미세외상과 피부의 물리적 변화 때문일 수도 있고, 스테로이드제를 오래 써서일 수도 있다.

치료의 중심은 피부질환의 활성화를 촉발할 수 있는 외상을 감소시키는 것이다. 폐경기를 앞두고 있거나 폐경기인 여성들은 외용 에스트로겐의 도움을 받아 폐경생식비뇨기증후군으로 인한 물리적 변화를 줄임으로써 수분을 보충하고 조직의 탄력성을 높이면서 외상을 진정시킬 수 있다. 젖산균의 회복도 도움이 된다. 비누 사용은 피부를 건조하게 만들기 때문에 피해야 한다. 크림이나 연고는 물 세척만으로 충분히 제거되지 않을 수 있으므로, 며칠간 pH가 5에 가까운 세정제를 사용하면 제품의 잔여물이 쌓이면서 나는 냄새를 예방하는 데 효과적일 수 있다.

고강도의 외용 스테로이드(1등급 초강력 스테로이드라고 불리며, 클로베타솔프로피오네이트clobetasol propionate 0.05퍼센트와 강화 베타메타손 디프로피오네이트betamethasone dipropionate 0.05퍼센트가 있다)도 권장할 만한 치료법이다. 연고 제형이 선호되는데, 피부 흡수율이 좋고 방부제를 쓰지 않아도 돼서 자극도 덜하다. 초기에는 콩알 하나 분량을 6~12주간 하루 2회 도포하다가 점차 주 2회로 줄인다. 이 치료법은 숙련된 의료인의 안내를 받아야 한다. 바셀린이나 코코넛오일도 진정과 보호 기능에 도움을 줄 수 있다. 질에 영향을 미치는 편평태선은 스테로이드와 손상을 예방하는 질 확장기로 치료할 수 있다.

그 밖의 치료법을 적용하려면 숙련된 부인과의사나 피부과의사를 만나는 것이 가장 좋다. 소음순 손실은 영구적이기 때문에 수술로도 되돌릴 수 없다. 삽입을 막거나 배뇨를 어렵게 하는 질입구·음핵덮개·질의 협착은 수술로 치료할 수 있다. 이런 치료는 반드시 해당 질환 및 관련 기술을 경험해본 부인과의사에 의해 이뤄져야 한다.

전염물렁종

전염물렁종은 마마바이러스(폭스바이러스)에 의한 감염증이다. 전염물렁종은 진주처럼 생긴 3~4밀리미터 크기의 구진丘疹(체액이 관찰되지 않는 작고 단단한 돌기)을 생성한다. 돌기나 구진에는 작은 배꼽처럼 생겨 배꼽모양함몰umbilication이라 불리는 중앙 함몰부가 있다. 대부분은 몇 개에 그치지만 드물게 무리지어 나타나기도 한다. 양상이 전형적이므로 조직 검사는 거의 필요하지 않다. 마마바이러스는 기저막 위에 있는 상피층만 감염시키며, 헤르페스나 인유두종바이러스HPV처럼 휴면기를 거쳐 재활성화되지 않는다.

물렁종은 바이러스에 노출되면 신체 어디에서든 나타날 수 있다. 외음부 물렁종은 성접촉이나 수건 공유에 의해 전염될 수 있다. 긁거나 제모를 해서 생기는 미세외상도 바이러스를 전파할 수 있다.

물렁종은 대개 저절로 사라지므로 많은 경우 기계적 외상을 피하는 것만으로 충분할 것이다. 현실적으로 바이러스 전파가 매우 흔하게 일어나기 때문에(자기 몸을 아예 만지지 않거나 긁지 않기란 사실상 불가능하다) 완치까지 보통 8~12개월이 걸린다. 낫기까지 기다리고 싶지 않거나 병변이 가렵고 성가시거나, 충분히 오랜 시간이 지났는데도 사라지지 않을 때는 물렁종을 제거한다.

다음과 같은 치료법을 비롯해 다양한 처방을 선택할 수 있다(꼭 이에 한정될 필요도 없다).

- **물리적 파괴** 병변을 긁어서 제거하거나(긁어냄搔爬, curettage) 얼려서 떼어낸다(냉동요법cryotheraphy). 아플 수 있지만 병변이 몇 개뿐이라면 해볼 만한 선택지다. 바이러스가 퍼지거나 세균에 감염될 수 있으니 집에서는 시도하지 말 것.
- **국소 치료** 의료인이 진료실에서 나무로 된 면봉 끝으로 트리클로르아세트산

trichloracetic acid을 도포한다. 병변이 사라질 때까지 2주에 한 번씩 반복해야 할 수 있다. 집에서 포도필로톡신podophyllotoxin 크림을 바른다(3일간 1일 2회 도포하고 4일간 쉬는 주기를 최대 4주간 반복한다). 과산화벤조일benzoyl peroxide 10퍼센트 크림은 매우 저렴하며 4주간 1일 2회 도포하면 효과를 볼 수 있다. 면역조절제인 이미퀴모드imiquimod 크림을 최대 16주간 주 3~5회 도포하는 것도 방법이다.

- **경구용 시메티딘cimetidine** 위산 역류 치료제로 약품명은 타가메트Tagamet다. 너무 아프거나 다른 어떤 이유로 외용약을 도포할 수 없다면 2개월간 이 약을 경구 복용하는 것으로 치료를 대체할 수 있다. 약물 상호작용이 빈번하게 일어나는 약이므로 주의하자.

화농땀샘염

화농땀샘염은 모낭의 아포크린땀샘에 발생하는 고통스러운 만성 염증 질환이다. 이 질환은 (고위험군인) 20~40세 미국 여성의 약 0.3퍼센트에 영향을 미친다. 백인 여성에 비해 다른 인종 여성에게서 약 두 배 더 많이 발생한다. 유럽의 데이터는 발병률이 2~4퍼센트 정도로 높을 수 있음을 암시하는데, 두 대륙의 유의미한 차이를 보여주는 것인지, 아니면 어느 한쪽의 데이터가 부정확한 건지는 확실하지 않다.

화농땀샘염이 생기면 고통스러운 붉은 결절(피하의 단단한 조직 덩어리)이 나타나며, 경증일 때는 여드름처럼 보이거나 만성 매몰모로 오인된다. 증상이 더 진행되면 블랙헤드, 종기, 고름이 흘러나오는 병변으로 나타나고 심각한 흉터가 생긴다. 정확한 진단을 받기까지 평균 7년이 걸리는데, 오진이 내려지거나 진단 자체를 받지 못한 채 고름이 흘러나오는 만성적이고 고통스러운 병변을 겪어내는 과정이 미치는 정신적인 영향도 무시할 수 없다. 다행히 대부분의 여성은 경증 질환을 가지고 있지만, 증상이 심한 4퍼센트는 외음부의 상당 부분에 고름집과 손상이 나타날 수 있다.

발병 원인은 알려져 있지 않지만, 핵심 단계는 모낭이 막혀 아포크린 땀샘의 분비물이 쌓이면서 모낭이 파열되는 것이다. 이는 세균성 감염과 심각한 염증으로 이어지고, 결국 고름집과 흉터가 생기게 된다. 일단 염증 반응이 촉발되면 인접한 모낭으로 퍼져 치료가 더 어려워질 수 있다. 흉터는 돌이킬 수 없다. 조기 진단과 치료가 장기적으로 더 나은 결과를 가져다주는 이유다.

치료법은 염증을 최소화하는 것이다. 속옷을 헐렁하게 입어 마찰을 줄이고 왁싱이나 면도처럼 외상을 초래하는 제모를 중단해야 한다. 일부 데이터는 레이저 제모가 도움이 될 수 있음을 시사한다. 자격을 갖춘 피부과전문의와 상의해보라. 흡연은 잘 알려진 보조 요인이므로 금연을 하면 도움이 될 것이다. 체중 감량도 효과적이라고 알려져 있다.

구체적인 치료법은 에스트로겐을 함유한 경구피임약 또는 스피로놀락톤spironolactone이라는 약물을 (하루 100밀리그램) 사용하는 것이며, 둘 다 조직에 대한 테스토스테론의 영향을 감소시킨다(테스토스테론은 땀샘의 분비물을 걸쭉하게 만든다). 외용·경구용 항생제도 유용하다. 초기 치료에 반응하지 않거나 종기와 흉터로 악화된 경우에는 경험이 풍부한 부인과의사나 피부과의사가 다루어야 한다.

꼭 알아두기

자극성 물질과 미세외상은 모든 외음부 피부질환을 악화시킨다.

질환

만성단순태선은 극심한 외음부 가려움증의 가장 흔한 원인이다.

경화태선과 편평태선은 지독한 통증을 유발하는 자가면역 피부질환으로 적절한 치료를 위해서는 전문가의 도움이 필요하다.

전염물렁종은 외음부에 가려움증을 동반한 작은 병변을 야기할 수 있는 바이러스다.

화농땀샘염은 모낭의 만성 염증질환으로, 흔하지 않고 진단도 잘 이뤄지지 않지만 조기에 치료하면 결과를 개선할 수 있다.

36장   요로감염과 방광통증후군

UTIs and Bladder Pain Syndrome

해마다 미국 여성의 무려 11퍼센트가 적어도 한 번 이상 요로감염을 경험하며, 그중 20~30퍼센트는 재발한다. 요로감염은 여성들이 항생제를 처방받는 가장 흔한 이유 중 하나다.

전형적인 증상은 긴박뇨와 빈뇨, 배뇨 시 작열감이다. 일부 여성에게서 방광통과 혈뇨가 나타날 수 있다. 어떤 여성들은 실금이 생기거나 기존의 실금이 악화되기도 한다. 모든 여성이 전형적인 증상을 보이는 게 아니므로 진단이 까다로울 수 있다.

검사에 대해 한마디

요로감염 진단에 도움이 되는 세 가지 검사는 다음과 같다.

- **요시험지 검사** 진료실에서 신속히 시행하며 혈뇨, 세균뇨, 농뇨膿尿(고름이 섞인 소변)에 대한 정보를 제공하는 소변 검사. 시험지는 일반의약품으로 판매된다. 요시험지 검사만으로 방광염을 확정하거나 감별할 순 없지만, 소견을 좁힐 수 있다. 검사를 통해 확인할 수 있는 가장 유용한 정보는 세균의 징후인 질산염 측정값이다. 이 검사는 널리 사용되지만 유용한 정보를 추가적으로 제공하는 경우는 거의 없다. 증상이 전형적이라면 검사 결과가 음성이어도 치료를 받아야 한다. 증상이 전형적이지 않다면 배양 검사(확정적인 검사)가 필요하다. 소변을 주황색으로 만드는 방광통 치료제인 페나조피리딘Phenazopyridine은 검사 결과에

- **소변 현미경 검사** 실험실에서 소변의 백혈구, 세균, 혈액을 살펴보는 검사이며 요시험지 검사보다 더 정확하다. 현미경 검사에서 세균이나 백혈구가 식별되면 요로감염 진단 가능성이 높아지긴 하지만, 요시험지 검사보다 훨씬 더 많은 정보를 제공하지는 않는다. 이 검사는 페나조피리딘의 영향을 받지 않는다.
- **소변 배양 검사** 소변의 세균을 증식시키는 방식으로, 가장 전형적인 검사다. 검사에서 소변 1밀리리터당 세균 군집 10만 개가 나타나면 통상 감염으로 본다. 몇 가지 주의사항이 있는데, 폐경 전 여성의 최대 5퍼센트, 폐경 후 여성의 10~15퍼센트는 그 정도의 세균이 있어도 증상을 보이지 않는다는 것이다. 요로감염이 아니라는 뜻이다. 따라서 검사 결과가 양성인지보다 양성 결과가 증상과 일치하는지가 더 중요하다. 반대로 세균이 배양 검사에서 증식시키기 어려울 정도로 부족한 경우에도 요로감염일 수 있다고 알려져 있다. 배양 검사는 페나조피리딘의 영향을 받지 않는다.

나도 요로감염일까?

"방광염에 걸린 것 같아요." 이런 일반적인 진술은 절반 정도만 정확하다고 할 수 있다. 몇 가지 추가 질문이 정확도를 높이는 데 상당한 도움을 줄 수 있으므로 전화 상담만으로 치료제 처방을 받아도 되는지, 소변 샘플을 제출해야 하는지, 다른 검사가 필요한지 등을 의료인과 전화로 상의해 결정할 수 있다.* 이 지침은 1년에 두세 번 방광염에 걸리는 여성들에게 적용된다. 1년에 네 번 이상 방광염에 걸리는 여성들은 재

---

* 미국에서는 간단한 진단을 받거나, 지속적으로 복용 중인 약을 재차 처방받을 때 전화 진료를 통해 인근 약국으로 처방전을 보내 약을 수령할 수 있다. 우리나라에서도 코로나19 이후 한시적으로 비대면 전화 진료가 일부 허용되었다.

발성 요로감염이기 때문에 다른 방식으로 접근해야 한다.

화장실에 가는(정말 가야 할 것 같은) 빈도와 배뇨통(배뇨 시 작열감)이 증가하고 질 분비물에 변화가 없으면 요로감염일 가능성이 높다. 만약 신장의 감염 증상(옆구리 통증, 오한, 고열)이 없다면 소변 샘플 없이 전화상으로 치료하는 것이 합리적이다. 치료를 해도 나아지지 않는다면 요로감염이 아니거나(진단이 부정확했다는 뜻이다) 다른 치료가 필요한 세균일 수 있으므로 진찰을 받아야 하며, 이때는 반드시 소변 샘플을 살펴보고 결정해야 한다.

빈뇨나 배뇨 장애 증상이 있고 질 분비물에 변화가 있거나 새로운 질 분비물이 비친다면 방광염에 걸렸을 가능성은 약 45퍼센트에 불과하므로 반드시 진찰을 받아야 한다. 여기에는 요시험지 검사나 현미경 검사가 유용하다. 만약 질염 관련 증상이 발견되지 않고 질산염 검사 결과가 양성이라면 요로감염일 가능성은 80퍼센트로 높아질 수 있다.

빈뇨와 배뇨통 이외의 증상들을 근거로 요로감염에 걸렸다고 생각한다면 진찰과 진단을 받아야 한다. 이런 경우에는 의료인의 검진과 진료실에서 하는 검사(요시험지 검사)가 유용하다. 배양 검사도 필요할 수 있다.

1년에 네 번 이상 발병하는 재발성 감염증에 걸린 여성들은 소변 배양 검사를 받아야 한다. 임신한 여성들에게도 같은 검사가 필요하다.

배양 검사 결과 기다리기

증상이 전형적이지 않거나 치료가 어려운 세균이 있는 것 같다면, 기다리기 버겁더라도 배양 검사를 받는 것이 올바른 선택이다. 불필요한 항생제 복용으로 인한 합병증—설사와 곰팡이 감염이 가장 흔하다—이 나타날 뿐 아니라, 항생제 내성 문제로 인해 효과적인 항생제도 점점 줄어들고 있다. 항생제 오남용이 주된 원인이다.

배양 검사 결과가 나오기까지는 1~2일이 소요되는데, 양성인지 확인하는 데 하루, 가장 적절한 항생제를 선택하는 데 하루가 걸린다. 검사 결과가 양성임을 확인한 후 거주지(세균의 유형과 항생제 민감성은 지역에 따라 크게 달라진다)와 감염 과거력에 따라 치료하는 것이 적절하기에, 효과 없는 항생제에 노출되어 부차적인 피해를 입지 않도록 검사 결과가 나올 때까지 기다리는 것이 최선이다.

이틀을 기다리기 어려울 때는 아세트아미노펜과 페나조피리딘의 도움을 받을 수 있다. 디클로페낙diclofenac과 이부프로펜 같은 진통제(비스테로이드소염제로 불리는 약물류)는 신장염의 위험을 증가시킬 수 있으므로, 아세트아미노펜을 선택하는 편이 더 나을 수 있다. 하지만 이틀 기다린다고 신장염에 걸리지는 않으며, 심지어 이틀 후면 요로감염의 20~25퍼센트는 저절로 사라질 것이다. 사소해 보여도 요로감염 치료를 위한 항생제 사용을 25퍼센트까지 줄이는 것은 세계적으로 매우 유의미한 효과를 거둘 것이다. 증상이 전형적이지 않다면 배양 검사 결과를 기다리며 항생제 처방을 받은 후, 검사 결과가 양성이고 적절한 항생제가 있는 경우에만 그것을 복용하는 것이 합리적인 전략이다.

치료

재발성 감염증 과거력이 없는 여성들은 처음 항생제를 선택할 때 다음 중 하나를 고르면 된다.

- 니트로푸란토인 100밀리그램을 5일간 1일 2회 복용한다.

- 포스포마이신 3그램을 1회 경구 투여한다.
- 트리메토프림·설파메톡사졸trimethoprim-sulfamethoxasole 160~800밀리그램을 3일간 1일 2회 투여한다.

그 밖의 항생제는 모두 넓은 범위의 세균을 죽이는 광범위 항생제이며 설사, 곰팡이 감염을 유발하거나 항생제 내성에 기여하는 부수적 피해가 나타날 가능성이 높다. 그중 하나인 시프로플록사신ciprofloxacin은 인대 손상을 야기할 수 있다. 시프로플록사신은 배양 검사를 통해 최적의 약물임이 밝혀지거나 환자가 다른 항생제에 알레르기가 있는 등 의학적 사유가 명확한 경우에만 사용해야 한다.

요로감염의 예방

폐경생식비뇨기증후군이 있는 여성들은 요로감염을 감소시키는 것으로 나타난 질 에스트로겐의 도움을 받는 경우가 많다.

요로감염 예방에 효과가 있다고 알려진 크랜베리주스는 그리 효과적이지 않은 것 같다. 크랜베리 정제와 캡슐은 효과가 불분명한데, 관련 연구들은 근거 수준이 낮다. 세균의 부착을 억제하여 요로감염을 예방한다고 알려진 크랜베리의 성분은 프로안토시아니딘proanthocyanidin인데, 복용했을 때 이 물질이 소변 내에 충분히 축적되어 효과 농도에 이르는지에 대해서조차 알려져 있지 않다. 그 밖에 제대로 검증된 건 아니지만 비타민C 1000밀리그램을 하루 3회 복용하거나 D만노스 2000밀리그램을 (2~3회에 걸쳐) 나누어 복용하는 방법도 있다. 이 제품들도 크랜베리와 마찬가지로 세균이 방광내벽에 달라붙는 것을 억제한다는 주장에 입각해 판매된다. 비용이 든다는 것만 빼면 해를 끼치지는 않는 것 같다. 이 선택지들 중 하나를 시도했는데도 6개월 내에 요로감염이 나아지지 않는다면 효과가 없는 것이다.

성관계로 인해 요로감염에 걸린 여성들은 매일 또는 관계 후에 항생제를 복용하는 방법을 고려할 수 있다. 두 방법을 비교 연구한 데이터는 없지만, 효과는 비슷한 것 같다. 물론 후자의 항생제 사용량이 현저히 적다.

오래전부터 남성 파트너와 삽입 섹스를 한 직후에 방광을 비우라는 얘기가 있어왔다. 이 방법이 효과적이지 않으며 숙덕공론(47장을 보라)에 불과할 뿐임을 보여주는 연구도 두 건이 있다. 파트너가 사정을 하면 곧장 욕실로 달려간다는 여성들이 있는가 하면, "잠깐 껴안을 시간도 없는 건가요?"라고 묻는 남자들도 있다.

나는 면 속옷을 입거나 섹스 후 방광을 비우는 식의 대처를 '딱히 해로울 건 없는' 부담이라고 부른다. 이런 식의 대처에는 어지간한 수고가 따른다. 여성들은 나아지기 위해 매번 불필요한 난관에 뛰어들면서도 재정적·감정적 부담과 과중한 의무로 인해 분노를 느끼고, 최선을 다해 달려봐야 아무 데도 도달하지 못한다는 좌절감만 떠안게 된다.

재발성 방광염에 걸린 것 같은데, 검사 결과는 매번 음성일 때

방광통증후군이라는 질환의 증상으로는 빈뇨, 배뇨통, 심한 경우 혈뇨가 있다. 예전에는 이 질환을 간질성방광염이라고 불렀지만 방광통증후군이 더 정확한 표현이다. 방광통증후군에 걸린 많은 여성이 있지도 않은 방광염을 치료하기 위해 다년간 항생제를 복용한다. 그 밖의 방광통증후군 증상으로는 소변을 다 보는 데 시간이 오래 걸리는 증상, 성교통 등이 있다

방광통증후군은 방광과 관련된 통증, 긴박뇨, 빈뇨가 적어도 6주간 지속되고 다른 원인들을 감별해 배제할 수 있을 때 내리는 임상적 진단이다. 이때 요로감염과 방광암은 반드시 감별해야 한다. 여성은 남성에 비해 방광암 발병이 훨씬 더 적고, 55세 이하 여성에게서 발병하는 경우는 매우 드물다. 40세 이상이고 방광통증후군으로 의심되는 증상들, 특히 혈뇨가 나타난다면 방광암 검사에 대해서도 반드시 문의해봐야 한다.

방광통증후군의 원인은 알려져 있지 않다. 일반적인 이론들은 방광 내벽의 염증이나 신경통을 언급한다.

방광통증후군으로 의심되는 여성들은 골반저근연축(34장을 보라)과 외음부통(외음부 신경통으로 33장을 보라) 검사도 받아보아야 한다. 방광 내부를 내시경으로 살펴보는 검사인 방광경 검사는 방광암 검진을 위해서는 권고될 수 있지만, 방광통증후군 진단을 위해서는 권고되지 않는다. 방광통증후군은 방광경 검사에서 이상 소견이 발견되지 않기 때문이다. 칼륨 주입법potassium instillation*이라는 검사는 유용하지 않은 데다 굉장히 고통스러울 수 있기 때문에 더 이상 권하지 않는다.

방광통증후군 치료법에는 여러 가지가 있지만, 그중 많은 권고 사항이 근거 수준이 낮은 데이터에 기반한다. 다음은 고려할 만한 몇 가지 치료법이다.

- **골반저근육 물리치료** 물리치료사는 방광통증후군에 수반되는 모든 근육 연축을 치료하고 바이오피드백도 제공해줄 수 있다.
- **시간 지정 배뇨** 더 많은 용량을 수용하도록 방광을 훈련하는 바이오피드백의 일

---

* 과거에는 방광에 칼륨을 주입해서 통증이 발생하면 간질성방광염으로 진단하는 검사를 시행했다.

종이다.

- **식이 조절** 환자들이 음식에 의한 자극을 보고하는 경우가 많다. 일반적으로 방광을 자극하는 식품으로 커피, 차, 탄산음료, 알코올성 음료, 인공감미료, 감귤류 과일과 주스, 크랜베리주스, 토마토로 만든 식품, 콩, 매운 음식 등이 있다.
- **펜토산폴리설페이트** pentosan polysulfate 방광내벽의 재건을 돕는다고 여겨지는 경구용 치료제. 가시적인 효과가 나타나기까지 최대 6개월이 걸릴 수 있다. 이 치료는 30퍼센트 여성에게서 효과를 보이는 데 그쳤는데, 위약의 효과와 비교해서 그리 높지 않은 수준이다.
- **주입술** 염증을 줄이거나 방광내벽을 회복해주는 물질을 방광에 주입하는 국소 치료. 헤파린 heparin, 펜토산폴리설페이트, 고분자 히알루론산 등이 있다.
- **경피적경골신경자극** PTNS 전기로 신경 기능을 조절하는 신경 조절술의 일종이다. 발목 바로 뒤에 침을 놓고 그 아래에 있는 신경으로 전기 자극을 주면 방광에서 나오는 척수신경으로 전달된다. 12주간 주 1회 치료하고 2~4주 간격으로 유지 치료를 하면 도움이 된다.
- **페나조피리딘** 요로감염으로 인한 방광통에 사용하는 경구용 치료제. 포장지에 3일만 복용하라고 적혀 있는데, 치료 과정이 길어지면 해롭기 때문이 아니라 약에 의해 증상이 가려져 신장 감염을 놓칠 수 있고, 그렇게 되면 제조사가 법적 책임을 질 수 있기 때문이다. 만약 이 치료제가 통증에 효과적이고 주황색 소변이 신경 쓰이지 않는다면, 필요에 따라 매일 복용할 수 있다.
- **경구용 신경통 치료제** 흔히 사용되는 노르트립틸린 nortriptyline과 가바펜틴 gabapentin 외에 몇 가지 선택지가 더 있다.
- **항히스타민제** 방광통증후군에 관한 몇 가지 이론은 비정상적인 히스타민 반응을 아우른다.
- **방광수압확장술** bladder hydrodistention 수술실에서 방광에 액체를 가득 채워 방광 부피를 늘리는 방식이다.

- **보툴리눔독소를 방광에 주입** 과민성방광증후군 증상 완화와 더불어 통증 치료에도 쓰인다.

5~10퍼센트의 여성에게 궤양이 나타나므로, 방광통증후군이 초기 치료에 반응하지 않으면 방광경 검사를 통해 방광 내부를 살펴볼 필요가 있다. 방광경 검사에서 얻은 정보를 바탕으로 몇 가지 특수한 치료법을 권하게 된다. 그 외의 치료법들은 이 책의 범위 밖에 있다.

꼭 알아두기

요로감염은 매년 11퍼센트의 여성에게 영향을 미친다.

새로운 질 분비물이 없는데 배뇨통과 빈뇨가 있다면 요로감염 증상일 가능성이 높다.

일반의약품으로 판매되는 요시험지 검사는 그다지 유용하지 않다.

성관계 후 방광을 비운다고 감염이 줄지는 않는다.

요로감염 증상이 느껴지는데 소변 배양 검사 결과가 계속 음성이라면 방광통증후군일 수 있다.

37장   골반장기탈출증   Pelvic Organ Prolapse

질과 외음부에 관한 책에서 골반장기를 다루는 이유는 무엇일까? 의료계에서 골반장기탈출증이라고 부르는 질환은 질이나 자궁이 아래쪽으로 처지거나 밖으로 빠져나오는 증상을 말한다. 드물게 방광이나 장도 내려올 수 있다. 골반장기탈출증이 질 증상을 일으킬 수도 있고, 질 증상이 골반장기탈출증 때문으로 오인되는 경우도 있기 때문에 적절한 기본 지식은 필수다.

잠깐, 질이 빠져나올 수 있다고?

그럴 수 있다. 가능하기는 하지만 아예 몸 밖으로 떨어져 나올 확률은 매우 낮다.

질은 신축성 있게 만들어져 있고―그렇지 않았다면 출산을 할 수 없었을 것이다―중력은 신축성이 뛰어난 조직에 우선적으로 영향을 미친다. 골반 장기가 탈출할 가능성은 유전적 요인이나 흡연(흡연은 모든 조직을 약화시킨다), 폐경, 질식분만 경험, 만성 변비(무리한 힘주기는 질 조직에 해롭다), 체중(질조직에 더 강한 압력이 가해져 아래로 쏠릴 가능성이 높아진다) 등 여러 요인에 따라 달라진다. 누구는 골반장기탈출증에 걸리고 누구는 걸리지 않는지 정확히 예측하기란 불가능하다.

탈출증의 정확한 의미는 무엇일까?

자궁경부(자궁 아랫부분), 질 전벽, 질 후벽이 주저앉기 시작하며, 자궁절제술을 받았다면 질 전체가 내려앉을 수 있다. 양말 안에 손을 넣어 발끝 부분을 잡고, 이를 당겨 양말을 뒤집는다고 생각해보자. 양말목 밖으로 빠져나오는 부분이 골반장기탈출증에 해당되는 부위다.

어떤 증상이 나타날까?

약 40~50퍼센트의 여성이 검사상 골반장기탈출증이 있어도 특별한 증상을 보이지 않는다. 약간의 느슨함이나 경도의 탈출증은 정상이라는 뜻이다. 골반장기탈출증이 있는지 여부보다 그것 때문에 실제로 불편한 증상을 겪는지가 더 중요하다. 골반 검사를 받았는데 의사가 탈출증이 살짝 있다고 해도, 여느 여자들과 다를 바 없다는 뜻이니 너무 걱정하지 말자. 그냥 내버려둬도 심각한 결과가 발생하지 않는다는 점에서 골반장기탈출증은 건강 문제가 아니므로, 당사자가 신경 쓰지 않는다면 의사도 신경 쓰지 말아야 한다.

골반장기탈출증의 주요 증상은 질이 불거지는 것으로, 약 3~6퍼센트의 여성에게 영향을 미친다. 튀어나온 질조직이 음부를 닦아내거나 자위할 때, 심지어 앉아 있는 동안에도 느껴진다는 뜻이다. 또 다른 흔한 증상은 밑이 빠지는 느낌이다. 그 밖에 섹스에 방해가 되거나(불거진 부분이 걸리적거린다) 배뇨를 방해하기도 한다. 배변에 어려움을 겪는 일부 여성들은 질 안에 손가락을 넣어 빠져나온 부분을 위로 밀어 올려야 배변을 할 수 있다. 이걸 스플린팅$_{splinting}$이라고 부른다. 일반적으로 탈출증은 골반통, 요통, 성교통을 야기하지 않는다. 여러분이 찾아간 의사가 이 증상들을 탈출증으로 설명하려 든다면 다른 전문가를 찾도록 하자.

골반장기탈출증은 숙련된 의료인이 질을 검사해 진단한다. 골반장기탈출증의 단계는 내려앉은 부분의 맨 아래쪽 끝이 질입구주름과 얼마나 가까운지를 기준으로 판단한다. 질의 길이, 질입구의 너비 및 회음체(질과 항문 사이의 근육들이 연결된 부위)도 고려한다. 탈출증은 0에서 4까지 5단계로 나뉘며 의사는 (골반장기탈출증의 정도를 나타내는) POP-Q 점수를 계산하여 단계를 판단한다. 이 점수는 보통 수술이 필요한 경우에만 중요하다.

또한 의료인은 피검자에게 골반저근육을 수축해볼 것(케겔 운동, 10장을 보라)을 요청하여 골반저의 힘을 평가해야 한다. 방광 증상이 있다면 다른 검사도 권고될 수 있다.

주된 불편 증상이 밑이 빠지는 느낌이라면, 골반저근연축이 이러한 증상들을 야기할 수 있으므로(34장) 골반저근육이 긴장했거나 연축을 일으키지 않는지 검사가 필요하다. 부인과의사 또는 비뇨부인과의사(방광과 탈출증을 전문으로 하는 부인과의사)가 골반저근육 상태를 진단할 수 있다. 골반 전문 물리치료사를 찾아가보는 것도 근육 연축을 감별하는 유용한 방법이다.

골반장기탈출증에는 어떤 치료법이 있을까?

변비로 인한 무리한 힘주기는 탈출증을 악화시키므로 우선 이에 대해 적절한 치료가 이루어시고 있는지 확인할 필요가 있다. 변비약이 필요한 경우도 있지만, 매일 25그램의 섬유질을 섭취하는 것만으로도 변비 예방에 도움이 된다. 삼투성 설사제는 매우 안전하며, 수분을 끌어들여 변을 부드러운 상태로 만들어 더 쉽게 장을 통과하게 한다. 미국에서는 미라렉스MiraLAX라는 약품명으로 삼투성 설사제인 폴리에틸렌글리콜polyethylene glycol 3350 분말이 판매되는데*, 복제약도 사용할 수 있다. 변기에 앉아서 작은 의자에 발을 올려놓으면 배변 활동 시 무리한 힘주기를 줄이는 데 도움이 된다.

케겔 운동(10장을 보라)과 같은 골반저근육 강화 운동으로도 탈출증 증상을 완화할 수 있다. 많은 여성은 골반저근육 물리치료가 매우 효과적이라고 생각한다.

페서리pessary는 탈출한 조직을 질 내에서 지지해주는 장치다. 모양과 크기는 링, (분비물이 흘러나오도록) 구멍 난 원판, 심지어 체스 말 폰처럼 생긴 겔호른Gellhorn까지 매우 다양하다.** 몇 가지는 불편해 보일 수 있지만 탐폰처럼 제대로 착용하면 이물감이 느껴지지 않는다. 착용할 때는 진료실에서 의사나 임상간호사의 도움을 받아야 한다. 잘 맞지 않는 페서리는 배뇨를 방해할 수 있으므로 일단 방광을 비우고 나서 삽입하며, 편안하게 끼우고 뺄 수 있는지 확인해야 한다.

페서리는 다음 세척까지 1개월 이상(최대 3개월까지) 착용할 수 있고, 그보다 더 오래 끼워두면 질조직을 손상시킬 수 있다. 페서리를 장착한 채로는 섹스를 할 수 없지만, 뺐다가 다시 착용하는 것은 가능하다.

페서리는 골반장기탈출증 증상으로 괴로워하는 여성의 약 90퍼센트를 효과적으로 치료할 수 있다. 의료계에서 이 정도의 성공률을 보이면서 불만족스럽거나 불편할 때 간단히 제거할 수 있는 치료법은 극히 드물다. 물론 탈출증 단계가 높을수록 효과도 떨어지겠지만, 중증 탈출증이어도 정확하게 착용하기만 하면 64~70퍼센트의 성공률이 보장된다.

---

* 우리나라에는 모비락스산이라는 일반의약품이 있다. 변비 치료 목적보다는 대장내시경 전에 장을 비우는 처치 용도로 주로 쓰인다.
** 우리나라에는 링이나 막 모양만 있다.

수술은 어떨까?

탈출증 수술에 대한 검토는 이 책의 범위를 넘어서는 것이다. 일부는 질 내에서, 나머지는 복강 내에서 수술용 내시경(복강경)으로 행해진다. 수술 여부는 탈출 부위, 심각성, 증상, 탈출증 수술 경험, 성생활 계획, 실금 유무를 비롯한 다른 요인들을 고려해 결정한다.

탈출증 수술은 질의 해부학적 구조를 변화시키고, 수술 후 약 10퍼센트의 여성이 성교통을 겪는다. 다행히 대부분은 치료가 가능하다. 수술이 나쁘다는 의미가 아니다. 수술을 선택하는 여성의 34퍼센트는 질이 불거져 나와 섹스를 하지 않으며, 이때 불거진 부분이 수술이 필요한 범위다. 탈출증 수술 후에 나타나는 성교통은 보통 근육 연축 때문이다(34장을 보라). 한편 탈출증 수술이 신체상에 긍정적인 영향을 준다고 보고하는 여성이 많다.

메시mesh와 탈출증 수술에 관해 많은 소식이 전해진다. 메시는 촘촘한 그물망 형태의 소재로 조직이 너무 약할 때 이를 보강하기 위해 삽입하는 재료다. 그러나 높은 합병증 발병률과 관련이 있으며 조직을 뚫고 나와 질 안으로 튀어나오기도 해서 오늘날에는 메시를 사용하지 않으면 수술에 실패할 확률이 높은 경우 등 특별한 경우에만 권하고 있다. 메시 사용 자체는 잘못이 아니지만 부정확하게 사용하는 것은 잘못이다. 의료인이 메시를 권한다면 다른 전문가의 소견을 함께 들어보는 것이 바람직하다.

메시는 뼈아픈 역사를 가지고 있다. 여러 제조사에서 몇 건 안 되는 연구만 가지고 탈출증 수술에 사용할 다양한 종류의 메시를 출시했다. 수많은 외과의가 그 제품들을 사용했고, 일부 여성들에게 심각한 통증과 손상을 남겼다. 모든 메시가 나쁘다기보다 제대로 연구되지 않은 외과적 치료법이 나쁘다는 뜻이다. 시간과 노력을 투자하여 새로운 치료법에 대해 알아보지 않으면 예상 밖의 끔찍한 결과를 초래할 수 있다.

정확한 외과적 기술을 사용해도, 선천적으로 조직이 약한(애초에 그래서 탈출증이 생긴다) 여성들은 탈출증 수술을 반복적으로 받아야 할 수 있다.

괴로운 탈출증이 골반저근육 강화 운동으로 개선되지 않고, 두 가지 이상의 페서리를 써보았지만 효과가 없거나 불편하다면, 외과적 치료가 필요할 수 있다.

탈출증 수술은 보통 큰 수술이기 때문에, 다른 의사의 소견도 들어보고 골반재건 분야의 전임의 경력이 있는 산부인과의사나 비뇨부인과 의사를 만나보는 것이 좋다. 레지던트를 마치고 3년의 추가적인 수련 과정을 거친 의사를 만나라는 뜻이다. 탈출증 수술은 전문 분야이므로, 누구라도 제대로 된 수련과 경험을 쌓아서 수술의 위험성과 유익함을 논의할 수 있는 외과의를 원할 것이다.

꼭 알아두기

골반장기탈출증은 질이나 자궁경부 혹은 자궁의 일부가 아래로 내려앉거나 질입구 밖으로 빠져나오는 증상을 말한다.

골반장기탈출증의 주요 증상은 장기가 밖으로 불거져 나오는 것이며, 성교통이나 골반통은 유발하지 않는다.

POP-Q 점수 체계는 탈출증의 정도를 정확히 평가하는 데 사용된다.

골반저근육 강화 운동이 도움이 될 수 있다.

페서리를 통해 골반장기탈출증의 불편한 증상을 90퍼센트 이상 개선할 수 있다.

9부

증상

의료인과 소통하기
섹스할 때 아파요
질염이 있어요
외음이 가려워요
외음이 아파요
냄새가 나요
섹스하면 피가 나요

Symptoms

38장 의료인과 소통하기
Communicating with Your Provider

여자들은 자기 몸에 대해 알고 있다. 자기만의 전형적인 증상이 무엇인지도 알고 어떤 변화가 나타났는지도 안다.

진실을 하나 더 이야기하자면, 외음과 질이 말해주는 바는 믿을 만한 게 못 된다는 것이다. 무슨 말이냐면, 둘은 특유의 회로를 통해 질병이나 손상에 대해 매우 제한적인 방식으로 소통한다는 얘기다. 수많은 교차 신호가 있을 수 있고, 증상은 대개 보이는 것과 다르다. 게다가 여성들이 자기 신체와 외음, 질에 영향을 미치는 질환에 대해 배워온 내용은 부정확한 경우가 많다. 이것은 자가 진단(증상이나 느낌을 근거로 내리는 진단)이나 전화 진단을 매우 어렵게 만든다. 앞서 논의했듯 증상에 근거하여 곰팡이에 감염되었다고 생각하는 여성의 50~70퍼센트가 부정확한 진단을 내리는 것이 그 예다.

외음과 질은 제한적인 신호를 사용한다

의학적으로 증상이란 가려움이나 통증처럼 여러분이 느끼는 방식을 말한다. 외음과 질은 수많은 증상을 통해 무슨 일이 일어나는지를 우리에게 알린다. 가장 흔한 증상들은 다음과 같다.

- 자극감
- 사포처럼 까끌한 느낌

증상

- 건조감
- 작열감
- 가려움
- 따끔거림
- 통증
- 성교통
- 조임
- 압박감
- 질 분비물
- 냄새
- 오줌이 마려운 느낌尿意
- 배뇨통

이러한 증상이 느껴질 때 정확한 원인을 파악하기가 더 어려운 이유는 거의 모든 질환이 비슷비슷한 증상을 보이기 때문이다. 예를 들어 질 작열감은 곰팡이 감염, 피부질환, 근육 연축, 폐경생식비뇨기증후군, 요로감염 등에서 나타날 수 있다. 외음이나 질과 관련된 대부분의 질환은 기본적으로 동일한 화재경보기를 누른다고 보면 된다.

경이롭고 혼잡한 골반

골반 감각의 복잡성에는 또 다른 층위가 있으니, 바로 회로다.

오르가슴, 배뇨, 배변은 모두 신경계의 복잡한 상호작용으로 이뤄진다. 이러한 작용은 신경계에 정보를 제공하고 그에 따라 반응하는 피부, 근육, 신경, 방광, 장에서 일어난다. 그러기 위해 외음과 질을 비롯한 여러 골반 구조가 같은 신경들을 공유한다.

골반을 관장하는 척수 부위는 다른 신체 부위에 비해 매우 협소하여 골반 구조에서 뻗어 나온 신경들로 꽉 들어차 있다. 골반을 지지하는 천골의 척수가 콘센트가 부족해 플러그를 두세 갈래씩 꽂아놓은 멀티탭이라고 생각해보라. 이 빽빽한 연결 덕분에 다자간의 소통이 가능해지고 모든 것이 원활하게 돌아가지만, 이로 인해 메시지가 꼬여버리기도 한다.

또 다른 층위를 더하는 것은 신경계가 가변적이란 사실이다. 통증을 경험하면 신경계가 같은 영역에 있는 신경의 볼륨을 높여 그다음에 오는 자극은 더 아프게 느끼게 된다. 와인드업이라고 불리는 방어 기전이다. 손상 부위를 만질 때마다 극도의 통증이 느껴진다면 그 손상을 더욱더 보호하려 들기 마련이다. 이러한 기전은 원래 손상 부위보다 더 넓은 범위에서 통증이 생겨나게 한다. 다시 말해 보호 기능을 제공하는 것이다. 손상의 인접 부위에서까지 통증이 느껴지면, 우리는 회복 중인 조직에 재차 손상을 입힐 수 있는 모든 행동을 조심하게 된다.

증상도 확산될 수 있다. 세포 수준에서 통증은 곧 염증이다. 방광이 아프면 그 통증은 촘촘한 신경망을 통해 척수로 전달되어 질이나 피부와 연결된 신경으로 전해질 수 있고, 통증질환을 야기할 뿐 아니라 현미경상으로 관측되는 염증 신호를 발생시킬 수도 있다. 이 사실은 까다로운 동물 연구를 통해 확인되었다. 쥐의 곧창자에 부식성 화학물질을 넣으면 방광에 육안으로 확인 가능한 염증이 나타난다. 하지만 화학물질이 조직에 스며들어 방광으로 침투해 염증이 일어난 것은 아니다. 방광으로 연결되는 신경을 차단하고 동일한 실험을 반복했을 때는 방광에서 염증이 나타나지 않았기 때문이다.

그리고 한 가지 더. 가려움, 자극, 통증―기본적으로 모든 불편한 증상―은 같은 회로를 통해 뇌로 전달된다. 따라서 처음에 피부가 가렵다고 느끼는 것으로 시작되었을지라도, 뇌에 전달될 때는 통증으로 인지된다.

기본적으로 회로는 매우 복잡하다.

증상을 견디는 방식

여성들은 저마다 견딜 수 있는 수준이 다르다. 가려움증을 야기하는 질환의 경우, 어떤 여성들은 가려움을 즉각적으로 느끼는가 하면 어떤 여성들은 거의 인식하지 못한다. 이것은 생물학적 요인과 개인적 경험이 복잡하게 뒤얽힌 결과다. 예를 들어, 어떤 가려움은 세포 수준의 히스타민 방출에 의해 촉발된다. 일부 여성들은 다른 여성들보다 더 많은 히스타민을 분비하고, 통증이나 가려움 신호에 뇌가 다르게 반응하기도 한다.

여성들은 과거에 무시당했던 경험 때문에 증상을 그저 참아내는 법을 체화하기도 했다. 신체 증상들은 서서히 익어가는 개구리처럼 아주 천천히 발현되어 악화될 때까지 알아차리기 어렵다. 정반대의 상황도 벌어질 수 있다. 어떤 여성들은 지나친 경각심 때문에 날마다 거울로 외음을 살펴보거나 주기적으로 질 안에 손가락을 넣어 냄새를 확인하는 등 강박적으로 증상에 신경을 쓴다. '여성용 관리' 제품들은 광고 전략의 일환으로 생식기에 대한 여성들의 과잉 각성을 조장한다. 앞서 외음 및 질 세정제에 관한 논의에서 다뤘듯, 어떤 제품은 여성이 꼬고 있던 다리를 풀기만 해도 질 냄새가 날 수 있다고 암시하기까지 한다!

불안, 스트레스, 걱정, 인간관계 및 재정 문제, 수면 부족은 모두 참을 수 있는 한계를 낮추어 증상을 더 악화시킬 수 있다.

그 밖의 복합적인 요인들

여성의 생식기관에 관한 잘못된 정보, 인터넷 유언비어, 외음 및 질에 관해 성숙한 논의를 하기 어려운 환경은 정확한 소통을 방해한다.

또 다른 중요한 요인은 부정확한 진단이다. 처음에 외음부 가려움증을 곰팡이 감염으로 오진하면, 외음부가 가려울 때마다 으레 감염 때문이겠거니 착각하게 될 것이다.

산부인과의사도 증상을 해석하기 어려울 때가 있다

이 책을 쓰던 어느 날 밤, 왼쪽 대음순이 살짝 불편했다. 안 맞는 속옷을 입고 세 시간 동안 미용실에 앉아 있느라 속옷이 파고들어 그런가 싶었다. 그 속옷을 버려야겠다 생각했지만, 어떻게 됐을지 다들 알 것이다.

나는 시야에서 한참 벗어난 아래쪽을 여기저기 더듬거리다 통증이 느껴지는 덩어리를 찾아냈다. 건드리니 무척 아팠다. 매몰모나 종기가 아닐까 추정했다. 그리고 거울을 꺼내 와서 발적과 부종을 확인했다. 육안으로 확인하기 어려웠지만 통증을 고려할 때 매몰모이거나 초기 감염일 것이라고 확신했다. 매몰모로 추정되는 그것을 제거하려고 온갖 시도를 해보았지만 모두 실패로 돌아갔고, 그 바람에 피부가 상하고 통증도 심해졌다. 우리는 여기서 많은 교훈을 얻을 수 있다. 집에서 외음 주변을 함부로 쑤셔대면 절대 안 되는 이유가 여기에 있다. 의학적으로 유용한 조언을 가장 안 듣는 사람이 의사들이다.

통증은 점점 더 심해졌고, 나는 집에서 어설프게 감염을 처치하려다 살을 파먹는 세균에 감염됐다고 생각했다. 그리고 어쩌다 이런 일이 일어났는지 알아내려고 머리를 싸매다가 이 책을 쓰기 위해 시도했던 슈거링을 떠올렸다. 환부는 설탕을 묻혔던 바로 그 부위였다! 그 결과로 패혈증에 걸려 죽는다면 짤막한 내 부고 기사의 헤드라인이 어떻게 나갈지 궁금했다.

걱정을 할수록 통증도 심해졌다.

나는 기운을 내자며 스스로를 다독였다. 온도를 재고(정상이었다, 휴) 아세트아미노펜을 삼키고 잠자리에 들었다.

그리고 엄청난 고통 속에서 깨어났다. 가까스로 출근해서 동료에게 외음에 종기가 생겼다고 말했다. 그러니까, 아무래도 전문가니까 뭐가 잘못되었는지는 말해야 할 것 같았다. 그는 내 외음을 살펴보더니 뜻밖이라는 듯한 표정을 지었다. 그가 가져다준 막대 거울로 내 외음을 직접 볼 수 있었다. 자극성 반응이나 접촉피부염(알레르기 반응)이 틀림없어 보였다.

양쪽 모두 시뻘겋게 변해 있었다. 하지만 이상하게도 오른쪽은 증상이 없었다. 그렇다면 처음에 아팠던 그 부위는? 매몰모가 있었을 순 있지만, 피부질환으로 인한 부종과 자극으로 통증이 증폭되었을 것 같은데, 그마저도 확실치 않았다. 내 손으로 피부에 외상을 입힌 게 분명했다. 종기는 없었다. 동료는 나를 나무랐다.

자극성 반응과 접촉피부염의 증상은 보통 가려움이나 자극감이 지배적으로 나타난다. 그로 인해 야기되는 통증이 딱 어느 한 지점에서만 느껴지는 경우는 드물다. 하지만 내 외음, 신경, 뇌 어디에서도 가려움이나 자극의 기미는 없었다.

감염이 아닌 피부 문제에 대해 생각하다 보니, 며칠 전 무첨가물 세제가 떨어져서 밤에 드러그스토어에 들러 세탁 세제를 새로 샀다는 것을 깨달았다. 외용 스테로이드를 바르고 먼저 쓰던 세제로 모든 것을 세탁하자 72시간 내에 증상이 나아졌다.

이 일화는 증상이 얼마나 혼란스러울 수 있는지를 보여주기 딱 좋은 사례다. 나는 전문가이고, 내 증상들은 조금도 전형적이지 않았다. 적절한 자가진단을 할 수 없었고, 통증과 회상편향은 슈거링을 원인으로 몰아갔다. 매몰모나 종기가 있다는 생각에 쪽집게로 제거하려는 잘못된 선택을 하기도 했다. 음모 제모 실험을 하다 죽은 내 사연을 다룬 부고 기사를 상상하다 생긴 불안은 증상을 더 악화시켰다.

증상에 대해 생각하는 방법

첫 단계는 괴로움을 느끼는 요소가 뭔지 생각해보고 그것을 글로 적거나 큰 소리로 또박또박 말해보는 것이다. 많은 여성이 괴로운 증상으로 부인과의사를 찾지만, 막상 의사의 질문을 받으면 무엇 때문에 괴로운지 잘 설명하지 못한다. 이것은 앞서 논의한 생물학적 복잡성 때문이다. 뭔가 잘못되었거나 다르다는 것을 머리로 아는 만큼 말로 표현하지 못하는 것도 설명을 어렵게 만든다. 이럴 때 증상을 큰 소리로 말하다 보면 대부분 스스로 뭔가를 착각하고 있었음을 깨닫게 된다.

이 장을 시작하면서 소개한 증상들을 떠올려보고 가장 괴로운 증상을 하나 이상 골라보자. 그것이 바로 주요 증상이다. 여러 증상이 꼽힐 수 있지만 그중 최악의 증상을 아는 게 도움이 된다. 괴로운 요소를 꼽으라는데 "성매개감염이나 암일까 봐 걱정된다"고 할 수도 있으니까. 뭐가 가장 괴로운지 모르겠으면 "가장 신경 쓰이는 증상은 가려움과 자극이에요"처럼 간단히 말해보자.

증상이 나타나는 부위가 질(안쪽)인지, 질어귀(질입구)인지, 외음부(옷이 피부에 닿는 곳)인지 생각해보자. 이때 증상을 느끼는 곳이 실제 근원지가 아닐 수 있음을, 그곳엔 신경 회로가 있다는 것을 기억하자. 또 다른 방법은 (그림과 같은) 외음부 도해도를 사진으로 찍은 다음 증

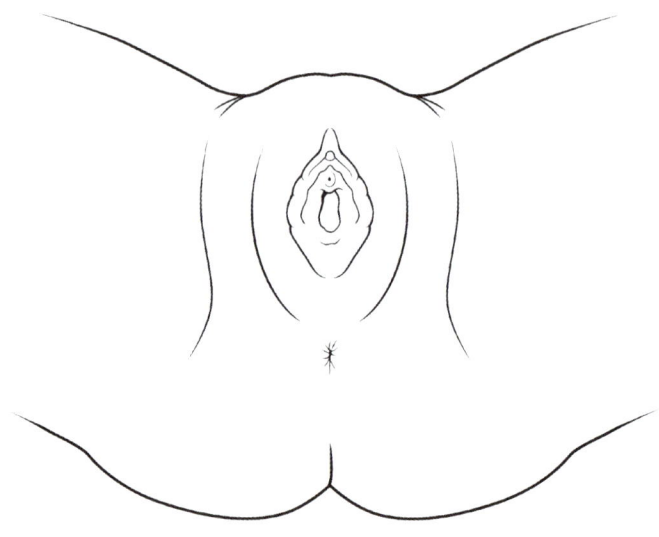

외음부. Lisa A. Clark, MA, CMI 그림.

상이 느껴지는 위치를 표시해 의료인에게 보여주는 것이다.

의료인에게 무엇 때문에 괴로운지 설명할 때 진단명을 사용하지 마라. 내가 편견을 가지고 동료에게 "종기가 났다"고 말한 일화를 기억하는가? 여자들은 "곰팡이에 감염됐어"라든지 "세균성 질염이야" 하는 식으로 말하곤 한다. 하지만 자신의 편견을 다른 사람에게 강요하고 싶은 사람은 없을 것이다. 의료인이 증상을 설명해달라고 하는 이유는 여러분의 신체감각을 믿지 않아서가 아니라, 증상의 복잡성을 감안해 정확히 진단하고 싶어서다. 그러면 안 되지만 일부 의료인은 환자의 자가진단을 근거로 질환을 파악한다. 그러니 여성들이 자기 의견을 분명히 제시할 수 있도록 실용적이고 현실적인 조언을 주려고 하는 이야기다.

물론 여러분의 생각을 의료인에게 밀힐 수 있지만, 그런 확신은 증상이나 괴로운 요소를 논의한 이후로 미뤄두자. 진단과 관련해 걱정되는 게 있다면 검사에 영향을 줄 수 있으니 검사 전에 반드시 얘기해두는 것이 좋다.

증상이 여러분을 얼마나 오래 괴롭혀왔는지, 얼마나 자주 발생하는지 최대한 상세하게 설명하라. 많은 여성이 '한동안' 내지는 '나빠졌다 좋아졌다 한다' 등의 표현을 써서 설명하는데, 각자의 기준에 따라 한동안은 일주일이나 한 달이 될 수도, 1년이 될 수도 있다. 내가 만난 여성들을 예로 들면, '평생 이랬다'고 하지만 사실은 2주인 경우도 있었고, 5년을 겪고도 '그리 오래되지 않았다'고 말하는 경우도 있었다. 증상이 간헐적으로 나타나거나 오락가락한다면 몇 초, 몇 분, 몇 시간 동안 지속되는가? 하루, 일주일, 한 달 사이 얼마나 자주 나타나는가?

예시를 하나 들어보자.

"질이 가려워서 신경이 쓰여요. 섹스 후에 생선 비린내도 나요. 가려움이랑 냄새는 4주 전부터 시작됐어요. 늘상 가렵긴 한데, 밤에는 더 심해져요. 냄새는 섹스 후에만 나고요. 작년에 세균성 질염에 걸렸었는데 증상이 같아서 걱정이에요."

의료인은 모든 가능성을 고려할 수 있도록 관련이 있는 다른 증상들에 대해 좀더 질문을 해봐야 한다. 가령 새로운 파트너가 생겼는지, 외음부 증상이나 성교통이 있는지, 그리고 윤활제나 콘돔을 바꿨는지 등을 알고 싶어할 수 있다.

꼭 알아두기

외음과 질은 생물학적으로 진단 과정이 더 복잡하다.

증상

거의 모든 진단이 공통된 증상을 보일 수 있다.

신경 회로는 증상의 위치에 혼란을 가중시킨다. 예를 들어 방광통인데 질 통증으로 느껴질 수 있다.

가장 괴로운 게 무엇인지 생각해보고, 단어 선택을 정확히 해가며 그것을 큰 소리로 말하거나 글로 적어보자.

의료인과의 대화는 의심되는 진단명이 아닌 증상을 가지고 시작하라.

39장   섹스할 때 아파요   I Have Pain with Sex

질 성교에 의한 통증은 최대 30퍼센트에 이르는 여성에게 영향을 미친다. 많은 경우 일시적인 증상이지만 그렇다 해도 무척 괴로울 수 있다. 또 화가 나는 지점은 많은 여성이 치료는 고사하고 진단조차 받지 못한다는 사실이다. 그런 까닭에 원래 섹스는 아프다거나 어찌됐건 자기 잘못이라는 식으로 믿게 되는 경우도 있다.

성교통은 질환이다. 성교통을 느끼는 것은 정상이 아니다. 원인이 되는 많은 질환이 치료 가능하다. 모든 질환에 치료법이 있는 건 아니지만 통증 완화는 대부분 가능하다. 자기만 그런 게 아니라는 걸 알고 큰 도움이 됐다고 말하는 이가 많다. 성행위로 통증을 느끼는 사람이 당신 혼자뿐이라고 생각해본 적이 있다면, 여성이 흔하디흔한 질환 하나로 어떻게 스스로 망가져버렸다는 잘못된 생각에 빠지게 되는지 십분 이해될 것이다.

성관계를 할 때마다 아픈데 이에 대해 어떠한 설명이나 진단도 들을 수 없는 상황에서 여성은 무력감을 느낀다. 지도나 방향, 출발점도 없이 목적지만 있는 셈이다. 이런 상황에서 어떻게 목적지에 도달할 수 있겠는가?

일부 데이터는 성교통이 흔한 질환이라는 것만 알아도 통증 지수를 낮추는 데 도움이 된다는 사실을 보여준다. 불안, 스트레스, 슬픔은 모두 통증을 악화시킨다. 이러한 요소들이 성교통을 유발하지는 않더라도 불난 집에 부채질하는 요소가 될 수 있으니 통증의 촉진 인자를 없애는 것도 얼마간 도움이 된다.

시작하기 전에 생각해봐야 할 질문들

섹스를 하거나 탐폰을 사용할 때마다 통증이 있었는가, 아니면 어느 정도 시간이 지나고 생겼는가? 성적인 접촉이나 삽입을 할 때마다 통증이 있고 아주 늦은 나이에 성경험을 한 것이 아니라면, 원인은 호르몬 부족이 아니다. 질식분만 같은 사례와 관련되어 있을 가능성도 낮다.

섹스나 접촉을 통해서만 통증이 느껴지는가, 아니면 다른 때에도 통증을 느끼는가? 피부질환, 방광통증후군, 자궁내막증은 보통 섹스할 때뿐 아니라 다른 때에도 통증을 수반한다.

특정 파트너와 할 때만 성교통을 느끼고 다른 이들과는 괜찮은가? 만약 그렇다면 뭐가 다른지 생각해보라. 이 사람이 저 사람보다 전희에 관심이 많은가? 그가 당신을 흥분시켰는가? 통증이 테크닉의 문제일 수도 있다는 얘기다.

신체 검사

검진에서 가장 중요한 부분은 통증이 있을 때 검사를 멈추는 것이다.

성교통 진단과 치료를 경험해본 의사는 얼마 안 되는 정보로도 많은 것을 알아낼 수 있다. 모유 수유와 월경 양상을 통해 에스트로겐 저하 때문은 아닌지 알아볼 수도 있다. 접촉 없이 외음부를 살펴보는 것만으로도 대부분의 피부질환을 발견하거나 감별하는 데 도움이 된다.

그런가 하면 근육 연축은 대체로 체내 검사 없이 진단할 수 있다. 골반저근연축은 보통 육안으로 확인이 가능하다. 면봉으로 질입구를 건드려보는 것은 질어귀통 진단에 도움이 된다(33장). 곰팡이 감염, 세균성 질염, 트리코모나스증 검사는 질경을 쓸 필요 없이 질 내 면봉 검사만으로 진행할 수 있다.

환자를 아끼고 배려하는 의료인이라면 편안한 분위기에서 치료를 시작할 수 있도록 하는 방법을 숙지하고 있어야 한다. 몇 가지 외용 리도카인(마취제)이 부분적으로 검사 과정에 도움이 될 수 있지만 질경 검사는 거의 필요하지 않으며, 첫 진료라면 더욱 그렇다. 담당의가 질경 검사를 권한다면 다른 의사의 소견을 들어보는 것이 좋다. 고통스러운 검사로 트라우마를 초래하는 것은 부적절하거니와 신경 회로에 통증에 대한 예측을 추가할 뿐이다. 성교통 검사에서 질경은 의학적으로 불필요할뿐더러 그 과정을 견딘다고 해서 해결책을 더 빨리 찾을 수 있는 것도 아니다.

에스트로겐 저하 및 폐경생식비뇨기증후군

다음 중 해당되는 증상이 있다면 에스트로겐 저하가 원인일 수 있다.

- 모유 수유 중이고 월경을 하지 않는다.
- 폐경기를 앞두고 있거나 폐경이다.
- 몸무게가 이상적인 체중에 못 미치며 월경이 끊겼다.

호르몬 수치는 없어도 된다. 만약 세 가지 이유 중 하나로 인해 월경을 하고 있지 않다면, 에스트로겐 수치가 낮은 것이다. 보습제와 윤활제가 효과를 보이지 않을 때는 에스트라디올 링이나 에스트로겐 크림으로 시작하는 것이 더 효과적일 수 있다. 선택지에 관한 전반적인 설

증상

명은 19장에서 찾아보라. 에스트로겐은 모유 수유에 안전하며, 에스트로겐 함유 경구피임약의 안전성에 관해서도 폭넓은 경험이 축적되었다. 모유 수유에 대한 질 디하이드로에피안드로스테론이나 경구용 오스페미펜의 안전성에 관한 데이터는 보고된 바가 없다.

만약 6~8주 후에도 증상이 개선되지 않으면 다시 의료인을 찾아가야 한다. 에스트로겐 저하에 의한 통증이 근육 연축을 촉발하는 경우도 드물지 않기 때문에 통증이 지속된다면 이것이 원인일 수 있다.

호르몬 피임법

프로게스틴만 사용하는 호르몬 피임법은 질 점막의 글리코겐을 감소시키고 윤활액에 영향을 주며 통증을 유발할 수 있다. 이러한 피임법에는 레보노르게스트렐 자궁내장치*, 메드록시프로게스테론아세테이트medroxyprogesterone acetate 주사(데포프로베라), 프로게스틴만 사용하는 피임용 알약(미니필minipill이라고도 한다), 그리고 에토노게스트렐etonogestrel 피하삽입형 피임장치(넥스플라논Nexplanon)가 있다.

변화는 일반적으로 모유 수유나 폐경생식비뇨기증후군만큼 심하지 않지만, 사람마다 차이가 있다. 치료에는 질 보습제, 윤활제, 그리고 필요에 따라 저용량 질 에스트로겐을 사용한다. 에스트로겐 수치의 감소폭이 크지 않다면 보통은 저용량 에스트로겐만으로 충분하다. 윤활제와 에스트로겐이 효과를 보이지 않는다면 다른 원인들을 고려해야 한다.

---

* 우리나라에서 쓰이는 제품으로 미레나, 제이디스, 카일리나 등이 있다.

질 감염증

질 감염증이 성교통만 유발하는 경우는 흔하지 않다. 성교통을 느낄 정도의 염증이면 가려움이나 냄새 같은 증상들도 나타나기 마련이다. 그렇다 해도 증상을 견디는 정도는 사람마다 다르고, 증상이 점진적으로 나타나면 어느새 이에 익숙해지기도 한다.

성교통이 지속된다면 감염이 원인일 가능성은 낮지만, 감염이 성교통과 관련된 기존 질환을 악화시킬 수 있으므로 검사를 해보는 것은 언제나 권장할 만하다.

성교통을 유발할 수 있는 주요 감염증은 곰팡이 감염, 세균성 질염, 트리코모나스증이다. 그 외에 박리성 염증성 질염도 원인일 수 있다. 박리성 염증성 질염이 있으면 보통 가려움을 동반하는 다량의 분비물이 비친다.

감염이 무조건 증상의 일부 또는 전부를 유발한다는 의미는 아니다. 치료 후에는 재검사를 통해 감염증이 완치되고 성교통이 개선되었는지 확인해야 한다. 트리코모나스증, 곰팡이 감염, 세균성 질염에 대해 더 자세한 정보를 얻고 싶다면 각각 29장, 31장, 32장을 보라. 박리성 염증성 질염에 대한 진단과 치료는 40장에서 다룬다.

골반저근연축

골반저근연축은 삽입 시 질을 둘러싼 골반저근육이 조여드는 질환이다(34장을 보라). 일반적으로 '단단히 조여들거나' 주먹을 꽉 쥐듯 오므라드는 느낌이라고 설명한다. 일부 여성들은 삽입 섹스를 시도할 때 질 안의 장벽에 막히는 듯한 느낌이라고 말한다. 이 질환은 삽입에 의한 통증, 깊은 통증, 마찰에 의한 통증, 또는 세 가지 모두를 유발할 수 있다. 근육이 팽팽해진 상태에서 마찰이 가해지면 질의 쓰라림이나 작열감이 며칠까지도 이어질 수 있다.

연축은 대부분 최소한의 검사로 확인할 수 있다. 가끔은 접촉 없이 육안으로도 확인된다. 연축이 통증의 유일한 원인일 수도 있고, 다른 통증질환에 대한 반응으로 발생할 수도 있다. 가장 흔한 기저질환은 폐경생식비뇨기증후군 혹은 외음부통(신경통) 등이다.

질어귀통

질어귀통은 외음부통의 일종이며 질어귀(질입구)의 신경통 질환이다. 보통 삽입 시 통증을 유발한다. 삽입에 의한 극심한 통증은 골반저근육의 연축을 야기한다. 경련은 질입구를 더 좁게 만들고 질조직에 더 큰 힘이 가해지게 해 통증과 연축의 악순환을 야기한다.

흉터조직

외상에 의한 흉터조직도 성교통으로 이어질 수 있다. 부상, 분만, 수술 등이 원인이다.

질식분만 후에는 회복이 더딘 열상이나 회음 절개가 가장 흔하게 나타난다. 이러한 외상은 만질 수조차 없을 정도로 매우 날카로운 통증을 유발한다. 외상 부위에 갇힌 신경도 더러 있을 수 있다. 질식분만 때문에 생길 수 있는 또 다른 문제는 흉터 때문에 질입구가 좁아져 접촉할 때마다 극심한 통증을 야기할 수 있다는 것인데, 해결을 위해 수술을 해야 할 수도 있다.

만약 수술이나 질식분만 경험이 없다면 흉터조직이 원인이라고 볼 수 없다. 간혹 근육 연축과 함께 질입구에 지나치게 강한 압력이 가해져 피부가 고통스럽게 찢어질 수 있다. 이렇게 찢어진 열상이 그물 조직처럼 아물면 섹스할 때 당겨지면서 상처 부위가 아플 수 있다.

생식기훼손을 당한 여성들도 흉터로 인해 통증을 겪는 경우가 있다. 자궁절제술도 성교 시 깊은 통증을 유발할 수 있는데, 질 끝을 봉합한 부위의 흉터조직에서 생긴 신경통이 그 원인일 수 있다.

외음 피부질환

경화태선과 편평태선(35장)은 미란과 궤양으로 인한 극심한 통증을 야기할 수 있다. 편평태선은 질에 흉터를 남기고, 질입구에는 경화태선과 편평태선 모두 흉터를 남긴다. 흉터조직이 있으면 조직이 건드려질 때 극심한 통증을 초래할 수 있다. 음핵 주변의 흉터조직은 더욱 고통스러울 것이다.

이러한 질환들이 성교통만 유발하는 경우는 드물며, 대부분은 접촉 없이도 통증이나 자극을 야기한다. 외음부 피부질환에는 가시적인 변화가 있어야 한다. 육안으로 봤을 때 정상이라면 피부질환을 배제할 수 있으며, 정상적인 조직에 대한 무작위적인 조직 검사는 권장되지 않는다.

자궁내막증

자궁내막증은 자궁내막과 같은 조직이 골반 내 자궁과 난소, 기타 조직에 증식하는 질환이다. 이 질환은 통증을 유발할 수 있다. 자궁내막증을 앓는 대부분의 여성은 보통 월경 중에 통증을 느끼지만 누구나 그런 것은 아니다.

자궁내막증은 자궁 뒤편에 유착을 일으키며, 때로운 자궁과 질 사이까지 유착이 일어나기도 한다. 골반 검사에서 이 손상이 느껴질 수도 있는데 매우 고통스럽다. 자궁내막증 흉터와 관련된 성교통은 보통 깊은 삽입에 의해 발생한다. 자궁내막증이 있는 여성들은 골반저근연축이 나타날 가능성도 높다.

치료법으로는 자궁내막증에 대한 의학적 치료, 근육 연축을 완화하는 물리치료가 있고 간혹 수술을 하는 경우도 있다.

방광통

방광통증후군은 보통 과민성 방광(근육 연축이 원인일 수도 있지만, 어쨌든 늘 요의를 느낀다)이나 배뇨통, 그리고 검시 결괴는 음성이지만 방광염과 정확히 일치하는 증상들(36장)을 앓았던 과거력과 관련되어 있다. 방광통증후군이 성교통의 유일한 원인인 경우는 드물지만, 성교통이 방광통증후군의 초기 증상일 수는 있다. 또한 방광통증후군은 외음부통이나 골반저근연축 같은 통증질환과 함께 나타나는 경우도 있다.

가끔 검사에서 관찰을 헷갈리게 하는 근육 연축이 발견될 수 있지만, 통증의 근원은 방광일 것이다. 여러 연구를 통해 근육 연축 치료가 방광통에 도움이 되는 것으로 밝혀졌다.

기계적·기술적 문제

만약 다른 모든 요인을 감별했고 검사에 의한 통증도 없다면, 기술적인 문제와 관련된 성교통일 수 있다. 안타깝게도 많은 여성이 충분한 전희를 즐기지 못하는 실정이다. 더 나은 섹스를 하는 방법을 알아보고 여성의 오르가슴에 대해 알려주는 영상을 찾아보면 도움이 될 것이다. 성치료사도 고려해볼 만한 선택지다.

철저한 검사 후에도 원인이 판명되지 않는 경우, 나는 보통 진단명이나 치료법을 결정하기 전에 골반저근육 물리치료사와 상담해볼 것을 권한다. 상황에 따라 근육 연축이 일어날 수 있으므로, 정밀한 근육 검사로 이에 대해 더 많은 정보를 얻을 수 있을 것이다.

꼭 알아두기

성교통은 정상이 아니다. 성교통이 있으면 의료인에게 말하고, 이를 귀담아듣지 않는다면 다른 의료인을 찾아라.

성교통의 원인은 크게 열 가지다. 그중 한 가지 이상의 원인이 통증을 유발한다.

가장 흔한 원인으로 보이는 근육 연축은 성교통의 유일한 원인일 수도 있고, 성교통을 유발하는 다른 질환에 의해 촉발될 수도 있다.

치료를 시작하기 위해 반드시 고통스러운 검사가 필요한 것은 아니다. 능숙한 의료인은 아주 작은 단서로도 많은 정보를 알아낼 수 있다.

에스트로겐 저하의 증거가 보이는 경우, 그것부터 완전히 치료한 뒤 통증이 남아 있는지 확인하는 것이 바람직하다.

40장   질염이 있어요   I Have Vaginitis

질염은 여성들이 산부인과를 찾는 가장 흔한 이유 중 하나로, 미국에서는 자가 치료, 진료실 방문, 처방약 등을 통틀어 매년 10억 달러 이상이 질염 치료에 쓰인다.

여기서 더 얘기를 진행하기 전에 질염의 정의를 살펴보자. 질염은 다음 증상 중 하나 이상을 포함한다.

- 비정상적인 질 분비물
- 냄새
- 가려움
- 작열감
- 자극

질염의 영향은 단순히 신경이 쓰이는 증상에 그치지 않는다. 질염을 일으키는 여러 원인이 질 생태계 교란과 관련되며, 이는 성매개감염에 노출되었을 때 감염 위험을 높이기도 한다.

그 모든 불편 사항, 의학적 위험, 재정적 부담, 감정적 소진에도 불구하고 질염은 오진되는 경우가 흔하다. 약 50~70퍼센트의 여성이 자가 진단으로 잘못된 결론을 내리기 때문에, 증상만 가지고 질염을 진단하는 것은 매우 부적절한 접근이다. 전화 진단이라고 해서 나을 건 없다. 이런 까닭에 미국산부인과학회는 의료지원이 부족한 경우가 아니라면 검사 없이 진단 내리지 말 것을 권장한다.

안타깝게도 의료인이 오진을 내리는 경우 또한 흔하다. 한 연구에서는 전체 의사 중 40퍼센트만이 질염의 가장 흔한 양상인 곰팡이 감염과 세균성 질염을 정확히 식별했다. 오진의 한 가지 확실한 사유는 절반에 가까운 의사들이 정확한 검사를 하지 않고, 심지어 아무런 검사를 하지 않고 질염 진단을 내리는 것이다. 그러니 적절한 검사가 제대로 이뤄지는지 확인하기 위해서라도 자기주장을 하는 게 중요하다.

정상적인 분비물의 이해

인터넷상에서 정상적인 분비물의 정의를 찾아보면 상당히 혼란스럽다. 분비물이 적은 걸 자랑한답시고 속옷 챌린지 게시물을 올리는 여자들이 있지만, 24시간 동안 3~4밀리리터가 분비되는 것까지는 정상임을 기억하자.

체내 분비물까지 확인할 필요는 없다. 체외로 배출되기 전까지는 분비물이 아니다. 점액이나 분비물은 항상 존재한다. 그리고 질 생태계와 방어 기전에서 매우 중요한 부분이다.

성행위 후 파트너의 음경이나 손가락에 분비물이 묻어나기도 한다. 원래의 분비물이 흥분에 의한 누출액과 섞이기도 하고 마찰이 질 점막의 세포를 벗겨내기도 할 테니 양이 많아 보일 수 있다. 그게 정상이다. 파트너가 남자고 콘돔을 사용하지 않는다면 여기에 정액도 더해질 것이다.

증상을 다루는 데 있어 문제는, 증상이 대부분 당사자의 주관적인 느낌을 반영한다는 것이다. 분비물이 없다고 했는데 막상 검사를 해보니 너무 많아서 바닥으로 흘러 떨어지는 경우도 있다. 분명히 질 분비물

양이 비정상적이었지만, 신경 쓰지 않거나 시간이 흐르면서 거기에 익숙해진 것이다. 게다가 많은 여성이 다양한 증상을 무작정 참곤 한다는 점도 문제다.

분비물을 걱정해야 하는 건 언제일까?

분비물이 코티지치즈처럼 보이는지 살피는 걸로는 곰팡이 감염 여부를 판별할 수 없다. 곰팡이에 감염된 여성들과 감염되지 않은 여성들이 비슷한 비율로 코티지치즈 같은 분비물이 나온다고 보고한다. 분비물이 다음 증상에 해당된다면, 의학적으로 비정상이라고 본다.

- 혈액이 비친다.
- 녹색이나 황갈색을 띤다.
- 냄새가 난다.

걱정스러운 변화가 있다면 그때도 검사를 받아보는 게 좋다.

진료 예약을 잡기 전

월경 중이라면 어떤 질염 검사도 불가능하다. 분비물에 혈액이 섞여 있으면 분석하기 어렵고, 자궁경부에서 분비물이 나오는지 여부도 확인할 수 없기 때문이다. 월경혈로 인해 질 pH도 부정확하게 나올 수 있고 현미경 관찰도 불가능하다.

정액과 항진균제 크림 같은 질 제품은 최대 3일까지 질 주변에 남아있을 수 있으며 pH와 현미경 검사 결과에 영향을 미치므로, 가능하면 진료 3일 전부터는 섹스나 질 관련 제품 사용을 자제하는 것이 좋다.

40장 질염이 있어요

증상을 생각해보라

증상이 질 상부나 질어귀(질입구) 쪽에 나타나는가? 음순과 치구에서도 나타난다면 질에만 국한된 증상이 아닐 수 있다. 다음 장에서 외음부 가려움증과 자극에 대해 알아보라.

증상은 언제 시작되었는가? 새로운 제품을 사용한 적이 있는가? 증상이 섹스와 관련되어 있는가?

질 안쪽 깊은 곳을 긁고 싶은가? 이는 곰팡이 감염의 가능성을 암시한다.

검사에 대해 질문하라

증상을 진단하기 위해 의사에게 어떤 검사를 시행할지 묻는 것은 지극히 당연한 일이다. 여러분의 몸이고 검사와 치료에 드는 비용을 지불하는 것도 여러분이다. 가장 기본적인 질염 검사는 pH 검사와 아민 검사(분비물의 냄새를 평가하는 검사로, 더 자세한 내용은 32장에서 확인하라)다. 이 검사들은 저렴하며 젖산을 생산하는 세균을 충분히 가지고 있는지 여부를 알려준다. 또한 다른 검사가 필요한지를 결정하는 데도 도움이 된다.

모든 의사가 현미경을 구비해두었거나 현미경 사용에 능숙한 것은 아니다. 다행히 배양 검사와 DNA 검사처럼 현미경이 필요 없는 검사들도 있다. 그러나 질염에 걸린 여성들을 진료하는 의사는 모두 pH 검사와 아민 검사를 할 수 있어야 한다. 기본적으로 pH 검사와 아민 검사를 계획하지 않는다면 질염을 진단할 준비가 갖춰져 있지 않은 것이다.

pH가 4.5보다 낮을 때

좋은 소식은 젖산균이 젖산을 생산하고 있다는 것이다. 이런 경우 생각해볼 수 있는 질염의 원인은 다음과 같다.

- **곰팡이 감염** 곰팡이는 현미경으로 관찰되어야 하므로, 배양 검사나 DNA 검사에서 양성이어야 한다. 치료법은 31장에서 확인하라.
- **피부질환** 편평태선은 자극을 일으키고 질 분비물을 생성한다. 발적과 궤양도 나타날 수 있다. 출혈이 없는 부위라면 pH도 정상일 것이다(더 자세한 내용은 35장에서 확인하라).
- **헤르페스** 흔한 원인은 아니다. 헤르페스는 심각한 발적을 일으키고 분비물을 생성할 수 있다. 치료하지 않더라도 10~14일 내에 잦아들어야 한다. 염증도 심할 것이다.
- **외음부통** 외음부통을 앓는 일부 여성들은 분비물이 피부를 자극한다고 믿는다. 피부가 아프다 보니 정상적인 분비물을 통증의 원인으로 오해하는 것이다.
- **정상적인 분비물** pH가 정상이고 곰팡이 배양 검사가 음성이며 현미경상에서 정상으로 보인다면 — 백혈구가 과도하지 않다면 — 분비물은 정상이다. 필요에 따라 DNA 검사로 세균성 질염이 음성임을 확인할 수도 있다.

pH가 4.5보다 높을 때

젖산을 생산하는 젖산균의 감소로 인해 세균에 변화가 있었음을 의미한다.

다음 단계는 냄새로 분비물을 확인하는 아민 검사다. 검사 결과가 양성이라면 트리코모나스증이나 세균성 질염으로 진단한다. 트리코모나스증인지 확인할 수 있는 검사가 필요하다. 현미경 검사는 저렴하게 이를 확인할 수 있는 방법이며, 염증이 없으면 트리코모나스증일 가능성은 낮다. 그 밖의 트리코모나스증 검사는 개별적인 위험 요인을 고려해 시행 여부를 결정한다.

아민 검사 결과가 음성이라면 몇 가지 가능성을 생각해볼 수 있다.

- **트리코모나스증이나 세균성 질염** 아민 검사 결과가 늘 양성인 것은 아니므로 진단을 위해 더 정밀한 검사가 필요할 수 있다(29장과 32장을 보라).
- **폐경생식비뇨기증후군** 에스트로겐 저하. 폐경생식비뇨기증후군은 연령을 근거로 의심해봐야 한다. 가령 25세이고 규칙적으로 월경을 하고 있다면 검사 없이 폐경생식비뇨기증후군의 가능성을 배제할 수 있다. 일반적으로 검진할 때 약간의 통증이 수반되고, 현미경에서 염증과 특이적인 변화가 발견된다(진단과 치료는 18장과 19장을 참고하라).
- **박리성 염증성 질염** 박리성 염증성 질염은 과도하게 증식한 세균과 염증이 복합적으로 작용한 결과다. 분비물의 양은 옷을 적실 정도로 상당할 수 있다. 흔하지 않다 보니 상급병원에 의뢰돼 온 여성의 2~3퍼센트만 박리성 염증성 질염 진단을 받으며, 산부인과일반의나 임상간호사라면 사례를 경험할 일이 훨씬 더 적을 것이다. 원인은 알려져 있지 않지만 염증 반응으로 여겨진다. 질 클린다마이신과 질 스테로이드가 비슷한 효과를 보인다. 치료법은 둘 중 한 제품을 2주간 질 내 도포하고 분비물이 줄어드는지를 확인하는 것이다.
- **자궁경부염** 자궁경부에 발생하는 염증이며, 의사가 진찰을 하면서 육안으로 확인할 수 있어야 한다. 임질, 클라미디아, 미코플라스마 검사도 시행해야 한다.

마이크로바이옴 검사를 받아야 할까?

마이크로바이옴 검사는 곰팡이뿐 아니라 질 내 젖산균과 기타 세균에

증상

대한 정보를 제공하는 DNA 검사다. 문제는 임상적으로 이 검사법들이 검증되지 않았다는 점이다.

또한 마이크로바이옴은 날마다, 심지어 하루 동안에도 변한다. 사실 하루에 한 번씩 며칠간 스냅 사진을 찍는 것만으로는 알 수 있는 게 없다. 검사 결과가 양성이라고 해도 곰팡이 감염이 있는 것은 아니다. 그럼에도 그 결과에 근거해 불필요한 치료를 받게 될 수 있다.

만약 일부 세균이 증가했다는 사실을 알게 되면 어떤 기분이 들까? 마이크로바이옴 검사에서 얻을 수 있는 결과들 중에는 해석되지 않는 것도 많다. 조치를 취할 수 없거나 취해서는 안 되는 정보를 얻는 게 무슨 소용일까?

세포용해성질증은 어떨까?

근거 수준이 낮은 몇 편의 논문에서 낮은 pH, 질 가려움증, 자극, 분비물 등 곰팡이 감염의 증상과 정확히 일치하는 질환이 제시됐다. 그러나 실제로 곰팡이가 존재한다는 증거는 없고 현미경으로 다량의 젖산균을 관찰할 수 있을 뿐이다. 이 과도한 젖산균이 증상을 일으킨다는 것이다.

몇 년 전에 세계적인 젖산균 전문가와 대화할 기회가 있었는데, 젖산균은 자기조절 기제를 너무 많이 가지고 있어서 과잉 증식할 수 없다는 이야기를 들었다. 또한 세포용해성질증의 존재를 제시하는 연구들은 근거 수준이 떨어지고 설득력도 낮다. 나 역시 30년간 질염을 연구하는 동안 단 한 건의 사례도 확인하지 못했다.

세포용해성질증 진단을 받은 여성들에게 증상이 없다는 뜻이 아니다. 증상은 있겠지만 다른 질환 때문일 것이라는 얘기다.

재발성 질염에 걸렸어요!

첫 단계는 진단을 확인하는 것이다. 만성 질염 진단은 오진인 경우가 많아서 재발성 질염이 있는 여성의 37퍼센트만 감염증(곰팡이 감염이나 세균성 질염)이고 나머지는 폐경생식비뇨기증후군, 외음부통(신경통), 접촉피부염을 비롯한 피부질환 등일 것이다. 많은 여성이 만성단순태선과 같은 외음부 피부질환을 앓고 있음에도 질 질환으로 오진받는다.

실제로 재발성 문제가 있지만 전문가에게 도움을 요청해본 적이 없다면, 이제는 그렇게 해봐야 할 시간이다.

꼭 알아두기

질염에 걸린 것 같다면, 외음부 증상을 질 증상으로 오인한 건 아닌지 확인해보라.

질 분비물의 양은 24시간 동안 최대 4밀리리터까지 정상으로 본다.

질 pH 검사와 아민 검사는 필수다.

엄격한 기준을 충족한다면 곰팡이 감염에 대한 자가 치료도 고려할 수 있다.

질염의 흔한 원인은 폐경생식비뇨기증후군이다.

41장   외음이 가려워요   I Have a Vulvar Itch

가려움증은 대개 가벼운 건강 문제로 치부된다. 그러나 사실은 그렇지 않다. 다년간 약으로 해결되지 않는 가려움증에 시달리며 많은 여성의 삶이 피폐해진다. 내 환자들 중에서 가장 행복해했던 사람들도 가려움증이 삶에 어떤 영향을 끼쳤는지를 인정받고 그것을 치료한 여성들이다.

가려움증과 통증은 전혀 다른 감각이다. 비록 같은 신경망을 통해 전달되지만 다른 신호 전달 방식을 사용하며 매우 복잡한 방식으로 상호작용한다. 알레르기에 의해 촉발된 가려움증과 같은 급성 가려움증은 (긁기를 포함한) 통증에 의해 완화된다. 만성 가려움증은 긁거나 통증을 가해서는 완화되지 않으며, 통증뿐 아니라 가벼운 접촉도 모두 가려움으로 인식될 수 있어 증상이 계속 이어지게 된다.

벤조카인이 함유된 가려움 완화 제품은 사용하지 않는 게 좋다. 집에 이런 약품이 있다면 혹하지 않도록 아예 내다버리자. 벤조카인을 사용하는 여성의 최대 10퍼센트가 접촉피부염(알레르기 반응)을 앓을 수 있다.

무엇이 가려움증을 유발할까?

우선 가능한 목록을 제시하는 데서 시작해 증거 자체가 보여주는 대로 질환을 고려하거나 감별해보려 한다. 다음은 가려움증의 주요 원인을 정리한 목록이다.

- **감염증** 곰팡이 감염, 세균성 질염, 트리코모나스증, 전염물렁종 등이 있다. 일반적으로 통증이 지배적으로 나타나는 헤르페스 증상도 어쩌다 가려움이 있을 수 있다. 곰팡이 감염은 대개 극심한 가려움증 때문에 긁기를 멈출 수 없는 상태로 이어지는 유일한 감염증이다.
- **만성단순태선과 자극성 반응** 이들 질환에 관해서는 35장에서 자세히 다뤘다. 우선 가려움증이 극심해질 수 있다. 피부 발적은 일어날 수도, 일어나지 않을 수도 있다. 자극성 반응은 예측할 수 없다는 점 때문에 더욱 괴롭다. 어떤 날은 어떤 제품이 자극이 되고, 몇 주 후에는 자극이 없을 수 있다.
- **접촉피부염** 지연성 알레르기 반응으로 노출될 때마다 재발할 것이다. 몇 가지 흔한 원인은 외용 벤조카인, 페루발삼Balsam of Peru이라는 천연 향료를 비롯한 각종 향료, 바디워시와 외음부 전용 물티슈의 특정 성분 등이다. 만약 덩굴옻나무poison ivy 알레르기가 있다면 망고를 먹고 나서 손을 깨끗이 씻자. 망고 껍질에는 덩굴옻나무와 마찬가지로 우루시올urushiol이라는 알레르기 유발 항원이 들어 있다. 접촉피부염은 보통 심각한 발적을 동반한다. 다년간 사용해온 제품에 의해서도 알레르기 반응이 나타날 수 있으므로 꼭 무언가에 새롭게 노출되었을 때만 생기는 건 아니다.
- **피부질환** 경화태선과 편평태선 등으로 35장에서 다루었다. 피부가 매우 약해진 상태라서 가볍게 문지르기만 해도 심각한 외상으로 이어질 수 있다. 극심한 가려움증은 그리 흔하지 않다.
- **폐경생식비뇨기증후군** 질어귀와 질 내부가 가려워야 한다. 보통은 심각하지 않다.
- **철분 부족** 외음부에서 시작되는 극심한 가려움증으로 이어질 수 있다. 철분 부족은 곰팡이 감염의 보조 요인이기도 하다.

증상

새로운 제품은 어떨까?

자극성 반응이나 접촉피부염(알레르기)은 언제 어떤 제품에 의해서든 발생할 수 있고, 무엇이든 최근에 새로 접한 것이 가장 유력한 원인이다. 기내에 비치된 화장실 휴지나 새 생리대도 원인이 될 수 있다. 나도 샌프란시스코에서 프랑크푸르트로 비행하는 동안 생리대에 의한 자극성 반응을 직접 경험했다. 5개월간 월경이 없어서 폐경이 오나 보다 생각하던 차였다. 그런데 웬걸 이륙 두 시간 만에 월경이 시작되었고, 어쩔 수 없이 우리 어머니 세대에나 사용했을 법한 찌든 때용 수세미같이 생긴 기내 비치용 생리대를 사용해야 했다. 결국 대서양까지 가기도 전에 가려움증이 시작되었다.

비누, 세정제, 윤활제, 콘돔, 살정제(남성 파트너를 만나는 모든 여성이 콘돔에 윤활제나 살정제가 들어 있는지를 파악하고 있을 순 없다) 모두 촉발 요인이 될 수 있다. 자극성 반응은 일단 시작되면 언덕을 굴러 내려가는 눈덩이처럼 커질 수 있다. 작은 요인에서 시작되었을 수 있지만 우리 몸의 피부, 면역계, 신경은 그 영향을 증폭시킨다.

급성일까 만성일까?

길어야 몇 주 지속되는 급성 가려움증은 감염, 자극성 반응, 또는 접촉피부염에 의한 것일 가능성이 높다. 모든 만성 가려움증은 한때 급성 가려움증이었다.

항문소양증

항문이 가렵고 출혈이 있다면, 의료인과 증상에 대해 상의하기 전까지 자가 진단이나 치료를 자제해야 한다.

자극성 반응, 접촉피부염, 경화태선 등 외음부 가려움증을 유발하는 질환 중 일부는 항문에도 영향을 줄 수 있다. 곰팡이 감염은 항문 가려움증을 야기하지 않는다. 또한 항문 부위의 가려움증에는 몇 가지 독특한 원인이 있다.

- **치핵** 항문관의 정맥 다발이 확장되는 증상이다. 통증이 있을 수 있지만, 주요 증상이 가려움으로 나타날 때도 있다. 일반의약품 치료제로 정맥을 수축시킬 수 있다. 변비를 예방하고(하루에 적어도 25그램의 섬유질을 섭취하고 필요에 따라 완하제를 복용한다) 배변 시 무리한 힘주기를 하지 않는 것이 가장 중요한 예방법이다.
- **요충** 항문관의 기생충 감염. 보통 어린아이과 함께 있는 사람들을 통해 감염된다.
- **항문주위피부염** 피부 노화와 자극성 물질인 대변 성분에 노출되어 발생하는 세균 오염의 조합으로 항문 주위에 나타나는 자극성 반응이다. 실금 때문에 밀폐된 옷을 입어야 하는 여성들은 더 위험하다. 전형적인 증상은 항문소양증(또는 자극)과 발적이다. 치료법은 피부를 세심히 관리하여 대변 성분에 의한 오염을 예방하고, 세정제로 해당 부위를 세정하여 대변 성분을 남김 없이 제거하고(비데가 가장 효과적이다), 필요에 따라 외용 스테로이드제를 사용하여 염증을 줄이고, 피부연화제와 보호 연고를 넉넉하게 사용하는 것이다.
- **항문 성매개감염** 일반적으로 증상을 야기하지 않지만, 항문소양증이 있고 항문 임질이나 클라미디아에 감염될 위험이 큰 여성들은 검사를 받아보는 것이 좋다.
- **항문전암 및 항문암** 원인을 알 수 없는 가려움증이 지속되면 항문전암이나 항문암이 아닌지 검사해봐야 한다.

증상

원인을 찾을 수 없을 때

발적이나 궤양과 같은 피부 변화가 나타나면 다른 의사의 소견을 들어보거나 조직 검사를 받아볼 것을 권장한다.

만약 일상에서 배제할 수 있는 제품들을 치웠다면, 알레르기전문의를 찾아가 환경적인 알레르기 유발 항원을 간과하고 있지는 않은지 확인해봐야 한다.

꼭 알아두기

가려움증이 곰팡이 감염 때문이라고 생각하는 사람이 많지만 원인은 그 밖에도 다양하다.

외음부 가려움증이 극심하더라도 발적이나 피부 변화가 크지 않다면 대체로 만성단순태선이다.

언제 어떤 제품에 의해서든, 심지어 몇 년을 사용한 제품에 의해서도 알레르기 반응이 나타날 수 있다.

발진, 발적, 병변이 나타나면 검사를 받아야 한다.

철분 부족 때문에 만성 가려움증이 생길 수도 있다.

42장 외음이 아파요 I Have Vulvar Pain

많은 질환이 외음부 통증을 야기할 수 있는데, 어떤 여성들에게는 고통스럽지 않은 질환들이 또 다른 여성들에게는 고통을 줄 수 있다는 사실이 상황을 좀더 복잡하게 만든다.

우리는 생물학적으로 저마다 다르기 때문에, 한 여성이 어떤 감각을 자극으로 감지할 때 다른 여성은 이를 통증으로 감지하기도 한다. 과거의 경험, 불안, 걱정은 통증을 증폭시킬 수 있다. 이따금 가려움이나 통증 등 여러 증상이 동시에 나타날 수 있는데, 이럴 땐 뇌가 두 가지 증상을 모두 감지하기 어렵다. 이런 상황을 여러 대의 라디오를 켜둔 방에 비유할 수 있다. 가장 시끄러운 라디오가 통증이라면 그에 가려 다른 증상들을 놓치기 쉽고, 그래서 통증과 가려움을 포함한 모든 증상을 감지하는 대신 통증만 감지하는 것이다. 같은 원리로 가려운 부위를 긁어서 피부에 손상을 입힌 뒤 가려움이 사라지면 한참 후에는 통증이 가장 괴롭게 느껴질 수도 있다.

통증은 기본적으로 매우 복잡한 증상이다.

나는 외음부 통증을 크게 최대 2주간 지속되는 급성 통증과 그 외 대부분의 경우에 해당되는 만성 통증으로 나눈다. 엄격한 의학적 정의라기보다는 통증의 원인을 관리할 수 있도록 나누는 수단일 뿐이다.

모든 만성 통증은 특정 시점에 급성 통증이었으므로 통증을 다루는 데 있어 열린 마음을 갖는 게 중요하다는 점을 명심하자. 예를 들어 (에스트로겐 저하를 동반할 수 있는) 폐경생식비뇨기증후군은 보통 치료

없이 개선되지 않기 때문에 만성 통증으로 여겨지지만, 증상이 처음 나타난 날이 분명 있었을 테니 어느 시점엔가는 급성 통증이었을 것이다. 초기에 관리를 받으면, 누군가에게 만성 질환이 될 수 있는 문제를 급성 문제로 다룰 수 있다.

급성 질환의 치료 시기를 놓치면 결국 만성적인 문제가 된다.

급성 외음부 통증

어떤 날은 괜찮았다가도 아얏! 외음부의 신경 개수를 고려하면, 어떤 통증이든 이곳에서 발생하면 다른 신체 부위보다 더 심하게 고통스러울 것이다. 주기적으로 방광을 비워야 하기 때문에 외음은 쉴 수가 없다. 게다가 외음부는 해부학적으로 낮은 위치에 있어서 부종이 더 두드러질 수 있는데, 발목을 삐끗했을 때 다리를 들어 올려 부기를 빼듯 외음부를 들어 올릴 수 있는 것도 아니다.

통증은 외음부 전반에 영향을 미칠 수도 있고, 딱 한 부위에만 외따로 발생할 수도 있다.

곰팡이 감염, 자극성 반응, 접촉피부염은 보통 가려움증으로 나타나지만 간혹 통증이 두드러질 때도 있다. 31장과 35장을 보라. 일반적으로 둘 다 피부 발적과 연관되어 있다.

급성 외음부 통증의 흔한 원인으로는 다음과 같은 요인이 있다.

- **헤르페스** 전형적인 병변은 궤양이지만, 처음에는 작은 돌기에서 시작된다. 헤르페스는 매우 고통스러운 질환이다. 일반적으로 7~10일 후면 병변에 딱지가 앉는다. 통증은 병변 외 부위로도 번질 수 있다. 궤양이 감염되면 통증도 더 심해진다.

- **매몰모** 체모가 피부 속에서 자라면 매몰모가 된다. 매몰모는 염증과 통증을 일으킨다. 그러다 대개는 피부 바깥으로 빠져나갈 방법을 찾을 것이다(더 자세한 사항은 13장에서 확인하라). 감염 여부가 확실하지 않다면 의료인을 찾아가보라.
- **모낭염** 모낭의 염증과 감염. 가장 흔한 원인은 제모다. 의료인은 염증의 발생 빈도와 정도에 따라 외용 항생제를 처방할 수 있다.
- **종기** 농양이라고도 부른다. 가장 흔한 원인은 매몰모 또는 제모와 관련된 손상이다. 일반적으로 부스럼은 단단한 결절에서 시작되며 감염이 진행되면서 고름이 찰수록 점점 더 고통스러워진다. 주변 피부도 감염될 수 있다. 종기에서 고름이 저절로 흘러나오는 것은 괜찮지만, 직접 고름을 짜냈다가는 세균 감염이 악화돼 염증이 심해질 수 있다. 온찜질은 해도 된다. 당뇨가 있거나 면역 기능이 저하된 사람은 즉시 의사를 찾아야 한다. 통증이 피부에 나타나는 증상에 부합하지 않는 것 같다면 진찰을 받아야 한다. 종기가 있는 자리의 피부가 빨갛다면 감염이 피부로 퍼졌다는 의미일 수 있으니 역시 진찰을 받아야 한다.
- **바르톨린샘 농양** 바르톨린샘은 질어귀(질입구) 아래쪽 좌우에 위치한 작은 분비샘이다. 분비샘이 막히면서 내부에 갇힌 분비물이 감염되면 농양이 생길 수 있으며, 약 2퍼센트의 여성에게 영향을 미친다. 욱신거리는 혹이 생기고, 계속 커져서 탁구공만 해질 수도 있다. 음순 아래쪽에 매우 민감한 부종을 일으킬 수도 있다. 농양에서 고름을 빼내야 하는데, 가장 흔한 방법은 카테터라고 부르는 얇은 관을 최대 4주간 꽂아둔 채 고름이 빠져나갈 통로를 만들어 분비물 배출이 막히지 않도록 해주는 것이다. 두 번째 방법은 수술실에서 분비샘을 개방하여 재발을 예방하는 것이다. 두 가지 방법 모두 장단점이 있다. 고름을 빼내겠다고 바늘로 흡입만 하는 방법은 재발 위험성 때문에 권장하지 않는다.
- **외상** 섹스, 섹스토이 사용, 자전거나 오토바이 타기, 심지어 제모 때문에도 발생한다. 피부가 손상되지 않더라도 혈종이라고 불리는 커다랗고 욱신거리는 피멍울이 피하에 형성될 수 있다.

만성 외음부 통증

일반적으로 암은 통증을 수반하지 않지만, 통증이 오래 지속되다 보면 많은 여성이 암을 걱정하게 된다. 암이 통증을 일으켰다면 초기에 더 자주 발견됐을 것이다. 외음부암은 궤양이 생기거나 신경으로 증식할 만큼 충분히 커지고 나서야 통증을 수반한다.

만성 외음부 통증의 가장 흔한 원인은 다음과 같다.

- 외음부통
- 근육 연축(골반저근연축)
- 경화태선 및 편평태선
- 폐경생식비뇨기증후군
- 질염
- 곰팡이 감염
- 신경 손상(대개 편측성(한쪽에서만 나타나는) 통증으로, 보통 수술이나 외상 과거력과 함께 나타난다)

꼭 알아두기

매몰모는 감염을 일으켜 극심한 통증을 야기할 수 있다.

피부 손상 없이 외음부의 발적과 함께 나타나는 통증은 대부분 곰팡이 감염, 자극성 반응, 접촉피부염에 의한 것이다.

붉은 종기 등 피부 변화와 함께 나타나는 만성 외음부 통증은 일반적으로 외음부통, 근육 연축, 폐경생식비뇨기증후군 때문이다.

궤양과 피부 손상, 만성 통증이 있다면 자가면역 피부질환을 의심해야 한다.

42장 외음이 아파요

트리코모나스증과 박리성 염증성 질염이 있을 때 생기는 분비물은 매우 자극적일 수 있고 외음부 통증을 야기하기도 한다.

43장 냄새가 나요   I Have an Odor

비정상적인 생식기 냄새를 보고하는 여성이 점점 더 많아지고 있다. 이러한 현상을 알아차린 여성의학과 의사가 나뿐만은 아니다. 그렇다고 지난 25년간 생식기 냄새의 원인이 변한 것도 아니다. 변한 것은 여자들이 지극히 정상적인 체취를 수치스러워하게 됐고 여성의 성기를 여성혐오적인 이상에 맞춰 길들이도록 고안된 제품들이 급증했다는 점이다. 이 제품들은 거대 제약회사에서 출시되어 질 세정제나 여성 청결제 형태로 드러그스토어 진열대에 놓여 있는가 하면, 질 증기요법이나 질용 야초 주머니와 함께 기대 건강기능식품 산업에서도 한자리를 차지하고 있다.

  외음과 질에서 냄새가 난다면 3분의 2는 원인이 확인될 것이고, 3분의 1은 진찰과 검사를 해봐도 지극히 정상이라 이렇다 할 의학적 원인을 찾기 어려울 것이다. 두 경우를 모두 살펴보자.

확인 가능한 원인

의학적으로 비정상적인 질 냄새는 보통 젖산을 생산하는 유익균의 변화와 관련되어 있다. 젖산균 수치가 떨어지면 냄새의 원인균이 증가한다. 가장 흔한 원인은 다음과 같다.

- **세균성 질염** 흔히 생선 비린내 비슷한 냄새와 관련이 있다(32장을 보라). 냄새

는 보통 남성 파트너와의 섹스 후에 더 심해진다. 비린내가 나는 경우의 약 70퍼센트는 세균성 질염이 원인일 것이다.

- **트리코모나스증** 성매개감염으로(29장을 보라), 세균성 질염과 마찬가지로 세균의 불균형이 나타나고 냄새가 날 수 있다.
- **폐경생식비뇨기증후군** 에스트로겐이 저하되면 젖산균도 감소한다(18장을 보라). 생선 비린내는 나지 않는다. 많은 여성이 이 냄새를 다양한 방식으로 설명하는데, 사향 냄새 같다거나 강하다고 할 때도 있지만 그냥 평소와 '다르다'고 할 때도 있다.
- **박리성 염증성 질염** 다량의 분비물을 생성하는 세균 불균형으로, 이 질환을 진단하는 유일한 방법은 현미경으로 질 분비물을 살펴보는 것이다. 질 pH가 상승한다.
- **탐폰이나 기타 이물질** 생선 비린내나 퀴퀴한 냄새, 또는 단순히 불쾌한 냄새가 날 수 있다. 세균이 과잉 증식하면서 나는 냄새다.
- **피부질환** 경화태선이나 편평태선(35장을 보라).
- **실금** 보통은 소변 냄새가 나지만 톡 쏘는 냄새나 퀴퀴한 냄새가 나기도 한다. 소변이 새고 있다거나 소변 때문에 냄새가 날 수 있다는 사실을 인지하지 못하는 여성들도 있다.

확인 불가능한 원인

일부 여성들이 냄새 때문에 괴롭다고 하지만, 진찰을 하는 동안 비정상적인 냄새가 감지되지도 않고 검사 결과도 모두 정상인 경우가 있다. 다양한 항생제를 무작정 '써보는' 것은 질 생태계에 해로운 영향을 미치기 때문에 유익하기보다는 유해할 가능성이 있고 역설적으로 냄새를 악화시킬 수 있어 지양하는 편이 좋다. 확실한 진단이 내려진 후에

> 증상

치료를 하는 것이 매우 중요하다.

검사로 확인할 수 없는 냄새의 원인은 다음과 같다.

- **이전에 쓴 항생제나 항진균제, 질 세정제** 젖산균 손상이 질 내 세균 변화를 야기해 냄새에 영향을 줄 수 있다. 의학적으로 비정상이거나 유해하지는 않지만 냄새가 달라졌다고 인식될 수 있다.
- **외음부나 사타구니 체취** 외음부와 사타구니에는 아포크린땀샘뿐 아니라 피지를 생성하는 분비샘이 있다. 세균은 이러한 분비샘들의 생성물을 소화하여 체취를 만들어낸다(겨드랑이도 마찬가지다). 과도한 세척은 피부 표면의 세균에 영향을 주고 냄새를 변화시킬 수 있다. 음모 제모가 피부 세균에 영향을 주는지에 대해서는 알려져 있지 않다. 땀, 생식기로 흐르는 혈류, 아포크린땀샘 분비물뿐 아니라 후각 능력도 호르몬의 영향을 받기 때문에 일부 여성들은 월경주기에 따라 외음부와 사타구니의 미묘한 냄새 변화를 알아차리기도 한다.
- **에스트로겐이 없는 장기적 호르몬 피임법** 메드록시프로게스테론아세테이트(데포프로베라), 프로게스틴만 사용하는 피임용 알약 또는 '미니필', 에토노게스트렐 피하삽입형 피임장치(넥스플라논), 그리고 레보노르게스트렐 자궁내장치(스카일라나 미레나) 등이 있다. 이 약물들은 유익균에 영향을 주는 질 글리코겐에 영향을 주기도 한다.
- **노녹시놀9** nonoxynol-9 **살정제** 젖산을 생산하는 세균을 손상시킨다.

냄새를 검사하는 방법

가장 중요한 것은 냄새가 날 때 진찰을 받는 것이다. 냄새가 보통 하루가 끝날 무렵에 심해진다면 진료 일정을 늦은 시간으로 잡아라. 의사를 만났을 때 냄새가 나지 않으면 진단을 내리지 못할 가능성이 높다.

다음은 냄새를 확인하기 위한 초기 검사다.

- **질 pH 검사** 젖산을 생산하는 세균 상태에 대해 알려준다. pH 4.5 이하가 정상이며 세균성 질염이나 트리코모나스증, 폐경생식비뇨기증후군, 박리성 염증성 질염이 있으면 더 높게 나타난다.
- **아민 검사** 검사 결과가 양성이면 비정상적인 냄새의 존재가 확인된 것이다. 세균성 질염이나 트리코모나스증과 관련이 있다.

pH 증가와 아민 검사에서 양성 반응이 나왔다는 건 세균성 질염이나 트리코모나스증이 있음을 암시하며, 검사는 적절한 것으로 간주되어야 한다(29장과 32장을 보라). 현미경 검사가 냄새를 유발하는 다른 질환을 진단하는 데 도움을 줄 수 있다. 일부 여성들은 곰팡이 감염과 함께 불쾌한 냄새가 난다고 보고하기도 하는데, 곰팡이 배양 검사나 DNA 검사를 고려해볼 수 있다. 검사는 폐경생식비뇨기증후군이나 피부질환을 확인하는 데 도움이 될 것이다.

다음 두 가지 예외적인 상황이 아니라면 전화로 냄새를 진찰해서는 안 된다.

- **폐경기이고, 비린내가 나지 않고, 성매개감염 위험도 없다** 질 에스트로겐 치료를 시도하는 것이 합리적이다. 8주 후에도 개선되지 않으면 검사가 필요하다. 폐경기이고 비정상적인 질 출혈이 없고 (유방암 환자로서) 아로마타제 억제제를 투여하고 있지 않다면, 질 에스트로겐을 시도해도 건강에 해롭지 않다. 하지만 미국에선 질 에스트로겐이 매우 비싸다는 단점이 있으며, 검진보다 더 비쌀 수도 있어서 얼마간 불필요한 치료 비용을 지불해야 할 가능성이 있다.[*]
- **비린내는 나지 않지만 소변이 새고, 성매개감염 위험은 없다** 흡수력이 떨어지는

생리대가 아닌 실금 패드를 착용하고 있는지 확인해보자. 올바른 수단을 사용함으로써 냄새를 없앨 수 있는 경우도 있다. 소변이 새는지 확실하지 않다면, 처방전 없이 살 수 있는 피리듐을 복용해도 된다. 피리듐은 방광염에 사용하는 진통제로 복용하면 소변 색이 주황색으로 바뀐다. 패드에 주황색이 묻어 있으면 소변이 새는 것이다. 의사와 상의해 실금 치료를 시작할 수 있다.

검사 결과가 음성이라면?

냄새 문제를 호소하는 여성의 3분의 1이 냄새를 확인할 수 없고 검사에서도 음성 반응이 나온다는 점을 기억해야 한다. 검사 결과가 음성이라는 것은 pH가 4.5 이하이고, 아민 검사 결과가 음성이고, 현미경에서 염증이 관찰되지 않으며, 트리코모나스증 검사 결과가 음성이고, 에스트로겐이 충분하며, 실금이 없다는 의미다. BD 맥스와 같은 면봉법으로 현미경 없이 냄새의 주요 원인을 대부분 검사할 수 있다.

만약 의료인이 의학적으로 비정상적인 부분을 찾지 못했다고 한다면, 냄새가 나는지 물어보라. 안 난다고 하면, 의학적으로 비정상적인 냄새가 아니라는 뜻이다. 냄새가 평상시와 다르다는 걸 부정하는 게 아니라 항생제를 쓸 필요가 없다는 얘기다.

냄새가 감지되지 않을 때, 다음 단계는 의사가 면봉으로 분비물을 채취해서 냄새를 맡아보고 환자에게도 맡아보게 하는 것이다. 이렇게 하면 의사와 환자가 같은 냄새를 맡아볼 수 있다. 여기서 도출 가능한 결과는 세 가지다.

---

* 우리나라는 전화 진료가 상용화되어 있지 않지만, 방문 비용과 질 에스트로겐에 보험 급여가 적용되어 비싸지 않다(2022년 연새 하부 치에 약 260원 정도다).

- 의료인이 냄새를 비정상이라고 생각하는 경우 검사 결과는 음성으로 확인되었지만 질 냄새가 의학적으로 비정상이라는 의미다. 질염 전문가를 만나볼 것을 권장한다.
- 의료인은 냄새가 정상이라는데 본인은 비정상이라고 생각하는 경우 검사 결과가 모두 정상이고 폐경생식비뇨기증후군이 아니라면, 혹은 폐경생식비뇨기증후군이 있었지만 치료했다면 유익균에 변화가 생겼을 수 있는데 그것은 의학적으로 우려되거나 치료를 할 수 있는 변화가 아니다. 일부 여성들은 정상적인 냄새에 과민하게 반응한다. 오늘날 우리는 일상의 많은 부분에서 질을 과도하게 우려스럽게 여긴다. 어떤 남자들은 정상적인 질 냄새를 가지고 부정적인 발언을 하며, 질을 방치하지 말라고 염려하는 제품들이 매대에 진열돼 있다.
- 의료인이 정상이라 생각하고, 문제의 냄새와 면봉의 냄새가 다른 경우 냄새의 근원이 체외에 있을 가능성이 높다.

의학적으로 비정상적인 냄새가 나지 않을 때는 다음 몇 가지 선택지를 고려할 수 있다.

- 폴리에스테르 속옷을 입지 않는다 냄새를 가둘 수 있다.
- 평소에 제모를 한다면 다시 음모를 기른다 음모는 냄새가 퍼지지 않도록 가두는 역할을 한다.
- 질 세정제, 여성용 탈취 스프레이 또는 세정제, 탈취용 질정 따위를 사용하지 말자 이 제품들이 역설적으로 냄새에 영향을 줄 수 있다.
- 흡연자라면 금연한다
- 사타구니에 베이비파우더나 데오도란트를 사용해본다 체취를 줄이는 데 도움을 줄 수 있다.
- 처방 없이 의약품을 사용해선 안 된다 많은 제품이 유익균을 죽여 역설적으로

냄새를 유발할 수 있다.

어떤 사람들은 다른 원인이 확인되지 않는다면 물로 질을 세척해야 한다고 주장한다. 물 세척이 젖산균에 해롭지 않다고 주장하는 소규모 연구가 한 건 있지만, 다른 데이터는 이러한 습관이 인간면역결핍바이러스HIV 감염 위험성 증가와 관련되어 있어서 유익균이나 보호 기능을 하는 점액에 해로울 수 있다고 밝히고 있다. 물로 질 세척하기는 건너뛰도록 하자.

> ### 꼭 알아두기
>
> 의학적으로 치료 가능한 냄새의 원인 중 3분의 2는 확인이 가능하다. 가장 흔한 원인은 세균성 질염, 트리코모나스증, 폐경생식비뇨기증후군이다.
>
> 검사 결과의 3분의 1은 정상일 것이다. 여자들이 거짓 증상을 꾸며냈다는 게 아니라 그 냄새가 의학적으로 비정상이 아니라는 뜻이다(좋은 일이다!).
>
> 검사 결과가 정상이라면 질에서 표본을 채취한 면봉 냄새를 직접 맡아보라. 아무 냄새도 나지 않으면 원인은 몸 바깥에 있을 수 있다.
>
> 실금이 냄새를 유발할 수 있다. 실금용 의류를 입고 있는지 확인하라.
>
> 역설적으로 (특히 의사가 지시하지도 않았는데) 항생제와 항진균제, 탈취제를 쓰거나 과도한 세척, 질 세정을 해서 냄새를 야기할 수 있다.

44장   섹스하면 피가 나요   I Have Bleeding After Sex

섹스 후 피가 나면 정말 무섭다. 처음에는 예상치 못하게 발생하기 때문에 충격을 주는 경우가 많다. 또한 대부분의 경우 출혈량이 실제보다 더 많아 보이기 때문에 몇 방울의 혈액도 피가 많이 난 것처럼 보일 수 있다.

성교 후 출혈이 얼마나 흔한지에 대해서는 최적의 데이터가 나와 있지 않지만, 약 5퍼센트에 해당되는 여성의 성생활에 영향을 미치는 듯하다. 성교 후 출혈은 많은 여성에게 매우 신경 쓰이는 증상이다.

원인은 무엇일까?

이 장은 비임신 여성들에게 적용된다. 만약 임신 중이고 성교 후 출혈이 있다면, 고려해야 할 사항들이 상당히 다르고 일부는 매우 심각한 사태일 수 있으므로 의사나 조산사에게 즉시 연락을 취해야 한다.

비임신 여성들에게 성교 후 출혈을 야기하는 질환은 얼마 안 되기 때문에 가능한 경우의 목록을 살펴보고 진단명과 치료 계획을 찾아내는 것이 어렵지 않아야 한다. 출혈은 외음, 질, 자궁경부, 또는 자궁 ― 이렇게 네 곳에서 발생한다. 음경을 이용한 첫 이성애 삽입 섹스에서 질입구주름의 열상으로 인해 약간의 점상출혈이나 가벼운 출혈이 발생할 수 있지만, 이는 1회성 사건에 그쳐야 한다.

이 주제에 대한 논문은 많지 않지만, 기존 자료와 내 경험에 근거하여 섹스 중이나 섹스 후 출혈의 흔한 의학적 원인을 소개하자면 다음과 같다(순서는 의학적으로 긴급한 순이다).

- **자궁경부암** 자궁경부암 환자의 약 11퍼센트에게서 성교 후 출혈이 나타나므로 다른 진단에 앞서 암을 가장 먼저 감별해야 한다. 다행히 성교 후 출혈이 발생하는 여성의 대부분은 암이 아니다. 마지막 자궁경부암 검진 결과가 음성이었다면 암일 가능성은 매우 낮다. 대부분의 전문가는 보통 2년 이내에 자궁경부를 검사했다면 그것을 참조하는 것으로 충분하다고 생각한다. 그러나 세포진 검사 결과에 문제가 있었거나 인유두종바이러스HPV 양성 반응이 나온 적이 있다면 암을 감별하기 위해 더 확실한 검사 단계를 거쳐야 할 수 있다.
- **외상 및 손상** 열상은 동의하지 않은 섹스나, 동의했더라도 섹스토이를 사용하는 섹스에서 더 흔하게 발생하지만, 단지 음경 삽입 섹스만으로도 발생할 수 있다(드물긴 하지만). 손상은 질 또는 질어귀(실입구)에서 발생한다. 상처는 매우 고통스러울 수 있는데, 성적 흥분 상태가 통증을 무디게 할 수도 있어서, 항상 바로 발견되는 건 아니다. 출혈은 점상이거나 다량으로 흐르거나 심지어 응고되기도 한다. 치료를 위해 수술을 받아야 하는 경우도 있다. 재발성인 경우 외상이 원인일 가능성은 낮으므로, 섹스 후 점상출혈이 3개월간 지속되었다면 외상 때문이 아닐 가능성이 높다.
- **감염** 클라미디아와 미코플라스마는 자궁경부의 염증과 점상출혈을 야기할 수 있는 세균이다. 트리코모나스증은 심각한 염증을 유발하여 혈액이 섞인 질 분비물을 생성한다.
- **폐경생식비뇨기증후군** 질 점막이 약해져서 윤활액이 충분한 부드러운 접촉에도 쉽게 외상을 입을 수 있다. 섹스 중에는 통증이나 작열감, 섹스 후에는 출혈이 거의 항상 수반된다. 월경이 규칙적이라면 폐경생식비뇨기증후군은 검사 없이 감별해 배제할 수 있다.

- **피부질환** 경화태선과 편평태선(35장)은 접촉에 의해 출혈이 발생하는 궤양을 유발할 수 있다. 일반적으로 통증도 있다.
- **자궁경부 용종** 자궁경부에 뿌리를 내리고 과잉 증식한 점막조직이다. 대부분 양성종양이다. 질 내 산성 환경에 노출되면 염증이 생기고 접촉에 의한 출혈이 쉽게 발생한다.
- **자궁경부 외번** 보통 자궁경관 안에 있는 세포(원주세포라고 불리며 자궁경부 점액을 생성한다)가 자궁경부 밖으로 밀려나오면서 자라는 것을 말한다. 정상적인 변이라서 외번이 생기는 여성도 있고 생기지 않는 여성도 있다. 원주세포는 보통 자궁경부 안에 있기 때문에 질의 산성 환경에 잘 적응하지 못한다. 질의 산성 환경에 노출되면 염증이 생기고 접촉에 의한 출혈이 쉽게 발생한다. 따라서 세포진 검사나 면봉법으로 자궁경부 검사를 받은 후 피가 비치는 경우 이것이 가장 흔한 원인이다. 의학적으로 해로운 증상은 아니다. 외번은 젊은 여성들에게 매우 흔하며(앞에서도 언급했지만, 25세 이하의 여성들이 클라미디아에 감염되기 쉬운 이유 중 하나다) 에스트로겐을 함유한 경구피임약을 복용하거나 임신을 하는 등 에스트로겐 수치가 높은 상황에서도 나타날 수 있다.
- **자궁강** 가끔 사정으로 인해 자궁에 출혈이 발생한다. 그럴 땐 다른 때에도 점상출혈이 있는지 확인하는 것이 중요하다. 월경 기간 사이에 불규칙한 출혈이나 점상출혈이 있었다면, 그중 일부가 성교 후에 비칠 수 있다. 불규칙한 출혈은 매우 다른 방식으로 다뤄진다.

출혈량이 많은 경우

부인과에서 우려스러운 혈액 손실은 보통 시간당 생리대 하나를 흠뻑 적시는 정도의 출혈이 두 시간 동안 지속되는 것이다. 이런 경우라면 치료를 받아야 한다. 출혈이 그보다 더 심하거나 출혈량을 확인하기가

용이치 않다면(가령 침대보에 다량으로 보이는 혈액이 묻었다든지) 지체 없이 치료를 받도록 하라. 외상이 의심될 때에도 치료를 받아야 한다. 봉합이 필요 없는 경우가 대부분이겠지만, 감염 위험을 낮추려면 몇 시간 내에 부상을 치료하는 것이 의학적으로 언제나 더 바람직하다.

출혈이 많을 때는 대개 외상이 원인이며 자궁경부암인 경우도 있다.

후속 단계

응급실에 갈 정도의 출혈량이 아니라면 의사와 진료 예약을 잡아야 한다. 검사가 필요하며 전화로 처리할 수 없는 일이다. 성교에 의한 출혈이 아니라 월경 문제일 수 있으니 점상출혈인지 불규칙한 출혈인지 기억해보려 노력하라. 의사에게 보여주거나 적어 갈 수 있도록 거울로 외음부를 살펴보며 출혈의 원인이 될 수 있는 병변이나 상처가 없는지 확인하고, 진찰을 받기 전에 증상이 나왔다면 그 사실을 의사에게 알리자. 출혈의 원인 중 하나인 질어귀(질입구) 아래쪽의 갈라짐은 회복 속도가 빠른 편이다.

진찰을 받으면서 자궁경부의 전암이나 암을 확인할 수 있는 마지막 자궁경부 검진을 언제 받았는지 따져보자. 2년이 지났다면 재검진을 받아야 한다. 최근에 검진을 받았더라도 의사가 무엇을 발견하느냐에 따라 다시 검진을 받아야 할 수 있다.

의료인은 검진에서 다음과 같은 것들을 해야 한다.

- **외음부에 궤양이나 열창이 있는지 확인한다**
- **질경 검사를 시행한다** 외상, 상처, 염증과 같은 출혈의 징후가 있거나 에스트로겐 저하 소견이 있지는 않은지 살펴본다.

- **자궁경부에 용종, 염증, 혹이나 궤양이 없는지 살펴본다** 용종은 대부분의 경우 최소한의 불편감으로 검사 중에 신속히 제거할 수 있다. 자궁경부에 커다란 혹이나 병변이 있으면 조직 검사를 해보아야 한다.
- **임질, 클라미디아, 미코플라스마, 트리코모나스증 검사를 위해 면봉으로 표본을 채취한다** 모든 실험실에서 미코플라스마 검사를 시행할 수 있는 것은 아니다. 이 검사를 받을 수 없다면 다른 검사부터 받아보고, 모든 검사 결과가 음성이라면 의사에게 미코플라스마 검사를 해달라고 요청하라.
- **현미경으로 질 분비물을 관찰한다** 에스트로겐 저하 증상과 트리코모나스증 진단에 도움이 된다. 다량의 백혈구는 염증이나 감염이 있음을 시사한다.

미코플라스마와 우레아플라스마는 무엇일까?

미코플라스마mycoplasma와 우레아플라즈마ureaplasma는 성적으로 감염될 수 있는 세균으로, 진정한 성매개감염으로 여기지 않기 때문에 무증상자들에게 정기 검사를 권하지 않는다. 미코플라스마만큼 흔하진 않을지라도 무증상인 여성 중 다수가 우레아플라스마를 가지고 있을 수 있다. 미국에서는 성교 후 출혈이나 비정상적인 질 분비물을 야기할 수 있는 자궁경부 염증이 있는 경우에 검사를 권한다.

치료법은 클라미디아와 마찬가지로 항생제인 아지트로마이신 1그램을 1회 투여하는 것이다.* 파트너도 치료를 받아야 하며, 치료 후 일주일 동안은 성관계를 피해야 한다. 치료가 끝나고 약 3주 후에 자궁경부를 다시 검진하여 염증이 사라졌는지 확인하는 것이 바람직하다. 증상이 지속되고 재검사 결과가 여전히 양성이라면 (파트너가 치료되었다

---

* 2021년에 질병통제예방센터 지침이 변경되어 현재는 독시사이클린 1주일 치료와 목시플록사신 1주일 치료로 바뀌었다. 세부적인 치료법은 의료진을 찾아가 상의하도록 하자.

는 가정하에) 내성균이 있을 수 있다. 우레아플라스마와 미코플라스마를 확인하기에 가장 좋은 검사는 DNA 검사이므로 치료 후 3주 전까지는 재검사하지 말자.

검사 결과가 모두 음성인데, 어쩌죠?

좋은 소식은 1차 검사 결과가 음성이라는 것이다. 피부도 괜찮고 감염도 없고 자궁경부 검진 결과도 정상이라면, 남은 가능성은 자궁경부 외번과 자궁 출혈이다.

외번은 치료가 쉽지 않지만, 시간이 지나면서 대개 좋아진다는 점은 안심할 소식이다.

외번은 의료인이 자궁경부에서 육안으로 확인할 수 있다. 붉고 오돌토돌해 보이며 면봉법으로도 쉽게 출혈이 발생할 것이다. 높은 에스트로겐 수치와 관련되어 있다는 이론도 있지만(임신 중에 문제가 되는 이유다) 확실한 원인은 알려져 있지 않다. 외번으로 출혈을 설명하기 전에 질 확대경 검사(확대경을 이용한 특수 자궁경부 검사)를 하여 자궁경부 검진에서 놓친 암이나 전암을 감별하는 것이 좋다.

외번에 의한 출혈이 신경 쓰이고 에스트로겐을 함유한 경구피임약을 복용 중이라면, 에스트로겐 함량이 낮은 경구피임약(에티닐에스트라디올ethinylestradiol이 30마이크로그램이나 35마이크로그램 들어 있는 약도 있고, 20마이크로그램짜리 약도 있다)이나 (적합한 방식인 경우) 에스트로겐을 배제한 피임법을 고려해볼 수 있다. 피임법을 바꾼 후 변화를 확인하기까지는 6개월 이상이 소요되기도 한다.

일부 의료인들은 외번세포를 죽이기 위해 레이저 수술이나 냉동요법(얼리기)을 시행해왔다. 이 방법들은 자궁경부전암 치료법과 동일하게 약간의 자궁경부조직 손상을 불러온다. 외번에 이 두 가지 치료법을 적용하는 것이 타당한지 여부는 아직 관련 연구가 부족해 확언할 수 없다. 아무리 작은 수술이어도 합병증이 나타날 수 있다. 이런 점을 이해하는 사람이라면 수술 전에 항상 다른 의사의 소견을 들어볼 것이다.

그 밖의 가능성은 자궁 내에서 기인한 출혈이다. 모든 검사 결과가 음성이라면, 초음파나 기타 자궁내막 검사를 통해 (양성)용종이나 전암을 감별하는 게 좋다.

섹스할 때마다 열창이 계속 생긴다면

질어귀(질입구)의 기저조직은 보통 삽입 섹스를 할 때 가장 강한 압박을 받는다. 압박이 너무 강하거나 기저에 피부질환이 있다면 질어귀가 갈라질 수 있다. 신경종말이 많이 분포해 있는 부위라 매우 고통스럽다. 이러한 열창은 파트너의 섹스 테크닉이 형편없거나, 윤활액이 부족하거나, 동의 없는 섹스를 한 경우에도 발생할 수 있고, 질입구를 좁혀 조직에 더 많은 외상을 초래하는 근육 연축(34장), 폐경생식비뇨기증후군, 경화태선이나 편평태선과 같은 피부질환에 의해서도 야기될 수 있다. 가끔은 이유 없이 갈라지기도 한다. 경험상 근육 연축이 가장 흔한 원인 중 하나이므로 골반저근육 물리치료사에게 검사를 받으면 큰 도움이 될 것이다.

꼭 알아두기

약 5퍼센트의 여성이 성교에 의한 출혈을 경험한다.

증상

월경에 의한 출혈일 가능성에 유의하여 때아닌 불규칙한 월경이나 점상출혈은 아닌지 확인하라.

최근 자궁경부암 검진을 받았는지 확인하라.

출혈을 야기할 수 있는 감염증은 클라미디아, 미코플라스마, 우레아플라스마 감염이다.

자궁경부 외번은 매우 흔한 원인이다. 이것은 자궁경부 내부의 세포가 외부로 자라나 염증을 일으키는 정상적인 변이다.

10부

통합하기

의약(외)품 정리
올바른 정보 찾기
잘못된 정보
거르기

Putting It All Together

45장 의약(외)품 정리

Medicine Cabinet Rehab

내가 외음과 질 관리에 무엇을 사용하는지 많이들 궁금해한다. 내 대답은 최대한 적게 사용한다는 것이다.

질은 주기적으로 관리할 필요가 없고 외음에 있어서만큼은 비싼 제품이라고 더 효과적인 것도 아니다. 나는 개인적으로 여윳돈을 다른 곳(신발 같은 것!)에 소비하는 걸 더 선호한다. 그리고 겨드랑이에는 (남성용 데오도란트인) 올드스파이스 피지Old Spice Fiji를 사용한다. 대부분의 여성용 데오도란트가 풍기는 꽃향기나 '여성스러운' 향을 참을 수 없고, 허연 가루 같은 잔여물을 남기는 제품은 짜증을 유발하기 때문이다. 올드스파이스 피지는 저렴한 젤 타입으로 옷에 얼룩을 남기지 않으며 바르고 나면 거친 해적이 된 듯한 기분이 들어 하루를 시작하기에 안성맞춤이다!

제품들이 우리에게 즐거움을 가져다주는 이유는 다양하다. 이 제품들로부터 얻는 즐거움을 의학적 혜택이라고 착각하지 않도록 주의하자. 물론 성분만 안전하다면 화려한 용기에 담긴 제품들을 좋아한다고 해서 문제 될 건 없다.

우리 집 욕실에 뭐가 있는지, 왜 있는지를 말하자면 다음과 같다.

- **산성도가 pH5 정도인 페이셜 클렌저** 외음(그리고 몸과 얼굴)에 조금씩 사용한다. 지금은 건성용 세라비CeraVe 포밍 페이셜 클렌저를 쓴다. 질 클렌저는 유익하지 않으며 많은 제품에 향이 첨가돼 있다. 나는 욕실이 각종 용기로 가득 차

있는 것을 좋아하지 않아서 모든 부위에 사용할 수 있는 제품을 선호한다.

- **코코넛오일** 폐경기엔 수분이 빠져나간다. 나는 샤워 후 외음부에 식료품점 매대에서 산 코코넛오일을 바른다. 건조한 다리에도 사용한다.
- **트리머** 대음순 음모는 제거하지 않는다. 사실 이 책을 쓰려고 제모를 해보았는데, 매우 자극적이라는 사실을 알게 되었다. 그리고 얼마 지나지 않아 세탁 세제에 의한 알레르기 내지 자극성 반응이 나타난 까닭에, 털이 없는 상황 또는 제모로 인한 미세외상이 위험을 높인 게 아닐지, 앞으로도 계속 궁금할 듯하다.
- **실리콘 윤활제** 수용성 제품은 감촉이 마음에 안 들고 셀룰로스 제품은 끈적거리고 글리세린 제품은 너무 묽다. 나는 어디서든 구할 수 있는 아스트로글라이드 X Astroglide X를 좋아한다.
- **면도기는 없다** 나는 믿을 만한 사람이 못 된다. 제대로 된 기술로 면도하지도 않을 것이고, 누가 잔소리하지 않으면 같은 면도기를 몇 년씩 사용할 것이다. 자신이 할 일과 하지 않을 일이 뭔지를 아는 게 중요하다. 머릿속으로 어떻게 계획하고 있는지가 아니라 실제로 실행을 하는지가 중요하다는 말이다(제모 외에도 많은 영역에서 늘 그러려고 노력한다).
- **일반의약품으로 판매되는 외용 스테로이드** 가벼운 가려움증에 탁월하다.
- **항균 물티슈** 비키니라인 바깥쪽을 왁싱하기 전 준비 단계에 쓴다. 평소 세정용으로 사용하거나 질 점막과 항문에 사용해서는 안 된다(피부조직을 손상시키고 자극할 것이다).
- **외용 바시트라신**bacitracin **연고** 모낭염에 도움이 된다.
- **살리실산 패드** 제모 후 1~2주 동안 각질을 제거하고 매몰모를 예방하는 데 유용하게 사용할 수 있다. 패드는 좁은 부위에 정확히 사용할 수 있으며 저렴하다.
- **과산화벤조일 5퍼센트 크림** 매몰모에 국소적으로 쓸 수 있는 치료제로 폐경기와 함께 돌아오는 여드름에도 사용할 수 있어서 좋다.
- **깨끗한 족집게** 사용한 족집게는 삶아서 소독하고 물기가 마르면 봉투에 넣어 밀

봉한다. 이것으로 피부를 뚫고 나오는 매몰모를 뽑아낸다. 족집게를 화장품 서랍 안에 넣어놓으면 아무렇게나 굴러다니다 쏟아진 화장품 가루에 더럽혀질 테고, 나는 내가 시간을 들여 그걸 씻고 소독하지 않을 거란 걸 잘 안다. 최악이란 걸 나도 인정한다. 이건 의사들이 스스로를 돌보지 말아야 하는 이유를 보여주는 훌륭한 예다. 피부를 쑤셔 매몰모를 끄집어내려고 들지 마라. 나올 때가 되면 나올 것이다. 자신이 없다면 건드리지 말고 의료인에게 연락하라.
- **경구용 항히스타민제** 세티리진이나 로라타딘 같은 제품들로, 다양한 원인에 의한 가려움증을 완화하는 데 매우 효과적이다.
- **바셀린** 훌륭한 연화제이자 보호장벽 역할을 한다.

지금까지 월경을 하고 있었다면 다양한 크기의 탐폰(월경량이 많은 날과 적은 날을 위해)을 구비해놓았을 것이다.

그리고 욕실을 개조할 때 비데 — 매우 탁월한 배변 후 세척법이다 — 를 설치할 것이다.

로션, 크림, 연고의 차이는 무엇일까?

연고는 최대 20퍼센트의 수분을 함유할 수 있는데, 수분이 아예 들어 있지 않은 경우도 있다. 점도가 높아 고정이 잘되기 때문에 국소 도포에 적합하다. (약물이 들어 있어) 진정, 보호, 밀폐 기능이 있으며, 다양한 피부질환에 유용하다. 연고로 된 약물은 일반적으로 흡수 속도가 느리고 침투력이 높아 만성질환에 매우 유용하다. 하지만 질에 쓰기 좋은 수단은 아니다. 연고 제형은 방부제가 필요 없기에 자극성 반응과 알레르기 반응이 덜한 편이다. 라놀린은 알레르기 반응의 원인이 될 수 있으므로 특정 반응이 나타날 경우 의심해볼 만한 요인이다.

크림은 보통 오일 반 수분 반으로 이루어져 있다. 연고보다 잘 퍼지며 진정 효과도 있다. 오일과 수분을 섞기 위해 용제를 사용하다 보니 잔여물이 남을 수 있다. 일반적으로 크림에는 방부제가 필요하다. 크림을 이용하면 약물을 더 빠르게 침투시킬 수 있다. 그래서 많은 질 제품이 크림 타입이다.

젤은 겔화제로 만드는 수분 또는 알코올 베이스의 반고체 물질이다. 알코올을 함유한 젤은 특히 질과 질어귀(질입구)에 건조증과 자극을 야기할 수 있다. 질용으로 특별히 제작된 젤도 있지만 대개는 크림이나 연고보다 더 자극적이다.

욕실에서 치워버릴 것들

만약 나를 여러분의 집으로 초대해 욕실에 있는 제품들을 살펴봐달라고 한다면, 나는 다음 제품들에 대해 문제를 제기하거나 이것들을 내다 버리라고 할 것이다.

- **질 세정제** 질에는 담배나 마찬가지로 백해무익하다.
- **벤조카인이 들어간 가려움증 치료제** 알레르기 반응의 원인이다. 그리고 가려움증에는 피부를 무감각하게 하는 국소마취제가 아니라 외용 스테로이드와 항히스타민제가 필요하다.
- **매일 사용하는 가향 제품** 향에 있어서만큼은 나도 극단적인 향료 허무주의자는 아니다. 배스밤이나 거품 입욕제에 자극을 받지 않는다면 사용하고 싶을 때 한 번씩 사용해도 된다.
- **주기적으로 사용하는 외음부 전용 물티슈** 과도한 자극을 준다. 변실금이 없다면 내다버려라.

- 살정제가 들어간 콘돔
- **하나뿐인 월경컵** 월경컵을 사용하는 이에게는 다시 삽입하기 전에 빠르게 헹구는 게 아니라 적절한 세척을 해야 하는데 왜 하나밖에 없느냐고 물을 것이다.
- **지저분해 보이는 족집게** 그런 것을 매몰모에 사용하고 싶지는 않을 거라 본다.
- **삼투질 농도가 높거나 젖산균을 손상시킬 수 있는 윤활제** 열을 발생시키는 윤활제와 클로르헥시딘글루코네이트 또는 폴리쿼터늄이 함유된 윤활제는 사용해서는 안 된다. 절대로 안 된다. 나는 젖산균에 대해서만큼은 순수주의자다.
- **여성용 냄새·탈취 관련 모든 제품** 가부장제의 선택이다.
- **면도기(면도 크림을 함께 구비해두지 않은 경우)** 면도기가 보이면 면도 크림을 찾아볼 것이다. 면도 크림이 없다면 면도기를 내다버릴 것이다.
- **드라이어시트나 섬유유연제** 욕실에서 나오는 길엔 세탁실을 들여다보고 이런 자극 폭탄들을 내다버릴 것이다.

비누를 가지고 있다면, 사용하는 제품을 좋아하고 증상이 없는 한 없애지는 않겠다. 조금씩 사용하면 별문제는 없을 것이다. 그러나 가려움과 자극의 징후가 나타나면 반드시 내다버리겠다고 약속해야 한다.

콘돔을 사용한다면, 여성용이든 남성용이든 본인의 선호에 따라 직접 사라고 조언할 것이다. 파트너가 이런 정보를 알 거라고 기대하지 마라. 파트너가 구입한다면 구체적으로 무엇을 원하는지 일러주도록 하라.

또 하나, 제조사가 권고하는 대로 바이브레이터를 세척하고 있는지 물어볼 것이다.

꼭 알아두기

제모 애호가라면 트리머를 한번 사용해보자.

가려움증에는 국소마취제보다 외용 스테로이드와 경구용 항히스타민제를 사용하는 편이 더 낫다.

연고는 피부에 수분을 더하며 보호장벽 역할도 해준다.

질 세정제와 탈취 제품은 내다버려라.

벤조카인과 라놀린은 알레르기 반응을 야기한다고 알려진 일반의약품이다.

46장 올바른 정보 찾기

Internet Hygiene and Apps

많은 사람이 묻는다. "환자들이 인터넷에서 정보를 찾아보는 게 신경 쓰이지 않나요?"

전혀 그렇지 않다.

나도 나와 내 가족의 건강 관련 정보를 찾아본다. 이런 일이 의사만 할 수 있는 특권이라고 말한다면 그건 위선일 것이다.

환자가 자신의 건강 문제를 인터넷으로 검색해본다고 하면 난 오히려 신이 난다. 참여하고 싶고 배우고 싶다는 뜻이기 때문이다. 내가 할 일은 가장 좋은 정보를 어디서 어떻게 찾을 수 있는지 알려주는 것이다.

일반 정보든, 자가 진단이든, 검사나 치료법에 관한 조사든, 의료인이 권장하지 않는 대안을 찾아보는 것이든, 정보가 정확하기만 하면 모두 유효하다. 거짓 정보나 반쪽짜리 진실, 마법 따위로 자기 건강에 대한 주권을 지킬 수 있는 여성은 없다.

구글 박사의 문제는 한달음에 정보화 시대에 진입한 우리에게 엄청나게 빠르고 간편한 검색 경로를 제공해 우리를 잘못된 정보의 시대로 인도했다는 것이다. 여성들은 자신에게 유용한 정보를 어떻게 찾을 수 있을까? 잘못된 정보나 거짓, 편견이 지루한 진실과 경쟁할 때 타당한 것을 가려낼 수 있는 방법은 무엇일까?

유익한 정보와 유해한 정보를 구별하는 일은 의학논문을 접하고 신뢰할 만한 전문가인 타 분야 동료들과 함께 일하는 의사에게도 어려운 일일 수 있다. 구프 웹사이트에 올라온 탐폰 게시물처럼 정확히 내 전

통합하기

문 분야에 해당되는 게시물 하나를 두고도 진위 여부를 확인하는 데 몇 시간씩 걸릴 정도다. 쓰레기더미에서 양질의 연구들을 선별하고 탐욕스러운 학술지—영리 목적으로 저급한 연구들을 받아주는 의학 저널—에 발을 잘못 들이지 않도록 주의해야 한다. 그리고 여러 학회에서 제공하는 지침을 교차로 참조한다. 제품의 경우에는 식품의약국에 제출하기 위해 필요한 조건들을 찾아보고 관련 제출 자료들을 수집한다. 가끔 너무 난해한 법률용어를 만나면 변호사의 도움도 받아야 한다.

지금 여러분이 읽고 있는 것의 출처가 확실한지 어떻게 확인할 수 있을까? 실사를 한 사람이 데이터의 배후에 있는 사람이거나 다른 동기를 가지고 있다면? 때로 의도는 좋지만 정보가 저급한 경우도 있다. 아니면 경제적인 의도를 가지고 있거나.

반복하다 보니 문제가 되는 것도 있다. 이것을 오류적 진실 효과라고 한다. 부정확한 정보라도 반복되면 진실로 받아들여질 가능성이 높다는 뜻이다. 반복적으로 노출되는 부정확한 정보는 특히 바이러스처럼 퍼지는 이야깃거리에 집착하는 24시간 뉴스 매체에서 많은 문제를 일으킨다.

때로 인터넷 정보는 저항할 수 없을 만큼 우리를 혹하게 한다. 의사를 비롯한 모든 사람이 신속한 치료의 유혹에 취약하다는 사실을 인정하자!

사전 준비

인터넷에서 뭔가를 더 찾아보기 전에 먼저 미 국립의학도서관 National Library of Medicine 사이트에 가서 교육용 '인터넷 건강 정보 평가하기' 튜토리얼을 살펴보자. 정부를 검색하는 방법을 알려주는 훌륭한 교육 자료다. 국립의학도서관을 즐겨찾기에 등록해두자. 건강 정보에 대한 조사를 시작하기 좋은 장소다. 이 과정이 중요한 이유는 정보의 첫 조각이 가장 강렬한 기억으로 남기 때문이다. 각자 편리한 방식으로 사전 준비를 마친 뒤 눈에 가장 먼저 들어오는 것이 양질의 정보가 되도록 검색 환경을 갖춰두자.

대부분의 사람은 인터넷 검색을 시작할 때 구글 같은 일반적인 검색 엔진을 사용한다. 문제는 애써 얻은 정보가 의학 전문가가 아닌 인기, 연관성, 돈에 기초한 알고리즘으로 만들어진 결과라는 사실이다. 가장 먼저 나오는 것이 무조건 가장 좋은 정보는 아닌데도 사람들은 대부분 그것부터 클릭한다. 서너 건 이상의 검색 결과를 확인해보는 경우는 드물기 때문에, 인기 없는 정보는 빠르게 사라지고 부정확성에도 불구하고 가장 많이 클릭한 글이 최상단에 남는다. 가장 유용한 정보가 두 번째 페이지에 있다면, 그것은 해저에 있는 것이나 마찬가지다.

검색은 이렇게

전문가들이 모인 학회에서 시작하는 것이 좋다. 학회엔 데이터를 검토하는 전문가들이 소속돼 있으며, 새로운 정보가 알려질 수 있도록 권고사항이 업데이트된다. 많은 학회가 이해하기 쉬운 언어로 쓰인 양질의 환자용 배포 자료를 마련해두고 있다. 미국 산부인과학회, 캐나다 산부인과의사회SOGC, 영국 왕립산부인과학회RCOG는 풍부한 정보를 제공한다. 산부인과 관련 주제에 관해 양질의 정보를 제공하는 출처를 한 곳 이상 확보해두면 안내 및 권고 사항들을 비교해볼 수 있다. 성매개감염에 관한 정보(그 밖의 성건강과 관련된 다양한 주제)를 찾아볼 수 있는 적절한 출처로는 질병통제예방센터, 미국 성건강협회ASHA, 가족계

통합하기

획연맹 등이 있다. 북미폐경학회NAMS는 폐경과 관련된 모든 정보를 제공하는 훌륭한 정보원이다.*

나는 다음 중 한 가지 검색법을 추천한다.

- **전문 사이트 내에서 검색하기** 이를테면 미국 산부인과학회 홈페이지 검색창에서 검색을 함으로써 인터넷에 보편적으로 퍼져 있는 잠재적인 오염 요소를 제거한다.
- **브라우저에서 검색하기** 기관명과 키워드를 함께 입력해 검색 결과를 확인한다. '환자용 배포 자료'라는 단어를 추가할 수도 있다. 가령 질 에스트로겐에 대한 미국 산부인과학회의 정보를 찾아보고 싶다면 '산부인과학회 질 에스트로겐 환자용 자료'라고 검색한다.

일반적으로 .gov 사이트는 .edu(대학교) .org .com에 비해 양질의 정보를 게시한다. 정부 사이트는 대체로 의도를 갖고 있지 않은 의학 전문 사서들에 의해 편집된다. 나는 개인적으로 사서들이 우리 모두를 구할 것이라고 생각한다. 그럴 기회만 제공하면 된다. 그들은 진정한 지식의 슈퍼히어로다.

.edu 사이트라고 해서 .com이나 .org보다 더 나은 게 아니라는 얘기를 들으면 많은 사람이 놀란다. 스스로 인정하든 말든 대학은 의도를 가지고 있다. 모든 기관이 그렇다. 그들은 성과를 홍보하고 싶어한다. 그게 나쁘다기보다는 인간이기에 그런 것일 뿐이니, 검색을 할 때는 그

---

* 우리나라에서는 다음 출처순으로 참고하길 바란다.
- 질병관리청의 '국가건강정보포털' https://health.kdca.go.kr/healthinfo/index.jsp
- 질병관리청의 '감염병 정보' https://www.kdca.go.kr/contents.es?mid=a20101000000
- 대한산부인과의사회의 '피임·생리 이야기' http://wisewoman.co.kr/piim365/

런 부분을 참작하자는 얘기다.

사이비 과학과 의학을 구분하는 법

해당 사이트에서 의료 콘텐츠와 관련된 제품들을 판매하는가? 그렇다면 여러분에게 양질의 정보를 제공할 수 없다. 그들은 편견이나 의도를 가지고 있다. 의사든, 약초 전문가든, 귀네스 팰트로든 모두 마찬가지다.

백신 접종을 하라거나 담배를 끊으라는 게 아니라면 유명 인사들의 의학적 조언은 무시하라. 그들은 놀라운 유전자는 물론, 믿을 수 없을 정도의 금전적 특권을 누리고 있다. 또한 그들은 주목받는 데도 관심이 많다. 진심으로 여성들에게 의학적인 도움을 주고 싶었다면 학교로 돌아가서 의과대학학위나 박사학위를 따든지, 임상간호사가 되든지, 물리치료사가 되든지…… 뭐가 됐든 됐겠지. 내 말이 무슨 뜻인지 알 것이다. 건강과 관련된 벤처 사업은 말 그대로 모험일 뿐이다.

여러분의 주치의가 거대 제약회사로부터 돈을 받을까? 프로퍼블리카ProPublica에서 제공하는 '의사들에게 가는 돈Dollars for Docs'이라는 자료에서 확인할 수 있다(제약회사에서 의료계에 제공하는 로비성 금품을 추적해 목록화하고 이를 검색할 수 있도록 한 프로그램이다). 의사가 나쁜 사람이라는 뜻은 아니지만, 특정 약물을 추천하고 해당 제약사로부터 연간 3만 달러를 받는다면 그들의 권고에는 의도가 개입되었을 수 있다. 내 생각에 프로퍼블리카 사이트의 가장 큰 문제는 의사들이 거대 건강기능식품 제조사를 홍보하거나 벤처 사업을 통해 제품을 판매해서 번 돈은 포착되지 않는다는 것이다. 자연치유사나 물리치료사와 같은 건강 산업 종사자들도 마찬가지로 조사되지 않는다.

의사가 특정 브랜드의 건강기능식품을 판매하는가? 이 제품들은 효과를 증명된 연구가 없으며, 해를 끼칠 가능성도 있다. 나는 의학적 특권을 가루 제품 따위를 띄우는 데 쓰는 사람들을 낮게 평가한다. 정말 의학적 기적이 발견되었다면 그것을 왜 인터넷에서 39.95달러로 구매해야 하겠는가? 온갖 정성을 쏟아 기적적인 건강 상품을 개발했다면, 효과를 입증하는 연구들을 쉽게 찾을 수 있어야 하고 치료법의 효과를 입증함으로써 더 많은 사람을 도울 수 있어야 한다.

그냥 그렇다는 거다.

해당 사이트가 '디톡스'나 '정화[클렌징]' 같은 단어를 사용하는가? 이런 단어들이 불명확한 개념이라는 것도 모르는데, 그들이 또 어떤 말을 쏟아낼지 누가 알겠는가? '순수' '청결' '천연' 같은 단어를 사용하는가? 여성들에게는 월경이 유독하다거나 질이 더럽다는 헛소리가 끊임없이 들려온다. '순수' '청결' '천연'은 과거부터 있어온 파괴적인 메시지를 현대식으로 반복하는 구설일 뿐이다. 의학적으로도 무의미하다. 가부장제의 요사스런 메시지가 아닌 건강한 이론과 임상적 증거가 필요하다.

동종요법을 효과적인 치료법으로 언급하는가? 그렇다면 페이지를 넘겨라. 동종요법은 효과가 증명된 연구도 없고, 물리법칙과 양립할 수도 없다. 거대한 정보의 격차가 존재한다면 다른 격차들도 있을 것이다. 한 연구에 따르면 동종요법을 처방하는 의사들은 일반적으로 권고되는 의학적 지침을 따를 가능성이 낮은 것으로 나타났다.

선정적으로 다뤄지는 내용도 문제다. 기적은 없으며, 최초로 발견된 치료법은 온라인 매장이 아닌 의학저널에 올라온다. 이 책에서 나는 시종일관 여러 치료법의 성공률을 인용했고, 90~95퍼센트 정도면 괜찮은 성공률이었다. 치료법이 형편없어서가 아니라 질환이 복잡하고 미묘한 차이가 많아서다. 치료약이 있있다면 벌써 제공했을 것이다. "100

퍼센트 성공적이다"라는 말은 '사기일 가능성이 높음'을 의미한다.

환자의 추천에 의존하지 말자. 검증되지 않았기 때문에 이런 말을 하는 사람들이 실제로 해당 질환을 앓았는지, 또는 자신이 옹호하는 치료를 받아보았는지 확인할 수 없다. 여러분으로서는 알 길이 없다는 얘기다.

환자 단체, 특히 제약업계로부터 자금을 후원받는 단체들을 조심하라. 2015년 미국의 환자 단체들은 제약업계로부터 1억1400만 달러를 후원받았다.

의료 인터넷 구축을 지원하라

우리가 온라인상의 정보와 상호작용하는 방식은 실제 사실에도 파문을 일으킬 수 있다. 다음은 안전과 관련한 몇 가지 조언이다.

- 댓글을 읽지 마라. 절대로. 저자에 대한 부정적인 댓글은 정보의 질에 대한 우리 생각에도 영향을 미친다. 인신 공격성 댓글 하나가 글에 대한 독자의 인식을 바꾼다.
- 나쁜 내용은 재미로라도 공유하지 마라. 오류적 진실 효과를 기억하는가? 페이스북 피드에서 난소를 손상시키는 인유두종바이러스HPV 백신에 대한 게시물(그냥 예시일 뿐 사실이 아니니 걱정하지 마라)을 계속해서 접하다 보면, 사실이라고 믿게 될 수 있다.
- 글을 끝까지 읽어라. 글을 읽는 내내 정보가 이어질 것이다. 많은 기사가 공감할 만한 이야기에서 시작된다. 끝까지 읽지 않는다면 전문가의 정보나 반박 부분을 놓칠 수 있다.
- 믿을 만한 출처를 찾아서 그 내용을 공유하라. 트위터, 인스타그램, 페이스북에

서 나를 검색해보라(차례로 @DrJenGunter @drjengunter @DrJGunter다). 나는 원자료든 뉴스 기사든 검증을 거친 정확하고 유익한 정보를 적어도 하루에 한 번은 게시하려고 노력한다. 인터넷에는 의사, 간호사, 물리치료사 등 다른 의학 전문가도 많다.

꼭 알아두기

국립의학도서관의 교육용 '인터넷 건강 정보 평가하기' 자료를 찾아보라.

정보를 검색할 땐 전문가들이 모인 학회에서 시작해 외부로 뻗어나가자.

제품을 판매하거나 '순수' '디톡스' 같은 비의학적 용어를 사용하는 사이트는 유용한 의학 정보를 제공하는 것보다 마법을 팔아먹는 데 치중하는 곳이다.

댓글을 읽지 말고 유해한 정보는 공유하지 않도록 하자.

어떤 질환에 관해서든 동종요법을 효과적인 치료법으로 언급하는 사이트는 피하라.

47장   잘못된 정보 거르기

Journal of
Old Wives' Tales

현미경과 검사법, 엑스레이나 기타 영상 기법이 발견되기 전까지는 제대로 된 의학적 진단을 내리기가 무척 어려웠다. 무엇이 정말 잘못되었는지도 모르는 상태에서 올바른 처방을 내리기란 당연히 어렵다. 일례로, 오늘날 결핵으로 알려진 질환이 뱀파이어에 의해 생기는 병이라고 믿던 시절이 있었다. 조지 워싱턴 미 전 대통령은 은퇴 이후 '언짢은 기분'과 염증을 완화하기 위해 사혈을 받다 1799년에 사망했다. 그는 반나절 만에 40퍼센트의 피를 쏟아냈다.

이런 미신들이 재생산건강 관리에 적용되면 사태는 더 황당해진다. 고대 그리스인들은 자궁이 돌아다닐 수 있다고 믿었다. 그렇다, 스스로 분리되어 배 속을 돌아다니면서 히스테리와 같은 온갖 의학적 대혼란을 일으킨다고 믿은 것이다. 자궁이 너무 높은 쪽에서 돌아다니면 둔해지고, 너무 낮은 쪽으로 가면 사망할 수 있다고 여겼다. 다행히 교활한 자궁을 속여 항복시키는 방법이 있었다. '향기로운 냄새'를 이용하면 방랑자를 달래서 제자리로 돌려보낼 수 있다는 것. 질에 기분 좋은 향을 발라 말썽꾸러기 자궁을 제자리로 유인하거나 혐오스러운 자궁의 본거지에 악취를 놓음으로써 그곳에서 쫓아내 원래 자리로 내려보낼 수 있다는 식이다. 자궁은 기본적으로 양몰이가 필요한 고집쟁이 양이었다.

말도 안 되는 얘기다, 안 그런가? 오래된 유언비어는 구시대의 잔해다. 그때는 그게 얼마 안 되는 지식으로 할 수 있는 최선이었다. 물론 그

중에는 근거에 기반한 치료법들도 있었는데, 예를 들어 통증 완화를 위해 버드나무 껍질을 씹던 습관은 아스피린으로 알려진 살리실산의 발견으로 이어졌다(버드나무를 뜻하는 라틴어 salix에서 유래한 이름에서도 그 연관성을 떠올려볼 수 있다). 그러나 대부분의 고대 치료법은 합당한 사유로 폐기되었다. 해로운 영향을 미쳤거나 그보다 더 나은 방법이 발견된 것이다. 그렇게 뱀파이어가 존재하지 않는다는 사실, 또는 자궁이 목적 없이 몸속을 돌아다니지 않는다는 사실이 밝혀졌다.

여성들은 교육을 받지 못했고, 사회적 관행 때문에 남자인 의사에게 검사를 받을 수도 없었기 때문에 한정된 자원으로 최선을 다했을 여성 치유자에게 치료를 받아야 했다. 나는 가끔 고대의 여성 치유자들이 과학을 믿지 않고 '자연'이니 '고대'니 하는 치료법을 좇는 오늘날의 경향을 보면 어떻게 생각할지 궁금해질 때가 있다. 그들이 수정 구슬이나 찜질이 아닌 백신과 항생제 같은 현대의 진단법과 치료법을 반길 것이라고 진심으로 믿는다. 곰팡이를 치료하는 항진균제를 본다면, 그것이야말로 마법이라고 할 것이다.

의학적 미신은 바로잡기가 어렵다. 그것은 세대를 거쳐 우리에게 깊숙이 스며들었고, 의료계는 여성들과 소통하고 그들을 배려하는 데 있어 이렇다 할 역할을 하지 못했다. 오랫동안 묵살당해온 사람이라면 자신을 환대해주고 이야기를 들어주는 곳으로 돌아설 수밖에 없는 것 같다. 신뢰의 부재는 양질의 의료서비스를 가로막는 거대한 장벽이다. 게다가 오래된 유언비어에 너무 자주 노출되다 보면 그중 몇 가지는 진실일 거라고 믿게 되는 법이다. 오류적 신실 효과는 실재한다.

다음은 긴 세월 전해내려온 미신으로, 이 중에는 그리 오래되지 않은 것도 있다. 결국 오래된 미신에서 얘기되는 진실이란 마음속으로 구성한 생각에 가깝다

- **질 pH의 균형을 맞춰주는 사과식초** 식초의 pH는 위산과 거의 같기 때문에, 위산이 위장 안을 떠다니는 상황에서 식초 한 잔이 어떻게 pH의 균형을 맞춘다는 것인지 도무지 설명이 안 된다. 그러니까, 말도 안 된다는 얘기다. 질 pH는 어떤 음식으로도 바꿀 수 없으며 질 내 세균이 관장하는 것이다. 혈액의 pH도 신장과 폐가 관장하는 것이라 음식으로 바꿀 수 없으며, 그렇지 않으면 큰 병에 걸려 사망에 이를 수 있다. 게다가 사과식초를 마시면 치아의 사기질이 손상된다.

- **경구피임약은 체중을 증가시킨다** 이 주제에 대해서는 연구가 잘 이뤄져왔는데, 결론부터 말하자면 '그렇지 않다'. 여성들을 의심하는 것이 아니라 정확히 반대다. 여성들이 체중 증가에 대해 보고하는 것을 수집하여 연구한 데이터는 실제로 의사들이 여성들로부터 듣는 이야기들을 반영한다. 몇몇 연구는 경구피임약과 체중 증가 사이에 연관성이 없음을 보여주었다. 한 연구는 경구피임약을 복용하는 여성들과 구리 재질의 자궁내장치를 삽입하여 호르몬에 노출되지 않는 여성들을 비교하기도 했다. 두 그룹의 체중은 똑같이 증가했다. 새로운 피임법을 시작할 때 있을 수 있는 일상적인 상황(연애를 시작했다거나)이 체중 증가에 영향을 줄 수 있지만, 그것이 피임약 때문은 아니다.

- **만능 커피 관장** 맙소사, 안 된다. 어떤 사람들, 심지어 일부 의사도 이것을 우울증 치료법으로 홍보한다! 정말이지 진절머리가 난다. 무엇보다 이것은 질 좋은 커피를 낭비하는 일이다. 곧창자에 커피를 넣으면 어떤 병이든 치료할 수 있다는 것은 의학적으로 터무니없는 믿음이다. 그렇다면 커피를 마셔도 같은 효과가 나타나야 하지 않을까? 이런 유언비어는 엄청난 규모의 토끼굴(다른 세상으로 들어가는 통로를 비유적으로 이르는 말)이다. 커피 관장설은 비교적 최근에 시작되었다. 제2차 세계대전 때 1944년 왕실 의무대의 훈련 교본에 언급된 것이 유일한 의학적 기록이며, 남성들을 각성시키는 데 사용되었다. 나라면 이렇게 말할 것이다! 그냥 하지 마라. 그리고 커피 관장이 유용하다고 말하는 사람이 있다면 누가 됐든 피하라.

통합하기

- **하루에 물 여덟 잔 마시기** 많은 의사가 분연히 나섰지만 이 낭설을 없애는 데 실패했다. 이 얘기는 1950년대에 어느 영양학 전문가가 하루 물 섭취량이 여덟 잔에 맞먹는다고 추산했던 데서 시작되었다. 모두가 잊고 있었던 것은 그 수치에 음식을 통해 섭취하는 수분 — 우리가 대부분의 수분을 얻는 방식 — 도 포함되었다는 사실이다. 물은 그냥 목이 마를 때 마시면 된다(노령층이거나 무더운 야외에서 운동이나 일을 하는 경우처럼 몇 가지 예외가 있을 수 있다). 우리 몸은 수분 부족을 알리도록 설계된 복잡한 메커니즘을 가지고 있다. 몸이 보내는 신호를 따르는 게 가장 자연스러운 일이다(현대의학의 지침에도 불구하고, 몸에 귀를 기울이는 일이 사실상 어떻게 무시되는지를 보면 놀라울 따름이다. 한숨이 나온다).

- **만능 에센셜오일** '에센셜오일'이란 식물에서 추출한 기름을 아우르는 포괄적인 용어다. 에센셜오일이 모든 질환을 치료한다는 말은 식물이 치료제라는 말만큼 모호하다. 그래, 좋다. 그래서 수많은 식물 가운데 어떤 식물을 말하는 것인가? 게다가 많은 식물은 국소 도포할 때 자극이나 알레르기 반응을 야기할 수 있다. 향기가 기분을 좋아지게 한다면 그건 매우 반가운 일이다. 그러나 치료 효과가 과학적으로 증명된 건 아니다. 당연히 '새로운 항생제'도 아니다.

- **고급 생수** 최근에는 소위 '알칼리수'라는 게 유행이다. 물은 pH7이고 이를 변형한 알칼리수는 pH8~9다. 이른바 알칼리성 식단의 연장선상에 있는 알칼리수는 (의학적으로는 애매모호한 표현이지만 어쨌든) "몸의 산성도를 중화하여" 거의 모든 질환, 심지어 암도 치료한다고 홍보되어왔다. 사실은 '그렇지 않다'. 왜 강조하느냐고? 암을 치료하려고 알칼리성 식단을 따르던 사람들이 사망했기 때문이다. 책을 내서 알칼리를 유행시킨 남자는 무면허 의료 행위로 징역형을 받았다. 이는 대규모 사기 행각이며, 유명 인사들과 일부 의사들까지 쓸모없는 알칼리의 시류에 편승하는 것을 막지 못했다. 그 최신 버전이 '특수' 알칼리수다. 그런 것은 존재하지 않는다. 나는 알칼리성 식단이나 소위 알칼리수라는 것을

홍보하는 이들이 비윤리적인 인간들이라고 생각한다.
- **곰팡이 감염을 치료한답시고 — 당연하게도 질 안에 넣는다는 — 마늘** 안 된다. 마늘에 들어 있는 알리신은 실험실에서 약간의 항진균성을 보인다. 알리신을 방출하려면 마늘을 빻아야 하는데, 염증이 있는 질 점막에 빻은 마늘을 바른다는 생각만 해도 다리가 꼬인다. 마늘이 효과적이긴 한지, 점막이나 유익균을 손상시키진 않는지 알 수 없으니 과학적으로 검증된 치료법을 따르라!
- **호르몬 피임법이 '난임'을 유발한다** 아니다. 그러나 가부장제는 재생산건강을 통제하지 못하도록 여성들을 겁주기 위해 이런 헛소문을 부추긴다. 안타깝게도 많은 '자연' 치료 옹호론자 역시 이런 공포심을 기회로 삼는다. 수많은 이가 가부장제를 무기로 내세우는데, 무지(잘못된 정보) 때문인지 의도(허위 정보)가 있어서 그러는지 그들에게 되물어야 할 것이다. 피임 주사는 임신 가능한 상태로 돌아오기까지 몇 개월이 걸릴 수 있지만 1년 안에 모든 여성이 주사를 맞기 전 상태로 돌아온다. 그 밖의 모든 피임법은 일단 중단되거나 장치를 제거하면 다음 달부터 임신이 가능하다.
- **면역체계를 지원하는 요오드** 어떤 사람들은 요오드 보충제가 면역체계를 '지원하고' 세균과 바이러스를 죽인다고 홍보한다. 요오드는 이런 작용을 하지 않는다. 요오드가 필요한 것은 사실이지만, 요오드를 사용하고 저장하는 신체 부위는 갑상선뿐이다. 서양인들은 식단만 잘 관리해도 대부분 필요량 이상의 요오드를 섭취할 것이다.* 비임신 성인 여성의 요오드 하루 권장량은 150마이크로그램이며, 요오드 소금 1티스푼에 함유된 요오드는 무려 400마이크로그램 분량이다. 달걀, 우유, 두유, 바다 생선, 해초와 같은 식품도 요오드를 함유한다. 과다 섭취하면 역설적으로 갑상선질환을 야기할 수 있다.
- **당신의 '요니yoni'** (힌두교에서 우주의 여성적이고 원초적인 창조력을 나타내는

---

* 한국인 역시 요오드가 풍부한 해조류를 많이 섭취하기 때문에, 국민 평균 섭취량이 하루 권장량의 세 배 정도다. 그러니 추가적인 요오드 섭취는 삼가도록 하자.

샤크티의 여신을 이르는 말이지만, 여성 생식기를 이르는 은어로도 쓰인다)를 위한 옥알 우리 친구 귀네스 팰트로가 널리 퍼뜨렸다. 달걀 모양의 옥알을 질 안에 넣어서 여성적인 에너지와 조화를 이루게 한다는 개념이다. 그들이 음……'건강학회'라고 주장하는 자리에서 목격한 바에 따르면 구프의 여성적인 에너지는 암담할 정도로 이성애 중심적이며 가부장적인 이상에 복무한다. 여성이라는 정체성은 질이 아니라 내면의 감각에서 비롯되는 것이다. 옥알은 고대 중국에서 황후와 후궁 들이 쓰던 비밀스런 도구라고 홍보되었다. 나는 그들과 별개로 이것에 대해 조사하여 관련 데이터를 동료평가가 이뤄지는 의학 저널에 게재했다. 이런 식의 홍보는 오리엔탈리즘이며 여성들에게 의료서비스나 건강과 관련해 주권을 부여하지도 않는다. 고대에서 유래한 것이라고는 사기뿐이다.

- 불안과 스트레스를 완화한다는 식이보충제 카바kava 카바는 후춧과 식물인 카바Piper methysticum로 만든다. 스트레스와 불안을 완화한다는 건강기능식품에 들어간다. 하지만 라벨이 정확하지 않으면 어디에 무엇이 들어 있는지 알 수 없기 때문에 카바에 노출되어도 그 사실을 모를 수 있다. 카바는 심장이나 안구에서 문제를 일으킬 수 있고 피부 변색뿐 아니라 심각한 간질환도 야기할 수 있다. 카바를, 먹지, 마라. 먹지 말라면 먹지마라.

- 임신 중에 양팔을 머리 위로 들어 올리면 탯줄이 태아의 목을 감을 수 있다 그렇지 않다. 질에 관한 건 아니지만 산부인과의사들이 항상 듣는 이야기이므로 여기서 언급해야겠다. 이 낭설은 생물학적으로 불가능하며, 임신 상태가 그렇게 불안정했다면 우리 인간은 오래전에 멸종했을 것이다. 나는 개인적으로 이 낭설이 '연약한 여성'이라는 가부장적 이상을 충족시키기 위한 것인지, 아니면 단순히 임신에 대한 두려움에서 생겨난 깃인지 궁금하다.

- 홍조를 없애기 위해 질 주변에 자석 놓기 클립으로 속옷에 고정하면 끝이라고 한다! 치료용 자석은 수십억 달러 규모의 산업이며, 지갑을 가볍게 만든다는 것 외에 딱히 어떤 효과를 발휘한다는 증거는 없다. 자석을 판매하는 사람들은 자

47장   잘못된 정보 거르기

율신경계의 '균형'과 같은 의학적으로 무의미한 주장을 그럴듯하게 한다. 그러나 의학은 체조가 아니다. 치료적 가치를 보여주는 연구도 부족한 데다, 만약 자석이 어떤 효과라도 거뒀더라면 사람들이 통증, 염증, 홍조를 비롯해 자석 사기꾼들이 거론하는 증상에서 (잠시나마) 벗어났을 것이므로 널리 알려졌어야 마땅하다. 자기공명영상MRI 스캔은 엄청나게 큰 자석으로 만들어져 있는데, 모든 수소 양성자의 중심축을 정렬시킬 정도로 막강한 자기장을 띠지만 홍조(든 실금이든 수면장애든⋯⋯ 대충 무슨 말인지 알 것이다)를 조금도 개선해주지 않는다. 심지어 연구자들은 자기장이 뇌에 어떤 영향을 미치는지 확인하기 위해 홍조로 괴로워하는 여성들에게 자기공명영상 검사를 실시했으나, 치료 효과를 보고하는 사람은 없었다. 가끔은 이런 내용들과 그 이면의 음⋯⋯ '과학'이라는 것에 관한 글을 쓰느라 눈알을 굴려대다 하도 굴려서 목까지 꺾일까 걱정이 될 지경이다.

- **사마귀에 양파 올려두기** 다진 양파를 사마귀에 올려두거나 즙을 내서 바르거나 발에 난 사마귀를 치료하겠다고 양말에 양파를 넣고 자는 사람들이 있다. 음, 하지 마라! 관련 연구가 전혀 없다는 사실을 알게 되면 충격을 받을지도 모른다. 단순하게 생각해보자. 값도 저렴하고 거의 모든 곳에서 구할 수 있는 양파가 진짜 효과적이었다면 사마귀도 없을 것이다.

- **질 안에 파슬리 넣기** 월경을 유도하기 위해 3~4일간 밤마다 질 안에 파슬리를 채워 넣는단다. 지어낸 얘기가 아니라 들은 대로 얘기하는 것뿐이다. 어떤 사람들 — 틀려먹은 사람들 — 은 그렇게 해서 자궁 수축을 유도할 수 있다고 생각한다. 파슬리를 질에 집어넣어 자궁을 수축시킬 수 있다는 증거는 없으며, 설사 그렇다고 해도 월경을 유도하지는 않을 것이다. 자궁이 수축해서가 아니라 프로게스테론 분비가 중단되어 월경이 시작되는 것이다. 제발 파슬리를 질에 넣지 마라.

- **무지개 다이어트** 다양한 색상의 식품을 섭취하면 일곱 군데 차크라(산스크리트

어로 '바퀴'를 의미하며, 인체에서 기가 모이는 일곱 자리를 말한다)의 균형을 맞추고, 더 다채로운 색상의 옷을 입고 싶어지게 된다나. 말 그대로 검은색 요가 바지를 벗고 더 화려한 색의 옷을 입는 식이다. 나는 뉴욕에서 열린 구프의 '건강' 엑스포에서 이것을 접했다. 이게 사이비 종교 집단의 세뇌와 유사하다는 사실을 다른 사람들도 알아차렸는지 궁금해서 주변을 둘러보았다. 같은 내용을 구프 웹사이트에서도 읽었다. 이것은 오래된 미신이라기보다 캘리포니아식으로 버무린 새로운 버전, 또는 유언비어의 정수에 가까울 것이다. 균형 잡힌 식단을 섭취하라. 입었을 때 행복한 옷을 입어라. 그 이상은 무조건 거절이다.

- **질에 증기 쐬기** 자궁을 '정화하는' 방법으로 홍보된다. 이런 근거 없는 요법은 자궁이 불결하다거나 월경이 자궁을 청소한다는 등의 파괴적인 미신과 결부된다. 독으로 가득 찬 자궁이라는 개념은 실제로 여러 문화권에서 여성들을 사회로부터 배제하는 데 동원되며, 이는 가부장제의 본질적인 특징이다. 여성들에게 독성의 존재를 운운하는 것은 가부장적인 사고를 조장하는 일이다. 많은 '비건 블로거'가 월경이 멈출 때까지 다이어트를 하면 소위 말하는 '독성'이 쌓이는 것을 예방할 수 있다고 주장한다. 이것은 갖가지 측면에서 해롭다. 월경이 중단될 정도로 다이어트를 하면 저체중을 야기하고, 계속 지속하면 (뼈가 연약해지는) 골다공증과 같은 건강 문제로 고통받을 수 있다.
- **곰팡이 감염 치료를 위한 티트리오일** 티트리오일은 내분비교란물질로, 흔한 자극원이다. 티트리오일의 곰팡이 감염 치료 효과를 보여주는 연구는 발표된 적이 없으며, 질 내 세균 건강에 미치는 영향에 대해서도 알려진 바가 없다. 이것이야말로 사람들이 원하는 것이기 때문이다, 그렇지 않은가? 미지의 효능을 가진 내분비교란물질이라니! 솔직히 디트리오일을 만병통치약으로 들이대는 것은 약자를 이용해먹는 일이기에 정말 화가 난다. 이런 유언비어는 많은 사람이 '기적적인' '자연' 치료제의 진실에 대해 알아보는 데 얼마나 소홀한지를 보여주기도 한다.

- **소변 냄새로 방광염이 있는지를 알 수 있다** 아니다. 이런 유언비어가 어떻게 시작되었는지 모르겠지만, 지독한 소변 냄새는 방광의 건강 상태와 무관하다. 몇 가지 질환이 소변 냄새를 변화시킬 수 있지만 방광염은 거기에 포함되지 않는다.
- **질 타이트닝 스틱** 일본에서 유래했다고 홍보되지만 진위 여부는 알 수 없다. 그러나 여기에는 타문화에 대한 서구사회의 이국정취가 짙게 반영돼 있으므로, 특정 문화나 국가가 마케팅 전략의 일부로 활용될 때는 경계하는 것이 좋다. 질을 팽팽하게 만든다고 하는 것은 모두 수렴제이며, 질 점막과 점액을 손상시킨다. 또한 이런 제품은 '써먹은' 질은 늘어나 있고 욕망할 만하지 않다는 가부장적 발상의 일각이다. 여성들에게 의학적으로도 정서적으로도 해로운 이런 제품을 홍보하는 사람들은 부끄러운 줄 알아야 한다.
- **전신에 퍼진 곰팡이균(칸디다균)'** 혈액 내에 곰팡이균이 있는 상태는 의학적으로 전신성 진균 감염이라고 하는데, 서둘러 공격적인 치료를 하지 않으면 치명적일 수 있는 질환이다. '곰팡이균'이 웰니스 산업계의 이매뉴얼 골드스타인(조지 오웰의 『1984』에 등장하는 반체제 인사)이라도 되는 것처럼, 여기저기서 튀어나와 모든 것을 파괴한다는 얘긴데, 곰팡이균은 그런 식으로 작동하지 않는다. 절대.
- **곰팡이 감염 치료를 위한 요구르트** 요구르트에는 질 건강에 중요한 젖산균 종이 들어가 있지 않다. 살아 있는 배양체인 요구르트를 질 안에 넣으면 곰팡이균이 아닌 다른 세균이 유입되며, 그게 어떤 영향을 미칠지에 대해서는 알려져 있지 않다. 크림처럼 진정 효과를 줄 수 있지만, 위험성에 대해 알려진 게 없고 효과적이지도 않을 것이다.
- **성욕을 강화해준다는 아연** 아연은 성욕을 강화해주는 기능성식품에서 발견된다. 한 연구에서는 아연 보충제가 짝짓기를 하는 동안 수컷 쥐를 더 정력적으로 만들었고(섹시이이해!) '성적 경쟁sexual competence'을 대체로 강화시켰다. 그러나 개의 고환에 아연을 직접 주사했을 때는 생식 능력이 저하되었다. 생쥐들의

통합하기

짝짓기 쟁탈전이란 문구는 첫 싱글 앨범 「찌르기Thrusting」를 차트에 올리지 못해 집 안 지하실 신세를 못 벗어나는 펑크록 밴드 이름으로는 써봄 직할지 몰라도, 의학적으로는 여성을 대상으로 한 연구도 없는 주장이라 나는 강력히 반대해야겠다.

나가며

힘과 건강은 불가분하게 연결되어 있다.

부정확한 정보와 반쪽짜리 믿음으로는 여러분이 원하는 건강상의 결과를 얻을 수도, 정당한 건강권을 행사하는 환자가 될 수도 없다. 정확한 정보를 얻고 있을지라도 정보를 제공하는 사람이나 단체가 불쾌감을 주거나 여러분의 걱정에 귀 기울이지 않으면 힘을 갖기 어렵다.

나는 그럴듯하게 여자들을 현혹하는 잘못된 정보나 악의적 허위 정보를 까발리느라 공격을 받아왔다. 반쪽짜리 진실과 거짓이 섞인 정보의 늪에서 여성들이 알아서 취사선택하면 된다는 생각은 '선택'이라는 허울을 내세운 기망이다. 진정한 선택 — 각자 위험성과 효용을 따져보고 정보에 근거해 우리 몸을 위한 결정을 내리는 것 — 은 과학적 사실에 근거한다. 여성들에게 바로 이 사실들을 제공하는 게 한밤중에도 나를 깨어 있게 하는 나의 탐구 과제다. 그리고 내가 계속 싸워나가는 이유다.

나는 모든 여성이 자기 몸이 어떻게 작동하는지를 알고, 몸이 원하는 대로 작동하지 않을 때 어떻게 도움을 구해야 하는지를 아는 데서부터 자기 몸에 대한 권리와 주도권을 획득하기를 바란다. 수상한 의도나 사이비 의학이 있을 때, 거짓이 있을 때, 가부장제가 여성으로 하여금 정상적인(한마디 덧붙이자면 눈부시게 아름다운) 신체 기능을 두려워하도록 만드는 데 공을 들일 때, 바로 그 순간을 모든 여성이 알아차리기를 바란다.

나가며

이제까지는 가부장제와 뱀기름이 멀쩡하게 명맥을 이어왔지만, 여성의 건강에 부정적인 영향을 미치고 그것을 무기로 삼는 행태는 그만 끝장을 내고 싶다. 나는 모든 여성 환자가 힘과 권리를 행사할 수 있는 수단을 갖게 될 때까지, 그리고 여성을 몸에 대한 진실로부터 멀리 떨어뜨려 발밑에 두려는 자들이 입을 닫고 강의실 맨 뒷자리로 물러날 때까지 이 싸움을 멈추지 않을 것이다.

그것이 나의 버젠다vagenda다.

감사의 말

매일 더 나은 사람이 될 수 있도록 나를 격려해준 멋진 두 아들, 올리버와 빅터에게 고마움을 표하고 싶다. 너희는 내게 말로 다할 수 없는 기쁨을 가져다주었어. 이렇게 어엿한 청년이 되어주었고, 내가 책을 쓰느라 정신없이 바쁠 때 꿋꿋하고 다정하게 나를 지지해주었지. 집 안 곳곳에 널브러진 질·외음 관련 사진과 읽을거리도 참아주었다. 너희 덕분에 수많은 사람이 더 많은 걸 배울 수 있게 됐단다. 너희가 조산아로 태어나 여러 건강상의 문제를 겪으면서 나는 양질의 의학 정보를 얻는다는 게 얼마나 어려운 일인지, 그리고 그것이 얼마나 사람을 무력하게 만드는지를 깨닫게 됐어. 그래서 너희를 어느 정도 건강하게 길러낸 다음엔, 꼭 내 전문 분야에서 잘못된 정보를 바로잡는 데 앞장서겠다고 다짐했지.

좋은 친구는 우리가 선택한 가족이라고들 한다. 내 친구 카라 월럼스와 제니퍼 슈미트에게 감사를 표한다. 항상 나를 믿어준 너희를 진심으로 사랑해. 눈물이 날 것 같아 이만 멈춰야겠다.

타니아 맬릭과 마야 크리드먼은 이 책에 쓰인 단어 하나하나를 몇 번이고 읽어주었다. 유용한 제안과 질문을 던져준 두 사람에게 평생 잊지 못할 고마움을 전한다. 다재다능하고 재밌는 두 사람은 내 든든한 벗이자 유능한 작가다!

브라이언에게도 감사를 전하고 싶다. 당신의 사랑과 지원이 없었다면 이 책을 시작하지도, 끝맺지도 못했을 거야. 우리가 더는 함께하지

감사의 말

않지만, 나는 당신을 알고 더 나은 사람이 될 수 있었어. 이렇게 든든한 사랑과 우정을 나누며 팀을 이뤄본 사람은 당신이 처음이었어. 당신을 만나기 전까지는 좋은 남자가 정말 있다는 사실도 알지 못했지. 인생의 여정을 함께하기에 가장 좋은 파트너를 찾아야 한다는 것도 당신 덕분에 알게 됐고. 세상에 당신 같은 사람이 더 많아지면 좋겠어.

내 탁월한 에이전트 질 마에게도 감사드린다. 길잡이가 되어주고 나를 격려해주어 고마웠어요! 멋진 자료 그림을 그려준 삽화가 리사 클라크에게도 감사를 표한다. 더할 나위 없이 훌륭한 그림들이에요!

이 책을 펴내는 데 도움을 준 켄싱턴 출판사의 대단한 분들께도 모두 감사드린다. 여러 사람이 이 책을 위해 열심히 일해주셨습니다. 특히 나의 훌륭한 편집자 에시 소가, 이 책을 쓴 계기가 된 출간 제안 편지를 보내주어 고맙습니다. 구식 우편제도 만세! 나를 이해해주는 편집자, 이 한마디가 모든 걸 말해주겠죠. 당신이 없었다면 이 아름다운 책은 세상에 나오지 못했을 거예요. 당신은 말 그대로 이 책을 받아준 내 산부인과의사였어요. 그리고 내가 헛길로 빠지지 않도록 도와준 앤 프라이어에게도 고마움을 전합니다! 어려운 일인데도 기대 이상의 역할을 해주었어요. 크리스틴 밀스도 빼놓을 수 없다. 맙소사, 표지! 표지!! 너무 마음에 들어요. 당신은 천재예요.

제 블로그와 칼럼을 읽고 공유해준 분들, 트위터 페이스북 인스타그램에서 저를 찾아준 소셜미디어 친구들께도 감사합니다. 여러분이 제 글을 공유해준다는 건 많은 사람이 인터넷상에서 더 나은 의료 정보를 접할 수 있도록 하는 일이기에 내게 정말 뜻깊은 일이다. 의견을 제시해주고 더 나은 방향으로 나아갈 수 있도록 다양한 방식으로 소통해준 많은 분께 진심으로 감사드린다.

마지막으로 나를 찾아와준 모든 여성에게, 여러분의 의사가 될 수는 특권을 주셔서 감사합니다.

참고문헌

1장

Yeung, J., Pauls, R.N. Anatomy of the vulva and the female sexual response. *Obstet Gynecol Clin N Am* 2016; 43: 27-44.

Di Marino, V., Lepidi, H. *Anatomic Study of the Clitoris and Bulbo-Clitoral Organ*. Switzerland, Springer International: 2-14.

Kobelt, Georg Ludwig. Die mannlichen und weiblichen Wollust-Organe des Menschen und einiger Saugethiere: in anatomisch-physiolog. *Beziehung*. Freiburg i.Br., 1844; digi.ub.uni-heidelberg.de/diglit/kobelt1844/0001/thumbs, 2018년 11월 8일 접속.

O'Connell, H.E., DeLancey, J.O.L. Clitoral anatomy in nulliparous, healthy, premenopausal volunteers using unenhanced magnetic resonance imaging. *Journal of Urology* 2005; 173: 2060-2063.

2장

Luo, J., Betschart, C., Ashton-Miller, J.A., DeLancey, J.O.L. Quantitative analyses of variability in normal vaginal shape and dimension on MR images. *International Urogynecology Journal* 2016; 27: 1087-1095.

Levin, R.J., Wagner, G. Orgasm in women in the laboratory—Quantitative studies on duration, intensity, latency, and blood flow. *Archives of Sexual Behavior* 1985; 14: 439-449.

Anderson, D.J., Marathe, J., Pudney, J. The structure of the human vaginal stratum corneum and its role in immune defense. *American Journal of Reproductive Immunology* 2014; 71: 618-623.

Vaneechoutte, M. The human vaginal microbiology community. *Research in Microbiology* 2017; 168: 811e825.

3장

lgbthealtheducation.org/wp-content/uploads/LGBT-Glossary_March2016.pdf, 2018년 11월 11일 접속.

ACOG. Committee opinion no. 512 health care for transgender individuals, December 2011.

Chipkin, S.R., Kim, F. Ten most important things to know about caring for transgender patients. *American Journal of Medicine* 2017; 130: 1238-1245.

Peitzmeier, S.M., Reisner, S.L., Harigopal, P., Potter, J. Female-to-male patients have a high prevalence of unsatisfactory Paps compared to non-transgender females: Implications for cervical cancer screening. *Journal of General Internal Medicine* 2014; 29: 778-784.

4장

Pauls, R.N. Anatomy of the clitoris and the female sexual response. *Clinical Anatomy* 2015.

Vaccaro, C.M. The use of magnetic resonance imaging for studying female sexual function: A review. *Clinical Anatomy* 2015: 28; 324-330.

Shirazi, T., Renfro, K.J., Lloyd, E., Wallen, K. Women's experiences of orgasm during intercourse: Question semantics affect women's reports and men's estimates of orgasm occurrence. *Arch Sex Behav* 2018; 47: 605-613.

Gleick, James. *Faster: The Acceleration of Just About Everything*. Vintage Books, New York. 1999.

5장

ACOG committee opinion no. 742 postpartum pain management. *Obstetrics & Gynecology* 2018; 132: e25-e42.

ACOG committee opinion no. 736 optimizing postpartum care. *Obstetrics & Gynecology* 2018; 131: e140-e150.

Leeman, L.M., Rogers, R.G. Sex after childbirth: Postpartum sexual function. *Obstetrics & Gynecology* 2012; 119: 647-655.

Jones, C., Chan, C., Farine, D. Sex in pregnancy. *Canadian Medical Association Journal* 2011; 183: 815-818.

6장

CDC cervical cancer screening guidelines. cdc.gov/cancer/cervical/pdf/guidelines.pdf, 2018년 11월 11일 접속.

Guirguis-Blake, J.M., Henderson, J.T., Perdue, L.A. Periodic screening examination evidence report and systematic review for the US preventative services task force. *Journal of the American Medical Association* 2017; 317: 954-966.

ACOG committee opinion no. 626 the transition from pediatric to adult health care: Preventive care for young women aged 18-26 years, 2015 (Reaffirmed 2017). *Obstetrics & Gynecology* 2015; 125: 752-754.

Bates, C.K., Carroll, N., Potter, J. The challenging pelvic examination. *Journal of General Internal Medicine* 2011; 26: 651-657.

7장

Mirmonsef, P., Hotton, A.L., Gilbert, D., et al. Glycogen levels in undiluted genital fluid and their relationship to vaginal pH, estrogen, and progesterone. *PLOS ONE* 2016; 11; e0153553.

Jepson, R., Craig, J., Williams, G. Cranberry products and prevention of urinary tract infections *Journal of the American Medical Association* 2013; 310: 1395-1396.

Holscher, H.D. Dietary fiber and prebiotics and the gastrointestinal microbiota. *Gut Microbes*. 2017 Mar 4; 8: 172-184.

Harlow, B.L., Abenhaim, H.A., Vitonis, A.F., Harnack, L. Influence of dietary oxalates on the risk of adult-onset vulvodynia. *Journal of Reproductive Medicine* 2008 Mar; 53: 171-178.

8장

Runeman, B., Rybo, G., Forsgren-Brusk, U., Karko, Larson, P., Faergemann, J. The vulvar skin microenvironment: Impact of tight underwear on microclimate, pH and microflora. *Acta Dermato-Venereologica* 2005; 85: 118-122.

Mardh, P-A., Novikova, N., Stukalova, E. Colonisation of extragenital sites by Candida albicans with recurrent vulvovaginal candidiasis. *BJOG* 2003; 110: 934-937.

Mardh, P-A., Rodrigues, A., Genc, M., Novikova, N., Martinez-de-Oliviera, J., Guashino, S. Fact and myths on recurrent vulvovaginal candiosis—A review of epidemiology, pathogenesis, diagnosis and therapy. *International Journal of STD & AIDS* 2002; 13: 522-539.

Alam, P.A., Burkett, L.A., Clark, B.A., Tefera, E.A., Richter, L.A. Randomized crossover comparison of Icon™ reusable underwear to disposable pads for management of mild to moderate urinary incontinence. *Female Pelvic Medicine and Reconstructive Surgery* 2018; 24: 161-165.

9장

Cunha, A.R., Machado, R.M., Palmeira-de-Oliveira, A., Martinez-de-Oliveira, J., das Neves, J., Palmeira-de-Oliveira, R. Characterization of commercially available vaginal lubricants: A safety perspective. *Pharmaceutics* 2014; 6: 530-542.

Use and procurement of additional lubricants for male and female condoms: WHO/UNFPA/FHI360 Advisory Note. World Health Organization 2012.

Steiner, A.Z., Long, D.L., Tanner, C., Herring, A.H. Effect of vaginal lubricants on natural fertility. *Obstetrics & Gynecology* 2012; 120: 44-51.

Edwards, D., Panay, N. Treating vulvovaginal atrophy/genitourinary syndrome of menopause: How important is vaginal lubricant and moisturizer composition? *Climacteric* 2016; 19: 151-161.

10장

Price, N., Dawood, R., Jackson, S.R. Pelvic floor exercises for urinary incontinence: A systematic literature review. *Maturitas* 2010; 67: 3019-3315.

Bø, K., Sherburn, M. Evaluation of pelvic floor muscle function and strength. *Physical Therapy* 2005; 85: 269-282.

National Association for Continence; nafc.org/bladder-health-awareness-month-2018, 2018년 11월 10일 접속.

Barnes, K.L., Dunivan, G., Jaramillo-Juff, A., Krantz, T., Thompson, J., Jeppson, P. Evaluation of smartphone pelvic floor exercise applications using standardized scoring system. *Female Pelvic Medicine and Reconstructive Surgery* 2018.

11장

Farage, M., Maibach, H.I. The vulvar epithelium differs from the skin: Implications for cutaneous testing to address topical vulvar exposures. *Contact Dermatitis* 2014; 51; 201-209.

Schmid-Wendtner, M.H., Korting, H.C. The pH of the skin surface and its impact on the barrier function. *Skin Pharmacology and Physiology* 2006; 19: 296-302.

Mendes, B.R., Shimabukuro, D.M., Uber, M., Abagge, K.T. Critical assessment of the pH of children's soap. *Journal of Pediatrics* 2016; 92: 290-295.

Aschenbeck, K.A., Warshaw, E.M. Allergenic ingredients in personal hygiene wet wipes. *Dermatitis* 2017.

12장

Crann, S.E., Cunningham, S., Albert, A., Money, D.M., O'Doherty, K.C. Vaginal health and hygiene practices and product use in Canada: A national cross-sectional survey. *Bio-Med Central* 2018.

Grimley, D.M., Annang, L., Foushee, H.R., Bruce, F.C., Kendrick, J.S. Vaginal douches and other feminine hygiene products: Women's practices and perceptions of product safety. *Maternal and Child Health Journal* 2006; 10: 303-310.

Brown, J.M., Poirot, E., Hess, K.L., Brown, S., Vertucci, M., Hezareh, M. Motivations for intravaginal product use among a cohort of women in Los Angeles. *PLOS ONE* 2016; 11: e0151378.

Brown, J.M., Hess, K.L., Brown, S., Murphy, C., Waldman, A.L., Hezareh, M. Intravaginal practices and risk of bacterial vaginosis and candidiasis in a cohort of women in the United States. *Obstetrics & Gynecology* 2013; 121: 773-780.

13장

Pauls, R., Cotsarelis, G. The biology of hair follicles. *New England Journal of Medicine* 1999; 341: 491-497.

Schild-Suhren, M., Soliman, A.A., Malik, E. Pubic hair shaving is correlated with dysplasia and inflammation: A case-control study. *Infectious Diseases in Obstetrics and Gynecology* 2017.

Glass, A.S., Bagga, H.S., Tasian, G.E., et al. Pubic hair grooming injuries presenting to U.S. emergency departments. *Urology* 2012; 80: 1187-1191.

Butler, S.M., Smith, N.K., Collazo, E., Caltabiano, L., Herbenick, D. Pubic hair preferences, reasons for removal, and associated genital symptoms: Comparisons between men and women. *Journal of Sexual Medicine* 2014.

14장

dermnetnz.org/topics/emollients-and-moisturisers, 2018년 11월 4일 접속.

van Zuuren, E.J., Fedodorowicz, Z., Christensen, R., Lavrijsen, A.P.M., Arents, B.W.M. Emollients and moisturizers for eczema. *Chrane Database of Systemic Reviews* 2017.

Strunk, T., Pupala, S., Hibbert, J., Doherty, D., Patole, S. Topical coconut oil in very preterm infants: An open-label randomised controlled trial. *Neonatology* 2-18; 113: 146-151.

Loden, M. Effect of moisturizers on epidermal barrier function. *Clinics in Dermatology* 2012; 30: 286-296.

15~16장

Faich, G., Pearson, K., Fleming, D., Sobel, S., Anello, C. Toxic shock syndrome and the vaginal contraceptive sponge. *Journal of the American Medical Association* 1986; 255: 216-218.

DeVries, A.S., Lesher, L., Schlievert, P.M., et al. Staphylococcal toxic shock syndrome 2000-2006: epidemiology, clinical features, and molecular characteristics. *PLOS ONE* 6(8): e22997.

Centers for Disease Control and Prevention. Summary of notifiable infectious diseases and conditions—United States, 2015. *Morbidity and Mortality Weekly Report* 2015; 64 (No. 53).

Vostral, S.L. Rely and toxic shock syndrome: A technological health crisis. *Yale Journal of Biology and Medicine* 2011; 84: 447-459.

Nonfoux, L., Chiaruzzi, M., Badiou, C., et al. Impact of currently marketed tampons and menstrual cups on *Staphylococcus aureus* growth and TSST-1 production in vitro. *Applied and Environmental Microbiology Journal* May 2018; 84: e00351-18.

DeVito, M.J., Schecter, A. Exposure assessment to dioxins from the use of tampons and diapers. *Environmental Health Perspectives* 2002; 110: 23-28.

Hickey, R.J., Abdo, Z., Zhou, X., et al. Effects of tampons and menses of the composition and diversity of vaginal microbial communities over time. *BJOG* 2013; 120: 695-706.

Tierno, P.M., Hanna, B.A. Propensity of tampons and barrier contraceptives to amplify Staphylococcus aureus toxic shock syndrome toxin-1. *Infectious Diseases in Obstetrics and*

Gynecology 1994; 2: 140-145.

17장

Wyatt, K.M., Dimmock, P.W., Walker, T.J., O'Brian, P.M.S. Determination of total menstrual blood loss. *Fertility and Sterility* 2001; 76: 125-131.

Woeller, K.E., Hochwalt, A.E. Safety assessment of sanitary pads with a polymeric foam absorbent core. *Regulatory Toxicology and Pharmacology* 2015; 73: 419-424.

Beksinska, M.E., Smit, J., Greener, R. Acceptability and performance of the menstrual cup in South Africa: A randomized crossover trial comparing the menstrual cup to tampons or sanitary pads. *Journal of Women's Health* 2015; 24: 151-158.

Tan, D.A., Haththotuwa, R., Fraser, I.S. Cultural aspects and mythologies surrounding menstruation and abnormal uterine bleeding. *Best Practice & Research: Clinical Obstetrics & Gynaecology* 2017; 40: 121-133.

18~19장

Hawkins, S.M., Matzuk, M.M. Menstrual cycle: Basic biology. *Annals of the New York Academy of Sciences* 2008; 1135: 10-18.

Suh, D.D., Yang, C.C., Cao, Y., Garland, P.A., Maravilla, K.R. Magnetic resonance imagine anatomy of the female genitalia in premenopausal and postmenopausal women. *The Journal of Urology* 2003; 170, 138-144.

Management of symptomatic vulvovaginal atrophy: 2013 position statement of the North American Menopause Society. *Menopause* 2013; 20: 888-902.

Lindau, S.T., Dude, A., Gavrilova, N., Hoffman, J.N., Schumm, L.P., McClintock, M.A. Prevalence and correlates of vaginal estrogenization in postmenopausal women in the United States. *Menopause* 2017 24; 5, 536-545.

Leiblum, S., Bachmann, G., Kemmann, E., Colburn, D., Swartzman, L. The importance of sexual activity and hormones. *Journal of the American Medical Association* 1983; 249: 2195-2198

Rahn, D.D., Carberry, C., Sanses, T.V., et al. Vaginal estrogen for genitourinary syndrome of menopause. A systemic review. *Obstetrics & Gynecology* 2014; 124; 5: 1147-1156.

Hickey, M., Szabo, R.A., Hunter, M.S. Non-hormonal treatments for menopausal symptoms. *British Medical Journal* 2017; 359

ACOG. Committee opinion no. 659 The use of vaginal estrogen in women with a history of estrogen-dependent cancer, March 2016.

20장

Di Blasio, A.M., Vignali, M., Gentilini, D. The endocannabinoid pathway and the female reproductive organs. *Journal of Molecular Endocrinology* 2013; 50, R1-9.

Klein, K., Hill, M.N., Chang, S.C.H., Hillard, C.J., Gorzalka, B.B. Circulating endocannabinoid concentrations and sexual arousal in women. *Journal of Sexual Medicine* 2012; 9: 1588-1601.

Beigi, R.H., Meyn, L.A., Moore, D.M., Krohn, M.A., Hillier, S.L. Vaginal yeast colonization in nonpregnant women: A longitudinal study. *Obstetrics & Gynecology* 2004; 104: 926-930.

Blumstein, G.W., Parsa, A., Park, A., et al. Effect of delta-9-tetrahydrocannabinol on mouse resistance to systemic candida albicans infection. *PLOS ONE* 9(7): e103288.

21장

Hormonal contraceptive eligibility for women at high risk of HIV. Guidance statement. Department of Reproductive Health and Research, World Health Organization.

Chassot, F., Negri, M.F.N., Svidzinski, A.E., et al. Can intrauterine contraceptive devices be a Candida albicans reservoir? *Contraception* 2008; 77: 355-359.

Brooks, J.P., Edwards, D.J., Blithe, D.L., et al. Effects of combined oral contraceptives, depot medroxyprogesterone acetate, and the levonorgestrel-releasing intrauterine system on the vaginal microbiome. *Contraception* 2017; 95: 405-413.

Bahamondes, M.V., Castro, S., Marchi, N.M., et al. Human vaginal histology in long-term users of the injectable contraceptive depo-medroxyprogesterone acetate. *Contraception* 2014; 90: 117-122.

22장

Morovic, W., Hibberd, A.A., Zabel, B., Barrangou, R., Stahl, B. Genotyping by PCR and high-throughput sequencing of commercial probiotic products reveals composition biases. *Front Microbiol* 7: 1747. *Genome Medicine* 2016; 8: 52: 1-11.

Kristensen, N.B., Bryrup, T., Allin, K.H., Nielsen, T., Hansen, T.H., Pedersen, O. Alterations on fecal microbiota composition by probiotic supplementation in healthy adults: A systematic review of randomized controlled trials.

De Seta, F., Schmidt, M., Vu, B., Essmann, M., Larsen, B. Antifungal mechanisms supporting boric acid therapy of Candida vaginitis. *Journal of Antimicrobial Chemotherapy* 2009; 63: 325-336.

Senok, A.C., Verstraelen, H., Temmerman, M., Botta, G.A. Probiotics for the treatment of bacterial vaginosis. *Cochrane Database of Systematic Reviews* 2009, Issue 4.

23장

Yang, C.C., Cold, C.J., Yilmaz, U., Maravilla, K.R. Sexually responsive vascular tissue of the vulva. *BJU International* 2005; 97: 766-772.

ACOG. Committee opinion no. 686 Breast and labial surgery in adolescents. *Obstetrics & Gynecology* 2017; 129: e17-19.

Crouch, N.S., Deans, R., Michala, L., Liao, L-M., Creighton, S.M. Clinical characteristics of well women seeking labial reduction surgery: A prospective study. *BJOG* 2011; 118: 1507-1510.

Fractional laser treatment of vulvovaginal atrophy and U.S. food and drug administration clearance. Position Statement. May 2016.

24장

2018 CDC STI Conference cdc.gov/nchhstp/newsroom/2018/2018-std-prevention-conference.html, 2018년 11월 10일 접속.

Lewis, F.M., Bernstein, K.T., Aral, S.O. Vaginal microbiome and its relationship to behavior, sexual health, and sexually transmitted diseases. *Obstetrics & Gynecology* 2017; 129: 643-654.

Gorgos, L.M., Marrazzo, J.M. Sexually transmitted infections among women who have sex with women. *Clinical Infectious Diseases* 2011; 53(Suppl 3): S84-S91.

Carey, K.B., Senn, T.E., Walsh, J.L., Scott-Sheldon, L.A., Carey, M.P. Alcohol use predicts number of sexual partners for female but not male STI clinic patients. *AIDS and Behavior* 2016; 20: 52-29.

참고문헌

25장

ACOG. Committee opinion no. 595 Preexposure prophylaxis for the prevention of immunodeficiency virus. *Obstetrics & Gynecology* 2014; 123: 1133-1136.

AAP Committee on Infectious Diseases and AAP Committee on Fetus and Newborn. Elimination of perinatal hepatitis B: Providing the first vaccine dose within 24 hours of birth. *Pediatrics* 2017; 140(3): e20171870.

Holmes, K.K., Levine, R., Weaver, M. Effectiveness of condoms in preventing sexually transmitted infections. *Bulletin of World Health Organization* 2004; 82: 454-464.

ACOG. Committee opinion no. 704 Human papillomavirus vaccination. *Obstetrics & Gynecology* 2017; 129: e173-178.

26장

ICO. Human Papillomavirus and Related Diseases Report 2017.

Castellsague, X. Natural history and epidemiology of HPV infection and cervical cancer. *Gynecologic Oncology* 2008; 110(3 Suppl 2): S4-7.

Ho, G.Y., Bierman, R., Beardsley, L., Chang, C.J., Burk, R.D. Natural history of cervicovaginal papillomavirus infection in young women. *New England Journal of Medicine* 1998 Feb 12; 338: 423-428.

Park, I.U., Introcaso, C., Dunne, E.F. Human papillomavirus and genital warts: A review of the evidence for the 2015 Centers for Disease Control and Prevention sexually transmitted diseases treatment guidelines. *Clinical Infectious Diseases* 2015 Dec 15; 61 Suppl 8: S849-855.

27장

Feltner, C., Grodensky, C., Ebel, C., et al. Serologic screening for genital herpes: An updated evidence report and systematic review for the US Preventative Services Task Force. *Journal of the American Medical Association* 2016; 316: 2531-2543.

Langenberg, A.G.M., Corey, L., Ashley, R.L., Leong, W.P., Straus, S.E. A prospective study of new infections with herpes simplex virus type 1 and type 2. *New England Journal of Medicine* 1999; 341: 1432-1438.

Corey, L., Wald, A., Patel, R., et al. Once-daily valacyclovir to reduce the risk of transmission of genital herpes. *New England Journal of Medicine* 2004; 350: 11-20.

Johnston, C., Corey, L. Current concepts for genital herpes simplex virus infection diagnostics and pathogenesis of genital tract shedding. *Clinical Microbiology Reviews* 2016; 29: 149-161.

28장

2015 CDC Guidelines.

Blank, S., Daskalakis, D. *Neisseria gonorrhoeae*—Rising infection rates, dwindling treatment options. *New England Journal of Medicine* 2018; 379: 1795-1797.

CDC gonorrhea fact sheet cdc.gov/std/gonorrhea/stdfact-gonorrhea-detailed.htm, 2018년 11월 10일 접속.

Geisler, W.M. Duration of untreated, uncomplicated *Chlamydia trachomatis* genital infection and factors associated with chlamydia resolution: A review of human studies. *Journal of Infectious Diseases* 2010; 201(Suppl2): S104-S113.

29장

Kissinger, P. Epidemiology and treatment of trichomonas. *Current Infectious Disease Reports* 2015 June; 17(6): 484.

CDC 2015 STD Guidelines.

Bell, C., Hough, E., Smith, A., Greenie, L. Targeted screening for *Trichomonas vaginalis* in women, a pH-based approach. *International Journal of STD & AIDS* 2007; 18: 402-403.

Perieira-Neves, A., Benchimol, A. *Trichomonas vaginalis:* In vitro survival in swimming pool water samples. *Experimental Parasitology* 2008; 118: 438-441.

30장

CDC 2015 STD Guidelines.

Dholakia, S., Bucklet, J., Jeans, J.P., Pilai, A., Eagles, N., Dholakai, S. Pubic lice: An endangered species? *Sexually Transmitted Diseases* 2014 June; 41(6).

Izri, A., Chosidow, O. Efficacy of machine laundering to eradicate head lice: Recommendations to decontaminate washable clothes, linens, and fomites. *Clinical Infectious Diseases* 2006; 42: e9-10.

Salavastru, C.M., Chosidow, O., Janier, M., Tiplica, G.S. European guideline for the management of pediculosis pubis. *Journal of the European Academy of Dermatology and Venereology* 2017; 31: 1425-1428.

31장

Sobel, J. Vulvovaginal candidiasis. *Lancet* 2007; 369: 1961-1971.

Erdem, H. et al. Identification of yeasts in public hospital primary care patients with or without clinical vaginitis. *Australian and New Zealand Journal of Obstetrics and Gynaecology* 2003; 43: 312-316.

Ferris, D.G. et al. Over-the-counter antifungal drug misuse associated with patient-diagnosed candidiasis. *Obstetrics & Gynecology* 2002; 99: 419-425

ACOG. Practice Bulletin, *Vaginitis* Number 72, May 2006.

32장

Kenyon, C.R., Osbak, K. Recent progress in understanding the epidemiology of bacterial vaginosis. *Current Opinion in Obstetrics and Gynecology* 2014; 26: 448-454.

Nassiodis, D., Linhares, I.M., Leger, W.J., Witki, S.S. Bacterial vaginosis: A critical analysis of current knowledge. *BJOG* 2017; 124: 61-69.

Bradshaw, C.S., Sobel, J.D. Current treatment of bacterial vaginosis-limitations and need for innovation. *Journal of Infectious Diseases* 2016; 15; Suppl 1: S14-20.

Machado, A., Cerca, N. Influence of biofilm formation by *Gardnerella vaginalis* and other anaerobes on bacterial vaginosis. *Journal of Infectious Diseases* 2015; 15(212): 1856-1861.

33장

Reed, B.D., Legocki, L.J., Plegue, M.A., et al. Factors associated with vulvodynia incidence. *Obstetrics & Gynecology* 2014 February; 123(201): 225-231.

Stockdale, C.K., Lawson, H.W. 2013 vulvodynia guideline update. *Journal of Lower Genital Tract Disease* 2014 Apr; 18: 93-100.

참고문헌

Reed, B.D., Harlow, S.D., Legocki, L.J., Helmuth, M.E., et al. Oral contraceptive use and risk of vulvodynia: A population-based longitudinal study. *BJOG* 2013; 120: 1678-1684.

Andrews, J.C. Vulvodynia interventions—systematic review and evidence grading. *Obstetrical & Gynecological Survey* 2011; 66: 299-315.

34장

Gyang, A., Hartman, M., Lamvu, G. Musculoskeletal causes of chronic pelvic pain: What a gynecologist should know. *Obstetrics & Gynecology* 2013 Mar; 121(3): 645-650.

Crowley, T., Goldneier, D., Hiller, J. Diagnosing and managing vaginismus. *BMJ* 2009; 338: b2284.

Polackwich, A.S., Li, J., Shoskes, D.A. Patients with pelvic floor muscle spasm have a superior response to pelvic floor physical therapy at specialized centers. *Journal of Urology* 2015 Oct; 194: 1002-1006.

Holland, M.A., Joyce, J.S., Brennaman, L.M., Drobnis, E.Z., Starr, J.A., Foster, R.T. Intravaginal diazepam for the treatment of pelvic floor hypertonic disorder: A double-blind, randomized, placebo-controlled trial. *Female Pelvic Medicine and Reconstructive Surgery* 2017.

35장

Stockdale, C.K., Boardman, L. Diagnosis and treatment of vulvar dermatoses. *Obstetrics & Gynecology* 2018; 131: 371-386.

Le Cleach, L., Chosidow, O. Lichen planus. *New England Journal of Medicine* 2012; 366: 723-732.

Vyas, A. Genital lichen sclerosus and its mimics. *Obstetrics and Gynecology Clinics of North America* 2017; 44: 389-406.

Ingram, J.R. Hidradenitis suppurative: Treatment. *UpToDate* 2018, 2018년 8월 16일 접속.

36장

Chu, C.M., Lowder, J.L. Diagnosis and treatment of urinary tract infections across age groups. *American Journal of Obstetrics and Gynecology* 2018.

Hooton, T.M. Uncomplicated urinary tract infection. *New England Journal of Medicine* 2012; 366: 1028-1037.

Nicolle, L.E. Uncomplicated urinary tract infection in adults including uncomplicated pyelonephritis. *Urologic Clinics of North America* 2008; 35: 1-12.

Little, P. Antibiotics or NSAIDs for uncomplicated urinary tract infections? *BMJ* 2017; 359: j5037.

37장

ACOG. Practice Bulletin no. 185 Pelvic Organ Prolapse November. *Obstetrics & Gynecology* 2017 June; 130: e234-e248.

Quality of life and sexual function 2 years after vaginal surgery for prolapse.

Pelvic organ prolapse and pessaries; acog.org/About-ACOG/ACOG-Departments/Patient-Safety-and-Quality-Improvement/How-I-Practice/Pelvic-Organ-Prolapse-and-Pessaries, 2018년 10월 28일 접속.

Deng, M., Ding J., Ai, F., Zhu, L. Successful use of the Gellhorn pessary as a second-line pessary in women with advanced pelvic organ prolapse. *Menopause* 2017 Nov; 24(11):1277-1281.

38~44장

Cobos, G.A., Pomeranz, M.K. A general approach to the evaluation and the management of vulvar disorders. *Obstetrics and Gynecology Clinics of North America* 2017; 44: 321-327.

Clinical Practice Guideline. Vulvovaginitis: Screening for and management of trichomoniasis, vulvovaginal candidiasis, and bacterial vaginosis. *Journal of Obstetrics and Gynaecology Canada* 2015; 37(3): 266-274.

Bohl, Y.G. Fissures, herpes simplex virus, and drug reactions. *Obstetrics and Gynecology Clinics of North America* 2017; 44: 431-443.

Allen-Davis et al. Assessment of vulvovaginal complaints: Accuracy of telephone triage and in-office diagnosis. *Obstetrics & Gynecology* 2002; 99: 18-22.

Chibnall, R. Vulvar Pruritus and Lichen Simplex Chronicus. *Obstetrics and Gynecology Clinics of North America* 2017; 44: 379-388.

Subramanian, C., Nyirjesy, P., Sobel, J.D. Genital malodor in women: A modern reappraisal. *Journal of Lower Genital Tract Disease* 2012; 16: 49-55.

Alfhaily, F., Ewies, A.A. Managing women with post-coital bleeding: A prospective observational non-comparative study. *Journal of Obstetrics and Gynaecology* 2010; 30: 190-194.

46장

Oliver, J.E., Wood, T. Medical conspiracy theories and health behaviors in the United States. *Journal of the American Medical Association Internal Medicine* 201; 174: 817-818.

Marcon, A.R., Murdoch, B., Caulfield, T. Fake news portrayals of stem cells and stem cell research. *Regenerative Medicine* 2017; 12: 765-775.

Jolley, D., Douglas, K.M. The effects of anti-vaccine conspiracy theories on vaccination intentions. *PLOS ONE* 2-14; 9: e89177.

Pennycook, G., Cannon, T.D., Rand, D.G. Prior exposure increases perceived accuracy of fake news. *Journal of Experimental Psychology: General* 2018.

찾아보기

ㄱ

가다실4 Gardasil 4   292, 295
가다실9 Gardasil 9   292~293, 295, 303
가르드네렐라바지날리스 Gardnerella vaginalis   362~366
가바펜틴 gabapentin   378, 410
간질성방광염 interstitial cystitis   408~409
감염단핵구증 infectious mononucleosis   317
갑상선질환 thyroid disease   397, 493
검은승마 Actaea racemosa L.(black cohosh)   235
겸자분만 forceps delivery   73
경피적경골신경자극 percutaneous tibial nerve stimulation, PTNS   410
경화태선 lichen sclerosus   110, 165, 272, 387, 396~397, 402, 437, 449, 451, 456, 459, 467, 471
고수산뇨증 hyperoxaluria   380
골반 검사 pelvic exam(내진 internal exam)   20, 85, 89~91, 93~95, 205, 330, 385, 413, 438
골반염 pelvic inflammatory disease, PID   328, 335, 362
골반저근육(골반바닥근육) pelvic floor muscles, PFM   35~37, 50, 56~57, 60~61, 80, 118~127, 220, 375, 379, 381~382, 384~385, 388~391, 409, 414~415, 417, 435, 439, 471
골반저근연축 pelvic floor muscle spasm, PFMS   37, 50~51, 80~81, 103, 111, 202, 273, 375, 382~390, 409, 414, 416, 422, 432, 434~435, 437~439, 456, 471
골반통 pelvic pain   10, 37, 103, 244, 328, 413, 417
골반통증후군 pelvic pain syndrome   384
공기색전증 air embolism   69
과민성대장증후군 irritable bowel syndrome   377
과민성방광증후군 overactive bladdercomponent   411
과산화벤조일 benzoyl peroxide   160, 400, 476
관절염 arthritis   216, 314
구강암 oral cancer   304, 307
국제비뇨부인과학회 International Urogynecological Association, IUGA   125~126
궤양 ulcer   86, 150, 314~315, 318~323, 393~394, 396~397, 411, 437, 444, 452, 454, 456~469
그레펜베르크, 에른스트 Ernst Gräfenberg   58
그레이브스 Graves   90
긁어냄 curettage(소파搔爬)   399

ㄴ

나비시몰스 nabiximols   245
「나인 하프 위크 9½ Weeks」   63
난관(팔로피우스관) falopian tubes   14, 23, 85, 328
난소부전 ovarian failure   212, 293
난포자극호르몬 follicle stimulating hormone, FSH   87, 211~212
냉동요법 cryotherapy   315, 399, 470
넥스플라논 Nexplanon   111, 434, 460
노녹시놀9 nonoxynol-9(N-9)   249, 460
노르트립틸린 nortriptyline   378, 410
노르플록사신 norfloxacin   258
노세보 nocebo   100, 258
노출전예방요법 pre-exposure prophylaxis, PrEP   301~303
뇌졸중 stroke   69, 229
누겐트 신단기준 Nugent's criteria   366

누바링NuvaRing	251
누스와브NuSwab	354, 366
니트로사민nitrosamine,	297~298
니트로푸란토인nitrofurantoin	258, 265, 406
닉스Nix	343

ㄷ

다이어프램diaphragm	179, 203, 206, 370
단순포진바이러스 1형 herpes simplex virus 1, HSV-1	51, 317~320, 322~323, 325
단순포진바이러스 2형herpes simplex virus 2, HSV-2	51, 317, 319~325
대마cannabis	114, 239~247, 351
데포프로베라Depo-Provera	111, 253, 434
덴탈댐dental dam	282, 301, 303
독시사이클린doxycycline	331
듀렉스 엑스트라센시티브 Durex Extra Sensitive	298
듀코세이트나트륨Ducosate Sodium	75
디메티콘dimethicone	114, 164, 167
디아제팜Diazepam	390
디클로페낙diclofenac	406
디푸루칸Di-fluca	356
디하이드로에피안드로스테론 dehydroepiandrosterone, DHEA	230~231, 235~236, 434
디하이드로에피안드로스테론황산염 dehydroepiandrosterone Sulfate, DHEAS	45

ㄹ

라이프스타일 스킨LifeStyles Skyn	298
락툴로스lactulose	75
락토바실루스가세리Lactobacillus gasseri	40, 263
락토바실루스람노수스Lactobacillus rhamnosus	263
락토바실루스루테리Lactobacillus reuteri	263
락토바실루스아시도필루스Lactobacillus acidophilus	40
락토바실루스이네르스Lactobacillus iners	40
락토바실루스엔세니Lactobacillus jensenii	40
락토바실루스크리스파투스Lactobacillus crispatus	40
레보노르게스트렐levonorgestrel	234, 250, 253, 370, 434, 460
렉틴lectin	102
로라타딘loratadine	357, 477
리드RID	343

ㅁ

마마바이러스(폭스바이러스)poxvirus	399
마약성 진통제opioid	76~77
마이크로바이옴(미생물생태계)microbiome	40~42, 217, 304, 351, 361, 363~364, 445~446
만성단순태선lichen simplex chronicus	110, 165, 394~395, 402, 447, 449, 452
말라티온malathion	343
매독syphilis	150, 283, 287~288, 297, 329
매스터스, 윌리엄Masters, William	55, 218
메드록시프로게스테론아세테이트 medroxyprogesterone acetate	434, 460

찾아보기

메트로니다졸metronidazole
49, 258~259, 265, 339, 367, 369

메트헤모글로빈혈증methemoglobinemia 74

메틸이소티아졸리논methylisothiazolinone, MIT
136~137

메틸클로로이소티아졸리논
methylchloroisothiazolinone, MCI 136~138

멜라닌melanin 29, 157, 168, 213, 395

멜라닌세포melanocyte 29, 168

면역글로불린GImmunoglobulin G, IgG 322

면역글로불린MImmunoglobulin M, IgM 322

모르핀morphine 76

모빌룬쿠스쿠르티시Mobiluncus curtisii 362

물리치료physical therapy 78~80, 82, 273, 379, 389~391, 409, 415, 438

므누킨, 세스Mnookin, Seth 294

미국산부인과학회
American College of Obstetricians and Gynecologists, ACOG 46, 71, 274, 440

미네랄오일(액체 파라핀liquid pafaffin; 파라피눔리퀴둠paraffinum liquidum)
116, 166~167, 259, 299

미니필minipill 434, 460

미란erosion 393, 397, 437

미세외상microtrauma 64, 70, 106, 108, 113, 145, 152, 154~156, 164, 178, 182, 199, 223, 252, 280, 282, 306, 317, 351, 395, 399, 401, 476

미코플라스마mycoplasma
297, 445, 466, 469, 470, 472

미코플라스마호미니스Mycoplasma hominis 362

민무늬근smooth muscle 34~35, 38

ㅂ

바르톨린, 카스파르Bartholin, Caspar 23

바르톨린샘(큰질어귀샘)bartholin's gland
23, 30, 39, 455

바이오피드백biofeedback
121~122, 124, 379, 389, 409

바이오필름biofilm 180, 184, 250~252, 254, 264~265, 351, 363~364, 369~371

박테리오신bacteriocin 39

발기부전Erectile dysfunction, ED 112, 141, 300

발라시클로버valaciclovir 323~324

발적redness 160~161, 164, 264, 315~316, 336, 352~354, 356, 393, 395, 425, 444, 449, 451~452, 454, 456

방광수압확장술bladder hydrodistention 410

방광질루vesicovaginal fistulas 92

방광통bladder pain 377, 403, 410, 430, 438

방광통증후군bladder pain syndrome
384, 408~411, 432, 438

방선균actinomyes 252

배꼽모양함몰umbilication 399

배슨, 로즈메리Rosemary Basson 55~56

배액drainage 75

벤라팍신venlafaxine 378

벤조카인benzocaine 74, 448~449, 478, 480

변비constipation 75~76, 78, 103, 383~385, 390, 412, 414, 451

보툴리눔독소botulinum toxin 390, 411

복부성형술tummy tuck 266~267

부아뱅, 마리 안Boivin, Marie Anne 92

불안anxiety 375, 379, 383, 389, 391, 424, 434, 453, 494

붉은토끼풀Trifolium pratense L.(red clover)	235
붕산boric acid	264~265, 359, 369
브로노폴bronopol	138
비스테로이드소염제nonsteroidal anti-inflammatory drug, NSAID	74, 76, 406
비스페놀ABisphenol A	246
비아그라Viagra	63
비후화肥厚化(두꺼워짐)thickening	395

ㅅ

사면발니pubic lice	149~150, 282, 297, 303, 341~344
사이클로메티콘cyclomethicone	114
사자귀익모초Leonurus cardiaca L.(motherwort)	235
사티벡스Sativex	245
생동일성bioidentical	231~232
생식샘자극호르몬방출호르몬 gonadotropin-releasing hormone, GnRH	87
생식샘자극호르몬방출호르몬 작용제 GnRH agonists	221
서바릭스Cervarix	292, 295
선별 검사screening test	85~86
선천성 질막폐쇄증imperforate hymen	387
선택적 에스트로겐수용체조절제selective estrogen receptor modulator, SERM	233, 236
설파메톡사졸sulfamethoxazole	258, 265, 407
설파제sulfonamide	331
섬유근육통fibromyalgia	377~378
성교육sex education	282, 290, 295
성교통pain with sex	37, 44, 51, 53, 79, 81~82,

	93, 103, 118, 141, 215, 217, 219~220, 223, 228, 234, 236, 253, 352, 372, 382, 386~387, 390, 396, 408, 413, 416~417, 422, 429, 431~433, 435~439
성기사마귀genital warts	279, 292~293, 304, 307, 313, 315
성전환(트랜지션)transition	45, 47, 51
성폭력sexual violence	296
세계보건기구World Health Organization, WHO	77, 113~115, 189, 252~253, 259
세계트랜스젠더보건의료전문가협회World Professional Association for Transgender Health, WPATH	43
세노코트Senokot	75
세크니다졸secnidazole	368
세티리진cetirizine	357, 477
세팔로스포린cephalosporin	331
세포진 검사Pap smear	45~47, 51, 68, 95, 252, 303, 308~309, 311~312, 314, 337, 366, 385, 466~467
세프트리악손ceftriaxone	331
세픽심cefixime	331
소아호흡기유두종증 juvenile-onset respiratory papillomatosis	311~312
소음순성형labiaplasty	267~270
수두chicken pox	317
수두대상포진바이러스varicella-zoster virus	317
수은중독mercury poisoning	295
스케네샘Skene's gland	30, 39, 60~61
스피로놀락톤spironolactone	401
시네카테킨sinecatechins	315
시프로플록사신ciprofloxacin	407
신경종말nerve ending	27~28, 149, 269,

찾아보기

270, 373, 471

신경통nerve pain　80, 110, 223, 372, 378, 381, 384, 387, 396, 409~410, 436~437

신생아포진neonatal herpes　321

신체상身體像, body image　68, 268, 416

실금incontinence　37, 71, 78~79, 82, 119~120, 127, 132, 139, 164~165, 172, 199, 224, 266, 272, 274~275, 395, 403, 416, 451, 459, 462, 464

　변실금fecal incontinence　20, 65~66, 71, 79, 119, 132~133, 137, 478

　요실금urinary incontinence　11, 61, 71, 75, 79, 108, 119, 123, 132, 137, 214, 224, 227, 395

　복압성요실금stress urinary incontinence　118

　절박요실금urgeurge incontinence　120

실데나필sildenafil　63

심근경색myocardial infarction　69, 229

ㅇ

아난다미드anandamide　240

아로마타제aromatase　212, 221, 231

　아로마타제 억제제aromatase inhibitor
　220~221, 235~236, 461

아민 검사amine test　336, 366~367, 443~445, 447, 461~462

아세트아미노펜acetaminophen　74, 76, 406, 426

아스파라긴산asparagusic acid　98

아시클로버aciclovir　323~324

아이오도프로피닐부틸카바메이트
iodopropynyl butylcarbamate, IPBC　138

아졸azole　355, 359

아지트로마이신azithromycin　331, 469

아포크린땀샘apocrine sweat gland
28~29, 132~133, 148, 400~401, 460

안드로스테네디온androstenedione　231

암셀 진단기준Amsel's criteria　366

앱티마Aptima　337

양막파열ruptured membrane　69

어펌 IIIAffirm III　337

어펌 VP IIIAffirm VP III　366

억제요법suppression　324

에로스 클라이토럴세러피디바이스
Eros Clitoral Therapy Device　62

에스트라디올estradiol　227~228, 230~233, 235~236

에스트로겐estrogen　33, 44~45, 47, 68, 79~80, 87~88, 111, 166, 170, 192~193, 211~215, 217, 220~221, 226~230, 232~236, 245~246, 248~251, 253~254, 275, 334, 350, 355, 363, 370~371, 376, 378, 398, 401, 407, 432~434, 439, 445, 453, 459~462, 467, 469~470, 484

에스트론estrone　230~233

에스트리올estriol　232~233

에크린땀샘eccrine sweat gland　28, 148

에키나시아Echinacea spp.　255

에토노게스트렐etonogestrel　253

엔도카나비노이드endocannabinoid
240~242, 244, 246

엘비Elvie　125

엠트리시타빈emtricitabine　302

엡스타인바바이러스Epstein-Barr virus　317

여성생식기훼손female genital mutilation, FGM
26, 27, 268, 437

『여자가 먼저다』 She Comes First 388
오로(산후질분비물) lochia 77
오르가슴 orgasm 19, 22~23, 26~27, 35, 37, 48, 55~62, 66, 82, 118~119, 121, 127, 153, 239, 242, 272, 385, 388, 422, 439
오솜 OSOM 337
  오솜 세균성 질염 블루테스트
  OSOM BV Blue test 366
오숏 O-shot 271~272
오스페나 Osphena 233
오스페미펜 ospemifene 233~234
외반(겉말림) ectropion 68, 328
외상후스트레스장애
post-traumatic stress disorder, PTSD 379
외음부통 vulvodynia 110, 223, 372~381, 384, 387, 409, 436, 438, 444, 447, 456
요의(오줌마려움) micturition desire 123, 382, 438
요충 pinworms 451
요폐 urinary retention 75
우연종 incidentaloma 94
우울 depression 375, 379, 491
월경성 독성쇼크증후군 menstrual TSS, mTSS
  176~178, 180, 183~185
월경통 painful period 34, 239, 244, 384~385
웨스턴 블롯 western blot 322
위축증 atrophy 212
위치헤이즐(버지니아풍년화)
Hamamelis virginiana L.(witch hazel) 75
유니골드 HSV-2 Uni-Gold HSV-2 322
유방암 breast cancer 166, 221, 229~230, 232, 235~236, 461
유방압통 breast tenderness 229

유산 miscarriage 68, 192, 365
음부신경차단술 pudendal nerve block 379
음핵통 clitorodynia 372
이미퀴모드 imiquimod 314, 400
이버멕틴 ivermectin 343
이부프로펜 ibuprofen 74, 406
인간면역결핍바이러스
human immunodeficiency virus, HIV 51, 64, 115, 144~145, 226, 245, 247, 249, 252~254, 279~281, 283, 285, 287, 297, 301~303, 311, 315, 321, 323, 325, 329, 335, 362, 464
인유두종바이러스 human papilloma virus, HPV 46~47, 51, 152, 162, 168, 272, 290, 292~295, 297, 303~316, 399, 466, 487
인유두종바이러스 단일 검사
  HPV testing alone 46
인파우치 InPouch 337
인후암 throat cancer 304, 307
임질 gonorrhea 50, 144, 249, 280, 283, 285, 287~288, 297, 326~332, 335, 338, 362, 445, 451, 469
  임균 Neisseria gonorrhoeae 326, 331

ㅈ

자궁경부암 cervical cancer 46, 85~86, 90, 93, 95, 292~293, 304, 306~309, 316, 466, 468
  자궁경부암 검진 cervical cancer screening
  43, 45~47, 51, 89, 91, 308, 316, 466, 472
자궁경부전암 precancer of the cervix 293, 470
자궁내막암 endometrium cancer
  229~230, 231, 234
자궁내막증 endometriosis
  187, 221, 384, 432, 437~438

찾아보기

자궁내장치intrauterine device, IUD　　47, 200,
　　250~254, 281, 351, 370, 383, 434, 460, 491
자궁절제술hysterectomy　　45, 47, 193, 212,
　　266, 326, 362, 367, 383, 437
장기이식transplant　　314
저수산염 식단low-oxalate diet　　380~381
전립선특이항원prostate-specific antigen　　30, 60
전신성 진균 감염systemic yeast infection
　　99, 359, 497
전염물렁종molluscum contagiosum
　　399, 402, 449
전치태반placenta previa　　69
접촉피부염contact dermatitis
　　426, 447~451, 454, 456
접합마에스트로겐conjugated equine estrogen
　　227~228
젖산균(유산균)Lactobacillus spp.　　39~42, 44, 49,
　　97, 103, 145, 214~215, 225, 227, 247~250,
　　252, 256, 258, 261, 263~264, 273, 350~351,
　　362~364, 366, 398, 444~446,
　　458~460, 464, 479, 497
제왕절개cesarean section　　69~70, 80, 82, 311
조산preterm labor　　10, 68~69, 335, 365
존슨, 버지니아Johnson, Virginia　　55, 218
종기boils(농양abscess)
　　180, 400~401, 425~428, 455~456
줄기세포stem cell　　272, 275
지루각화증seborrheic keratosis　　394
지르텍Zyrtec　　357
지속성성기흥분장애
　　persistent genital arousal disorder, PGAD　　385
지스폿G-spot　　58~59, 66, 271
진단 검사diagnostic test　　85~86, 289, 335

질경련vaginismus　　220, 382, 385
질성형vaginoplasty　　48~50
질식분만(자연분만)vaginal delivery　20, 34, 70~73
　　76, 79, 81, 151, 267, 273, 311, 321,
　　325, 376, 383, 412, 432, 436
질어귀통(질전정통)vestibulodynia
　　372, 377~378, 380, 433, 436
외음전정염vulvar vestibulitis　　372

ㅊ

채드윅 사인Chadwick's sign　　68
출혈bleeding　　67~68, 71, 87, 93, 193, 215,
　　316, 334, 363, 444, 450, 465~472
측두하악골관절통증
temporomandibular joint pain, TMJ　　377
치열anal fissure　　30
치질hemorrhoid　　30, 73, 75, 78
치핵hemorrhoids　　451

ㅋ

카나비노이드cannabinoid　　239~240, 242
카나비디올cannabidiol, CBD
　　239~240, 242~245, 247
카다베린cadaverine　　362
칸디다글라브라타Candida glabrata　　352
칸디다알비칸스Candida albicans
　　101~102, 352, 354~359, 361
칸디다크루세이Candida krusei　　250, 352
칸디다트로피칼리스Candida tropicalis　　352

칸디다파라프실로시스Candida parapsilosis	352	
칼시뉴린 억제제calcineurin inhibitor	396	
케겔트레이너Kegel Trainer	126	
케겔트레이너 프로Kegel Trainer Pro	126	
케라틴keratin	28~30, 37, 313	
케토롤락ketorolac	74	
코데인codeine	76	
코벨트, 게오르크 루트비히Kobelt, Georg Ludwig	23	
쿠스코Cusco	90, 95	
퀴놀론quinolone	331	
클라미디아chlamydia	50, 89, 283, 285, 287~288, 297, 305, 326~330, 332, 335, 362, 445, 451, 466~467, 469, 472	
클라미디아트라코마티스 Chlamydia trachomatis	326	
클라리틴Claritin	357	
클로르헥시딘글루코네이트 chlorhexidine gluconate	114, 479	
클로트리마졸clotrimazole	356	
클린다마이신clindamycin	258~259, 368, 445	

ㅌ

타가메트Tagamet	400
타목시펜tamoxifen	221
타세트Tasette	203
탈락막 배출decidual cast	192
테노포비르tenofovir	302
테스토스테론testosteron	44~47, 51, 170, 230~231, 233, 235, 280, 334, 376, 401
테트라사이클린tetracycline	331
테트라히드로카나비놀 tetrahydrocannabinol, THC	239, 242~247
토라돌Toradol	74
토피라메이트topiramate	378
통증심리학pain psychology	379
트라조돈trazodone	356
트로전 베어스킨Trojan BareSkin	298
트루바다Truvada	302
트리메토프림·설파메톡사졸 trimethoprim-sulfamethoxasole	258, 265, 407
트리코모나스증trichomoniasis	258, 283~284, 297, 329, 333~340, 354, 366, 387, 433, 435, 444~445, 449, 457, 459, 461~462, 464, 466, 469
트리클로로아세트산trichloracetic acid	316, 399
티니다졸tinidazole	339, 368~369

ㅍ

팔로피우스, 가브리엘Fallopius, Gabriel	23
팜시클로버famciclovir	323~324
『패닉 바이러스The Panic Virus』	294
패혈성인두염strep throat	175
퍼메트린permethrin	343
페나조피리딘phenazopyridine	403~404, 406, 410
페니실린penicillin	331
페더슨Pedersen	90, 95
페리코치PeriCoach	125
펜토산폴리설페이트pentosan polysulfate	410

521

찾아보기

편두통 migraine 372, 377~378
편평세포암 squamous cell cancer 396~397
편평태선 lichen planus 387, 396~398, 402, 437, 444, 449, 456, 459, 467, 471
포도필로톡신 podophyllotoxin 315, 400
포스포마이신 fosfomycin 258, 265, 407
폴리쿼터늄 polyquaternium 115, 479
푸트레신 putrescine 362
프라스테론 prasterone 230~231
프랑스산부인과협회 French College of Gynaecologists and Obstetricians, CNGOF 78
프레가발린 pregabalin 378
프레마린 Premarin 228
프로게스테론 progesterone 68, 80, 87~88, 192, 211, 234, 253, 495
프로스타글란딘 prostaglandin 69
프로안토시아니딘 proanthocyanidin 407
프로필렌글리콜 propylene glycol, PG 114~115, 138
프리바이오틱스 prebiotics 103, 255, 259~265, 360
플라세보 placebo 100, 106, 226, 241, 258, 381
플루코나졸 fluconazole 356~359, 369
피레트린 pyrethrin 343
피에라 어라우저 Fiera Arouser 62
피페로닐부톡사이드 piperonyl butoxide 343
피하삽입형 피임장치 implant 253, 281~282, 434, 460

항문주위피부염 perianal dermatitis 161, 451
헐릭, 헬렌 Hulick, Helen 23
헤르페셀렉트 HerpeSelect 322
헤르페스(성기단순포진) herpes 51, 86, 152, 162, 283, 285, 297, 315, 317~325, 338, 399, 444, 449, 454
헤파린 heparin 410
혈종 hematoma 75, 455
홍조 hot flashes 230, 234, 494~495
홑신경절차단술 ganglion impar block 379
화농땀샘염 hidradenitis suppurativa 400, 402
황색포도상구균 Staphylococcus aureu 175, 177, 179, 181~182, 185
황체형성호르몬 luteinizing hormone, LH 87
회음부 외상 perineal trauma 70
회음부 지지 perineal support 72
회음절개술 episiotomy 70~72, 76
후천성면역결핍증 acquired immune deficiency syndrome, AIDS 351
흑색종 melanoma 395
흑색증 melanosis 395
흡입분만 vacuum extraction 73
히드로모르폰 hydromorphone 76
히드로코돈 hydrocodone 76
히드록시퀴논 hydroxyquinone 168
히알루론산 hyaluronic acid 164, 225~226, 236, 271, 410
히푸르산 hippuric acid 102

ㅎ

항문전암 precancer of the anus 65, 293, 451

A~Z

A군 연쇄상구균
group A Streptococcus　　　　68, 175~176

B군 연쇄상구균 group B Streptococcus　　68, 176

BD 맥스 BD Max　　　337, 354, 366, 462

옮긴이 조은아
한국외국어대학교 중국어학과를 졸업했다. 옮긴 책으로 『살인 카드 게임』『암, 더 이상 감출 수 없는 진실』『구아파』『체육관으로 간 뇌과학자』『돌팔이 의사』『루머』『패스트푸드 대학살』『다시 물어도, 예스』 등이 있다.

질 건강 매뉴얼
내 몸의 힘을 지키는 여성 건강 바이블

초판 인쇄 2022년 2월 25일
초판 발행 2022년 3월 8일

지은이 제니퍼 건터
옮긴이 조은아
기획·감수 윤정원
펴낸이 강성민
편집장 이은혜
책임편집 박은아 | **편집보조** 신상하
디자인 강혜림
마케팅 정민호 이숙재 김도윤 한민아 정진아 이가을 우상욱 박지영 정유선
브랜딩 함유지 함근아 김희숙 정승민
제작 강신은 김동욱 임현식

펴낸곳 (주)글항아리 | **출판등록** 2009년 1월 19일 제406-2009-000002호
주소 10881 경기도 파주시 회동길 210
전자우편 bookpot@hanmail.net
전화번호 031-955-2696(마케팅) 031-955-2663(편집부)
팩스 031-955-2557

ISBN 978-89-6735-483-1 03510

잘못된 책은 구입하신 서점에서 교환해드립니다.
기타 교환 문의 031-955-2661, 3580

geulhangari.com